整形外科手术精要Ⅲ

头颈部重建外科手术精要

Operative Techniques in

Head and Neck Reconstructive Surgery

总 主 编 [美] 凯文 · C. 钟(Kevin C. Chung)

分册主编 [美] 巴巴克 · J. 梅赫拉拉(Babak J. Mehrara)

顾　　问 王　炜　李青峰　蒋海越

总 主 译 龙　笑　陶　凯　章一新

分册主译 俞楠泽　余泮熹　赵文斌　周军臣

副 主 译 王振宇　张岩崑　魏思刚　张晓东　杜奉舟　黄久佐

北方联合出版传媒(集团)股份有限公司

辽宁科学技术出版社

沈 阳

图书在版编目（CIP）数据

整形外科手术精要. Ⅲ, 头颈部重建外科手术精要 / (美) 巴巴克・J. 梅赫拉拉 (Babak J. Mehrara) 主编；俞楠泽等主译. 沈阳：辽宁科学技术出版社, 2025. 9. -- ISBN 978-7-5591-4195-8

Ⅰ. R622

中国国家版本馆CIP数据核字第20254YK863号

出版发行：辽宁科学技术出版社
（地址：沈阳市和平区十一纬路25号　邮编：110003）
印 刷 者：沈阳丰泽彩色包装印刷有限公司
经 销 者：各地新华书店
幅面尺寸：210mm × 285mm
印　　张：22.5
插　　页：4
字　　数：600 千字
出版时间：2025 年 9 月第 1 版
印刷时间：2025 年 9 月第 1 次印刷
出 品 人：陈　刚
责任编辑：凌　敏　于　倩
封面设计：袁　舒
版式设计：袁　舒
责任校对：闻　洋

书　　号：ISBN 978-7-5591-4195-8
定　　价：248.00 元

投稿热线：024-23284356
邮购热线：024-23284502
E-mail:lingmin19@163.com
http://www.lnkj.com.cn

本书献给Nirit，感谢你的爱、支持和理解！

—BJM

本书献给Chin-Yin和William。

—KCC

参编者名单

Mouchammed Agko, MD
Assistant Professor
Section of Plastic Surgery
Department of Surgery
Medical College of Georgia at Augusta University
Augusta, Georgia

Daniel C. Baker, MD
Clinical Professor
Department of Plastic Surgery
New York University Langone Medical Center
New York, New York

Robert Beinrauh, MD
Head of Craniofacial Surgery
Plastic and Reconstructive Surgery Department
Kaiser-Permanente Hospital
Downey, California

Mihir K. Bhayani, MD, FACS
Head and Neck Surgical Oncology
NorthShore University HealthSystem
Clinical Assistant Professor
Pritzker School of Medicine
University of Chicago
Evanston, Illinois

Lawrence E. Brecht, DDS
NYC Prosthodontics
New York, New York

Richard H. Caesar, MA, MB BChir, FRCOphth
Consultant Surgeon
Ock Street Clinic
Abingdon, England

Edward I. Chang, MD, FACS
Associate Professor
Department of Plastic Reconstructive Surgery
University of Texas MD Anderson Cancer Center
Houston, Texas

Hung-Chi Chen, MD, PhD, FACS
Professor of Plastic Surgery
Department of Plastic and Reconstructive Surgery
China Medical University
China Medical University Hospital International Medical Service Center
Taichung, Taiwan

Michael V. Chiodo, MD
Plastic Surgery Resident
Hansjörg Wyss Department of Plastic Surgery
New York University Langone Medical Center
New York, New York

Ernest S. Chiu, MD, FACS
Associate Professor of Plastic Surgery
Director, Kimmel Hyperbaric and Advanced Wound Healing Center
NYU Langone Health
New York, New York

Gerald J. Cho, MD
Assistant Professor, Plastic Surgery
Washington University in St. Louis
Saint Louis, Missouri

Carrie K. Chu, MD, MS
Assistant Professor
Department of Plastic Surgery
The University of Texas MD Anderson Cancer Center
Houston, Texas

Michael W. Chu, MD
Kaiser Permanente Medical Group
Department of Plastic & Reconstructive Surgery
Los Angeles, California

J. Alejandro Conejero, MD, FACS
Assistant Professor of Surgery
Division of Plastic Surgery
Albert Einstein College of Medicine
Montefiore Medical Center
Bronx, New York

Joseph H. Dayan, MD
Division of Plastic & Reconstructive Surgery
Memorial Sloan Kettering Cancer Center
New York, New York

J. Rodrigo Diaz-Siso, MD
Postdoctoral Research Fellow
Hansjörg Wyss Department of Plastic Surgery
New York University Langone Health
New York, New York

Cherry L. Estilo, DMD
Attending Dentist
Dental Service
Department of Surgery
Memorial Sloan Kettering Cancer Center
Clinical Member
Memorial Sloan Kettering Cancer Center
Associate Professor of Surgery
Weill Cornell Medical College
Associate Attending Dentist
New York Presbyterian Weill Cornell Medical Center
New York, New York

Adel Y. Fattah, PhD, FRCS(plast)
Consultant Plastic Surgeon
Director, Facial Nerve Programme
Clinical Director
Regional Paediatric Burns and Plastic Surgery Service
Alder Hey Children's NHS Foundation Trust
Liverpool, United Kingdom

Aaron Fay, MD
Assistant Professor
Department of Ophthalmology
Harvard Medical School
Boston, Massachusetts

John G. Fernandez, MD, FACS
Director of Plastic and Reconstructive Surgery
Cancer Treatment Centers of America
Philadelphia, Pennsylvania

Jordan D. Frey, MD
Resident
Hansjörg Wyss Department of Plastic Surgery
NYU Langone Health
New York, New York

Evan S. Garfein, MD, FACS
Associate Professor of Surgery
Departments of Surgery and Otorhinolaryngology
Albert Einstein College of Medicine
Chief
Division of Plastic Surgery
Montefiore Medical Center
Bronx, New York

Brian R. Gastman, MD
Professor
Cleveland Clinic Lerner College of Medicine
Staff in Plastic Surgery/Taussig Cancer Center
Melanoma-Soft Tissue Cancer-Head and Neck Cancer
Cleveland Clinic
Cleveland, Ohio

Finny George, MD
Long Island Plastic Surgical Group
Garden City, New York

Amir M. Ghaznavi, MD
Staff, Department of Plastic & Reconstructive Surgery
Cleveland Clinic Florida
Weston, Florida

Cerrene N. Giordano, MD
Instructor, Micrographic Surgery and Dermatologic Oncology
Mount Sinai Icahn School of Medicine
New York, New York

Pierre Guerreschi, MD, PhD
Plastic Reconstructive and Aesthetic Surgery
University Hospital of Lille
Chief of Competence
Center for Clefts and Craniofacial Malformations
Lille, France

Larissa Habib, MD
Clinical Fellow in Ophthalmic Plastic and Reconstructive Surgery
Department of Ophthalmology
Harvard Medical School
Massachusetts Eye and Ear Infirmary
Boston, Massachusetts

Eric G. Halvorson, MD
Halvorson Plastic Surgery
Asheville, North Carolina

Matthew M. Hanasono, MD
Professor and Fellowship Program Director
Department of Plastic Surgery
The University of Texas MD Anderson Cancer Center
Houston, Texas

Ahmed M. Hashem, MD
Professor of Plastic Surgery
Division of Plastic Surgery
Department of General Surgery
Kasr Al-Ainy, Faculty of Medicine
Cairo University
Cairo, Egypt

David L. Hirsch, MD, DDS, FACS
Chief, Oral-Maxillofacial Surgery
Department of Otolaryngology–Head & Neck Surgery
Lenox Hill Hospital
New York, New York

Michael A. Howard, MD
Clinical Associate Professor of Surgery
Section of Plastic Surgery
Pritzker School of Medicine
University of Chicago
Northbrook, Illinois

George N. Kamel, MD
Division of Plastic Surgery
Department of Surgery
Montefiore Medical Center
Albert Einstein College of Medicine
Bronx, New York

Matthew S. Kilgo, MD
Plastic Surgeon
Long Island Plastic Surgical Group
Garden City, New York

Petros Konofaos, MD, PhD
Assistant Professor of Plastic Surgery and Neurology, Director of Microsurgery and Research
Department of Plastic Surgery
University of Tennessee Health Science Center
Memphis, Tennessee

Daniel Labbé, MD
Plastic Reconstructive and Aesthetic Surgery
Private Hospital Saint Martin
Caen, France

Jamie P. Levine, MD
Associate Professor of Plastic Surgery
Hansjörg Wyss Department of Plastic Surgery
Chief of Microsurgery
Microsurgery Fellowship Director
NYU Langone Medical Center
New York, New York

Steven M. Levine, MD
Aesthetic and Reconstructive Plastic Surgeon
Private Practice
New York, New York

Brian P. Marr, MD
Director Ophthalmic Oncology Service Professor
Columbia University College of Physicians and Surgeons
New York-Presbyterian Hospital/ Columbia University Medical Center
Department of Ophthalmology
Edward S. Harkness Eye Institute
Columbia University Medical Center
Department of Oncology
Herbert Irving Comprehensive Cancer Center
New York, New York

Evan Matros, MD, MMSc, MPH
Associate Member
Memorial Sloan Kettering Cancer Center
Associate Professor
Weill Cornell Medical College
New York, New York

Colleen McCarthy, MD, MSc, FRCSC
Associate Attending Surgeon
Department of Surgery
Memorial Sloan Kettering Cancer Center
New York, New York

Babak J. Mehrara, MD
Chief, Plastic and Reconstructive Surgery Service
Member, Memorial Sloan Kettering Cancer Center
New York, New York

Afshin Mosahebi, MBBS(Lon), FRCS, FRCS(Plast), PhD(Lon), MBA(Warwick)
Professor of Plastic Surgery
Royal Free Hospital
University College London
London, United Kingdom

John Nguyen, MD
Hermann Memorial City Medical Center and Memorial Hermann Sugar Land Hospital
Sugar Land, Texas

Andre Panossian, MD
Plastic Surgeon
Private Practice
Los Angeles, California
Staff Surgeon, Division of Plastic Surgery
Shriners Hospital for Children
Pasadena, California

Julian J. Pribaz, MD, FRCS(Edin), FRACS(Plastics)
Professor of Surgery
Morsani College of Medicine
University of South Florida
Plastic Surgeon Moffitt Cancer Center
Plastic Surgeon
Tampa General Hospital
Tampa, Florida

Joseph D. Randazzo, DDS, FACP
Assistant Attending Dental Service
Department of Surgery
Memorial Sloan Kettering Cancer Center
New York, New York

Imran Ratanshi, MD, MSc, FRCSC
Microsurgery Fellow
Memorial Sloan Kettering Cancer Center
New York, New York

Brenton R. Robinson, MD
Resident Physician
Department of Surgery
Presence Saint Joseph Hospital–Chicago
Chicago, Illinois

Eduardo D. Rodriguez, MD
Chair, Hansjorg Wyss Department of Plastic Surgery
Helen L. Kimmel Professor of Reconstructive Plastic Surgery
NYU Langone Medical Center
New York, New York

Anthony M. Rossi, MD, FAAD
Assistant Attending
Memorial Sloan Kettering Cancer Center
Assistant Professor
Weill Cornell Medical College
Assistant Attending
New York Presbyterian Hospital
Memorial Sloan Kettering Cancer Center
New York, New York

Pierre Saadeh, MD
Vice Chair of Education
Residency Program Director
Chief of Plastic and Hand Surgery
Bellevue Hospital
Department of Plastic Surgery
School of Medicine
New York University
New York, New York

Farooq Shahzad, MBBS, FACS, FAAP
Assistant Professor of Plastic Surgery
Ann & Robert H Lurie Children's Hospital of Chicago
Feinberg School of Medicine
Northwestern University
Chicago, Illinois

Sammy Sinno, MD
Private Practice
Chicago, Illinois

Mark Sisco, MD
Clinical Associate Professor of Surgery
University of Chicago Pritzker School of Medicine
Chicago, Illinois
Chief of Plastic Surgery
NorthShore University HealthSystem
Evanston, Illinois

David A. Staffenberg, MD, DSc, FACS
Vice Chair, Hansjörg Wyss Department of Plastic Surgery
Chief, Pediatric Plastic Surgery
Adult & Pediatric Craniofacial Surgery
Professor, Plastic Surgery, Neurosurgery & Pediatrics
NYU Langone Medical Center
New York, New York

John T. Stranix, MD
Chief Resident
Hansjörg Wyss Department of Plastic Surgery
NYU Langone Health
New York, New York

Simon G. Talbot, MD
Attending Plastic Surgeon
Brigham and Women's Hospital
Associate Professor
Harvard Medical School
Boston, Massachusetts

Vishal Thanik, MD
Assistant Professor, Plastic Surgery
Associate Program Director, Residency Program
Chief of Microsurgery, Bellevue Hospital
Hansjörg Wyss Department of Plastic Surgery
New York University Langone Medical Center
New York, New York

Robert D. Wallace, MD
Professor and Chair
Residency Program Director
Department of Plastic Surgery
University of Tennessee Health Sciences Center
Memphis, Tennessee

Robert L. Walton, MD, FACS
Professor of Surgery
Division of Plastic & Reconstructive Surgery
Feinberg School of Medicine
Northwestern University
Chief of Plastic Surgery
Department of Surgery
Saint Joseph Hospital
Chicago, Illinois

George Xipoleas, MD, FACS
The Long Island Plastic Surgical Group, PC
Garden City, New York

SaeHee Kim Yom, DDS, MPH
Assistant Attending–Dental Service
Department of Surgery
Memorial Sloan Kettering Cancer Center
New York, New York

Peirong Yu, MD, FACS
Professor
Division of Surgery
Department of Plastic Surgery
The University of Texas MD Anderson Cancer Center
Bellaire, Texas

Barry M. Zide, MD, DMD
Professor of Plastic Surgery
Hansjorg Wyss Department of Plastic Surgery
NYU Langone Health
New York, New York

总主译名单

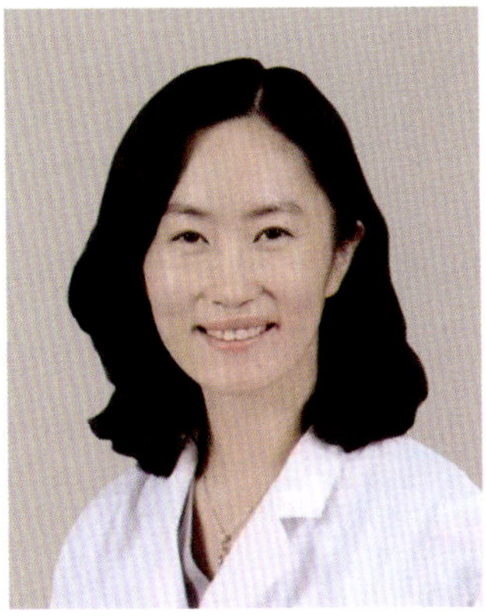

龙笑

毕业于北京协和医科大学。北京协和医院整形美容外科主任，博士生导师。中华医学会整形外科学分会第十届委员会常务委员，北京医学会整形外科学分会候任主任委员，中国医师协会美容与整形医师分会委员。发表中英文学术论文数十篇，专利1项。已完成国家自然科学基金项目、中国医学科学院基金项目4项。在国际、国内学术会议发言数十次。

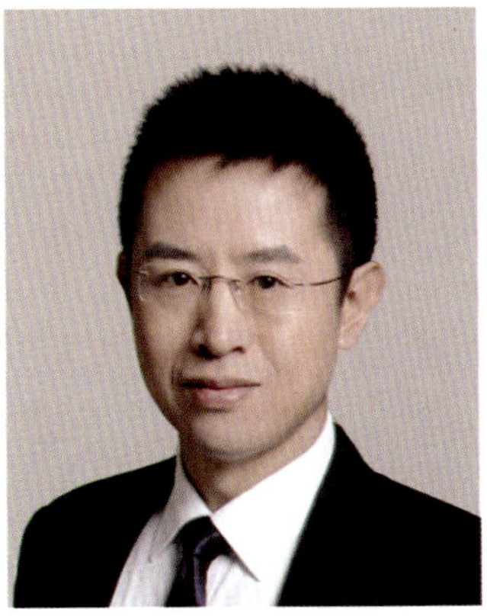

陶凯

中国医科大学附属第四医院烧伤整形科主任，博士生导师。曾任北部战区总医院烧伤整形科主任。现任中国康复医学会修复重建外科专业委员会副主任委员，中华医学会显微外科学分会委员，中国医师协会显微外科医师分会委员，《中国美容整形外科杂志》常务副主编，*Stem Cells International*国际编委，《中华显微外科杂志》编委。曾任中国医师协会美容与整形医师分会常务委员，中华医学会整形外科学分会委员，全军整形外科专业委员会副主任委员，辽宁省医学美学与美容学分会主任委员，沈阳市医疗美容专业质量控制中心主任。主持国家自然科学基金等项目8项，先后在国内外期刊发表论文100余篇，其中SCI收录文章30余篇，主编、参编专著30余部。

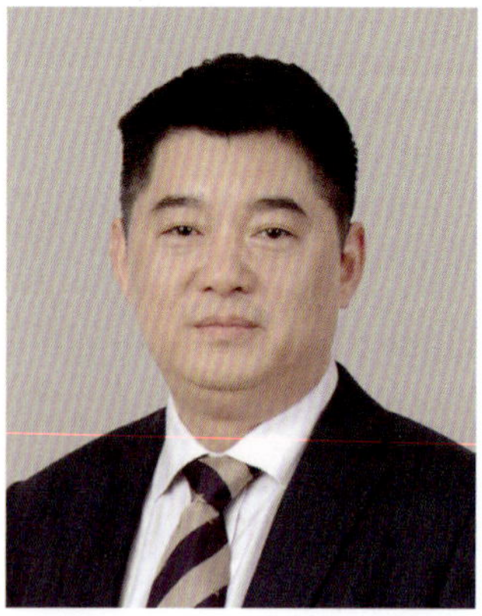

章一新

教授，主任医师，博士生导师。上海交通大学医学院附属第九人民医院整复外科行政副主任、重建显微外科专科中心主任、瘢痕综合治疗专科主任。上海市领军人才，上海市优秀技术带头人。长期致力于组织修复与显微重建临床与科研领域，在该领域处于国内外领先地位。2018年获美国重建显微修复外科学会Godina Award（每年全球评选一名，是显微重建外科界的诺贝尔奖，中国大陆第一次获得）。近5年主持了国家和地方科技发展基金等项目10余项，在国内外学术期刊上发表论文200余篇，以第一作者/通讯作者发表SCI论文100余篇，申请专利20余项，主编、主译专著7部，参编专著5部。担任含PRS在内的4份SCI杂志编委，《中华显微外科杂志》副总编。曾获中国康复医学会科学技术奖一等奖、上海医学科技奖一等奖、中国整形美容协会“复星”科学技术奖创新奖、中国医师协会优秀医师奖等多项学术奖项。现担任亚太瘢痕医学协会主席、亚太重建显微外科协会副主席、美国重建显微外科协会委员、中国整形美容协会瘢痕医学分会会长、中国康复医学会修复重建外科专业委员会候任主任委员、中华医学会显微外科学分会常务委员、上海市医学会显微外科学会候任主任委员等学术职务。

分册主译名单

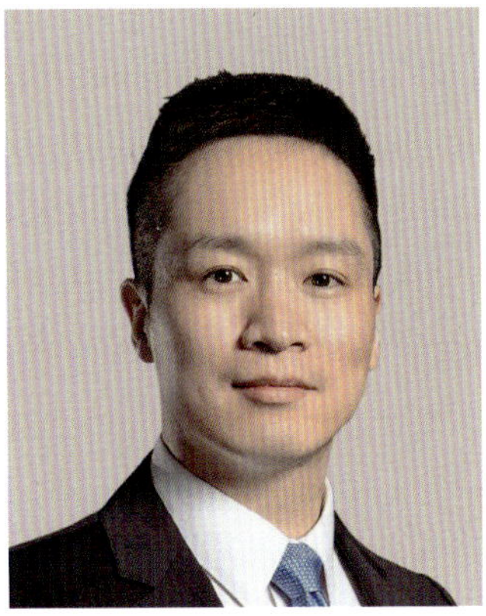

俞楠泽

北京协和医院整形美容外科副主任医师，北京协和医学院–美国哈佛大学医学院联合培养医学博士。担任中华医学会整形外科学分会秘书、中华医学会整形外科学分会青年学组副组长等学会职务，以及《协和医学杂志》《中国整形美容外科杂志》、*Aesthetic Surgery Journal*、*Aesthetic Plastic Surgery*等杂志编委。主持国家自然科学基金、北京市自然科学基金课题多项。

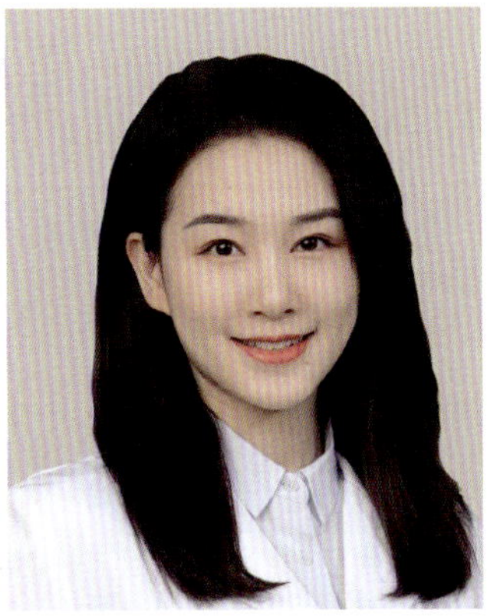

余泮熹

北京协和医学院整形外科学博士，中国医学科学院整形外科医院颅颌面整形科主治医师，擅长面部轮廓整形、面瘫修复、眼整形、微创注射美容、吸脂与脂肪填充。主持1项国家自然科学基金青年项目；第一作者发表SCI论文44篇。中华医学会整形外科学分会颅颌面学组、面部年轻化学组成员；中国整形美容协会面部年轻化分会委员；中国研究型医院学会整形外科学专业委员会青年委员；*Plastic and Aesthetic Research*青年编委；*International Wound Journal*、*Aesthetic Plastic Surgery*、*Burns*等杂志审稿人。

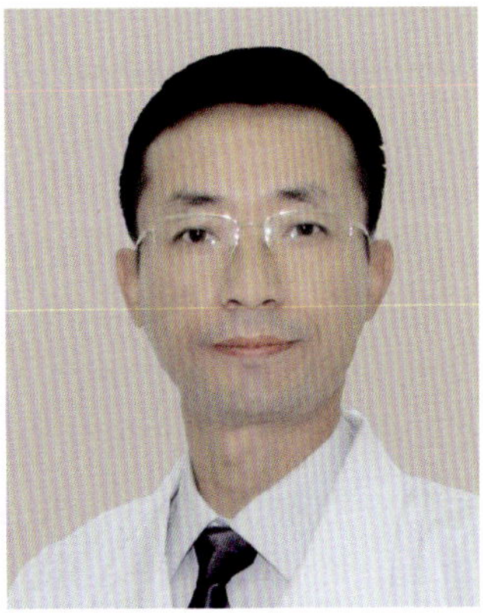

赵文斌

云南中医药大学第一附属医院（云南省中医医院）原整形美容科主任，现皮肤外科副主任。教授，硕士生导师，整形外科主任医师。从事整形美容外科和皮肤外科临床、教学及科研工作30余年。担任国家自然科学基金项目函评专家，中国整形美容协会瘢痕医学分会委员及医学美学设计分会理事，云南省整形美容协会副会长兼皮肤美容分会副会长，云南省中西医结合学会皮肤美容分会副主委。擅长体表肿瘤（病理性瘢痕、色素痣、血管瘤、神经纤维瘤、基底细胞癌、鳞状细胞癌、黑色素瘤）等手术治疗、美容整形手术、注射美容及激光美容。研究方向是中药防治病理性瘢痕的分子机制。主持国家自然科学基金项目2项及其他课题多项，在核心期刊发表论文30余篇，出版专著5部。

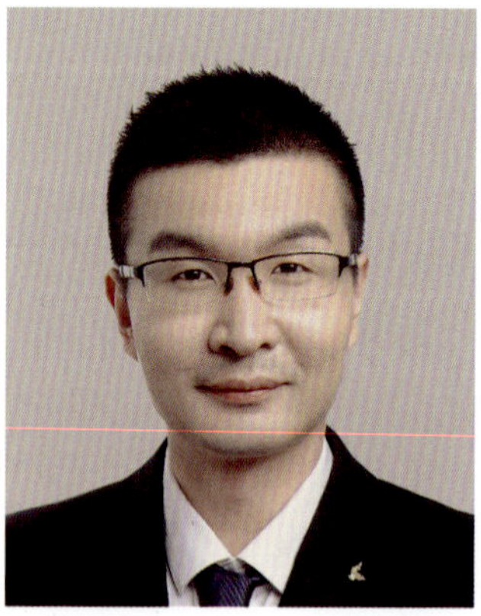

周军臣

东方医美（北京）国际医疗技术研究院院长，北京卓艺医疗美容机构创始人。从业20余年，获得20多项国家面部整形专利、发表数篇医学期刊学术论文；其独创的妃洛蒙面部抗衰微整理念及“面部七步玲珑美学设计体系”广受业界好评。擅长面部抗衰微整、面部年轻化、眼周年轻化等医学美容手术，临床经验丰富。

副主译名单

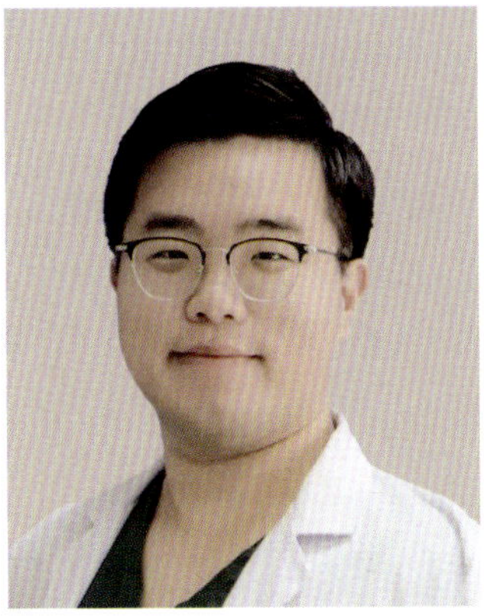

王振宇

整形外科学硕士，毕业于中国医科大学，现就职于安阳市妇幼保健院医疗美容科。主要从事眼鼻整形、私密整形手术和注射工作。在国内主要整形外科期刊发表论文3篇，获得国家专利2项。善于综合求美者自身特点制定独一无二的治疗方案。

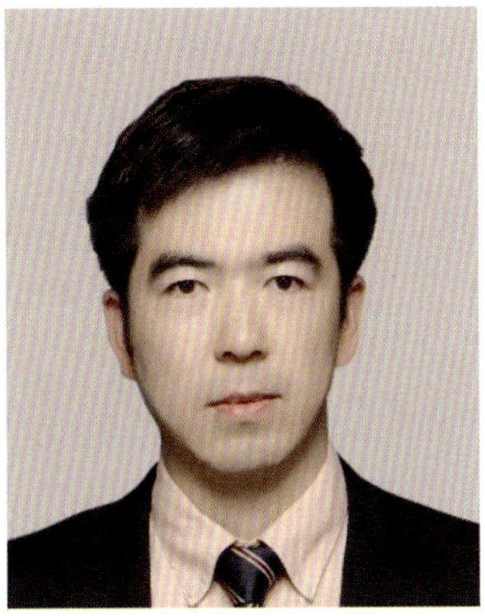

张岩崑

首都医科大学附属北京朝阳医院皮肤性病与医学美容科副主任，北京协和医学院中国医学科学院整形外科医院博士，美容外科主诊医师，擅长皮肤外科、皮肤肿瘤、眼睑整形美容、填充材料注射、肉毒毒素注射等项目。

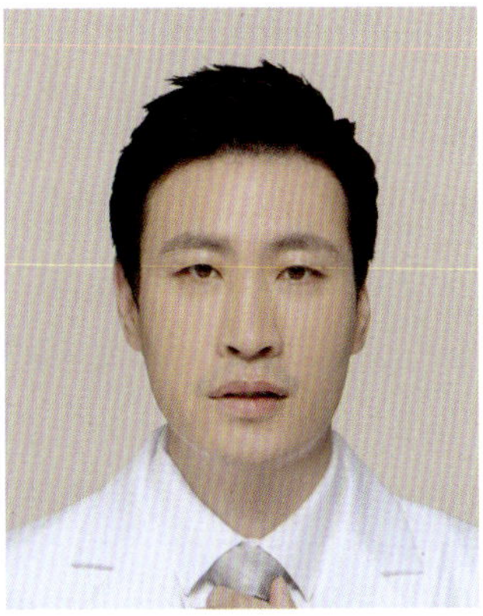

魏思刚

副主任医师，毕业于德国汉诺威医学院，曾工作于上海交通大学医学院附属第九人民医院，现工作于沈阳沈河华颜美医疗美容门诊部。现任国际脂肪与细胞治疗协会（IFATs）会员、世界内镜医师协会委员、中华医学会整形外科分会鼻整形学组委员、中国整形美容协会鼻整形分会委员、中国中西医结合学会鼻整形分会候任主任委员、中国整形美容协会脂肪分会常务委员、中国医师协会鼻整形分会委员、中国非公立医疗机构协会常务委员、美国整形外科医师协会（ASPS）会员，发表多篇国内、国际论文，其中SCI论文19篇，第一作者或通讯作者SCI文章9篇。

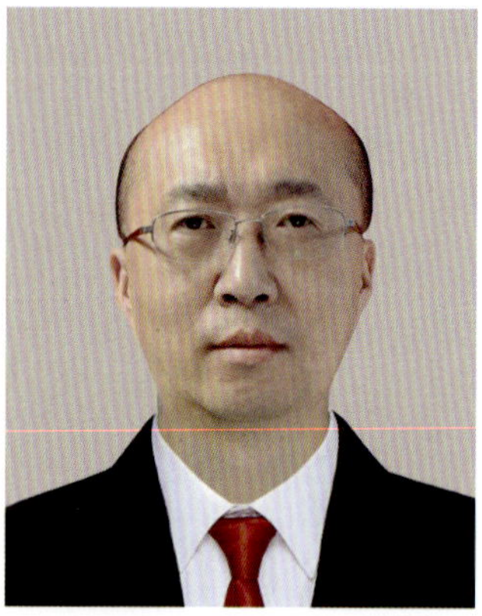

张晓东

北部战区总医院口腔科主任，主任医师，第四军医大学口腔颌面外科硕士，口腔正畸学博士，硕士生导师。中华口腔医学会全科口腔专委会副主任委员，《中国实用临床医学杂志》《中国实用口腔科杂志》编委。

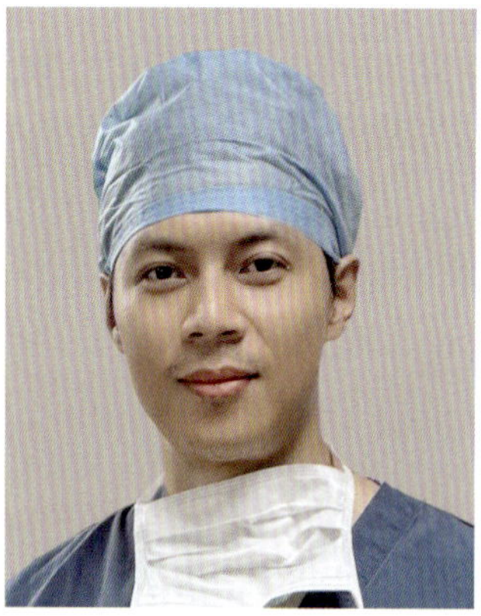

杜奉舟

外科学博士，临床医学博士后。擅长乳房整形与乳房再造，面部畸形修复。近年发表高水平SCI及核心期刊论文20余篇，主持国家自然科学基金、中央高水平医院临床专项、中华医学基金等多项研究项目。

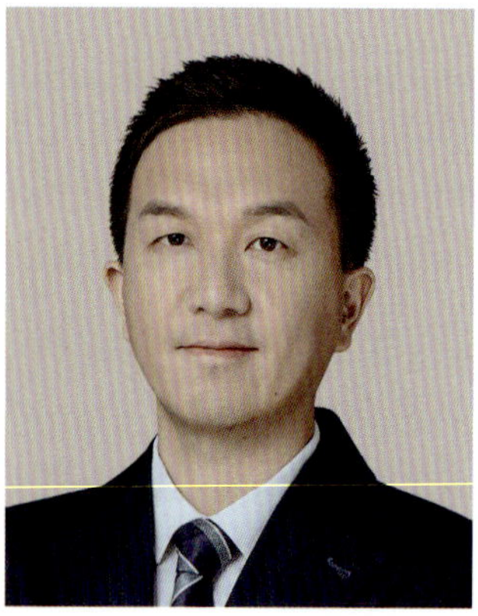

黄久佐

医学博士，副主任医师，北京协和医院整形外科副主任。擅长眼整形和皮肤肿瘤，发表多篇教学论文。多次获得北京协和医学院优秀带教，2024年北京协和医院优秀教师，兼任中华医学会整形外科分会眼整形学组副组长兼秘书长。《协和外科住院医师手册》第二版主编，《英汉医学会议口译教程》编委，主持北京协和医院中央高水平医院临床科研专项专科提升项目“间充质干细胞及其衍生物在组织损伤修复中的应用”，主持北京市自然科学基金-昌平创新联合基金前沿项目一项。

译者名单

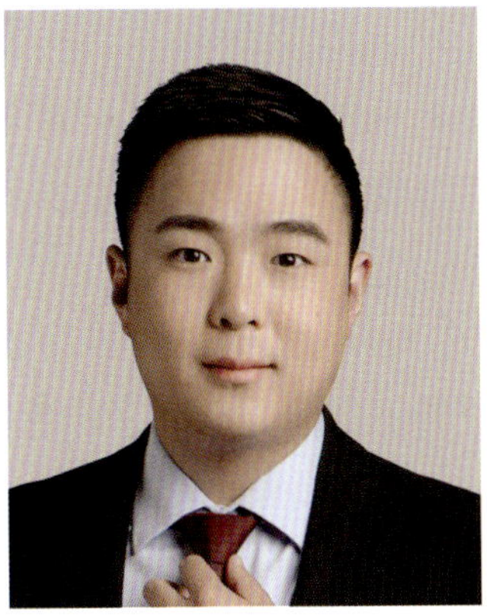

王宏宇

联勤保障部队第九八三医院烧伤整形科主任。中华医学会烧伤外科分会委员，中华医学会整形外科分会学组委员，《中国美容整形外科杂志》《中国美容医学杂志》《医疗卫生装备》审稿专家。主持参与国家及军队科研项目5项，享受军队优秀科技人才津贴。

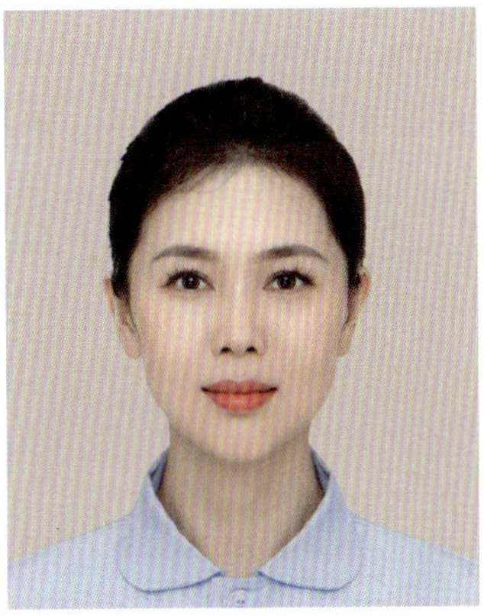

王亮

烧伤整形显微外科副主任护师，从事烧伤整形护理工作20余年，在烧伤、整形、显微外科和美容外科护理方面积累了丰富的临床经验。中国整形美容协会护理分会理事，发表护理论文5篇，参编专著5部。

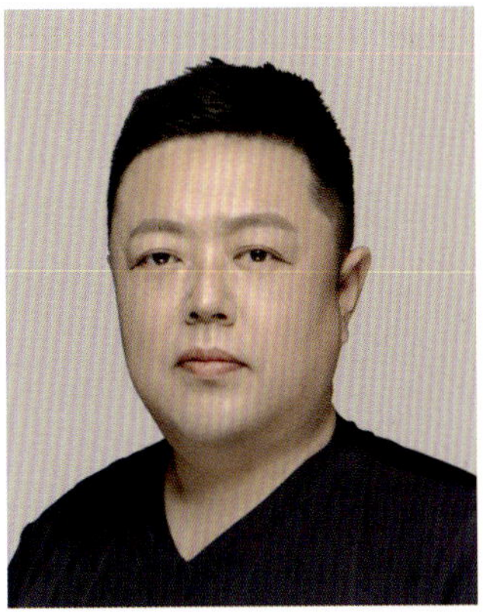

郝楠

副主任医师，大连创美医疗美容院长。毕业于大连医科大学美容医学院，从事美容外科临床工作25年。国际医疗美容协会终身会员，中华医学会整形与美容分会会员，中华医学会新技术新材料专委会委员。至今完成美容外科手术5万余例，对于面部年轻化手术、面部整体塑形有着丰富的临床经验。多次在国内外相关杂志发表学术论文，指导多名优秀医生，现已成为全国各地知名整形医院骨干精英，为我国医疗美容事业的蓬勃发展做出了贡献。

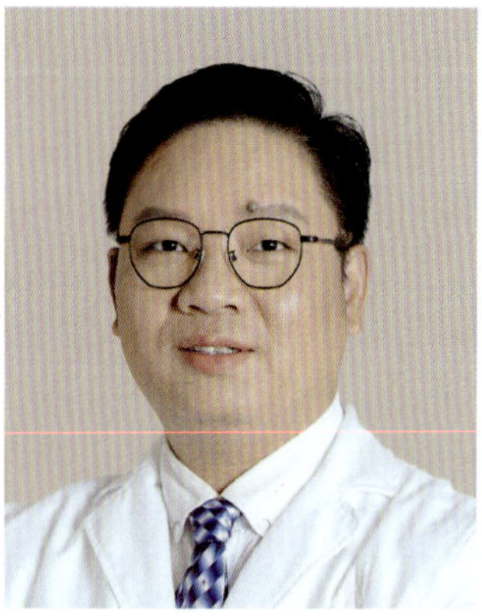

任建军

毕业于华中科技大学，现就职于广东湛江澳泰医疗美容医院整形外科，整形外科主治医师，浙江省、广东省美容外科主诊医师。世界内镜医师协会委员，中华医学会整形外科学会委员，中国整形美容协会委员，中国整形美容协会损伤救治康复分会委员，中西医结合学会美容外科分会委员。擅长眼鼻综合整形及修复术、假体隆乳及修复术、脂肪隆乳术、面部脂肪移植年轻化、面部微创提升年轻化、全身吸脂体雕、面部注射美容整形、烧伤瘢痕整形等项目。

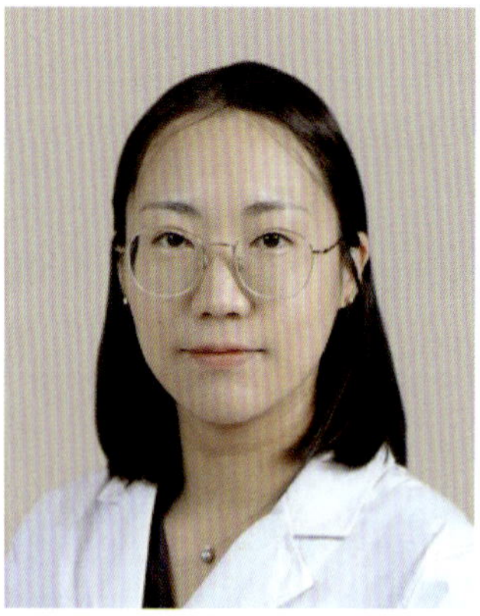

李竹君

医学博士，毕业于北京协和医学院，目前为中国医学科学院北京协和医院整形美容外科住院医师。研究生期间多次获得一等奖学金，第一作者发表SCI文章12篇，影响因子共47.274，参与多项课题，担任《中华整形外科杂志》英文编辑。

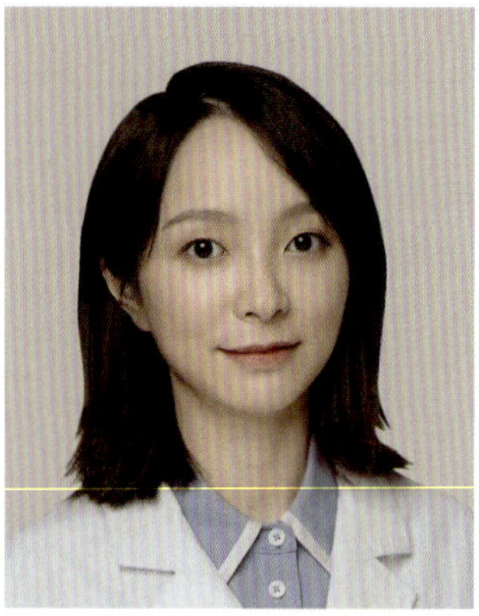

李云竹

医学博士，四川大学华西医院整形烧伤外科医生，博士后。

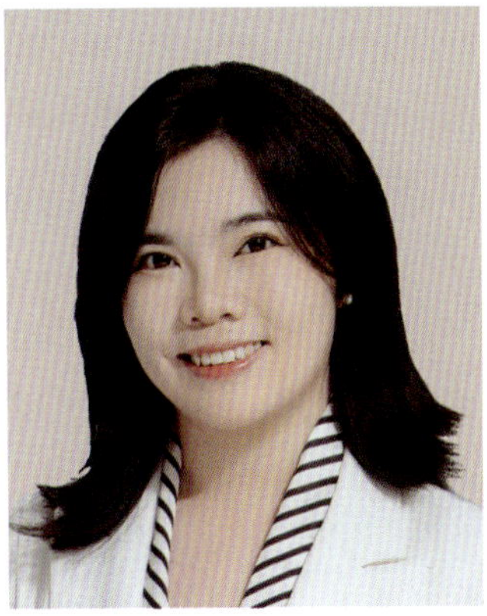

秦锋

医学博士，浙江大学医学院附属第二医院整形外科医生，中国医学科学院北京协和医院–美国匹兹堡大学联合培养博士，复旦大学附属中山医院博士后。主持及参与国家自然科学基金4项，在国内外医学期刊发表文章30余篇，其中SCI文章10余篇。专注于面部微创年轻化、女性会阴私密整形、瘢痕等美容与修复重建治疗。

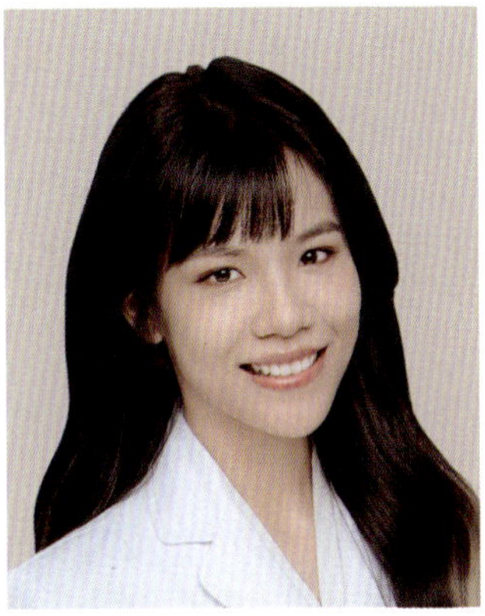

梁铮韵

医学博士，本科毕业于中山大学中山医学院临床医学专业，后于北京协和医学院（清华大学医学部）中国医学科学院北京协和医院整形美容外科获得博士学位。擅长外科手术处理良恶性皮肤肿物及病理性瘢痕等毁容性疾病的综合治疗。

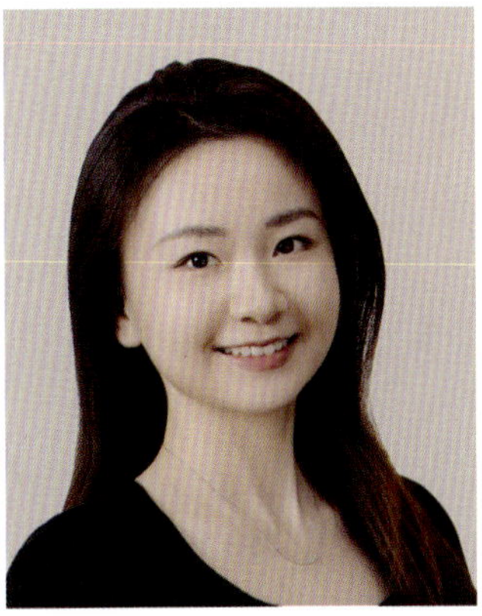

杨语嫣

中国医学科学院北京协和医院整形美容外科临床博士后，清华大学医学实验班博士，墨尔本大学基础医学研究硕士。主要从事伤口愈合、瘢痕修复及面部年轻化相关研究。以第一作者身份在整形美容专业期刊发表SCI文章10篇。

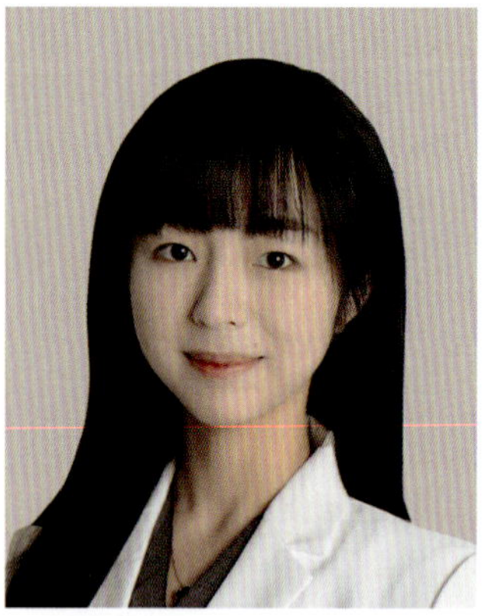

张梦原

医学博士，中国医学科学院北京协和医院博士后，本科毕业于加州大学伯克利分校。研究聚焦于多模态影像在面部解剖与疾病诊疗中的应用，发表论文9篇（第一作者），拥有专利5项，医疗转化项目曾获北京市挑战杯一等奖。

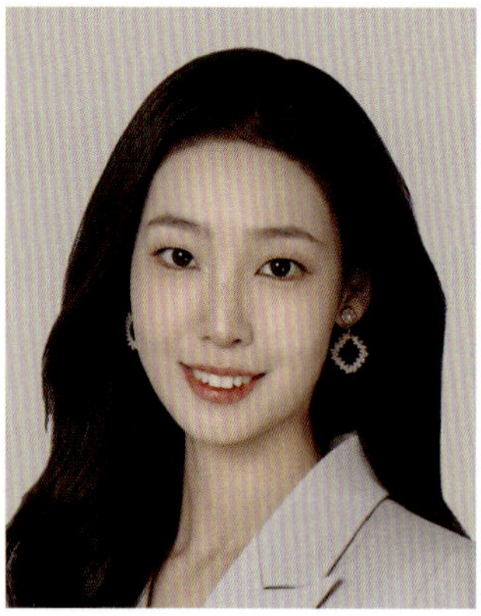

赤雅蓉

北京协和医学院（八年制）博士，中国医学科学院北京协和医院整形外科2024级临床博士后，师从龙笑教授，以第一作者及共同第一作者身份在ASJ等杂志发表论文9篇，主要研究方向为面容评估新技术应用及精准诊疗体系构建。

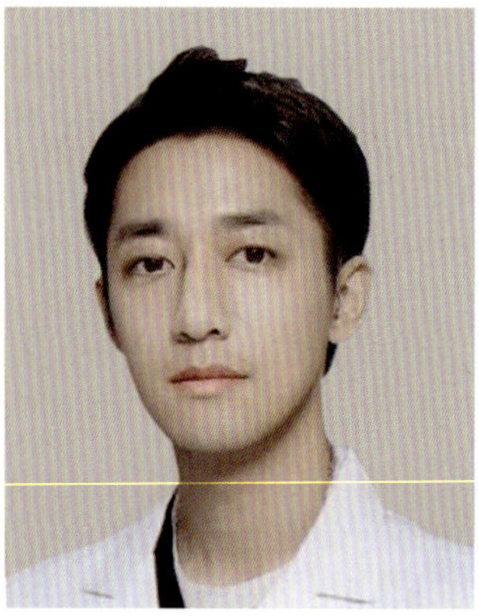

李天浩

医学博士，中国医学科学院北京协和医院博士后，以第一作者及共同第一作者在SCI期刊发表20余篇论文，主持及参与国家自然科学基金，中央高校基本科研经费专项等项目。研究主要聚焦于皮肤纤维化及间充质干细胞作用机制研究及转化等方向。

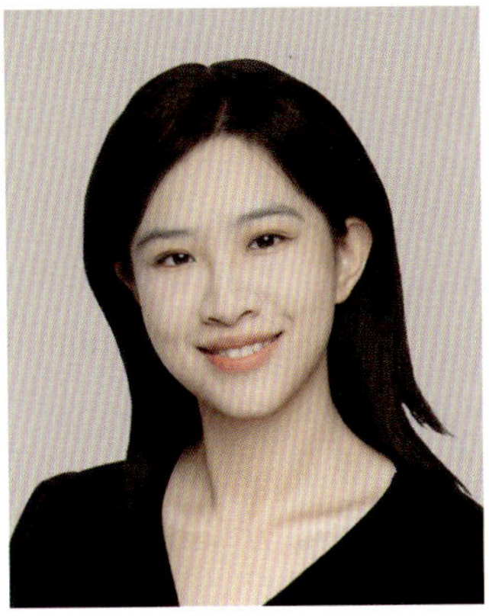

李之瑾

中国医学科学院北京协和医院整形美容外科博士，北京协和医院临床博士后。主要研究方向包括皮肤衰老、面部年轻化、瘢痕与皮肤纤维化、脂肪组织调控等。以第一作者或共同第一作者在*Plastic and Reconstructive Surgery*（PRS）、*Journal of Investigative Dermatology*（JID）、*Aesthetic Surgery Journal*（ASJ）等国际期刊发表SCI论文10余篇。曾赴日本医科大学交流学习。

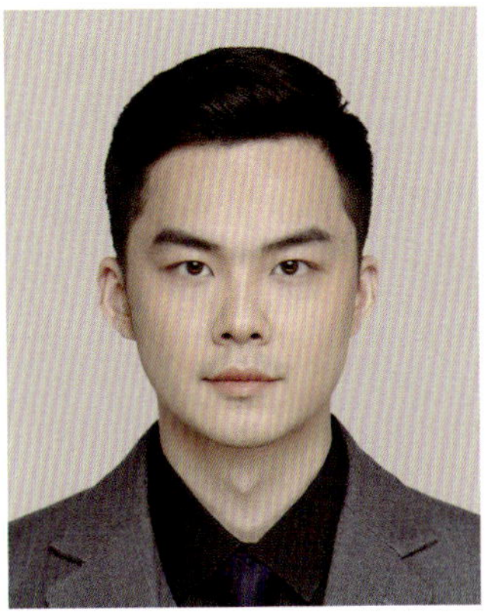

文俊贤

中国医学科学院北京协和医院整形美容外科–新加坡南洋理工大学联合培养博士。主要研究方向包括皮肤纤维化、瘢痕疙瘩等。以第一作者及共同第一作者在*Journal of Investigative Dermatology*（JID）、*Aesthetic Surgery Journal*（ASJ）等杂志发表SCI论文10余篇。

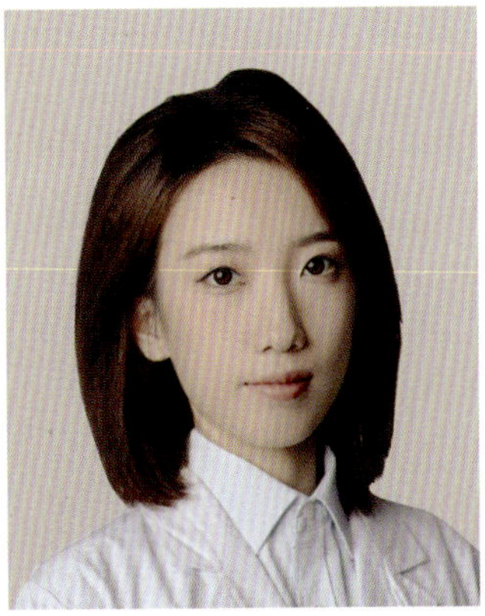

孙怡馨

中国医学科学院北京协和医院（清华大学医学部）临床医学八年制在读博士。曾获国家奖学金、三好学生等荣誉。发表SCI及中文核心论文10余篇。主持1项国家级大学生创新训练项目，在国内学术会议上口头发言数次。

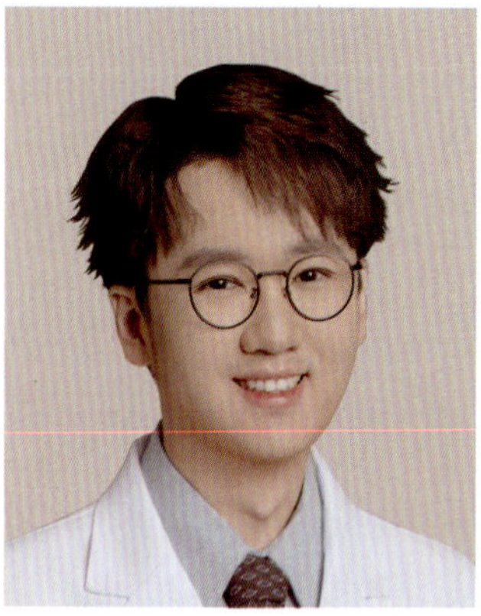

陈森

医学博士。毕业于北京协和医学院，接受系统的整形外科临床与科研培训，长期从事整形外科专业的临床诊疗与基础研究工作。主要研究方向包括面部年轻化、组织修复重建、畸形矫正及私密整形。以第一作者发表中英文专业论文10余篇，参与多部整形外科专业著作的翻译工作。注重规范化医学表达与专业术语的准确性，致力于整形外科知识的规范传播。

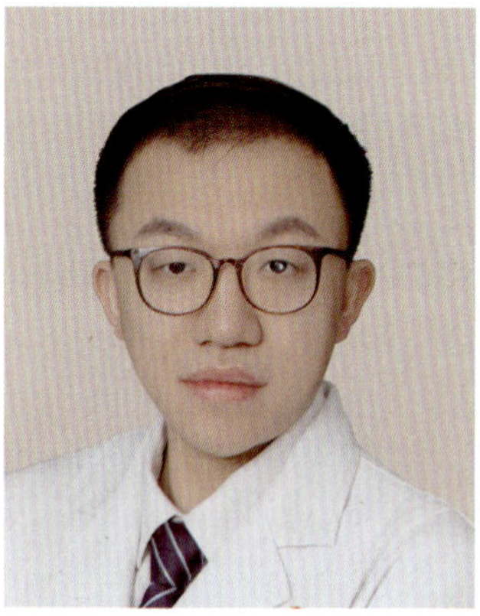

赖晨智

医学博士。毕业于北京协和医学院，深晓国内外整形外科先进技术和理念。作为新生派整形外科医生，能熟练掌握整形外科各项基本操作技术。对于颅缝早闭（包括综合征及非综合征型）的病因病理及诊断治疗等方面有深刻理解。曾多次在SCI杂志上发表论文，并多次受邀在国内外会议上发言。熟悉颅颌面外科、眼整形美容、体型雕塑等整形修复外科及美容外科手术。

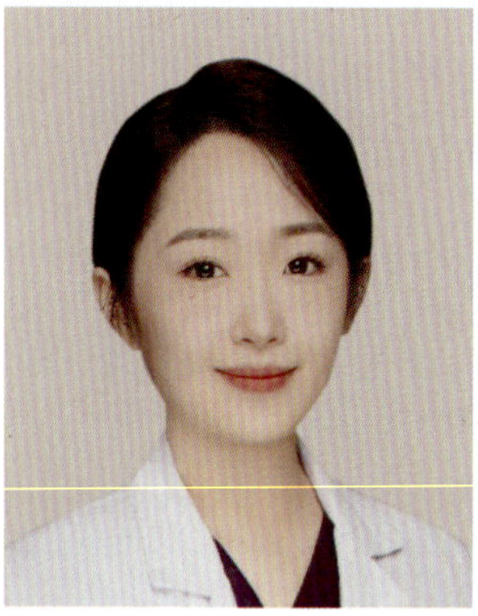

黄慜璐

医学博士。硕士毕业于上海交通大学医学院，博士毕业于北京协和医学院，就职于中国医学科学院整形外科医院，发表多篇SCI论文和核心期刊文献。擅长体表肿物的美容治疗、面部年轻化手术、女性私密美容手术等。

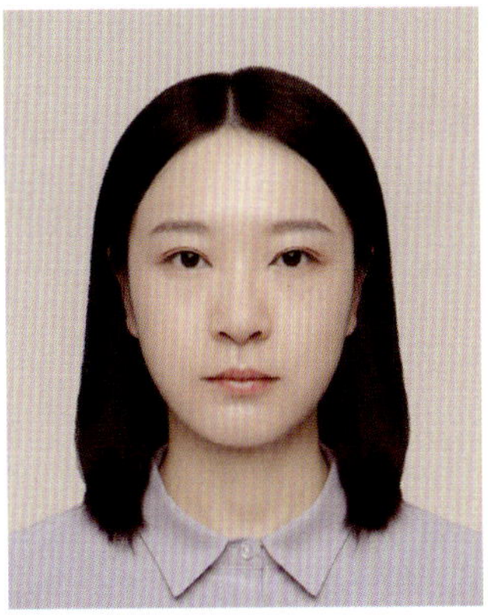

陈丽丹

医学博士。毕业于中国医学科学院北京协和医学院整形外科医院。擅长颌面外科相关疾病诊治及面部软组织整形与修复。

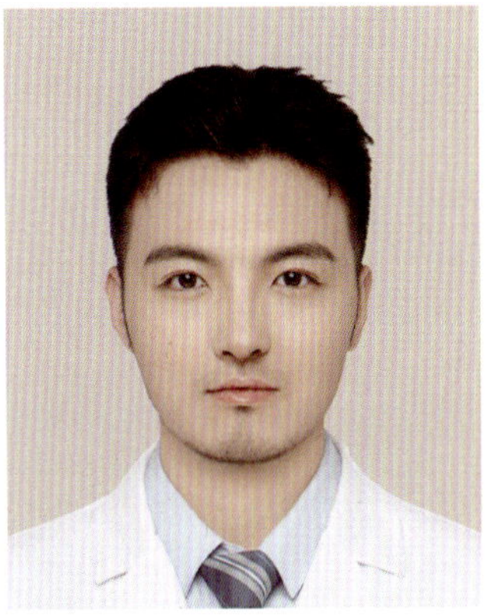

张瑞昌

医学博士。西安交通大学第一附属医院整形美容颌面外科主治医师。毕业于复旦大学、北京协和医学院。参编参译专著多部。现任中华医学会整形外科分会眼整形学组委员、急诊创伤整形美容修复学组委员、中国整形美容协会精准与数字化分会委员。

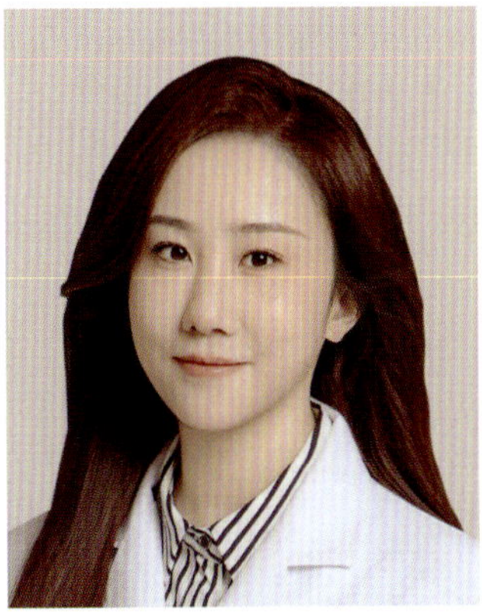

曾妍

医学博士。2014年于复旦大学上海医学院获医学学士学位，2020年于北京协和医院获外科学博士学位。现就职于中国医学科学院整形外科医院，从事整形外科相关临床工作及科学研究，主要方向为瘢痕、巨痣、组织扩张等。

前言

阐释面部特点和改变面部结构既是科学，更是艺术。本书关注整形美容外科领域，以图示和精讲的方式汇总了数十名专家在该领域的经验和体会。在Thorne教授和Sinno教授的总体安排下，这本教科书式著作按照统一的模板进行编辑，使读者能够更为高效地了解与手术相关的精华内容。衷心感谢本书所有作者将自己长期临床经验所得与读者分享。写作之初，图书编写委员会就对每位作者提出要求：针对每一种手术，不必介绍过多不同的手术方法，只需要精讲经过作者本人实践证明非常成功的手术技术。各位作者以类似于临床查房时简明扼要的风格总结了临床精要，读者从字里行间能够感受到他们的激情。

我很享受编辑每一章节的过程，并相信这本书必将成为有关面部美容的最好著作之一。衷心希望这本书能够成为每位医生诊治患者过程中的良师益友。

Kevin C. Chung, MD, MS
Chief of Hand Surgery, Michigan Medicine
Director, University of Michigan Comprehensive Hand Center
Charles B. G. de Nancrede Professor of Surgery
Professor of Plastic Surgery and Orthopaedic Surgery
Assistant Dean for Faculty Affairs
Associate Director of Global REACH
University of Michigan Medical School
Ann Arbor, Michigan

推荐序1

祝贺陶凯等教授主译的*Operative Techniques in Plastic Surgery*（“整形外科手术精要”系列丛书）中文版出版，并向他们致以诚挚的感谢。本系列丛书由Kevin C. Chung博士担任总主编，他是外科、矫形外科、手外科、整形外科医师。这样一位知识渊博的临床医师主编的“整形外科手术精要”系列丛书一定会受到中国读者的欢迎，于是我两年前就请陶教授主导其翻译工作。

本系列丛书由密歇根大学Kevin C. Chung教授担任总主编，全世界500余名整形外科专家参与编写，内容涉及面部美容外科、颅面外科、头颈部重建外科、胸部及躯干重建和身体塑形、手部及腕部外科、下肢重建外科、小儿整复外科学等7个方面。各位专家根据各自的临床实际经验，系统介绍了手术相关的基础知识、操作步骤、要点与难点、术后注意事项等内容，写作提纲挈领，简明扼要，图文并茂。该系列丛书还邀请不同专家就某一个重点技术分别进行各自临床经验的介绍与分享，临床实用性和指导性很强。

本系列丛书由龙笑教授、陶凯教授、章一新教授三位中国中青年整形外科专家担任总主译，并邀请全国整形外科领域多位专家参与翻译和审校工作。

整形外科可“救死扶伤，使伤者不残，残者不废，给人美丽、英俊、年轻、愉悦和智慧”。本系列丛书的中文版和我们主编的《整形外科学》（上、下卷，1999）、《整形美容外科学全书》（23卷，2012—2015）、《中国整形外科学》（4卷，2019）以及徐靖宏和我主译的《整形美容外科手术失误及处理》、吴溯帆和我主译的《整形外科学——实践指南》（待出版），共同构成了约4000万字的整形外科学系列丛书，相信这必将造福于广大求医者。

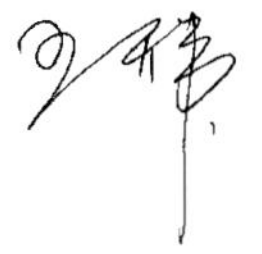

中国修复重建外科学会创始人
上海交通大学医学院附属第九人民医院
整复外科终身教授

上海

推荐序2

整形外科近年来发展迅速，新技术、新方法、新材料层出不穷，对于临床技术的要求也在不断提升，临床工作者迫切需要高水平、原创、实用、结合自身经验、临床指导意义强的整形外科专业教材和医学参考书。祝贺*Operative Techniques in Plastic Surgery*中文版的出版。

本系列丛书由密歇根大学Kevin C. Chung教授担任总主编，全世界500余名整形外科专家参与编写。各位专家系统地介绍了各项整形手术的临床相关内容，包括相关解剖、病史与体格检查、操作方法、要点与难点、术后注意事项、并发症等，内容涉及面部美容外科、颅面外科、头颈部重建外科、胸部及躯干重建和身体塑形、手部及腕部外科、下肢重建外科、小儿整复外科学等7个方面。各章节均为作者临床经验的总结，分条目论述，简洁实用，配以大量操作和案例图片，有很强的临床指导性。

本系列丛书由龙笑教授、陶凯教授、章一新教授担任总主译，这三位教授是中国中青年整形外科专家的代表，并且还有全国整形外科领域的多位专家参与翻译和审校工作。相信本系列丛书的出版，必将为推动我国整形外科工作开展、提高国内整形外科水平做出贡献，并最终造福广大求医者。

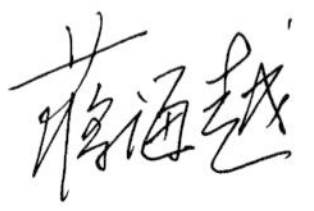

中国医学科学院整形外科医院院长

目录

第6部分 唇

第7部分 眼睑

第8部分 颊部

第9部分 耳廓

第10部分 鼻

第11部分 口腔和咽部

第12部分 面神经

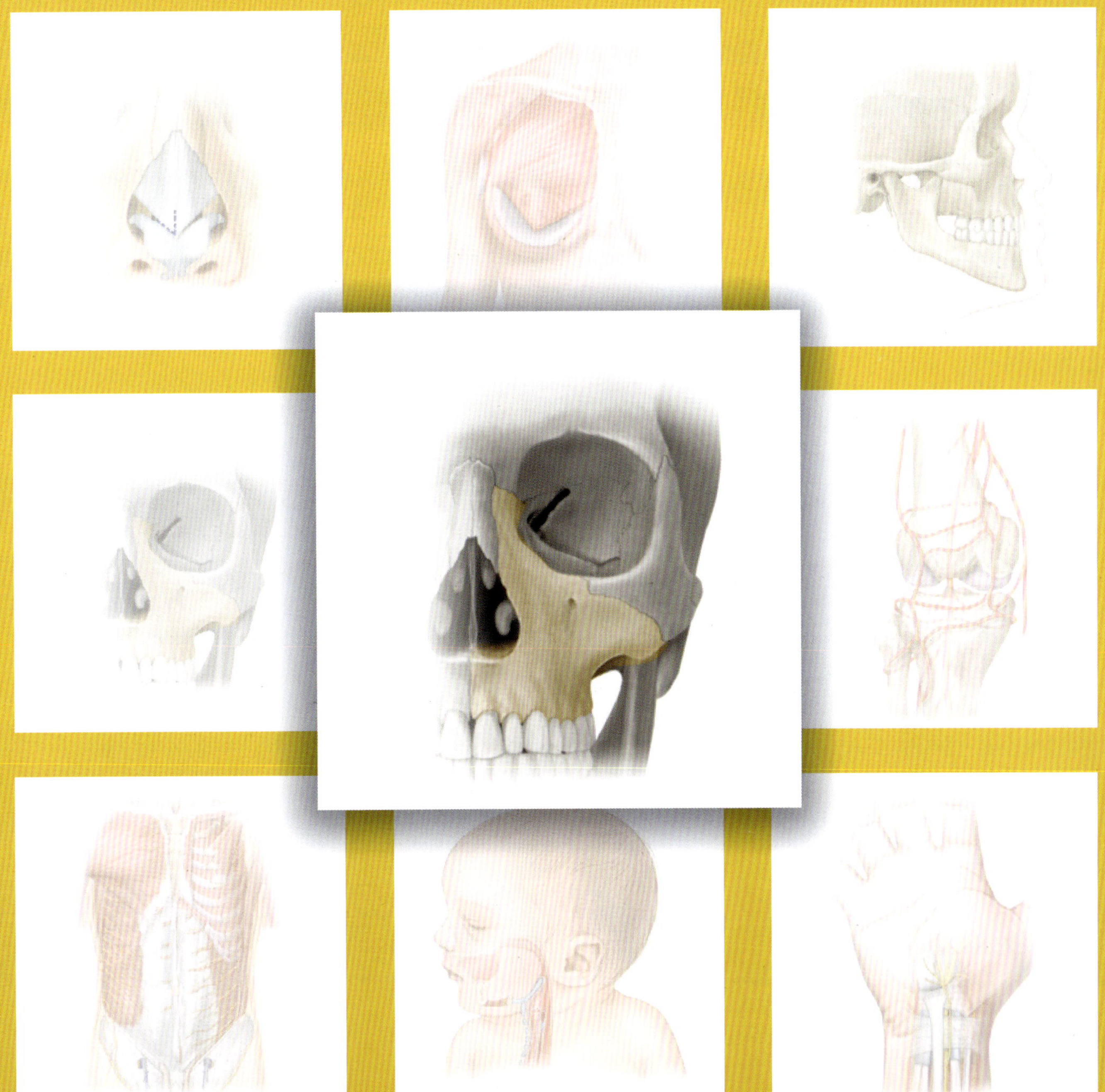

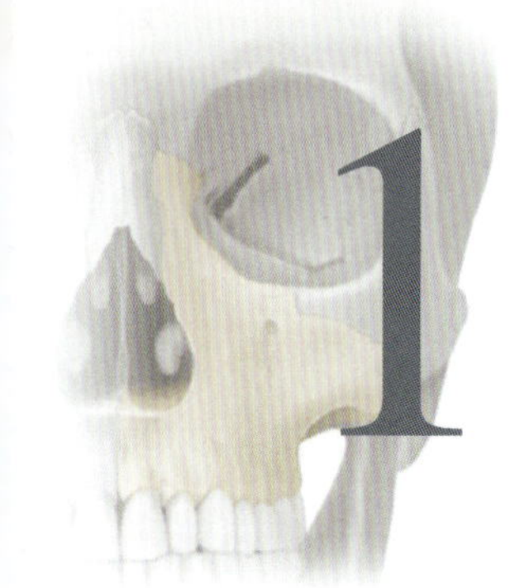

第1部分　麻醉

面部局部麻醉
Local Anesthesia of the Face

Cerrene N. Giordano and Anthony M. Rossi

概述

- 局部麻醉或称区域麻醉（简称局麻），是指通过在某个部位注射或外敷麻醉药物，以达成操作过程中疼痛最小化的技术。
- 局部麻醉包含表面麻醉、浸润麻醉、神经阻滞麻醉和肿胀麻醉等多种类型。
- 局麻下进行的门诊手术逐年增多，尤其是进行与皮肤相关的操作时。
- 与应用全麻或静脉镇静麻醉相比，在局部麻醉下进行操作的恢复时间更短，花费费用更低，安全性也更高。

相关解剖

- 有效的面部局部麻醉，尤其是周围神经阻滞麻醉，需要对深部的神经解剖有全面的了解。
- 三叉神经（第V颅神经）的11个分支及颈丛神经的2个分支（C_2、C_3）是面颈部皮肤感觉的主要支配神经（**图1–1**）。
- 三叉神经分叉为3条主干，即眼神经（V_1）、上颌神经（V_2）及下颌神经（V_3），并由这3条主干进一步发出更小的分支。
  - 眼神经进一步分叉为眶上神经、滑车上神经、滑车下神经、外鼻神经及泪腺神经等分支，主要支配上睑、眉间、额部、鼻背及头皮前部等区域的感觉。
  - 上颌神经进一步分叉为颧颞神经、颧面神经及眶下神经等分支，主要支配中面部包括下睑、颊部内侧、颞部、鼻外侧壁、鼻翼缘及上唇皮肤和黏

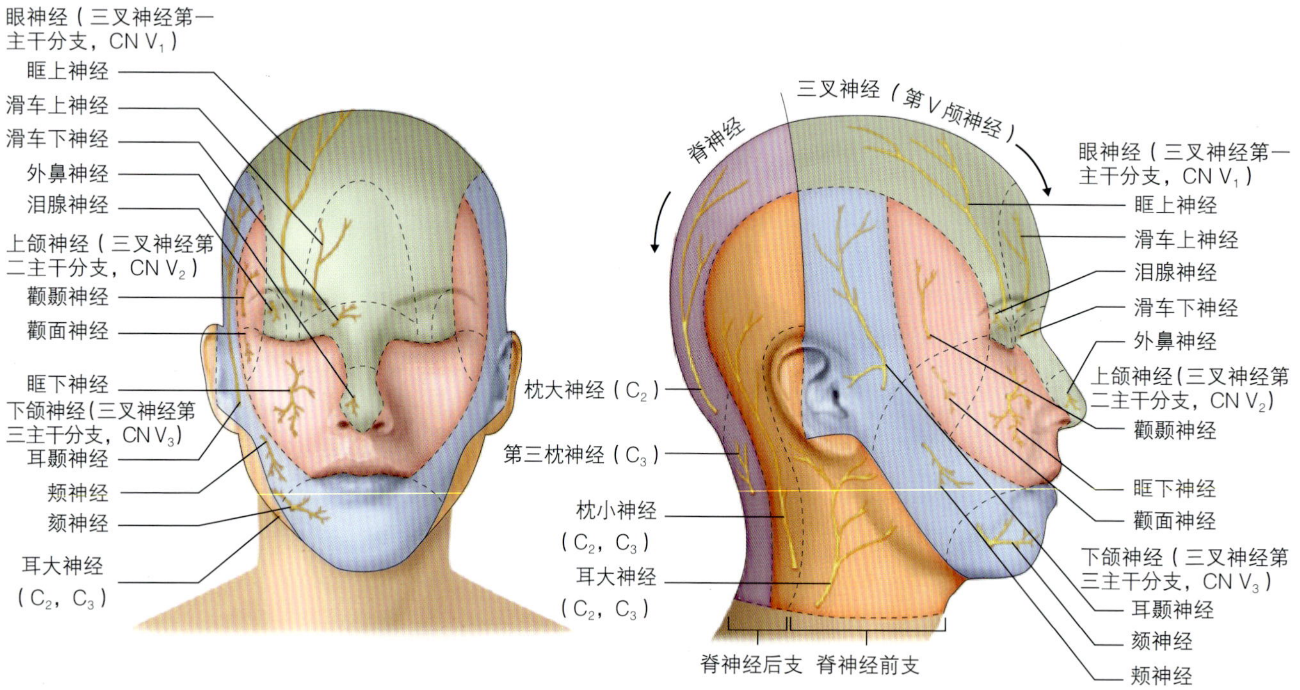

图1–1　三叉神经及颈丛神经的分布

膜等区域。

- 下颌神经进一步分叉为耳颞神经、颊神经、颏神经等分支，主要支配面部外侧及下面部包括耳前区域、外耳前部、下颌缘、颏部、下唇等区域。

- 眶上神经、眶下神经及颏神经均由相应的骨孔穿出，这些骨孔均位于瞳孔中线上。
- 由颈丛的C_2、C_3分支形成的耳大神经和枕小神经支配颈外侧、颈前侧、外耳以及耳后头皮区。
  - 耳大神经和枕小神经自位于颈后三角的Erb点穿出，大致位于胸锁乳突肌后缘的中点。
  - 枕大神经（C_2）和第三枕神经（C_3）支配后侧头皮区及颈后侧区域。

麻醉机制

- 所有局麻药物均具有相似的分子结构，该分子结构由亲水的胺和亲脂的芳香环组成，两者由中间链连接在一起。根据中间链将局麻药物分为酯类或酰胺类。
- 酯类和酰胺类药物均对电压依赖性钠离子通道具有可逆性抑制作用，因而能够阻滞受累神经的去极化，进而抑制神经的传导及最终感觉信号的产生[1]。
- 酯类局麻药物，如丁卡因、普鲁卡因、氯普鲁卡因等，可被血浆中的胆碱酯酶水解并最终由肾脏排出（表1-1）。
- 酰胺类局麻药物，如利多卡因、卡波卡因、布比卡因等，则由肝脏内的微粒体酶进行代谢[2]。
- 局麻药物的部分组成结构会影响药物临床特性的多项指标。
  - 芳香环结构的脂溶性会影响药物的弥散速度和效价，脂溶性越强，弥散穿过神经元胞膜的速度越快，药物效价越高。
  - 具有较强蛋白结合能力的药物与钠离子通道的亲和性更强，作用时间更长。
  - 药物的起效速度由离解常数（pKa）决定，其定义为溶液中某种化学物质离子态和非离子态数量相等时溶液的pH。
    - 所有局麻药物的pKa均高于人体生理情况下的pH。
  - 药物的pKa与人体生理条件下的pH越接近，其非离子态越多，穿过神经元胞膜引起后续作用的速度就越快。
- 罗哌卡因是一种新型酰胺类局麻药，其起效速度及作用时长均优于利多卡因。

局麻药物发展史

- 印加人首先发现古柯提取物具有减轻疼痛的特性[2]。
- 19世纪80年代末，人们从植物中成功提取了可卡因（古柯碱），并将其应用于眼科手术。
- 20世纪初期，更加安全的药物被逐渐发现，在医疗实践中使用此类药物的做法被广泛接受。
- 20世纪40年代，利多卡因作为首个酰胺类局麻药投入临床试验，与当时普遍使用的酯类局麻药相比，

表1-1 局部浸润麻醉常用的药物

麻醉药种类	起效时间（min）	作用时间（min）		最大推荐剂量（成人）	
		不添加肾上腺素	添加肾上腺素	不添加肾上腺素	添加肾上腺素
酰胺类局麻药					
阿替卡因	2～4	30～120	60～240	5.0mg/kg或350mg	7.0mg/kg或500mg
布比卡因	2～10	120～240	240～480	2.5mg/kg或175mg	3.0mg/kg或225mg
依替卡因	3～5	200	240～360	4.5mg/kg或300mg	6.5mg/kg或400mg
利多卡因	<1	30～120	60～400	4.5mg/kg或300mg	7.0mg/kg或500mg
卡波卡因	3～20	30～120	60～400	6.0mg/kg或400mg	7.0mg/kg或550mg
丙胺卡因	5～6	30～120	60～400	7.0mg/kg或400mg	10.0mg/kg或600mg
酯类局麻药					
氯普鲁卡因	5～6	30～60	N/A	11.0mg/kg或800mg	14.0mg/kg或1000mg
普鲁卡因	5	15～90	30～180	10.0mg/kg	14.0mg/kg
丁卡因	7	120～240	240～480	2.0mg/kg	2.0mg/kg

其具有更快的起效速度和更长的作用时间。

病史与体格检查

- 使用局麻药之前询问相关病史并进行必要的体格检查，这非常重要，有利于降低并发症的发生率，保障患者的安全。
- 相关病史。
  - 药物过敏史和既往局麻药注射史或外敷史。
  - 患者近期药物使用史，包括非处方药，以避免药物间可能发生相互作用，尤其需要关注经肝脏代谢的药物。
  - 询问详细的既往史，尤其关注心、肾、肝及神经系统的疾病。
- 局部麻醉的相对禁忌证。
  - 对局麻药物过敏者（尤其是酯类局麻药）。
  - 皮肤屏障功能受损者慎用外敷局麻药。
  - G6PD（葡萄糖-6-磷酸脱氢酶）缺乏症患者慎用EMLA（恩纳，利丙双卡因乳膏）。
  - 严重的心脏病及肝病患者。
  - 使用Ⅰ型抗心律失常药物（妥卡尼、美西律）的患者。
  - 1月龄以下婴儿慎用EMLA（会增加高铁血红蛋白血症的发病风险）。
  - 利多卡因是妊娠B类药物，但其可由乳汁排出，因此哺乳期女性慎用。
  - 避免EMLA接触眼部，因其含有氢氧化钠，有导致碱灼伤的可能。
  - 警惕同时使用EMLA及可能导致高铁血红蛋白血症的药物，如对乙酰氨基酚、局麻药（丙胺卡因和苯佐卡因）、抗癫痫药、抗疟疾药、硝酸酯类药、磺胺类药及苯胺类染料等。
- 体格检查。
  - 确保即将外敷或注射局麻药物的部位没有皮肤破口或局部感染的征象。
- 局麻药物的选择。
  - 根据拟进行的操作选择麻醉药物，应综合考虑药物是用于外敷还是注射、药物作用时长以及操作部位等因素。
  - 结合患者的焦虑程度，并全面考虑后使用适当的药物及给药途径。

局部麻醉方法

- 面部局部麻醉适用于多种皮肤外科的操作，例如皮肤病损的活检、切除、莫氏手术、外科重建、激光或其他面部焕肤治疗、瘢痕修整及病变切除。
- 是否采用局麻以及使用何种局麻药物在一定程度上取决于拟进行外科操作的类型以及预期的不适程度。
- 面部神经阻滞麻醉常用于全面部剥脱性激光焕肤术，但也有应用局部皮神经阻滞麻醉治疗较大的色素性或血管性疾病的报道。
- 区域神经阻滞麻醉具有组织形变小、用药总量小、患者不适感轻等优点，但技术较难掌握。
- 肿胀麻醉最早由杰弗瑞·克莱因博士于20世纪80年代提出，是一种皮下注射大量高度稀释的局麻药物的麻醉方式。
  - 根据拟进行的操作类型可选择单独使用肿胀麻醉或合并使用静脉镇静麻醉。
  - 肿胀麻醉可用于多种外科操作，在面颈部最常应用于吸脂、除皱、磨削及全面部激光焕肤术等治疗。
  - 面部注射的液体量（每侧100～150mL）少于身体其他部位，因此使用的利多卡因浓度可高于其他部位[3]。

术前设计

- 术前准确测量患者的体重，用于计算局麻药的最大用药剂量，尤其是在拟使用肿胀麻醉等用药体积较大的情况下。
- 利多卡因的毒性具有剂量依赖性，应严格控制用量在计算的最大用药量以下。
- 此外，还需考虑患者的个体差异，体弱、年老以及可能存在肝功能不全的患者应适当减少药物剂量。
- 成年患者利多卡因的最大用量为4.5mg/kg，能够配伍添加的肾上腺素的最大量为7.0mg/kg（表1-1）[4]。
- 使用WiMP公式可以在已知患者体重、最大用药剂量、药品百分比浓度的情况下，快速计算出药物的最大用药容积[5]。
  - 容积（mL）=［体重（kg）×0.1×最大用药剂量（mg/kg）］/药品百分比浓度。

体位

- 合适的体位能使局麻操作过程中的患者和术者均感到舒适。
- 在理想的情况下，患者应舒适地坐在诊疗椅或躺在诊疗床上，椅面或床面稍向后倾斜，双脚略抬高以减轻迷走神经反射。
- 患者的头部应稳定地依靠在诊疗椅的椅背上或诊疗床上，以便在注射过程中头部保持稳定，避免发生突然的晃动。
- 注射过程中患者最好能闭上双眼，以防其在看到针头后下意识地躲闪。
- 诊疗椅或诊疗床的高度需适中，患者应位于靠近术者的一侧，以避免术者有不必要的弯腰及前伸等动作。
- 术者的非主操作手应当绷紧患者的皮肤，或者由助手辅助完成。
- 在注射过程中，术者可以用非主操作手稳定主操作手，或用主操作手的部分手指支撑在患者的面部上，以增加操作的稳定性。
- 如果有助手在场，应确认其远离即将注射的区域，以免发生意外的针刺伤。
- 此外，术者应当避免采取面向重要解剖结构（如眼球）的体位，以免患者突然活动时误伤重要解剖结构。

给药途径

- 表面麻醉。
  - 表面麻醉药物的种类众多，其共同特点是无创、无痛，通常在创伤较小的美容外科操作前使用。
  - 外用型利多卡因及EMLA（恩纳，利丙双卡因乳膏）是最常用的两种表面麻醉药品。
  - 利多卡因可制成多种剂型，包括乳剂、黏稠溶液、啫喱、油膏、喷雾以及贴片等。
  - 脂质体药物系统可提高药物穿透角质层的能力。4%利多卡因乳剂（LMX-4，密歇根州芬代尔市芬代尔实验室生产）采用这一特殊工艺制造，使用起来十分简便，无须外覆敷料遮盖，相比恩纳（EMLA，马塞诸塞州阿斯特拉制药公司生产）起效更快，且无须提供处方即可购买。
  - EMLA（恩纳，利丙双卡因乳膏）是2.5%利多卡因和2.5%盐酸丙胺卡因的混合油/水乳化胶，使用时需要外敷于无破损的皮肤，覆以敷料遮盖，保持至少1h等待皮肤吸收后发挥作用。
  - 麻醉的深度与药品在麻醉区域的滞留时间直接相关。麻醉效果在给药后2～3h达到最深的麻醉程度，在擦去药品后1～2h药效逐渐消失[6]。
  - EMLA在儿童和成年患者中安全性较高，使用剂量与体重及体表面积相关，建议剂量为$2g/10cm^2$，可维持2h。对于正常为$400cm^2$的体表面积，最大建议用量为60g。
  - 上述两种药品在长时间、大面积、高浓度以及外覆遮盖的情况下使用，会增加心脏及中枢神经系统的毒性，因此使用时应尽量避免上述情况。
- 注射药物。
  - 利多卡因和布比卡因是两种最常用的局麻注射剂。利多卡因起效快，通常1min内即可起效，麻醉效果可持续30～120min，添加肾上腺素后可延长麻醉时间[4]。
  - 布比卡因起效较慢，平均2～10min开始起效，但麻醉维持时间长，不添加肾上腺素可维持120～240min，因此常用于用时较长的外科手术。因其具有心脏和神经系统毒性，使用时需加以考虑。
  - 罗哌卡因和左旋布比卡因是两种较新的酰胺类麻醉剂。它们具有与布比卡因相似的作用时间，但心脏毒性以及对中枢神经系统的影响较小。与加入肾上腺素的利多卡因相比，它们注射时的疼痛较轻。
- 对于较大范围或较复杂的手术，可以联合使用局部浸润麻醉和表面麻醉、神经阻滞及肿胀麻醉等多种麻醉方式。
- 使用30G或32G的细针头进行注射，操作过程中勤换针头，以减轻注射过程中的疼痛。
- 局麻药中添加肾上腺素、透明质酸酶及碳酸氢钠等药物可以提高麻醉效果，改善患者舒适度，相关内容将在其他部分进行介绍。

操作步骤

局部浸润麻醉

- 注射前使用酒精、碘伏或氯己定等消毒剂消毒注射区域。
- 用非持针手撑开皮肤并扶稳针头。
- 垂直皮肤表面快速刺入针头（**图1-2**）。
  - 通过扩张的毛孔或毛囊进行注射可减轻患者的疼痛。
- 注射前进行回抽可避免药物进入血管，减少麻药的毒副作用[4]。
- 向深部推进针头至皮下组织层，并推注约0.5mL局麻药。

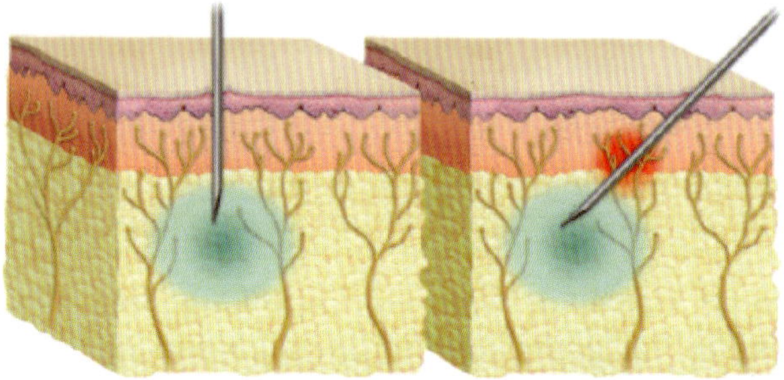

图1-2 垂直皮肤进针影响到的神经末梢较少，疼痛较轻

- 确保缓慢推注，注射过快及组织肿胀会增加疼痛感。
- 暂停注射30s，适当回拔针头，于浅层继续注射局麻药[7]。
- 适当回拔针头，沿皮下组织平行推进并注射局麻药。反复进行上述步骤，推进轨迹呈放射状排列，以减少进针点数量。
- 一个区域注射完成后，完全拔出针头。在注射后变白的区域边缘1cm范围内再次进针进行注射[7]。
- 建议在浸润形成的皮丘内进行后续进针，这种顺行注射可减轻再次穿刺的疼痛。
- 切除范围较大时，建议环绕病损一周浸润注射局麻药（环形阻滞），中央区域仅在需要加强镇痛的区域补加麻药。
  - 建议使用长针头注射，深达筋膜层，或准备好局麻药，术中根据操作部位的深度适当进行补加。
- 使用能够达到麻醉效果的最低剂量的局麻药，降低药品毒性对患者的不良影响。

面部神经阻滞麻醉

- 面部神经阻滞麻醉的方式有很多，包括眶上神经、滑车上神经、眶下神经、滑车下神经、颏神经、颧面神经、颧颞神经及外鼻神经阻滞麻醉等。其中最常用的是眶上神经、滑车上神经、眶下神经及颏神经阻滞麻醉。
- 使用添加肾上腺素的4%盐酸阿替卡因用于面部神经阻滞麻醉已被广泛报道。此外，单独使用1%利多卡因（添加或不添加肾上腺素），或联合使用1%利多卡因和0.25%布比卡因也可以用于面部神经阻滞麻醉。
- 通常使用3mL注射器和25G或30G细针头进行注射。为了确保在神经穿出的骨孔附近给药，可以使用30mm的长针头。

眶上神经及滑车上神经阻滞麻醉

- 眶上孔位于过瞳孔中点的垂线与眶上缘的交界处，可以触及。
  - 在眶上孔上方垂直皮肤表面进针，推进针头直至触及眶上缘，小心操作，避免针头误入眶上孔损伤神经（**图1-3**）。
- 滑车上神经阻滞的注射点在鼻根与眉部的交界处、眶上孔内侧约1cm的部位。注射针头抵骨面后进行

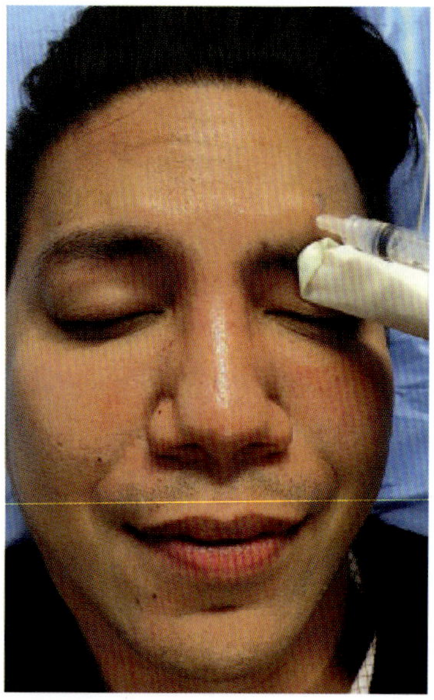

图1-3 眶上神经阻滞麻醉

注射可以达到阻滞麻醉的效果。

- 每个点注射0.5～3mL局麻药，注射层次为骨膜层表面，注射前需进行回抽，确保回抽无血后再进行注射。

眶下神经阻滞麻醉

- 眶下孔也位于过瞳孔中点的垂线上，并在鼻翼缘外侧1cm附近[8]。触诊眶下孔时患者可能会感到轻微的不适，利用这一点可以辅助判断眶下孔的确切位置。
  - 进针点位于眶下孔下方1cm处，沿切线方向缓慢推进针头直至眶下孔附近。
  - 进针前先在皮下注射少量麻药（约0.2mL），形成皮丘，可减轻进针过程中的疼痛。
  - 也可以辅助应用表面麻醉，以减轻进针时的疼痛。
    - 回抽无血后在眶下孔外注射0.5～2.5mL局麻药。
    - 用非持针手的手指按住眶下孔可帮助定位及注射。
  - 小心操作，以防造成针刺伤。
    - 眶下神经阻滞麻醉起效较慢，因此如果有多个部位需要进行麻醉，应首先进行眶下神经阻滞麻醉[8]。
- 口内入路眶下神经阻滞麻醉（**图1-4**）首先需进行眶下孔的定位，方法同上所述。
  - 标记眶下孔的位置，或将一根手指置于眶下孔上方作为引导。
  - 于第二前磨牙所对的颊黏膜皱襞处注射少量麻药（0.2mL），形成皮丘。
  - 平行第二前磨牙长轴继续向上进针直至眶下孔附近。
  - 回抽无血后，在眶下孔外缓慢推注0.5～2.5mL局麻药。

颏神经阻滞麻醉

- 颏神经也可经皮肤表面触及，颏孔近远中向位于第二前磨牙垂线上，垂直向位于下颌骨上缘与下缘之间的中点处。
  - 真皮内注射少量局麻药形成皮丘，随后进针直抵骨面。
  - 回抽无血后在颏孔周围缓慢推注0.5～2.5mL局麻药。
- 经口内入路进行颏神经阻滞麻醉更为常用（**图1-5**）。
  - 确定颏孔的体表投影，近远中向位于第二前磨牙的下方，垂直向位于第二前磨牙与下颌缘之间距离的1/2处。
  - 牵拉下唇，由第一前磨牙基底部龈颊沟进针，并朝颏孔方向平行前磨牙向前继续进针。
  - 回抽无血后在颏孔周围缓慢推注0.5～2.5mL局麻药。

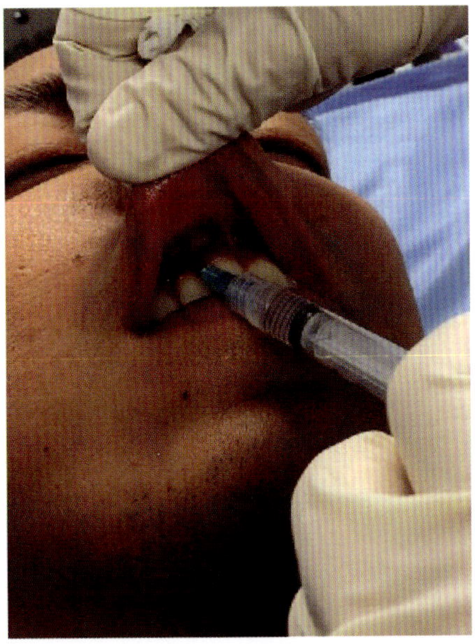

图1-4 口内入路眶下神经阻滞麻醉

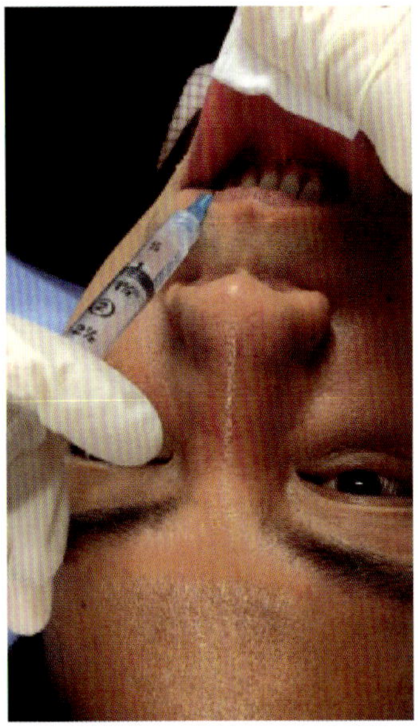

图1-5 口内入路颏神经阻滞麻醉

操作步骤

操作步骤

肿胀麻醉

剂量

- 由于各种肿胀麻醉方案采用的麻药量和利多卡因、肾上腺素等药物的浓度差异性较大，因此很难给出具体的剂量建议[3]。
- 利多卡因是肿胀麻醉最常用的药物，但也有联合或单独使用布比卡因进行肿胀麻醉的报道。
- 常用0.9%生理盐水或乳酸林格氏液配制的1000mL肿胀麻醉液配方见表1-2[3]。
  - 一些医生建议在面部使用的肿胀麻醉液采用浓度更高且容积更小（250mL）的配方：600～1000mg利多卡因（0.24%～0.4%）+1mg肾上腺素+5mEq碳酸氢钠，共同配制成250mL溶液。
- 利多卡因用于肿胀麻醉的最大剂量为55mg/kg。对于服用可能干扰利多卡因代谢药物的患者，最大使用量较低，为35mg/kg[9]。
- 肿胀麻醉药物活性相对滞后，潜在的副作用可能在使用一段时间后出现。因此，术后须密切观察患者的全身情况，术后至少需要观察24h。
- 肿胀液进行输注前应加温至37～40℃，以避免患者体温过低[3]。

操作步骤

- 在肿胀麻醉时，可以根据麻醉范围的大小选择18G腰麻穿刺长针头或浸润麻醉用钝头注射针，配合大容量注射器或气压泵等装置进行操作。
- 在切口线处真皮内或真皮下注射少量含1：100 000肾上腺素的1%利多卡因注射液。
- 用11号刀片做长2～3mm的切口，由此口缓慢注入肿胀麻醉液（50～200mL/min），并根据患者耐受性调整速度。当麻醉范围超出计划手术范围边缘5cm，且皮下组织因肿胀麻醉液注入后变硬时即可停止注入。
- 肿胀麻醉液注入完成后，等待7～10min后即可进行手术操作。
- 为了使切口周围皮肤获得更好的麻醉效果，有可能需要在真皮内或真皮下补充注射含肾上腺素的利多卡因注射液。

表1-2 常用的肿胀麻醉液配方

药品名称	剂量范围	常用剂量（每1000mL生理盐水或乳酸林格氏液）
利多卡因	1% 10mL至2% 60mL	1% 50mL（500mg）
肾上腺素（1：100 000）	1：100 000肾上腺素1.5～2mL	1：100 000肾上腺素1mL（1mg）
碳酸氢钠（8.4%）	10～12.5mL	8.4%溶液10mL（840mg）

局部麻醉时的添加药物

- 在局麻液体中可以添加一些药物，以增强麻醉的效果，改善患者的舒适度。
- 肾上腺素具有收缩血管的作用，添加后可以降低局麻药的吸收率，减少毒副作用，延长作用时间，减少术区出血。
  - 临床常用的肾上腺素浓度为1：100 000。近年来的研究显示，在面部手术时，1：200 000的浓度即可达到良好的效果。
  - 肾上腺素是妊娠C类药品，可进入母乳，孕妇及哺乳期女性应避免使用。
- 利多卡因溶液呈酸性，因此在注射过程中会增加疼痛感。添加碳酸氢钠可以提高溶液的pH，减轻药液浸润过程中的疼痛感。溶液的配制方法为：在50mL已添加肾上腺素（1：100 000）的1%利多卡因溶液中，加入5mL浓度为8.4%的碳酸氢钠溶液（稀释比为1：10）。
  - 麻醉液中的肾上腺素相比其他药物成分浓度下降较快，因此一般建议在使用前数分钟至数小时内现用现配，尽量避免使用配制后存放时间较久的麻醉液。但仅就利多卡因的药效来说，存放1周药效并不会明显降低。
  - 此外，FDA（美国食品药品监督管理局）规定使用一次性小瓶装的碳酸氢钠，制备后长期存放更不可行。

- 使用前将药液加热至37～54.4℃（98.6～130℉），可降低注射引起的不适感，对于添加药物的麻醉液效果更为明显。

- 透明质酸酶可以降解细胞外基质，促进局麻药的弥散。添加透明质酸酶的利多卡因溶液相比未添加者，镇痛范围加大，镇痛效果加强，但并不能加快起效速度和延长作用时间。在进行眼部等精细结构操作时可以添加透明质酸酶，促进药物弥散，减少注射局麻药容积，减轻因注射麻药导致的组织变形和移位。
- 配制方法：在0.5mL的0.5%盐酸利多卡因溶液中加入0.5mL（75IU）牛透明质酸酶。
- 此方法安全有效，不会引起伤口延迟愈合。
- 尽管透明质酸酶过敏的情况极其少见，但仍建议在非紧急情况下，在使用前进行皮肤过敏测试。此外，曾在膜翅目昆虫叮咬后出现过敏反应的患者由于存在交叉反应的可能，因此应避免使用透明质酸酶。

沟通和操作技巧

- 通常患者仅在局麻药注射时会感到疼痛，在实际手术操作过程中并没有疼痛的感觉。
- 除上文提到的操作要领外，还有一些需要注意的沟通和操作技巧。
- 在操作过程中与患者交流职业、爱好、家庭等话题，可以转移患者的注意力。
- 此外，还可以使用物理方法转移患者的注意力。例如，抖动、轻捏皮肤、轻拍身体其他部位等动作可以激活附近区域的“触觉”神经纤维，减少脊髓“痛觉”神经纤维的信号传输[7,10]。
- 冷敷或表面麻醉可以减轻进针时的疼痛。
- 在每次注射前都需要告知患者，以避免患者突然活动，保证操作的安全性。

要点与难点	
评估	■ 使用任何麻醉药品前均需详细询问并记录用药史、药物过敏史以及近期用药情况。 ■ 充分了解面部解剖结构是成功进行神经阻滞麻醉的基础。
操作技巧	■ 在麻醉过程中采取适当的体位可有效避免迷走神经反射的发生。 ■ 保证医师操作姿势的舒适性和患者体位的稳定性，可降低注射过程中针刺伤的发生率。 ■ 垂直皮肤进针，且通过毛囊开口或毛孔进针，可减轻针刺过程中的不适感。 ■ 转移患者的注意力可有效减轻疼痛感。
添加药物	■ 已证实，按照1∶200 000的比例添加肾上腺素具有与1∶100 000比例相近的效果，且毒性风险更低。 ■ 肾上腺素可收缩血管，延长麻醉作用时间，降低局麻药的全身吸收，减少术中出血。
麻药的毒性	■ 在麻醉前根据患者体重计算麻药最大使用剂量，可以有效预防麻药的中毒。 ■ 术者需十分熟悉麻药中毒的早期症状和体征，以便及时进行干预。 ■ 一旦怀疑麻药中毒，应首先稳定患者症状，并给予基础生命支持。

术后注意事项

- 大部分术后护理的具体方法取决于手术方式及所用的麻醉药物（表1–1）。
- 术前需告知患者，麻醉药物注射后可能引起局部淤青或肿胀，尤其是眼部和口唇等敏感的部位。
- 术后患者最好保持头高脚低的睡姿，利用重力向下引流，减轻肿胀及受压状况。一般几天后肿胀即会有明显改善。
- 如果使用的局麻药中添加了肾上腺素，可能会在其血管收缩作用消失后发生反跳性出血。术后即刻按压对于预防这一并发症非常有效。术后应该对术区敷料进行持续性压迫30min以上。
- 如果麻醉部位在口周或口内，术后数小时内患者应避免饮用高温液体，以防因麻醉作用未完全消失而导致烫伤。

并发症

- 表面麻醉常见并发症[2]：
  - 皮肤苍白。
  - 红疹、红斑。
  - 水肿。
  - 皮肤瘙痒。
  - 皮炎。
  - 温觉改变。
- 局部注射麻醉常见并发症：
  - 疼痛。
  - 红斑、红疹。
  - 水肿。
  - 迷走神经反射。
  - 淤青。
- 暂时性神经麻痹：局麻药中添加肾上腺素后，部分患者会出现抖动、感觉过敏或心悸等症状。
- 中毒反应。
  - 利多卡因的全身中毒反应（LAST）通常在药物过量、误入血管及药物代谢异常时发生。通过完整地采集病史以及使用安全的注射手法等措施可以避免大部分中毒反应的发生。
  - 局麻药中毒的症状和体征与血药浓度呈剂量相关性：
    - 3μg/mL以上：非特异性的头晕及困倦感。
    - 5μg/mL以上：口周麻痹感、耳鸣、肌束震颤。
    - 9μg/mL以上：癫痫、昏迷、呼吸及心跳暂停，有生命危险。
  - 为减少中毒反应的发生，麻醉前须根据患者的体重正确计算麻醉药物的剂量。可以按照利多卡因最大推荐剂量（表1-1）或WiMP公式（见“术前设计”部分）进行计算。
  - 在肿胀麻醉时利多卡因的最大使用剂量为55mg/kg。
  - 使用最低推荐剂量进行麻醉，在操作过程中持续与患者交流，以便及早发现利多卡因中毒的症状和体征，做到早发现、早干预。
  - 注射局麻药前进行回抽可有效降低局麻药误入血管的风险。
  - 如果发现患者有麻药中毒的征象，应及时进行以下措施：
    - 立刻停止麻醉操作。如果是表面麻醉，及时去除皮肤上的药品。
    - 启动基本生命支持，必要时联系急诊科紧急会诊。
    - 监测生命体征。在之后至少12h内，密切观察患者的气道、呼吸、循环情况。在进行积极救治的情况下，呼吸循环衰竭仍有可能持续发生，或者在改善后再次恶化。
    - 如果患者出现癫痫发作，对症使用苯二氮䓬类药物，但需要避免使用丙泊酚[2]。
    - 曾有静脉滴注脂肪乳剂成功治疗LAST的报道，原理尚不清楚，可能与脂肪乳剂将脂溶性麻药与心肌组织分离，进而改善心肌的传导有关。
- 过敏反应。
  - 许多患者自述对局麻药物或肾上腺素“过敏”，表现为心悸、大汗、头晕及晕厥。
  - 但以上症状并非是真正的过敏反应，而是注射产生的迷走神经反射或是肾上腺素的副作用。
  - 真正的麻药过敏十分罕见（发生率不到所有不良反应的1%），且常由酯类麻药引起，因其水解过程中会产生对氨基苯甲酸（PABA）[2]。
  - 酯类和酰胺类麻药间的交叉过敏反应也十分罕见。酰胺类麻药通常会使用对羟基苯甲酸甲酯作为防腐剂，可能会产生PABA，进而导致对PABA敏感的患者出现不良反应。因此，对PABA敏感的患者建议使用无防腐剂的配方。
  - 若出现可疑过敏的情况，可采用皮肤斑贴试验（Ⅳ型超敏反应）或皮丘试验（Ⅰ型超敏反应）进行确诊。
  - 因表面麻醉药物引起的接触性皮炎越来越常见。
  - 对于确诊为麻药过敏的患者，可注射1%苯海拉明或抑菌生理盐水（0.9%苯甲醇溶于生理盐水）[4]。

致谢

感谢基什维尔·尼哈尔博士和埃里卡·李博士对本章的贡献。

参考文献

[1] Butterworth JF IV, Strichartz GR. Molecular mechanisms of local anesthesia: a review. *Anesthesiology*. 1990;72:711–734.

[2] Sobanko JF, Miller CJ, Alster TS. Topical anesthetics for dermatologic procedures: a review. *Dermatol Surg*. 2012;38:709–721.

[3] Gutowski KA. Tumescent analgesia in plastic surgery. *Plast Reconstr Surg*. 2014;134:50S–57S.

[4] Kouba DJ, LoPiccolo MC, Alam M, et al. Guidelines for the use of local anesthesia in office-based dermatologic surgery. *J Am Acad Dermatol.* 2016;74:1201–1219.

[5] Diver AJ. The 'WiMP' formula for local anaesthetic volume calculation. *J Plast Reconstr Aesthet Surg.* 2008;61:743.

[6] Cantisani C, Macaluso L, Frascani F, et al. New patents on topical anesthetics. *Recent Pat Inflamm Allergy Drug Discov.* 2014;8:125–131.

[7] Strazar AR, Leynes PG, Lalonde DH. Minimizing the pain of local anesthesia injection. *Plast Reconstr Surg.* 2013;132:675–684.

[8] Wan K, Jing Q, Sun QN, et al. Application of a peripheral nerve block technique in laser treatment of the entire facial skin and evaluation of its analgesic effect. *Eur J Dermatol.* 2013;23:324–330.

[9] Lozinski A, Huq NS. Tumescent liposuction. *Clin Plast Surg.* 2013;40:593–613.

[10] Zilinsky I, Bar-Meir E, Zaslansky R, et al. Ten commandments for minimal pain during administration of local anesthetics. *J Drugs Dermatol.* 2005;4:212–216.

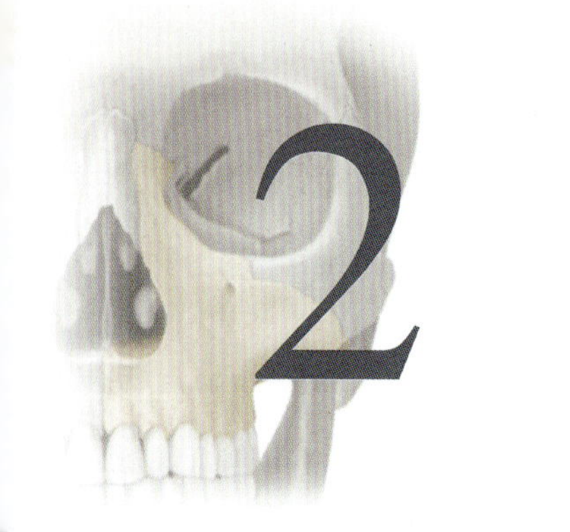

第2部分 面部裂伤

面部裂伤的治疗

Management of Facial Lacerations

John G. Fernandez

概述

- 面部裂伤是整形与修复重建外科医生经常需要处理的急性病症。
  - 美国每年有近700万需要治疗的外伤性裂伤患者[1]。
  - 美国每年有近150万～200万患者因面部裂伤赴急诊治疗。
  - 辛格等所做的一项研究表明，前往急诊治疗的裂伤患者中，28%伴有面部裂伤[2]。
- 大多数较为复杂的裂伤需要逐层缝合，以达到更好的减张效果，进而获得更好的愈合效果。对于创口较小的线性裂伤可以进行单层缝合。对于一些病情适合的患者，也可以局部应用皮肤黏合剂[1]。
- 眼睑、鼻、唇、耳等部位的复杂伤口需要仔细逐层缝合。面部裂伤常伴有其他重要结构的损伤，因此在接诊时应当警惕表面裂伤深层可能存在的更为严重的损伤。
- 面部裂伤可能伴有组织缺损，缝合前应充分游离创缘皮肤，以达到无张力缝合。
- 复合性组织缺损需要进行更复杂的组织重建，包括衬里、支持结构以及软组织覆盖等结构的重建。

相关解剖

- 面部的一些重要结构仅靠常规的缝合不足以恢复解剖和功能，还需进行组织重建，包括腮腺导管、泪道系统、唇白、睑缘、面神经以及面横动脉等结构的重建（**图2–1**）。
- 面部皮肤和皮下层具有丰富的血供和淋巴系统。

发病机制

- 穿刺伤、钝挫伤、爆炸伤等多种外伤均可导致面部裂伤。临床上还可见多种致伤因素并存的病例，例如摩托车事故外伤合并穿刺伤的情况。
- 医生应通过病史询问以及适当的体格检查明确裂伤原因，并排除肌肉、骨骼以及软组织的合并损伤，如颈椎外伤等。
- 对于高速性钝挫伤及出入口不易明确的穿刺伤病例，应高度怀疑合并其他损伤的可能性。
- 清洁伤口应及时缝合，污染伤口及伴有大量坏死组织的伤口可能需要清创后延期缝合。

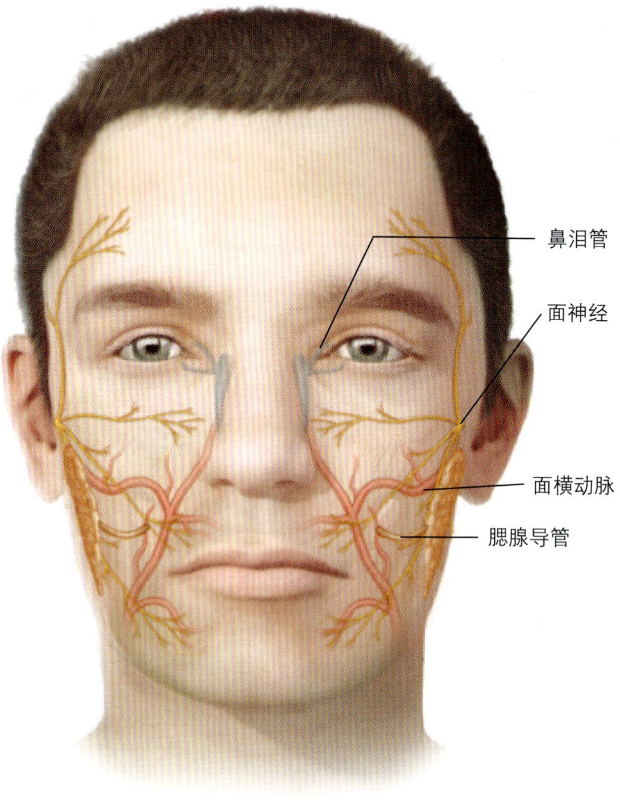

图2–1 面部的重要结构

自然转归

- 大多数面部裂伤进行常规缝合后可很快愈合。
  - 面颈部血运丰富，伤口感染及组织坏死均较少见。
  - 表浅伤口即使不缝合，通常也能很快愈合，且外观恢复良好。
  - 伤口愈合后必要时可考虑进行二期修整手术，但多数情况下无须进行。
- 面部裂伤，尤其是眶周区域的裂伤，偶尔可导致创伤区域持续肿胀，通过局部按摩以及压迫等保守疗法可明显改善肿胀症状。
  - 在圆形裂伤的愈合过程中，其边缘可能会出现瘢痕凹陷伴皮肤隆起的"天窗样"畸形，使得瘢痕更加明显。此类畸形可以通过充分松解瘢痕后游离皮下组织的方法进行矫正。此外，"Z成形"或"W成形"亦为较好的修整方式。

病史与体格检查

- 对于面部裂伤患者的术前评估应包括致伤原因、受伤时间以及创伤后是否有意识丧失等细节。此外，医生还应关注：
  - 患者最近一次接受破伤风免疫注射的时间。
  - 是否曾有瘢痕疙瘩或增生性瘢痕等病史。
- 应当询问并记录患者是否有糖尿病史、吸烟史、放疗史，是否曾经或正在使用糖皮质激素或处于免疫抑制状态，是否存在营养不良，这些因素均可能导致伤口愈合不良。
- 应当通过详细的问诊及全面的体格检查排除面部骨骼合并伤及面颈部其他重要结构损伤的可能，必要时需进行影像学检查以明确诊断。
- 眶周区域的严重裂伤，尤其是由钝挫及火器致伤者，应当进行视力及眼底检查，以评估是否合并眼球的损伤。此外，还必须进行眼外肌运动功能的检查，一旦出现眼球运动的迟缓或卡顿，需考虑眼外肌或相关支配神经的损伤。
- 伤口的位置、大小、深度、组织缺损量及污染程度均应进行仔细评估及记录。
- 面颊部穿刺伤可能会导致面神经及腮腺导管单独或合并性损伤。因此，应当对面神经功能及面部皮肤感觉进行评估，并在必要时进行腮腺导管置管以及对腮腺施加刺激，以评估是否存在腮腺导管的损伤。

影像学检查

- 对于简单的面部裂伤，影像学检查并非常规检查项目。
- 对于疑似合并骨骼或重要结构损伤的病例，可借助影像学检查明确诊断。
- 可以进行水平位、冠状位及矢状位颌面骨CT扫描，以评估是否存在面部骨折。

鉴别诊断

- 未累及全层的皮肤损伤。
- 累及全层的皮肤损伤。
- 合并骨折的复杂软组织损伤。
- 深部重要结构损伤。

非手术治疗

- 对表浅伤口或污染伤口可以不进行一期缝合，等待二期处置。
  - 有时未经缝合，伤口仍可良好地愈合，无须进一步干预。
  - 继发萎缩性或增生性瘢痕者，可通过修整手术、激光或磨削治疗进行矫治。
- 采用胶带、皮肤黏合剂等各种非手术方法闭合伤口也可以有较好的效果。
  - 胶带及皮肤黏合剂可较容易地无张力闭合简单的裂伤。这种方法具有较高的性价比，尤其对于儿童患者，这些非手术治疗避免了麻醉及拆线可能对儿童造成的潜在伤害。

手术治疗

- 手术修复面部裂伤的主要适应证如下：
  - 全层皮肤损伤的伤口，尤其是可从逐层对位缝合中获益者。
  - 合并需要进行整复的骨组织损伤的复杂伤口。
  - 合并面神经或腮腺导管损伤的裂伤。
  - 需要通过手术去除失活组织并/或需要进行冲洗清洁的污染伤口。
- 面部深部肌肉的裂伤也需要进行手术探查及修复，以防止出现功能及美观上的并发症。

术前准备

- 告知患者手术全程所需要的时间、需要二期修整手术的可能，以及发生增生性瘢痕或瘢痕疙瘩的客观风险。
  - 皮肤磨削、糖皮质激素瘢痕内注射以及激光治疗等增生性瘢痕或瘢痕疙瘩的有效疗法也应该作为重要信息告知患者。
- 完成病史记录及体格检查，并详细分析患者的影像学检查结果。
- 如果患者破伤风免疫已超期（自上次免疫结果已超过10年），需再次进行免疫注射。
- 污染伤口及存在合并损伤的患者感染风险较高，可酌情给予口服或静脉注射抗生素以预防感染。耳部裂伤或软骨外露患者，尤其是伴有软骨缺损者，也能从术前预防性应用抗生素中获益。
- 详细检查并记录面神经功能。
  - 术前应准备高倍头戴式手术放大镜或手术显微镜以便于术中进行面神经修复。
- 对于可能损伤泪道者，需采用手术放大镜仔细检查。必要时可以应用琼斯测试（将荧光素滴入结膜囊，若5min内鼻腔出现荧光素则为阳性，表明泪道功能正常）评估泪道系统的完整性。

体位

- 在器械完备和照明充分的情况下，在急诊室内即可进行简单裂伤的清创缝合。
  - 复杂裂伤或需要镇静的病例应当在手术室或其他监测更为完善的环境中进行。
- 患者以舒适的体位仰卧于手术台上。
  - 手术台的头侧应略微抬高，术者的位置与麻醉师成180°角，并位于光线的中央。
  - 妥善保护并定期观察患者身体各部位的承受压力处。
  - 必要时可在两侧下肢使用周期性压力装置，以促进肢体血液循环。

入路

- 在裂伤缝合时手术入路较为明确，同时需要注意：
  - 观察伤口是否需要逐层缝合。
  - 所有伤口均应经过清洁及冲洗，并确切止血。
  - 较为保守地进行清创，仅去除活力较差的组织。

操作步骤

局部麻醉

- 对于小的裂伤，沿其创缘进行麻醉。
- 对于较大或较复杂的裂伤，伤口需进行神经阻滞麻醉（**图2-2**，可参见“局部麻醉”章节）。阻滞麻醉尤其对以下神经更为有效：
  - 颏神经。
  - 眶下神经。
  - 眶上神经或滑车上神经。

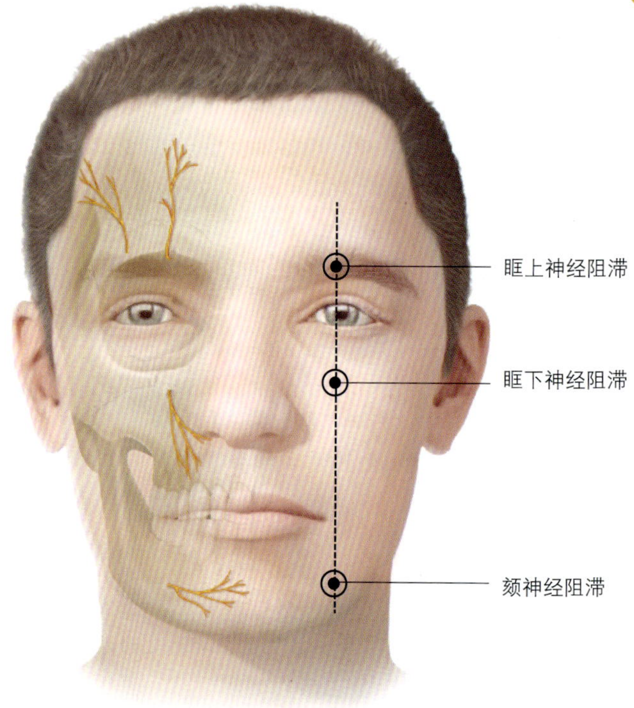

图2-2 区域神经阻滞麻醉

伤口冲洗及缝合前准备

- 缝合前用生理盐水冲洗伤口，去除伤口内的组织碎屑和异物，使组织床清洁。
  - 去除玻璃、大块坏死组织及尘土等异物，以降低伤口总体污染程度为目标[3]。
  - 冲洗后再应用稀释的必妥碘（10%）消毒伤口。
- 将无活力的组织去除后才能明确伤口实际的组织缺损程度。
  - 对于局部缺血区域可以暂缓进行更为彻底的清创，待到组织分界清晰后再予进行。
  - 由于面部血供良好，一些最初受累的缺血区域有可能逐渐恢复血供。

伤口及深部组织的一期缝合

- 轻柔地处置伤口周围组织，以免造成副损伤。
  - 对创缘施加的压力越小，其发生挤压性损伤和局部水肿的概率就越小，伤口愈合就越快。
- 适当地游离皮下组织，有利于后续的无张力缝合。
- 使用薇乔（Vicryl）或PDS等可吸收缝线修复深部肌肉组织，有助于减轻伤口的张力，取得更好的功能和外观上的修复结果（**图2–3**）。
  - 如果肌肉组织受损的范围较大，需要警惕造成扭曲变形的可能。
- 拉拢缝合皮肤时，进针点应当距离皮缘约1cm，缝合后要尽量使皮缘外翻，并且避免张力。
  - 缝合针距保持在3～5mm。
- 对伤口进行逐层缝合，用可吸收线缝合皮下组织层和真皮层，用6–0快速吸收线或5–0/6–0单丝线缝合皮肤。

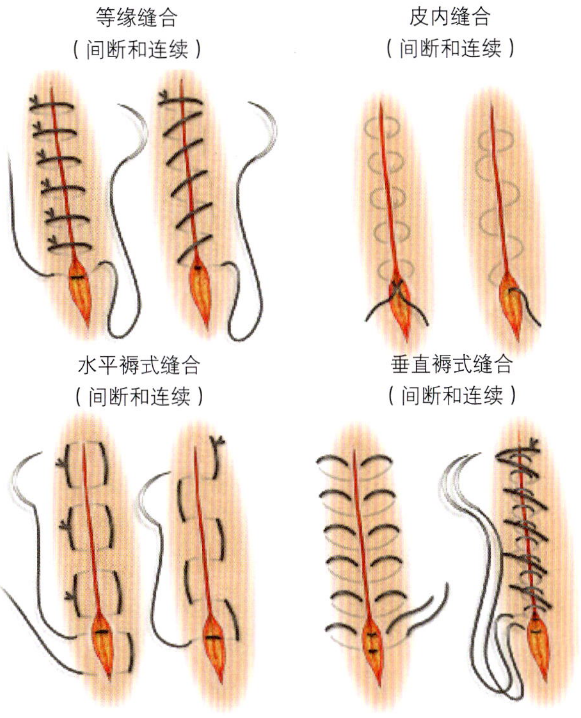

图2–3 缝合方法

特殊损伤的修复

腮腺导管损伤

- 腮腺导管受损后如未得到妥善的修复，将继发腮腺囊肿或腮腺瘘等疾病。
- 腮腺导管的开口位于下颌第二磨牙颊侧黏膜附近。当面部裂伤位于外耳道至口角之间的区域时，应当考虑到腮腺导管损伤的可能性。
- 经过腮腺导管开口置入小号导管或静脉留置管，之后注入生理盐水。如果在创口内出现生理盐水溢出，则可诊断为腮腺导管损伤。
- 如果发现腮腺导管损伤，应将导管清创至洁净的断端，之后采用显微外科技术，使用8–0单丝尼龙线进行腮腺导管端端吻合。

面神经损伤

- 面神经损伤在面部穿刺伤中较为常见。
  - 由于面神经颊支与腮腺导管走行位置毗邻，因此两个结构的损伤常共同发生。
- 如果面神经损伤是由洁净且锐利的裂伤所造成，应当即刻进行面神经一期修复。其基本目标是无张力地缝合。
- 如果神经缺损较小（小于1cm），则可对神经断端进行适当游离后，精确对位缝合。
  - 以9–0或10–0的单丝尼龙线对神经断端处的神经外膜或神经鞘膜对位缝合。
- 如果神经断端受到严重的挤压或其他损伤，应对其受损末端锐性切除后评估神经缺损的长度。
- 如果神经缺损过多，断端无法进行无张力吻合，可

操作步骤

利用颈丛神经或腓肠神经游离移植进行桥接吻合。

- 需要在高倍头戴式手术放大镜或手术显微镜的辅助下完成上述操作，操作时确保神经断端准确对位吻合。

泪道或眼睑损伤

- 一旦探查到泪道损伤，就需要使用大量的生理盐水冲洗伤口，彻底去除异物。
  - 由于眼睑血供极其丰富，因此除非组织完全坏死，否则一般无须进行过多的清创。
- 在损伤泪道处放置硅胶支架以防止其挛缩，修复其浅层被覆眼睑组织的裂伤。
- 对于眼睑前层裂伤来说，无张力逐层缝合是最佳的修复方法。
- 采用7–0可吸收缝线缝合眼轮匝肌，采用6–0快速吸收线间断或连续缝合皮肤。
- 眼睑全层裂伤的修复需逐层进行，先进行深部睑板的缝合，然后进行结膜缘的复位和缝合。
  - 需要注意组织外翻缝合，并避免线结离角膜太近。

要点与难点

病情评估	■ 通过术前评估及术中探查确定是否存在重要结构的损伤。 ■ 根据致伤机制和受伤部位判断是否存在其他损伤。
伤口处理及缝合前准备	■ 在处理污染伤口时，使用生理盐水冲洗伤口，降低细菌负载量是缝合前准备的必要步骤。 ■ 除严重污染伤口及咬伤外，一般无须预防性使用抗生素。
缝合技术	■ 缝合时采用持针器夹住缝针扁平的体部后进行操作。 ■ 对于包括深筋膜及真皮在内的深层组织使用圆针缝合，对于皮肤使用角针缝合。 ■ 确保缝合时在同一层次进针，外翻皮缘以预防伤口瘢痕挛缩过程中出现凹陷或切迹。
术后护理	■ 在术后48h内须保持伤口周围干燥。 ■ 抬高床头，以预防水肿。 ■ 通常术后5～10天拆线，辅助使用拉合胶布可防止瘢痕增宽。
抗瘢痕治疗	■ 自术后3周起，每日按摩切口瘢痕2次，每次2～5min。 ■ 使用医用多孔胶布或硅胶贴片预防瘢痕增生。 ■ 激光、磨削和局部糖皮质激素注射等治疗方法，对部分患者的增生性瘢痕或瘢痕疙瘩有一定的效果。

术后注意事项

- 在术后第一个24h内涂抹三联抗生素药膏（眶周伤口使用滴眼液）。
- 对于清洁伤口，一般不需要口服或注射抗生素。但是在污染伤口、开放性面部骨折以及咬伤等情况下，常规需要口服或注射抗生素。已有多项研究证实，对非咬伤伤口预防性使用抗生素并不能减少感染的发生。
- 术后48h伤口开始上皮化，患者于此时起可以洗澡。
- 术后床头抬高30°～40°，有利于手术后水肿的消退。
- 在术后第一个24h内冰敷有利于恢复。但是如果出现缺血的征象或进行了皮瓣移植修复，则应当避免冰敷。
- 术后5～10天拆线。

治疗效果

- 妥善处理创缘并进行无张力缝合后，瘢痕疙瘩及增生性瘢痕的发生率较低。

并发症

- 包括瘢痕增生在内的外观不佳。
- 感染。
- 伤口裂开。
- 局部感觉异常。
- 切口愈合不良。
- 腮腺导管缩窄。
- 泪道缩窄。

- 严重的组织移位及神经相关的并发症。

参考文献

[1] Richter D, Stoff A, Ramakrishnan V, et al. A comparison of a new skin closure device and intradermal sutures in the closure of full-thickness surgical incisions. *Plast Reconstr Surg*. 2012;130:843–850.

[2] Singer AJ, Thode HC Jr, Hollander JE. National trends in ED lacerations between 1992 and 2002. *Am J Emerg Med*. 2006;24:183–188.

[3] Janis J, Harrison B. Wound healing: Part II. Clinical applications. *Plast Reconstr Surg*. 2014;133:383e–392e.

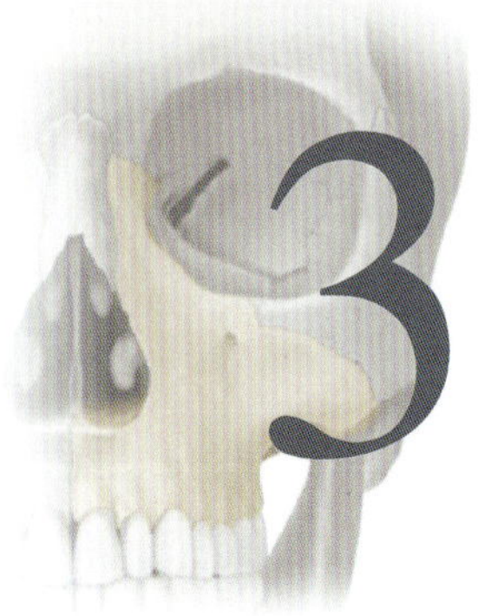

第3部分　头皮和颅骨

头皮缺损旋转皮瓣修复术

Scalp Reconstruction With Rotation Flaps

Finny George and Evan Matros

概述

- 头皮对其深部的颅骨和脑组织等结构起到重要的保护作用。
- 头皮提供毛发覆盖，保证头部外观，是头皮的另一个重要功能。
- 直径5cm以内的头皮缺损可优先采用旋转皮瓣或其他局部皮瓣进行修复，通常可取得较好的效果。如果不能妥善修复，则应遵循组织修复阶梯的原则，进一步考虑更加复杂的修复方法。
- 应当使用与缺损部位相似的组织进行修复，尤其需要考虑修复部位是否需带有毛发，只有这样才能达到最佳的外观和功能修复效果。
- 头皮具有足够的柔软度和顺应性是头皮组织能够有效地进行旋转的前提。
  - 头皮过紧、放射性治疗后以及术后存在纤维增生时，头皮组织顺应性会下降，能够进行旋转的范围也相应地减小。对于这些患者，以及头皮侵袭性病变患者、骨面外露患者和存在深部组织外露可能的患者，应当慎用头皮瓣修复。

相关解剖

- 头皮的层次由浅至深依次为皮肤、皮下组织（内含神经及淋巴管）、帽状腱膜、帽状腱膜下间隙以及骨膜[1]。
  - 头皮是人体最厚的皮肤。
  - 皮肤与帽状腱膜间垂直方向走行的纤维隔使两层之间分离较为困难。
  - 帽状腱膜由额肌和枕肌的纤维肌腱膜融合而成，与颞浅筋膜及浅表肌肉腱膜系统（SMAS）相延续。
  - 帽状腱膜下间隙组织疏松，因此创伤导致的头皮撕脱通常发生在这一层次。在修复重建手术中，可以利用组织疏松的特点由此间隙进行皮瓣的分离和转位。
  - 顶部的头皮活动度最大，最适于局部组织转移修复。
- 头皮的血供。
  - 头皮主要的血管来自眶上血管、滑车上血管、颞浅血管、枕血管及耳后血管。
  - 上述血管均来自颈内及颈外血管系统，且彼此间存在广泛的交通吻合。因此，即使是完全的头皮撕脱伤，仅吻合其中一支主干血管也可满足整个头皮的血供。
- 头皮的感觉神经支配。
  - 以下区域由三叉神经的分支支配：
    - 额部、前发际线及额顶区域由眶上神经及滑车上神经支配。
    - 颞区由颧颞神经及耳颞神经支配。
  - 枕区由枕小神经及枕大神经支配，二者皆发自颈段的脊神经和颈丛。

发病机制

- 头皮缺损的常见原因包括外伤、恶性肿瘤和先天性疾病。
- 放疗所引起的头皮缺损在修复时有两个方面的问题：一是伤口愈合能力下降，二是头皮组织的顺应性降低，不利于皮瓣的转移及缺损的闭合。
- 对于头皮深部的颅骨缺损，需要使用外源性移植物或自体骨组织进行修复，这些异物或移植物的存在也可能导致伤口愈合不良。

病史与体格检查

- 病史记录应当包括以下相关内容：
  - 伤口周围组织的情况。
  - 如果是因肿瘤切除形成的缺损，则要记录切缘情况和局部及远处转移的可能性。理想情况下应当在切缘阴性的前提下进行组织修复，但实际上为了避免重要结构和骨面的过度外露，有时难以保证这一点。
  - 既往治疗史和手术史，包括失败治疗史。
  - 放化疗史、免疫抑制剂使用史以及结缔组织病史。
  - 吸烟史、饮酒史、近期体重变化情况、糖尿病史以及凝血系统异常等也应当记录在案。
- 体格检查应当为手术设计收集足够的信息。
  - 检查是否存在既往手术切口或伤口愈合不良的征象，是否存在放疗后皮肤的改变（例如，皮肤变硬、色素脱失或色素沉着、皮肤毛细血管扩张等）。
  - 检查皮肤的弹性。
  - 检查可用的头皮血供来源，有既往手术史的患者应结合相应病史进行合理设计。
  - 记录感觉麻木的区域。
  - 使用多普勒超声探查动脉的走行和完整性。
- 慢性创面应进行活检，以排除恶性肿瘤复发、残留或新发。

影像学检查

- 影像学检查并非头皮缺损修复重建手术的必要检查，但对于肿瘤学分析具有一定意义。

非手术治疗

- 不具备手术条件的患者，只要脑组织没有外露，就可考虑使用非手术治疗。
- 非手术治疗最适合颅骨完整且无放疗史的患者。

手术治疗

术前准备

- 回顾患者既往的手术记录，确保计划使用的皮瓣具有确切的血供。
- 向患者交代和讨论手术相关的风险：
  - 皮瓣部分甚至全部坏死。
  - 毛发缺失。
  - “猫耳”畸形。
  - 两侧不对称。
  - 毛发生长方向异常。
  - 需要多期手术或修复手术。
- 术前应用抗生素。
- 在照明良好和显露充分的条件下，根据皮肤的弹性、既往的手术切口以及毛发生长的方向等因素设计手术方式，并进行标记。
- 使用多普勒超声确定皮瓣血供。
- 设计皮瓣时需考虑皮瓣供区是否能一期闭合或使用植皮方式修复。
- 使用局麻药减少术中出血；但应注意肾上腺素等药物的缩血管作用可能会影响术中对皮瓣血供的即时判断。

体位

- 根据缺损部位选择仰卧位、俯卧位或侧卧位，以保证缺损部位及供区皮瓣均得以良好地显露。
- 在通常情况下，全部的头皮组织均应作为术区，进行消毒铺单等手术准备。
- 一侧的下肢常作为可能需要的皮片供区而进行术前准备。
- 术前剃发并非必要，但有利于多次手术的患者显露既往手术切口。

操作步骤

旋转推进皮瓣

- 设计长弧形旋转皮瓣切口线，该皮瓣应包含至少一条上文提到的血管（**图3–1A**），并用记号笔标记切口线。
- 旋转皮瓣的长度应大于缺损的直径（最好接近5倍），以减小缝合皮瓣时的张力（**图3–1B**）。
- 平行于毛囊生长的方向切开头皮，以免损伤毛囊，影响毛发生长。
- 如有必要，做附加切口，应先切开附加切口，以免后续步骤的视野受到出血的影响。
- 切开头皮时应切透帽状腱膜层，直达帽状腱膜下间隙。

操作步骤

- 在帽状腱膜下间隙进行广泛剥离，这是主要的分离层次。应当小心地保留颅骨膜的完整性，特别是在后续有植皮需求的情况下（**图3–1C**）。
- 旋转推进头皮瓣，覆盖缺损的区域，并逐层对位缝合。
  - 应使张力尽可能位于皮瓣的近端，避免皮瓣尖端张力过大（**图3–1D**）。
- 适量切开帽状腱膜可增加皮瓣推进的长度，但有可能影响皮瓣的血供，因此应谨慎权衡。
- 如果皮瓣供区拉拢缝合的张力过大，应当考虑进行植皮修复（**图3–1E**）。
- 需考虑是否在帽状腱膜下层放置引流管。
- 皮瓣旋转轴点处遗留的“猫耳”畸形可予以保留，或切除一小块三角形组织（Burow三角）。

A B C D E
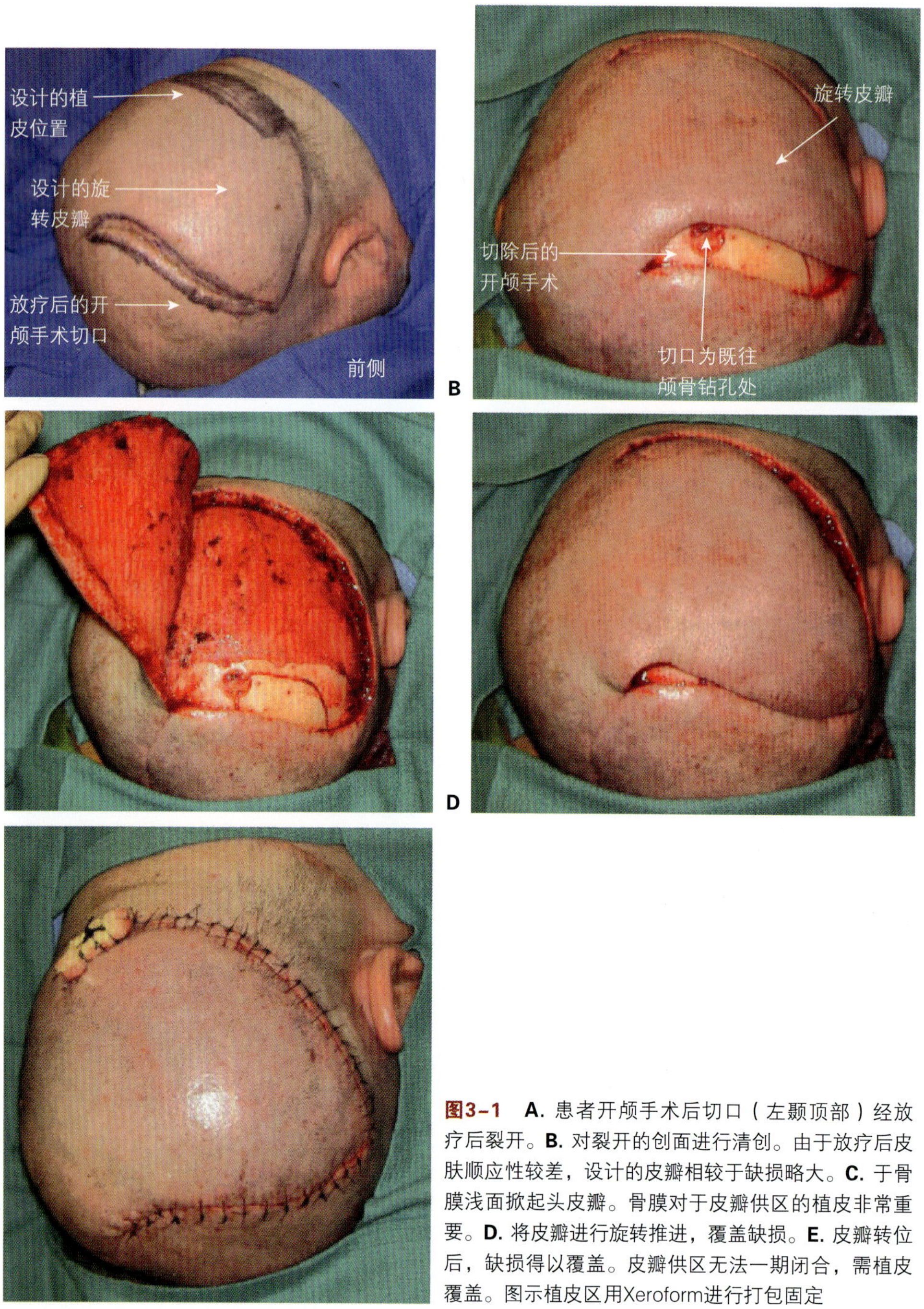

图3–1 **A.** 患者开颅手术后切口（左颞顶部）经放疗后裂开。**B.** 对裂开的创面进行清创。由于放疗后皮肤顺应性较差，设计的皮瓣相较于缺损略大。**C.** 于骨膜浅面掀起头皮瓣。骨膜对于皮瓣供区的植皮非常重要。**D.** 将皮瓣进行旋转推进，覆盖缺损。**E.** 皮瓣转位后，缺损得以覆盖。皮瓣供区无法一期闭合，需植皮覆盖。图示植皮区用Xeroform进行打包固定

要点与难点

手术设计	■ 皮瓣必须包含至少一组主要血管。 ■ 使用面积较大、基底较宽的头皮瓣[2]。
技术要点	■ 头皮与身体其他部位的组织相比，顺应性较差，因此即使修复较小面积的缺损，也需要采用较大体积的头皮瓣移植。 ■ 术前应向患者交代皮瓣供区可能需要植皮修复，植皮区术后无毛发生长。 ■ 保留完整的骨膜是植皮成功的关键。 ■ 尽管切开帽状腱膜可以增加推进的长度，但是供应血管就位于紧邻帽状腱膜的浅层，因此应谨慎进行。
避免事项	■ 在头皮上不应使用V-Y推进皮瓣，这种皮瓣的血供来源于深层，进行广泛的帽状腱膜下剥离会影响皮瓣的血供。 ■ 避免将切口线设计在关键区域[2]。

术后注意事项

- 术后避免压迫皮瓣，以免引起血供障碍。
- 每天引流量小于30mL时，可拔除引流管。
- 植皮后的打包区可在术后4～10天拆除。
- 术后7～10天可拆除缝线，皮肤过紧或有放疗史的患者可适当推迟拆线时间（可至术后4～6周）。

治疗效果

- Janis等对139名肿瘤切除致头皮缺损的重建患者进行了系统回顾，缺损的宽度为0.7～35cm。研究结果发现，接受局部皮瓣治疗的患者并发症发生率为18.8%[3]。
- Newman等对于使用局部皮瓣联合植皮修复的病例进行了回顾性分析，患者表现为小于150cm^{2}的单纯头皮缺损。结果发现，并发症发生率更低[4]。

并发症

- 旋转皮瓣应用后最常见的并发症包括出血、血肿、血清肿、感染、脱发、皮瓣坏死以及切口迁延不愈等。

参考文献

[1] Tolhurst DE, Carstens MH, Greco RJ, et al. The surgical anatomy of the scalp. *Plast Reconstr Surg*. 1991;87:603–612.

[2] Mehrara B, Disa JJ, Pusic A. Scalp reconstruction. *J Surg Oncol*. 2006;94:504–508.

[3] Janus J, Peck BW, Tombers NM, et al. Complications after oncologic scalp reconstruction: a 139–patient series and treatment algorithm. *Laryngoscope*. 2015;125:582–588.

[4] Newman M, Hanasono M, Disa J, et al. Scalp reconstruction: a 15–year experience. *Ann Plast Surg*. 2004;52:501–506.

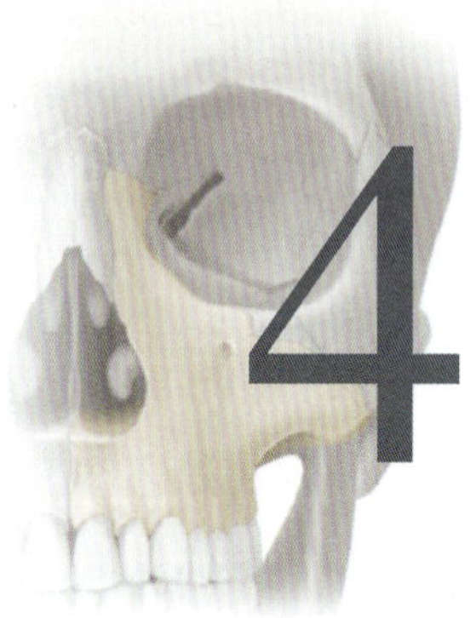

4

头皮缺损游离皮瓣修复术

Scalp Reconstruction With Free Flaps

Finny George and Evan Matros

概述

- 应用显微外科技术进行游离组织瓣移植是组织修复阶梯的最高级，通常仅在复杂和/或大面积缺损的情况下考虑使用。
- 在放疗后或颅骨成形术后等需要有充足血液供应的组织来保证治疗效果的情况下，也可考虑应用游离皮瓣。
- 不同于邻近头皮瓣修复，任何游离皮瓣修复的头皮缺损，均有皮瓣修复区无毛发生长的缺点。

相关解剖

- 头皮主要的血供来自眶上动脉、滑车上动脉、颞浅动脉、枕动脉及耳后动脉。
- 最常用于游离组织移植的头皮受区血管是颞浅动脉。
- 枕动脉管径较粗，是受区动脉的另一个选择，对此也有相关的报道。
- 如果局部无适宜吻合的动脉，也可以通过静脉桥接的方法与颈部动脉相吻合。

发病机制

- 头皮缺损的常见原因包括外伤、恶性肿瘤和先天性疾病。较为少见的是由放疗引起的头皮缺损。
- 伴有脑组织外露的颅骨全层缺损因易导致感染和脑脊液漏而使治疗难度增大。
- 对于颅骨缺损，需要使用外源性移植物或自体骨组织进行修复，这些异物或移植物的存在也可能导致伤口感染和愈合不良。

病史与体格检查

- 病史记录应当包括以下相关内容：
  - 伤口周围组织的情况。
  - 既往治疗史和手术史，包括失败的治疗史、体内存在金属固定物或假体的情况。
  - 放化疗史、免疫抑制剂使用史以及结缔组织病史。
  - 吸烟史、饮酒史、糖尿病史以及凝血系统异常等相关病史。
- 体格检查可以为精确的手术设计提供足够的信息。
  - 查看是否存在既往手术切口和放疗后皮肤改变，判断受区血管是否通畅（**图4-1**）。
  - 既往冠状手术切口可能会延伸至耳前区域，引起颞浅动静脉的损伤。

影像学检查

- 影像学检查不是诊断头皮缺损的必要检查。
- 但是对于具有既往手术史的病例，可以使用多普勒超声或血管造影等手段进行受区血管条件的评估。

治疗过程

术前准备

- 回顾患者既往的手术记录。
- 向患者交代并讨论手术的相关风险：
  - 皮瓣部分或全部坏死。
  - 毛发缺失。
  - 需要多期或修复手术的可能，皮瓣供区可以发生并发症。
- 向患者告知手术耗时和住院周期均较长的可能性。
- 向患者告知为保障皮瓣顺利存活可能采取的各种措

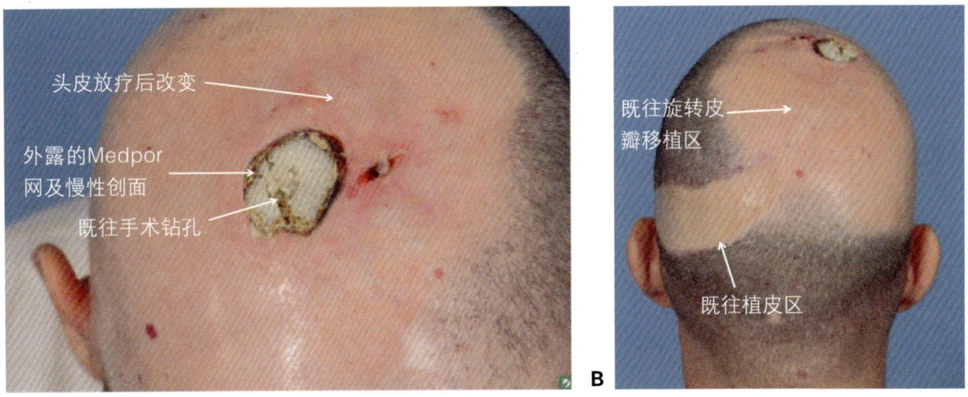

A B

图4–1 患者因头皮鳞状细胞癌行肿瘤切除、Medpor颅骨成形术以及辅助放疗。**A.** 术后金属植入物外露，需行皮瓣移植修复创面。**B.** 可见既往手术旋转皮瓣移植区和植皮区

施，如术后急诊手术探查、使用抗凝血药物、输血以及使用身体其他部位静脉用于游离移植等。

- 因手术时间较长，采取侧卧位或俯卧位的患者即使采用了恰当的体位并应用衬垫，仍可能发生压疮。
- 术前使用抗生素。
- 在良好光照和充分显露的情况下检查头皮弹性、毛发生长方向和既往手术切口，并标记手术切口。
- 使用多普勒超声探查未缺损头皮的动脉血供以及受区血管的通畅情况。
- 此外，进行手术设计时还应注意以下事项：
  - 评估血管蒂长度是否足够使皮瓣覆盖缺损。
  - 准备受区血管的备用方案，如使用静脉血管游离移植桥接等，以便在出现供受区血管管径不一致或其他可能的问题时能够及时应对。
- 选择游离皮瓣时，需考虑修复组织的厚度、所需覆盖的面积以及皮瓣供区是否可以拉拢缝合（不同于断层皮片供区依靠上皮化可以自行愈合）等因素[2]。常用于修复头皮缺损的游离皮瓣见表4–1。

表4–1 常用于修复头皮缺损的游离皮瓣

优点	缺点
股前外侧皮瓣	
• 体型匀称的患者该皮瓣薄且柔韧 • 可在仰卧位切取皮瓣 • 切取皮瓣宽度不大的情况下供区可直接缝合 • 两个手术团队可同时在供区和受区进行操作 • 嵌合皮瓣可同时提供皮肤和肌肉的覆盖 • 可切取具有丰富血运的筋膜皮瓣，嵌入受区遗留的部分头皮下，形成双层覆盖结构。对于因放疗后头皮血运不佳易发生延迟愈合的患者，效果优于单纯的皮缘缝合	• 切取皮瓣宽度较大时供区需植皮修复 • 难以预测切取皮瓣的血管蒂长度
背阔肌皮瓣	
• 表面积较大的宽大肌肉。在既往行放疗的患者中，可将该皮瓣嵌入正常的头皮下，形成双层覆盖结构。相较于单纯的皮缘缝合，伤口并发症发生率显著降低。该皮瓣是大面积头皮缺损修复的首选[2] • 血管蒂长，血管管径大 • 联合切取前锯肌可进一步增大覆盖面积 • 修复头皮后侧缺损时，肌皮瓣具有较好的抗压性	• 身体侧面解剖结构移位 • 供区瘢痕较长，易发生血清肿 • 可能需要辅助植皮，影响后期毛发移植修复
腹直肌皮瓣（横向或纵向）	
• 覆盖面积较大 • 血管蒂长，血管管径大 • 两个手术团队可同时在供区和受区进行操作	• 供区可能发生腹壁疝 • 比头皮厚，很难嵌入头皮下 • 难以形成双层覆盖结构闭合创面 • 为扩大覆盖面积而跨过中线切取皮瓣时，易导致皮瓣血供障碍

体位

- 应尽可能减少术中变换体位以及重新消毒铺单的次数。如果是与肿瘤外科合作完成的手术，应与其在体位方面进行协调。
- 股前外侧（ALT）皮瓣。
  - 患者取仰卧位，消毒区域包括整个下肢和臀部以上5cm范围内。
  - 皮片移植供区也应做好准备，一般从同侧大腿处切取。
- 背阔肌皮瓣。
  - 患者取侧卧位，术区对侧的颈部及肩部需进行衬垫，以防止锁骨对臂丛神经产生压迫。
  - 腋窝处应垫软卷，置于上臂及侧胸壁之间。
  - 消毒区域包括同侧手臂，保证其在术中可灵活移动。
- 腹直肌皮瓣。
  - 患者取仰卧位，消毒范围为由胸部中间水平至大腿中部的区域。
  - 该皮瓣的皮岛可沿着与腹直肌轴线平行或垂直的方向设计。
- 头皮分离过程中可以使用一种马蹄形头皮夹或颅面夹，以便于实际操作。

操作步骤

颞浅动脉准备

- 用多普勒超声探查颞浅动脉，在耳屏内侧5mm至耳轮上方2cm处标记切口线[4]。
- 切口线应位于颞浅动脉内侧3~5mm，以免切开皮肤时误伤血管。
- 在多数情况下，颞浅静脉位于颞浅动脉外侧，走行至腮腺深部后分为深支和浅支[4]。
- 如果术中所见血管较细小，应向血管近端继续探查，必要时将腮腺浅层分离以显露血管。在分离血管的过程中可使用显微镜进行操作，确保充分显露面神经，避免误伤。在这一层次，静脉的直径通常为3~4mm，动脉直径为1.5~3mm[4]。
- 避免损伤在耳前区域与颞浅动脉伴行的耳颞神经。

游离皮瓣切取

股前外侧皮瓣

- 皮瓣的主要供血动脉穿支常位于以髂前上棘与髌骨上外侧缘连线中点为圆心、3cm为半径的范围内[5]。
- 应当注意的是，穿支的解剖存在变异的可能，少数患者甚至有穿支缺如的情况。
- 用记号笔标记出拟切取的皮瓣范围。
  - 皮瓣的内侧缘应超过股直肌，这样的设计能够使穿支血管穿出外侧肌间隔的位置位于皮瓣的中央。
  - 切取皮瓣时先全层切开皮瓣的内侧缘，深达筋膜层。
  - 沿筋膜下层进行剥离，并探查皮肤的主要供血动脉穿支。
- 分离股直肌和股外侧肌，显露外侧肌间隔。切开外侧肌间隔后向内侧牵拉股直肌，继续分离，直到显露旋股外侧动脉降支。
- 顺行或逆行解离穿支血管，直至旋股外侧动脉发出处。在许多病例中，无法找到肌间隔穿支，但是可以见到穿出肌肉的肌皮穿支。
- 向近端解离旋股外侧动脉，可见其由股深动脉发出。操作过程中应当注意保护股神经分支。
- 沿皮瓣外侧缘切开，逐层分离后完成皮瓣切取，切取过程中避免损伤穿支血管。

背阔肌皮瓣

- 切取肌皮瓣时保留的皮岛可以作为术后观察皮瓣血运的窗口，以防止组织瓣受压。还可以用来覆盖头皮后侧缺损。必要时可在后期切除皮岛。
- 皮岛可根据需要设计为水平方向或垂直方向。沿设计线切开皮肤及皮下组织直至肌层，掀起皮瓣，显露背阔肌边缘。
- 沿背阔肌边缘寻找其深层的疏松组织间隙，于该层次由后至前剥离，在胸壁上掀起背阔肌。剥离范围直至背阔肌位于脊柱的起点处，并将其与脊旁肌筋膜和腰骶筋膜分开。

- 在腋窝附近分离背阔肌的前界，并在其深层显露胸背血管蒂。胸背动脉分出前锯肌支供应前锯肌。如果在修复重建过程中无须应用前锯肌，可分离、结扎、切断前锯肌支[6–8]。
- 切断背阔肌在肱骨的附着。
- 如果肌皮瓣需要更长的血管蒂，可向上解离至腋窝区域的肩胛下血管，该血管还发出旋肩胛血管分支。探查过程可能需要延长切口，以获得更好的显露。

纵向/横向腹直肌皮瓣

- 腹直肌部位的手术切口可设计为纵向或横向。
  - 沿切口设计线切开皮肤和皮下层，并向下达腹直肌筋膜深面。探查内侧及外侧的穿支血管。
  - 根据修复重建的需要以及供区的条件，选择切取肌皮瓣或穿支皮瓣。
- 血管蒂浅出位置可能非常表浅，因此操作时需要非常小心。
- 在由深层缓慢掀起肌肉的过程中应仔细辨认血管蒂，并防止对其造成牵拉。

皮瓣移植后的显微外科操作

- 将上述皮瓣移植至受区，常规进行显微外科操作。
- 在供区和受区血管管径相差过大的情况下，可用多种方法予以解决。常用的解决方法包括：应用血管吻合器吻合静脉、间断缝合以及连续缝合等。
- 具体使用吻合器缝合还是手工缝合进行静脉吻合，可根据术者的偏好进行选择。
- 植入皮瓣时，软组织或肌肉应适当超过金属植入物或颅骨成形术的边界，以便使切口远离这些区域（**图4–2**）。
- 肌皮瓣或血管化筋膜皮瓣植入后形成双层覆盖结构，可有效防止颅骨或金属植入物的外露，特别适用于既往曾行放疗的患者。

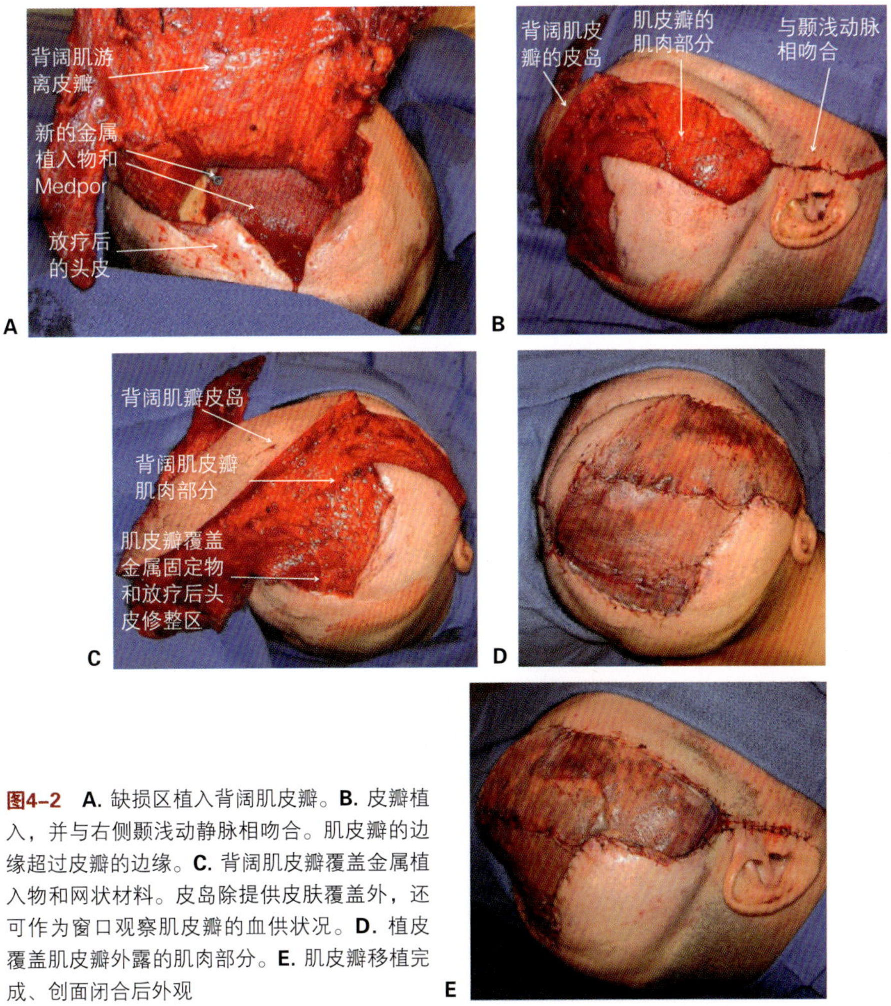

图4–2 **A.** 缺损区植入背阔肌皮瓣。**B.** 皮瓣植入，并与右侧颞浅动静脉相吻合。肌皮瓣的边缘超过皮瓣的边缘。**C.** 背阔肌皮瓣覆盖金属植入物和网状材料。皮岛除提供皮肤覆盖外，还可作为窗口观察肌皮瓣的血供状况。**D.** 植皮覆盖肌皮瓣外露的肌肉部分。**E.** 肌皮瓣移植完成、创面闭合后外观

要点与难点

技术要点

- 股前外侧皮瓣：注意保留旋股外侧动脉降支向股直肌发出的分支，以免造成肌肉缺血。
- 背阔肌皮瓣：肌皮瓣的皮岛可用于观察术后血运，同时还可避免肌皮瓣后侧植皮受压的情况。
- 腹直肌皮瓣：跨中线切取的皮瓣可能会有血供障碍，进而造成皮瓣部分坏死以及切口延迟愈合。纵向腹直肌皮瓣血供更为可靠，但对于部分患者来说可能宽度过窄、厚度过厚。
- 如果血管蒂较短，可将肌皮瓣的肌肉或皮岛部分植入颞部或颊部，以此来增加皮瓣向远端的延伸范围。但这种方法可能导致术后外观不佳，需通过二期手术进行修整。
- 通过移植肌皮瓣或血管化筋膜瓣形成双层结构闭合缺损，可降低术后伤口裂开率，尤其适用于既往曾行放疗的患者。
- 颞浅动脉邻近大多数头皮缺损，因此临床上最为常用。但是该血管壁较薄，分离时需格外小心。如需管径更大的吻合血管，可将颞浅动脉向腮腺浅叶方向进一步解离。

术后注意事项

- 使患者处于最佳的体位，防止压迫皮瓣血管蒂，同时便于术后观察皮瓣的血供。
- 制订皮瓣术后血供观察的流程和规范。由于血供障碍最常见于术后24～48h，因此在此期间应更为频繁地进行血供观察和评估。
- 术后使用抗凝药物可能增加颅内出血的风险，因此是相对禁忌证，对此需要与神经外科团队进行讨论。尽管在术后是否使用抗凝药物以及使用何种抗凝药物等方面目前尚无共识，但是作者所在团队通常在没有其他禁忌证的情况下，术后常规应用抗血小板药物，直到术后第5天。
- 在保证安全的前提下，鼓励患者进行活动。
- 每天引流总量小于30mL时，即可拔除引流管。
- 受区组织愈合良好后，可拆除缝线。

治疗效果

- 采用游离组织瓣修复复杂性头皮缺损的成功率可达98%[9,10]。
- 对于大多数头皮肿瘤切除后缺损的病例，均可采用颞浅动静脉显微吻合的方法进行修复。Halvorson等比较分析了分别以颞浅动脉和颈部动脉为受区血管的修复方法。研究发现，两者的预后在统计学上无显著性差异[4]。
- 皮瓣修薄操作可以改善游离皮瓣移植后过于臃肿的外观（**图4-3**）。

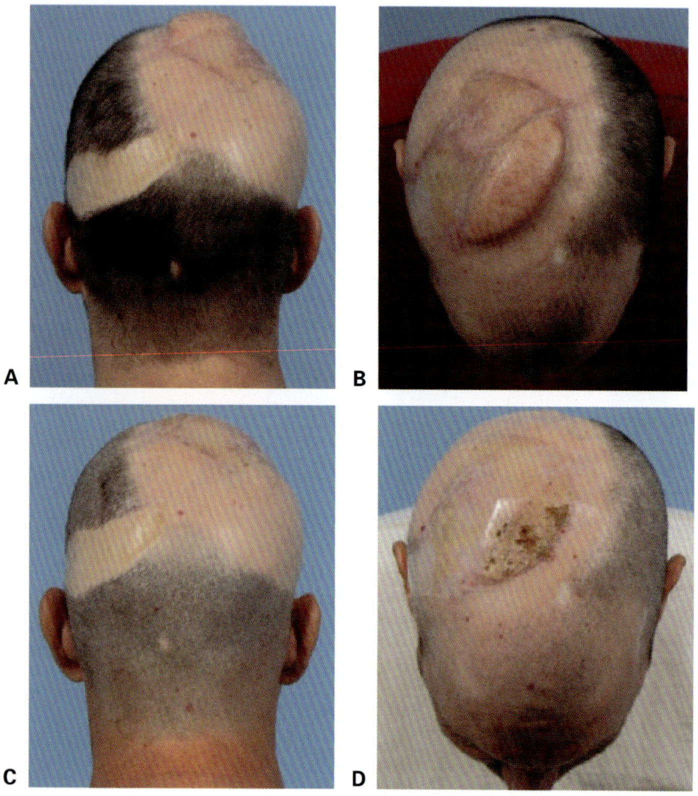

图4-3 A、B. 术后皮瓣臃肿，外观不佳。C、D. 皮瓣修薄后外观和形态得到明显的改善

并发症

- Fischer等进行的15年研究证实，股前外侧皮瓣和背阔肌皮瓣的并发症发生率相似[9]。
- 头皮缺损游离皮瓣修复术常见的并发症包括：
  - 血管栓塞。
  - 供区畸形。
  - 与缺损大小、年龄及吸烟相关的伤口并发症和感染[9]。
  - 皮瓣坏死。
  - 部分皮瓣坏死。
  - 金属植入物外露。

参考文献

[1] Tolhurst DE, Carstens MH, Greco RJ, et al. The surgical anatomy of the scalp. *Plast Reconstr Surg*. 1991;87:603–612.

[2] Mehrara B, Disa JJ, Pusic A. Scalp reconstruction. *J Surg Oncol*. 2006;94:504–508.

[3] Lin S, Hanasono MM, Skoracki RJ. Scalp and calvarial reconstruction. *Semin Plast Surg*. 2008;22:281–293.

[4] Halvorson EG, Cordeiro PG, Disa JJ, et al. Superficial temporal recipient vessels in microvascular orbit and scalp reconstruction of oncologic defects. *J Reconstr Microsurg*. 2009;25:383–387.

[5] Wolff KD, Grundmann A. The free vastus lateralis flap: an anatomic study with case reports. *Plast Reconstr Surg*. 1992;89:469.

[6] Bartlett SP, May JW, Yaremchuk M. The latissimus dorsi muscle: a fresh cadaver study of the primary neurovascular pedicle. *Plast Reconstr Surg*. 1981;67:631.

[7] Fisher J, Bostwick J, Powell RW. Latissimus dorsi blood supply after thoracodorsal vessel division: the serratus collateral. *Plast Reconstr Surg*. 1983;72:502.

[8] Tobin G, Schusterman MA, Peterson G. The intramuscular neurovascular anatomy of the latissimus dorsi muscle: the basis for splitting the flap. *Plast Reconstr Surg*. 1981;67:637.

[9] Fischer J, Sieber B, Nelson JA, et al. A 15-year experience of complex scalp reconstruction using free tissue transfer-analysis of risk factors for complications. *J Reconstr Microsurg*. 2013;29:89–98.

[10] Hussussian C, Reece G. Microsurgical scalp reconstruction in the patient with cancer. *Plast Reconstr Surg*. 2002;109:1828–1834.

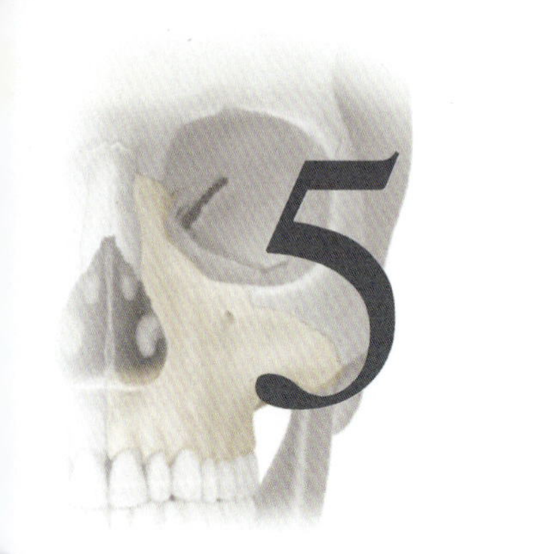

5 头皮缺损组织扩张法修复术

Scalp Reconstruction With Tissue Expansion

Finny George and Evan Matros

概述

- 头皮组织扩张技术是利用头皮具有延展性的特点，通过施加外力使其面积增加的技术[1,2]。
- 应用头皮组织扩张技术的主要目的是恢复头皮至秃发前的外观。该技术是修复头皮秃发的主要方法[3]。
- 通过扩张周边正常的带毛发的头皮组织，最多可修复头皮总面积的50%。
- 组织扩张器最常见的形状有圆形、新月形和长方形，具体使用哪种形状的扩张器并没有严格的标准。
- 对于缺损面积较大的病例，可同时使用多个组织扩张器。
- 扩张器的底面直径应当是缺损直径的2～2.5倍。

相关解剖

- 头皮的层次由浅至深依次为皮肤、皮下组织（包含血管、淋巴管和神经）、帽状腱膜、帽状腱膜下间隙及骨膜[4]。
  - 帽状腱膜由额肌和枕肌的纤维肌腱膜融合而成。
  - 帽状腱膜深层的间隙层组织疏松，是头皮和颅骨间天然的潜在间隙。
  - 顶部头皮活动度最大，有利于局部组织的募集，进行组织扩张时常需利用这一特性。
- 在扩张过程中会发生一些明显的组织学变化[1,2,5]：
  - 表皮增厚，真皮和肌肉层变薄，成纤维细胞增多，30%～50%的脂肪组织发生不可逆的丧失，血管组织增生活跃，由胶原和成纤维细胞形成的包膜样结构包绕在扩张器周围。
  - 扩张皮瓣内血管增生活性增强，提高了其血供的可靠性及其转移后的成活率。
- 扩张器应放置在帽状腱膜深层、骨膜浅层。

发病机制

- 秃发的常见病因包括创伤、烧伤、放疗、恶性肿瘤或先天性疾病等（**图5-1**）。
- 既往有放疗史的头皮组织不易扩张，且并发症发生率高于正常头皮组织。

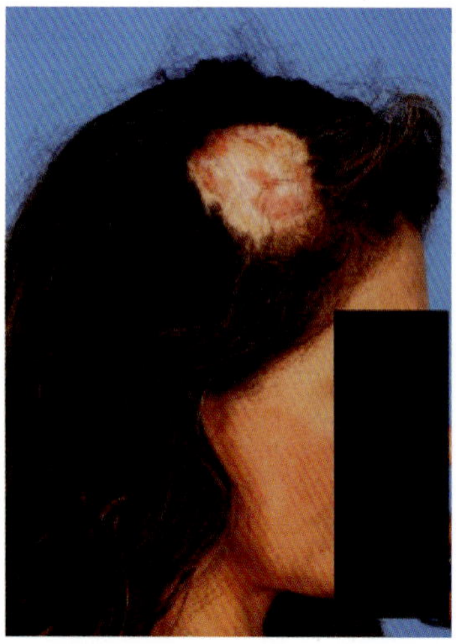

图5-1 患者在切除皮肤附属器来源的肿瘤后接受植皮修复头皮缺损。经过一段时间观察后肿瘤无复发迹象，现要求切除头皮上移植的皮片

病史与体格检查

- 病史记录应当包括以下相关内容：
  - 秃发区周围头皮的组织条件。
  - 既往治疗史及手术信息，包括失败的治疗。
    - 既往曾使用的金属植入物或移植物。
  - 放化疗史。
  - 吸烟史、饮酒史、体重减轻史、糖尿病史或出血病史。

- 体格检查应当收集足够的信息，以便于进行正确的手术设计。
  - 查看是否存在既往手术切口的痕迹。
  - 检查头皮的松弛度及健康状况。
  - 记录毛发异常生长的情况，例如毛发分布异常的状况。

手术治疗

术前准备

- 回顾患者既往的手术记录，以确保扩张区域的血供未受破坏，并且没有放疗史。
- 告知患者扩张过程中外观不佳，并且需要多次来院进行注水扩张。
  - 告知患者修复过程需要至少两期手术：
    - 扩张器植入术。
    - 扩张器取出、秃发区域切除及扩张皮瓣移植修复术。
- 告知患者术后可能发生的并发症，包括手术切口边缘无毛发生长、扩张器或注水壶外露、遗留“猫耳”畸形、转移皮瓣部分甚至全部坏死、术后外观不对称、毛发生长方向异常、可能需要额外多期手术等。
- 术前预防性应用抗生素。
- 在良好光照以及充分显露的情况下，检查头皮的弹性，记录毛发生长情况，设计并标记切口线和扩张器埋置区。

体位

- 根据患者头皮缺损部位选择仰卧位或俯卧位，以确保缺损区和头皮扩张区均能良好地显露。
- 通常需要对整个头皮区进行消毒。
- 术前无须剃光头发。

入路

- 组织扩张器可以通过紧邻秃发区域的切口或有一定距离的切口进行放置，两者各有优缺点，需要根据实际情况进行选择。
- 可在距离秃发区或既往植皮区边缘外1cm处做扩张器埋置切口。
  - 缝合切口时需要格外谨慎，以免缝合到切口深层放置的扩张器。
  - 该切口线也是二期手术掀起皮瓣时的边缘线。
- 采用远离秃发区域的切口放置扩张器缝合时更为安全，但切口设计线需要与二期手术的皮瓣设计线相一致，而在进行组织扩张前很难准确预测未来皮瓣的切口线。

操作步骤

扩张器植入术

- 用记号笔在距离缺损区或既往植皮区边缘至少1cm处，标记切口线（**图5-2A**）。
  - 在距离缺损或植皮区一定距离做切口，可以保证在健康组织上进行缝合，缝合后效果更为可靠。
  - 切口线应与缺损边缘平行。
- 使用含有肾上腺素的1%利多卡因溶液沿切口线进行浸润麻醉。
- 沿与毛发平行的方向切开头皮，避免损伤毛囊。
- 沿切口线全层切开头皮，直至帽状腱膜下层。
- 充分游离周边头皮，使扩张器能够顺利置入，并且可以无张力缝合切口。
  - 在远离缺损区再做一个长约2cm的切口，用以放置扩张器注水壶。
- 使用杆菌肽溶液冲洗扩张器，并排净其中的空气。
  - 采用60mL注射用生理盐水对扩张器进行渗漏测试，确认无渗漏后排净液体。
- 将扩张器置入剥离好的腔隙中，注水管放置于不容易被误扎的区域（**图5-2B**）。
- 使用5-0 Prolene缝线固定注水壶，以免术后发生翻转，导致定位及注水困难。
- 在扩张器所在腔隙中留置一引流管，管的远端通过切口外的穿刺口引出。
- 逐层对位缝合头皮切口（**图5-2C**）。
- 缝合过程中不断检查毛细血管充盈情况，避免头皮或切口处有不适当的张力。

操作步骤

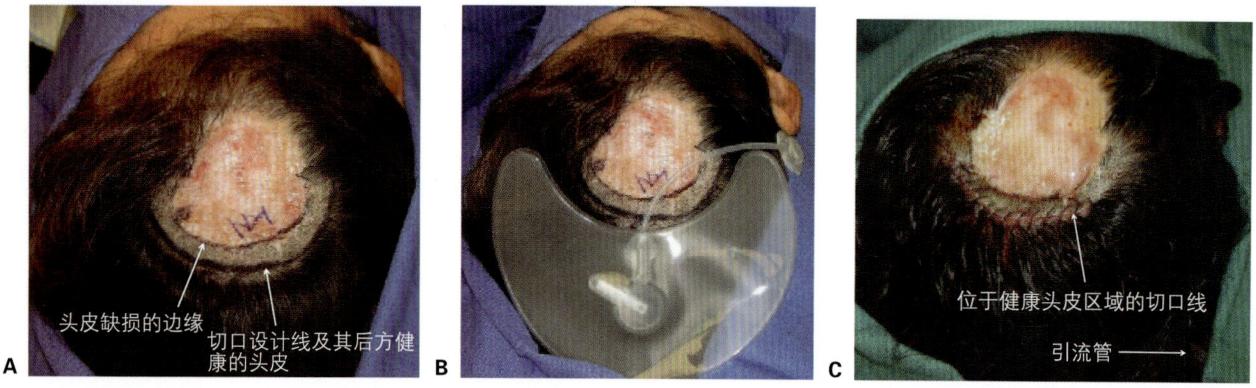

图5-2 **A.** 秃发区后方的无病损头皮（照片底部）用于扩张和修复。切口线应位于健康头皮处，以确保切口线的可靠愈合。**B.** 组织扩张器（新月形）及其远端注水壶。**C.** 在病损区域及既往植皮区域后方设计切口线有利于切口愈合

扩张皮瓣推进修复术

- 头皮组织应当扩张至超过缺损面积至少20%的程度，以便在组织回缩后仍然能够在无张力的情况下缝合切口（**图5-3A**）。
- 扩张结束后进行二期手术，取出扩张器，并进行旋转皮瓣或推进皮瓣移植修复。
- 如前所述，埋置扩张器的切口距离既往植皮区或原缺损边缘1cm，二期手术需切除该切口与缺损边缘间的皮肤，因为其血供因一期手术的切口而受到破坏。
- 显露扩张腔隙，取出扩张器（**图5-3B**）。
- 沿一期手术放置注水壶的切口切开皮肤，取出注水壶。
- 设计旋转推进皮瓣，并画线标记。确定血供可靠后，沿设计线切开。
- 切开头皮至帽状腱膜下间隙，掀起头皮瓣。
  - 为使推进后头皮瓣两侧平整，可能需要在皮瓣基底部切除一个小三角形组织（Burow三角）。
- 确定掀起的头皮瓣足以覆盖缺损区域后，切除既往移植的皮片（**图5-3C**）。
  - 皮片深层的骨膜组织应当完整保留。
- 在扩张后形成的包膜腔内放置一根引流管，管的远端通过切口外的穿刺口引出。
- 充分止血，分层对位缝合切口（**图5-3D**）。

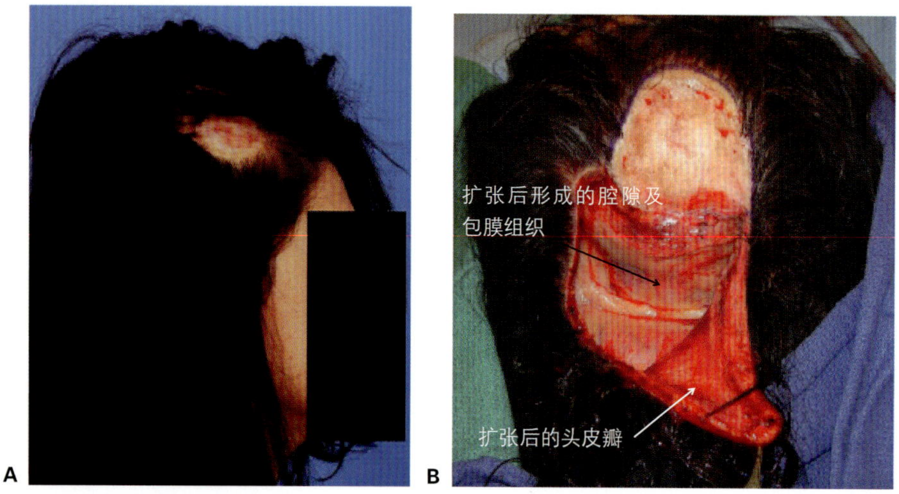

图5-3 **A.** 头皮组织扩张已完成。**B.** 采取一期手术切口入路，取出扩张器，掀起扩张后的头皮瓣，划开包膜以增加皮瓣推进的距离

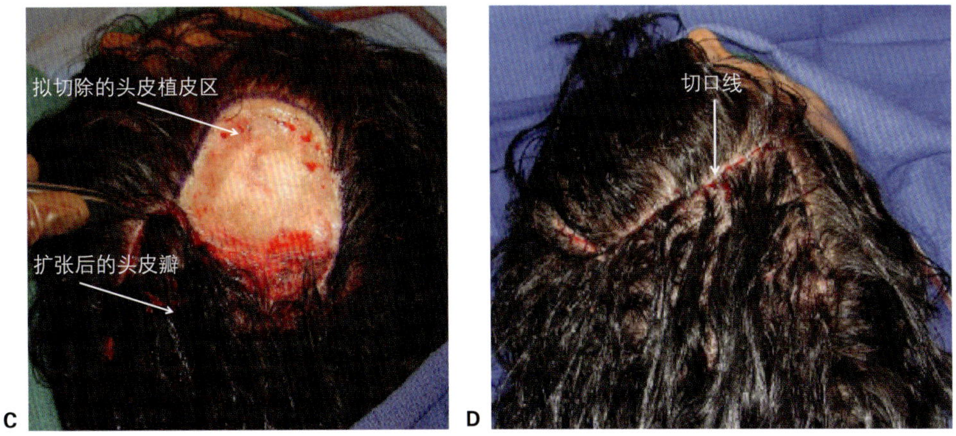

图5-3（续） C. 将扩张头皮瓣覆盖在预切除区域，确定皮瓣面积足以覆盖缺损区域后，切除既往移植的皮片。D. 切除原植皮组织后，推进扩张皮瓣覆盖切除后缺损区，将健康的头皮组织逐层对位缝合，皮瓣下留置一根引流管

要点与难点

术前设计	■ 皮瓣中至少包含一组主要血管。 ■ 注意既往手术切口的位置。
技术要点	■ 组织扩张器的体积大小比形状更为重要。为确保扩张皮瓣能够完全覆盖秃发区域，应当选取尽可能大的扩张器。 ■ 在邻近秃发部位埋置扩张器的方法较为简单，且不影响其他健康的头皮区。
需要避免的事项	■ 在埋置扩张器过程中，需要避免所有可能对后续手术头皮瓣血供产生影响的切口。 ■ 快速扩张可能会增加扩张器外露的风险。

术后注意事项

- 切口愈合后即可开始注水扩张，直到扩张至预期足够的组织量为止。
  - 扩张器植入后2周即可开始注水扩张。
  - 注水每周1次。
  - 临床上较难判断停止注水扩张的时机。
  - 扩张皮瓣能够用以旋转或推进的距离约等于扩张器周长的一半。
- 在每天引流量小于30mL后，方可拔除引流管。
- 扩张至足够的组织量后，应当保持至少1个月的时间，之后再进行二期手术。
- 埋置扩张器、注水扩张及头皮瓣转移的全过程需要约3个月的时间。

治疗效果

- 据文献报道，利用组织扩张法进行头皮修复的并发症发生率为6%～25%[6]。
- Governa等报道了埋置262个扩张器的157例患者的情况。其中，仅62%的患者在取出扩张器后，扩张皮瓣足以覆盖全部的缺损区域[7]。
- 典型病例的术后效果见**图5-4**。

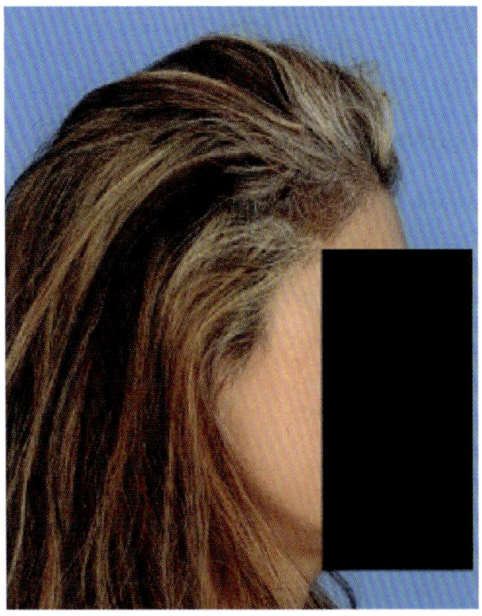

图5-4 术后6个月，患者头皮毛发外观恢复正常

并发症

- 组织扩张技术最常见的并发症包括：
  - 疼痛。
  - 瘢痕增宽。
  - 扩张器或注水壶外露。
  - 感染。
  - 血肿形成。
- 3岁以下儿童因颅缝未完全闭合，采用组织扩张术可能导致不良后果，因此不应使用头皮扩张技术。
- 7岁以下儿童、放疗患者以及烧伤患者应用组织扩张技术的并发症发生率较高。
- 在少数情况下，扩张器或注水壶外露后没有感染迹象，仍可继续进行注水扩张。
- Manders等报道了对35名因烧伤导致秃发患者的治疗情况。共埋置41个扩张器，其中有17%的患者术后出现轻微并发症，25%的患者发生了需要改变治疗计划的严重并发症[8]。

参考文献

[1] Austad ED, Pasyk KA, McClatchy KD, Cherry GW. Histomorphologic evaluation of guinea pig skin and soft tissue expansion. *Plast Reconstr Surg*. 1982;70:704–710.

[2] Austad ED, Thomas SV, Pasyk KA. Tissue expansion: divided or loan? *Plast Reconstr Surg*. 1986;78:63–67.

[3] Gurlek A, Alaybeyoglu N, Demir C, et al. Aesthetic reconstruction of large scalp defects by sequential tissue expansion without interval. *Aesthetic Plast Surg*. 2004;28:245–250.

[4] Tolhurst DE, Carstens MH, Greco RJ, et al. The surgical anatomy of the scalp. *Plast Reconstr Surg*. 1991;87:603–612.

[5] Pasyk KA, Argenta LC, Austad ED. Histopathology of human expanded tissue. *Clin Plast Surg*. 1987;14:435–445.

[6] Azzolini A, Riberti C, Cavalca D. Skin expansion in head and neck reconstructive surgery. *Plast Reconstr Surg*. 1992;90:799.

[7] Governa M, Bortolani A, Beghini D, Barisoni D. Skin expansion in burn sequelae: results and complications. *Acta Chir Plast*. 1996;38: 147–153.

[8] Manders EK, Schenden MJ, Ferrey JA, et al. Soft tissue expansion: concepts and complications. *Plast Reconstr Surg*. 1984;74:493–507.

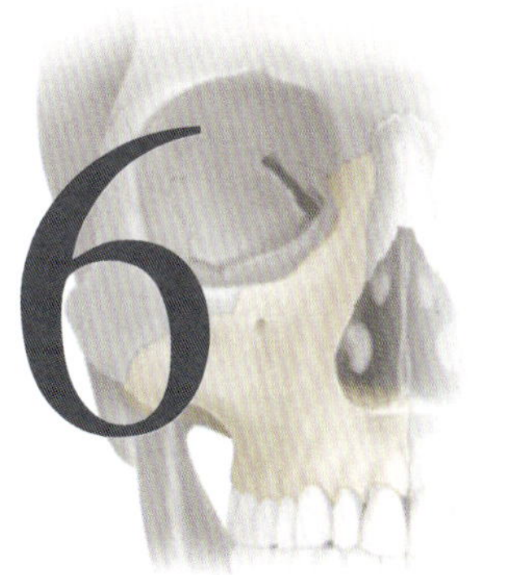

颅骨缺损片状肋骨移植修复术

Calvarial Reconstruction With Split Rib Grafts

David A. Staffenberg and Gerald J. Cho

概述

- 胸廓由胸骨、胸段椎骨及成对的肋骨构成，上述结构为胸壁提供稳固的支撑，保护胸腔内的器官。
- 由于构成胸廓的肋骨有24根，且大多数患者最多可耐受缺失2根肋骨的情况（即不影响胸壁的稳定性），因此胸廓是骨移植材料的良好供区。

相关解剖

- 胸廓由骨和软骨构成。
  - 在正常情况下，一侧有12根肋骨，它们向后与胸椎形成关节连接。上方10根肋骨在前方移行为肋软骨，与胸骨形成关节连接。
  - 最下方2根肋骨缺乏肋软骨，称为“浮肋”（**图6-1**）。

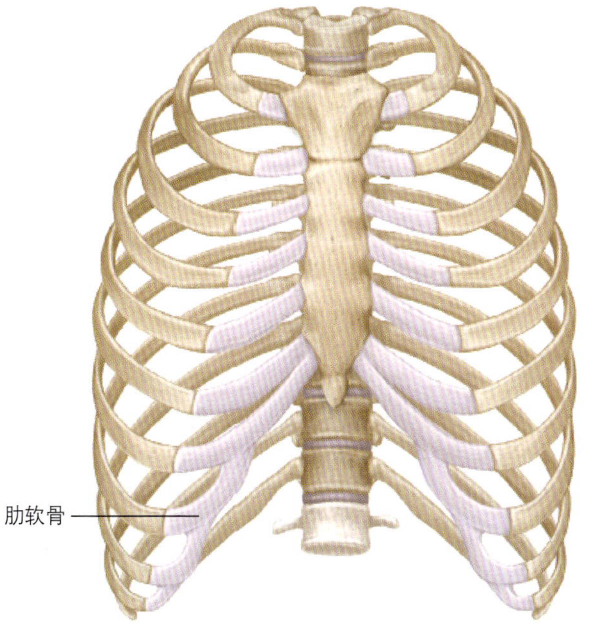

图6-1 胸廓结构。通常一侧有12根肋骨。最下方2根肋骨缺乏肋软骨，称为“浮肋”

- 由于8岁以下儿童的颅骨板障尚未发育完全，因此切取肋骨进行游离移植比切取颅骨外板更为安全，并且相对简单。同时，与从髂棘切取髂骨相比，切取肋骨的疼痛感较轻，并且避免了对骨盆生长发育的影响。
- 肋骨由位于中央的多孔状松质骨及外周包绕的皮质骨构成。因此，可沿中轴线将肋骨劈成厚度均匀的两片，以增加可修复缺损的面积。
  - 肋骨在劈开后更能贴合颅骨的轮廓。

病史与体格检查

- 病史及体格检查应关注并记录患者胸部手术史及创伤史，尤其是遗留瘢痕的大小和部位。既往是否使用过肋骨进行游离移植也应当做好记录。

影像学检查

- 除体格检查时发现存在胸廓形态异常外，通常在术前无须做胸部X线检查。
- 术后也无须常规进行胸部X线检查，即使术中有较小的壁层胸膜损伤也无此必要，因为这样的损伤通常不会造成严重的气胸。但是如果怀疑有脏层胸膜甚至是肺部组织损伤时，应及时进行胸部X线检查，并密切观察病情变化。

手术治疗

术前设计

- 为减轻术后瘢痕，沿皮肤张力松弛线设计手术切口线，画线标记。
  - 对于女性患者可采用乳房下皱襞切口，该切口大致位于第5肋水平。

- 切口应设计在骨软骨连接处的外侧，以避免误取肋软骨。肋软骨无法用于颅骨缺损的修复。
- 切取肋骨时切口的长度取决于需要获取的骨组织量。如果使用成角Horsley肋骨切取刀，可以很大程度上缩短切口长度。
- 避免切取两根以上相邻的肋骨，以免造成连枷胸和呼吸受限等并发症。

体位

- 从前胸或后胸入路均可切取肋骨，因此采取仰卧位或俯卧位均可。
- 具体选择哪一种体位很大程度上取决于颅骨缺损的位置，尽量在术中避免变换体位。

操作步骤

肋骨移植物切取

- 由前方入路，沿设计线切开皮肤直至腹直肌前鞘，触诊肋骨走行方向，沿该方向切开并剥离腹直肌筋膜和肌肉（**图6–2A**）。
- 使用骨膜剥离器（Freer或Joseph剥离器）沿肋骨长轴剥离并掀起骨膜。
- 神经血管束走行在位于肋骨下缘的肋沟内，因此在此区域操作时需十分小心，以免损伤该结构。
- 使用Doyen剥离器（有儿童或成人规格可供选择）继续剥离肋骨深层的骨膜，并向外侧稍做剥离。
- 使用前侧手术入路时，最好能在剥离过程中使肋骨和肋软骨分离。如不能分离，可使用拉钩辅助显露，且在保护好深层骨膜及胸膜的情况下，使用手术刀紧邻骨软骨连接处内侧缘切开，使骨和软骨分离（**图6–2B**）。
- 使用湿纱布包绕肋骨断端，并用Kocher钳夹紧纱布，以防进一步操作中肋骨意外劈裂（**图6–2C**）。
- 使用食指沿肋骨轻柔剥开外侧段周围未完全分离的骨膜。
- 触诊肋骨外侧段走行方向，并沿此方向小心地放入Horsley肋骨切取刀，确定位置无误后切断肋骨。
  - 一些医师会在切取肋骨过程中请麻醉医师减少患者潮气量，以减少损伤胸膜和肺组织的可能性。
- 切取的肋骨置于生理盐水中保存，随后继续处理供区。

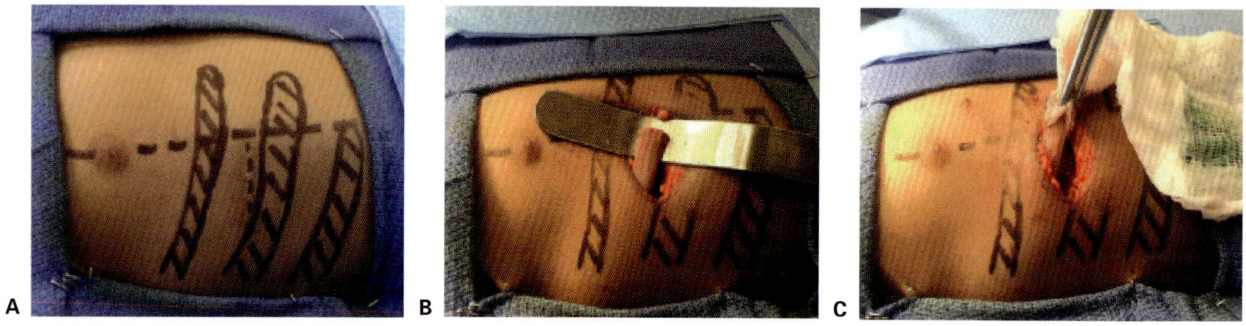

图6–2 **A.** 肋骨结构的体表投影及前侧入路的皮肤切口设计。肋骨具有良好的再生能力，可以再次切取、劈开及移植。**B.** 前侧入路剥离肋骨表面骨膜后，将拉钩衬垫于肋骨和深层的骨膜、胸膜之间，用手术刀于骨软骨交界内侧缘切断连接，将骨与软骨分离。**C.** 使用湿纱布包绕拟切取肋骨的内侧端，并使用Kocher钳夹紧纱布，避免后续操作引起肋骨的意外劈裂

供区检查及闭合

- 在肋骨供区灌注生理盐水，并请麻醉医师使用40mmHg左右的压力进行正压通气，观察是否有气泡溢出。
  - 观察一段时间后（一般为5～10s），请麻醉医师恢复正常通气。
- 如果观察到初始有气泡溢出但后续没有持续溢出，则可能是壁胸膜发生损伤；如果持续有气泡溢出，则可能是壁胸膜和脏胸膜均发生损伤。
  - 前一种情况无须进行特殊处理，逐层缝合供区切口即可。
  - 如果发生后一种情况，应当在术区探查后找到壁胸膜的破口，并由此置入橡胶引流管，将外侧端置入高于术区的位置以利于排气，并围绕引流管

关闭供区。由于肺在通气过程中可提供正压，因此引流管外侧端无须接负压吸引辅助排气。术区缝合完毕后，拔除引流管。

- 使用可吸收线逐层缝合骨膜。婴儿或年轻患者切取肋骨的部位会再次长出肋骨，因此可于数年后再次切取该部位的肋骨。
- 为缓解术后疼痛，可在供区注射局麻药物，常用0.25%布比卡因，也可应用镇痛泵，使用细导管向供区持续泵入镇痛药物。
- 术后胸部X线检查可用于排除气胸及血胸的可能。当可疑的胸膜破损较小时，也可不做X线检查。
- 观察切取的肋骨组织，去除所有软骨部分。
- 针对儿童的肋骨，可以使用扁平的骨刀沿矢状面手动劈开，无须使用骨锤（**图6-3**）。
  - 针对婴儿的肋骨，使用手术刀即可劈开；针对成人的肋骨，则需辅助应用Freihofer锤进行劈开。

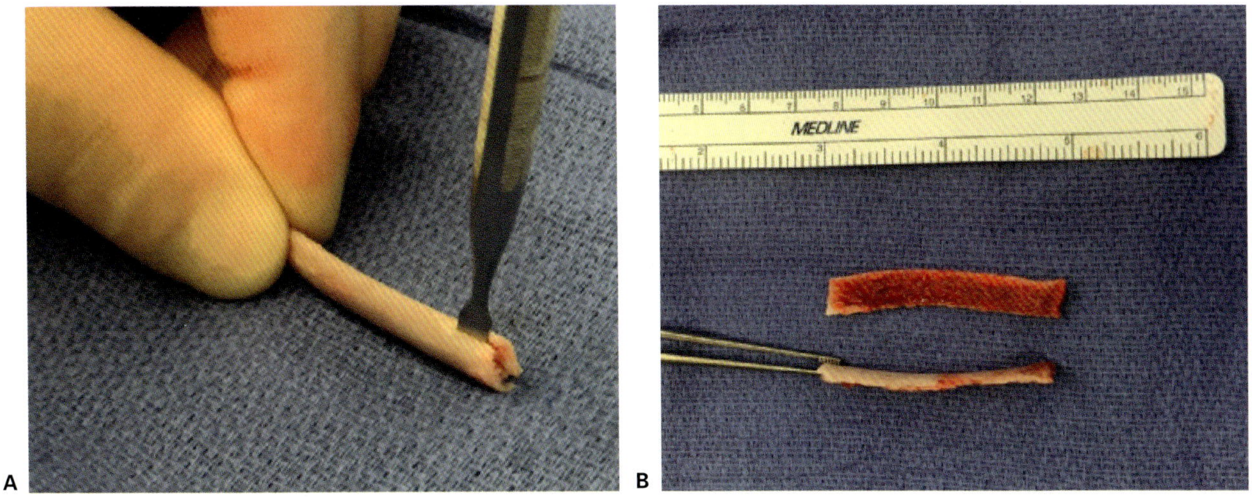

图6-3 **A.** 使用薄骨刀劈开肋骨。**B.** 肋骨劈开后表面积增加了一倍

要点与难点

适应证	片状肋骨移植特别适用于8岁以下儿童的颅骨成形术。
劈开肋骨移植物	肋骨劈开后覆盖面积增加了一倍，且能够更好地与颅骨外形相贴合。
既往肋骨切取史	肋骨再生后可再次进行切取、劈开及移植。
胸膜损伤	仅损伤壁胸膜时通常无临床症状。
肋骨切取量	通常不建议切取超过两根的相邻肋骨，以免发生连枷胸和呼吸受限等并发症。

术后注意事项

- 肋间神经阻滞麻醉及切口周围软组织的局部浸润麻醉可以减少术后供区的疼痛。
- 术后2周即可恢复日常活动，正常返校上课。

治疗效果

- 片状肋骨移植后可以较好地与受区颅骨组织相融合，并协调一致地进行生长发育[1,2]。
- 片状软骨移植物可以较好地形成颅骨形态，且随着时间推移较少发生变形[3,4]。

并发症

- 气胸/血胸：如果出现了气胸的征象，需要在胸膜腔内置入橡胶管，并缝合外层的肌肉，以闭合腔隙，嘱麻醉医师进行正压通气，同时拔除橡胶管。
- 胸壁切口增生性瘢痕：平行于皮肤张力松弛线的横向切口通常较斜向切口愈合更好。

- 胸壁畸形：如果能够完整保留儿童患者的骨膜结构，供区部位的肋骨就可以完全再生，就很少会发生胸壁畸形的情况。避免损伤第6肋周围的结构，以防止在儿童生长发育过程中出现肋骨向外张开的情况。胸壁畸形一般在体型过瘦的患者中表现较为明显[5]。
- 移植物吸收：动物实验及临床观察表明，与颅骨外板移植物相比，肋骨移植物移植后骨质吸收的发生率更高[6]。

参考文献

[1] Beekmans SJ, Don Griot JP, Mulder JW. Split rib cranioplasty for aplasia cutis congenita and traumatic skull defects: more than 30 years of follow-up. *J Craniofac Surg*. 2007;18:594–597.

[2] Brent B. Technical advances in ear reconstruction with autogenous rib cartilage grafts: personal experience with 1200 cases. *Plast Reconstr Surg*. 1999;104(2):319–334.

[3] DeLuca L, Raszewski R, Tresser N, Guyuron B. The fate of preserved autogenous bone graft. *Plast Reconstr Surg*. 1997;99(5): 1324–1328.

[4] Derek AT, Arnold HM. Successful use of rib grafts for cranioplasty in children. *Pediatr Neurosurg*. 2001;34:149–155.

[5] Ohara K, Nakamura K, Ohta E. Chest wall deformities and thoracic scoliosis after costal cartilage graft harvesting. *Plast Reconstr Surg*. 1997;99:1030.

[6] Longacre N, DeStefano GA. Further observations of the behavior of autogenous split rib grafts in reconstruction of extensive defects of the cranium and face. *Plast Reconstr Surg*. 1957;20:281–296.

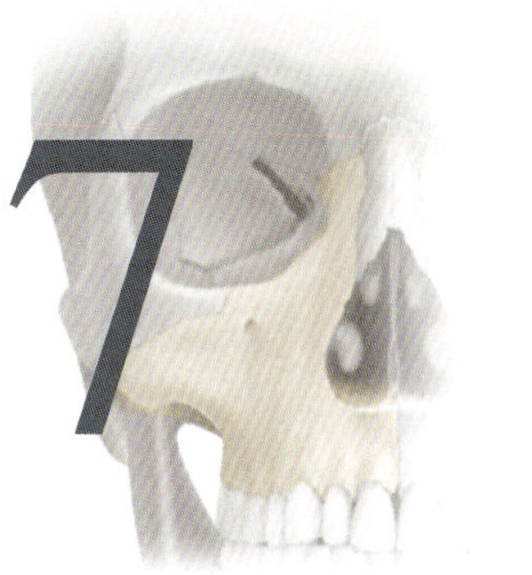

7

颅骨缺损片状颅骨移植修复术

Calvarial Reconstruction With Split Calvarial Grafts

David A. Staffenberg and Gerald J. Cho

概述

- 片状颅骨移植物取自颅骨的骨皮质。
- 通常采用两种方式切取此类移植物。第一种是直接切取颅骨外层皮质部分。第二种是首先切取全层颅骨瓣，之后沿中央板障区劈开颅骨，从而得到两块片状皮质骨。

相关解剖

- 颅骨（头盖骨）由包绕脑组织的各个骨块衔接而成，各骨块的衔接处即为颅缝。
  - 成对的额骨。
  - 成对的顶骨。
  - 枕骨（偶可见枕骨内骨缝）。
- 颅骨由厚度不等的3层构成：
  - 外板（皮质骨）。
  - 中间层（松质骨）。
  - 内板（皮质骨）。
- 在颅缝处上述3层结构均不存在。
- 整个颅骨均可作为片状骨移植物的供区，但以下两个危险区域应尽量避免作为供区：
  - 中线区域，其深面是矢状窦。
  - 颞嵴下方，此处骨质较薄，误入颅腔风险较大。
- 当额骨是术区时（例如为切除肿瘤进行的额部开颅术），可以将额部作为片状颅骨移植物的供区。
  - 如果术后有额外的颅骨缺损需要修复，可在神经外科医师进行手术的同时，将取下的颅骨瓣劈开，形成片状骨移植物。
- 顶骨和枕骨的厚度最厚[1]。由于顶骨最厚，因此是最常用的片状颅骨移植物供区。
- 在切取骨瓣的过程中，如果损伤穿过骨皮质的交通静脉，可能会引起活动性出血，可以使用骨蜡进行止血。
  - 皮质下血管的存在会使骨块变薄，从而使内层皮质变得薄弱。
- 与其他部位的骨移植物相比，切取片状颅骨移植物具有一定的优势。
  - 切口位于有毛发生长的头皮区，隐蔽性好。
  - 与肋骨或髂骨供区相比，术后疼痛感较轻。
- 与肋骨或髂骨移植物相比，片状颅骨移植物具有以下优点：
  - 表面光滑。
  - 可以使用螺钉固定。
  - 负重能力好。
  - 具有一定的抗弯能力。
- 经验丰富的医师可以切取大量的皮质骨。
- 板障发育良好的颅骨瓣可以较容易地劈开。

病史与体格检查

- 选定供区后，要询问并记录患者的惯用手，以防术中因误入颅腔损伤运动皮层而造成功能障碍。
  - 左利手患者选择左侧供区。
  - 右利手患者选择右侧供区。
- 如果患者有既往手术史，须观察并记录以下情况：
  - 既往手术切口的位置及瘢痕愈合情况。
  - 既往手术部位头皮的移动性：如果头皮存在粘连，提示既往手术可能损伤了头皮的中间层组织，再次手术后切口愈合不良的风险较高。
  - 是否可触及骨缺损或金属固定物。

影像学检查

- 影像学检查对于确定供区的基本特点有一定的

帮助。

- 针对骨组织的头颅CT扫描是目前最常用的影像学检查方法。
  - CT检查特别适用于合并颅骨缺损或有金属固定物的患者。
  - 颅骨内板、外板及板障的厚度可以在CT图像上进行测量。
- 除非医师具有足够的临床经验，一般均应在术前常规进行头颅影像学检查。

手术治疗

术前设计

- 如果使用冠状切口，头皮瓣掀起后可向后牵拉以显露颅骨移植物供区。
  - 如果需要切取深达板障的外板全层，则需在骨膜下层掀起头皮瓣。
  - 如果仅需要切取断层外板（部分厚度的外板），则可以保留骨膜，在帽状腱膜下层掀起头皮瓣。
- 如果不使用冠状切口，则建议使用供区表面的S形切口，以便充分显露供区。
  - 如果需要切取深达板障的外板全层，则需在骨膜下层掀起头皮瓣。
  - 如果仅需要切取断层外板（部分厚度的外板），则可以在帽状腱膜下层掀起皮瓣，以保留颅骨移植物表面的骨膜。

体位

- 患者取仰卧位或俯卧位。
- 头部制动，并将其置于坚固稳定的平面上（不能使用软垫衬垫），以免在使用骨刀及骨锤的过程中头颅发生“反弹”。

入路

- 在进行神经外科手术时，常需要开颅后进行颅内操作。如果同期需要切取颅骨移植物，就可以在离体情况下劈开颅骨后形成游离骨块，进而形成颅骨移植物。
- 在体颅骨瓣劈开术适用于尚无开颅手术计划的成年患者。与离体颅骨瓣劈开术相比，这种手术操作门槛较高，不慎损伤颅骨内板可造成硬脑膜撕裂甚至颅内结构的损伤。

操作步骤

离体颅骨瓣劈开

- 将开颅术中切取的颅骨瓣置于无菌台上的生理盐水中暂存。
- 通常使用具有骨钻和骨锯系统的无菌器械桌，以保证可以与神经外科医师同时进行操作，提高效率。
- 不进行操作时，骨瓣或骨片应置于生理盐水中暂存。
- 根据患者的年龄及需要劈开的骨瓣特性选择使用的器械。
  - 对于数周龄的婴儿，使用15号刀片即可将颅骨瓣自板障劈开。使用无菌钳于侧后方固定骨瓣可以避免误伤术者抓持骨瓣的手指。
  - 对于数月龄的婴儿，使用不同型号的铲形骨刀可将颅骨瓣沿板障劈开（**图7-1A、B**）。
  - 对于6月龄以上者，使用Midas Rex气动钻安装C-1侧切钻头，可在骨瓣表面钻出多个相邻的小孔。注意钻孔过程中需用大量生理盐水冲洗，以免骨组织因局部高温发生坏死。再用C-1钻头将相邻的小孔钻通相连（**图7-1C～E**）。
- 一些常用的骨科动力系统目前已有薄至0.3mm的锯片可供使用。作者本人也通常使用往复锯劈开骨瓣。但需反复强调的是，在使用过程中应当小心操作，以免损伤术者或助手的手指。
  - 在操作锯类器械时，使用止血钳或Kocher钳进行固定可减少操作过程中的晃动。

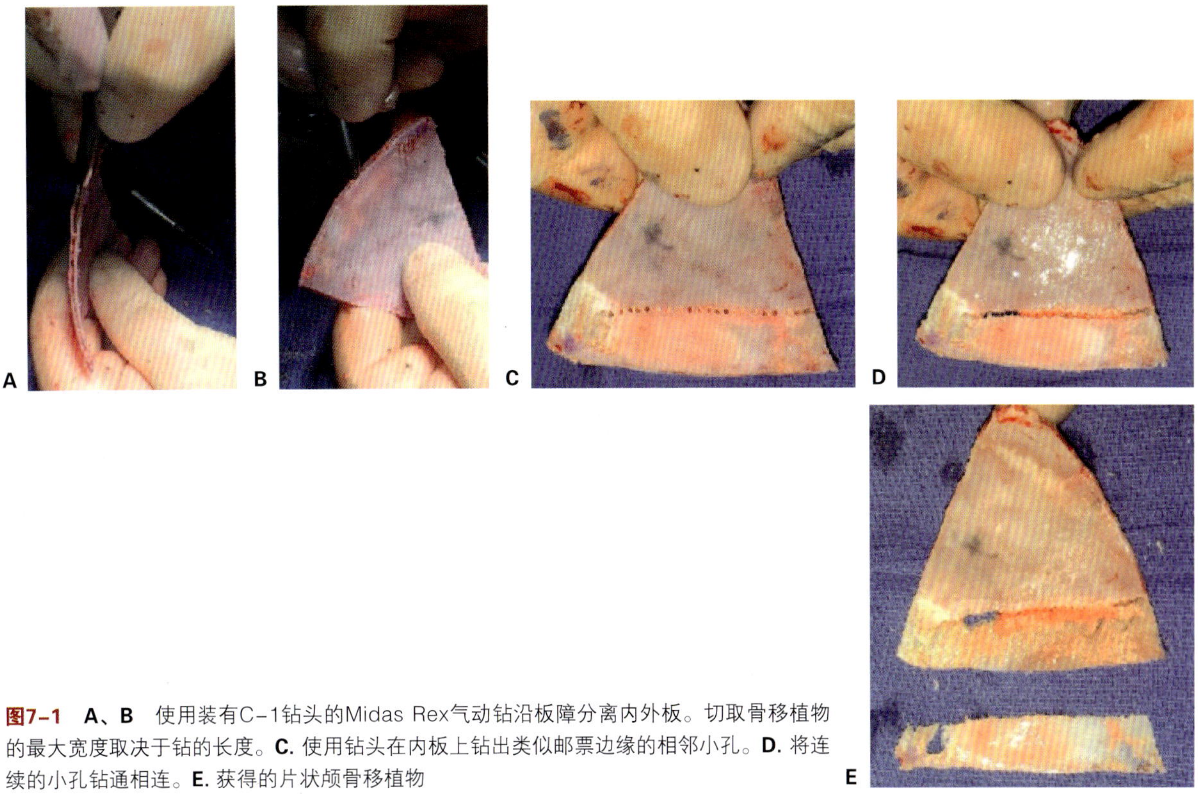

图7–1　**A、B**　使用装有C–1钻头的Midas Rex气动钻沿板障分离内外板。切取骨移植物的最大宽度取决于钻的长度。**C.** 使用钻头在内板上钻出类似邮票边缘的相邻小孔。**D.** 将连续的小孔钻通相连。**E.** 获得的片状颅骨移植物

在体（原位）片状颅骨移植物切取

- 在供区附近于骨膜下层掀起头皮瓣，显露骨面。
- 用无菌铅笔、亚甲蓝或其他染料标记出想要切取的片状颅骨移植物的范围。
- 使用电钻配磨头在外板上钻出深达板障层的沟槽，可见由松质骨层流出的血液，磨骨期间使用生理盐水持续降温（**图7–2A**）。
- 使用磨头在骨移植物区域上缘磨出斜面，沿斜面将骨刀固定在合适的位置及角度。朝地面方向敲击骨刀。
  - 采用带有弧度的骨刀可以更好地与板障层贴合，小心操作以免骨刀伤及颅骨内板。在使用骨锤敲击骨刀的过程中，需要一名助手扶住患者的头部，以免发生晃动。小幅度高频敲击是比较安全的操作方式，并且可以在操作过程中反复调整和纠正骨刀的位置和方向（**图7–2B**）。
- 切取颅骨外板后，需确认内板结构是否完整。如果有内板损伤，应考虑在术中咨询神经外科医师。
  - 正确使用骨蜡可以控制颅骨板障的出血。
- 使用磨头打磨供区边缘的骨质，使边缘过渡自然，防止出现可触及的“台阶感”。
  - 对于秃发或剃光头的患者，可以考虑使用人工“骨水泥”对供区进行填充。
- 分层缝合头皮，根据医师的习惯决定是否放置引流管。作者常规放置引流管，并采用标准的颅面外科方法进行包扎。

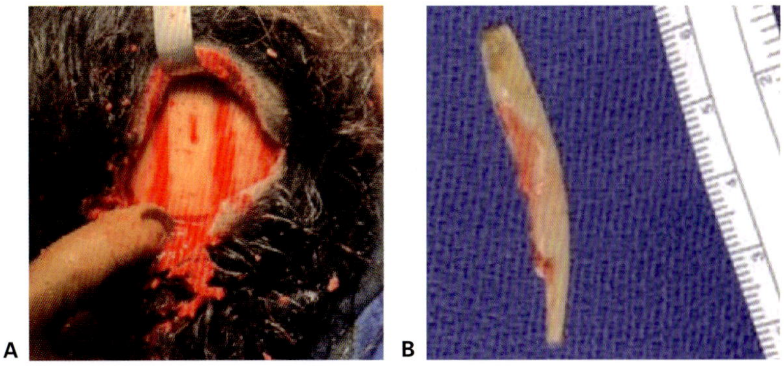

图7–2　**A.** 使用电钻配磨头在外板上钻出深达板障层的沟槽，打磨边缘。**B.** 使用往复锯或带弧度的骨刀分离外板

操作步骤

■ 在体（原位）断层颅骨移植物切取
- 务必确保颅骨移植物与表面的骨膜未发生分离。
- 在拟切取骨移植物的区域做切口（使用手术刀或电刀均可）。
- 采用非惯用手将锋利的宽头骨刀放置于与颅骨外板成45°角的位置。
- 使用惯用手持骨锤高频轻击骨刀，可以劈下厚度较薄的片状颅骨。骨片可能发生断裂，但是均与骨膜相连。
- 部分碎裂但均与骨膜相连的断层颅骨移植物易弯曲，是修复眶底的理想材料。例如，可用于急性眼眶爆裂性骨折的修复。

要点与难点

患者年龄	■ 年龄过大或过小的患者技术难度较高，医师的经验对于降低并发症的发生率至关重要。新生儿颅骨板障发育不完全，老年人缺乏颅骨板障结构，技术难度较大，因此对于这两类患者通常不建议在体（原位）切取颅骨移植物。
颅内压	■ 合并颅内压增高的患者，即使是亚临床的颅内压增高患者（如综合征型颅缝早闭或某些非综合征型颅缝早闭），均可能存在颅骨内板缺如或颅骨单层皮质的情况。对于这些患者，颅骨菲薄的区域很难甚至至无法进行颅骨劈开的操作。
熟悉器械	■ 熟悉各种器械的用途和用法（骨锯、骨刀、磨头等）。
认识自己的能力	■ 持续练习，长时间的学习训练才能获得技术上的提升。

术后注意事项

- 手术显露范围较小或移植物较小的患者简单加压包扎即可，数日后可拆除敷料。
- 手术显露范围较大或移植物较大的患者需使用负压引流。

治疗效果

- 颅骨移植物是使用自体材料进行颅面缺损修复时最常用的方法[1,2]。
- 目前尚无关于颅骨移植物术后吸收情况的人体对照试验研究。但是大量临床实践表明，移植至各个颅面区域的颅骨移植物均表现出良好的稳定性。动物实验表明，取自颅骨的骨移植物移植效果优于取自肋骨或髂骨的移植物。
- 供区并发症在所有研究中均较罕见[3]。

并发症

- 硬脑膜外露：
  - 如果面积较小（$<1cm^2$），则无须进行修补。
  - 如果面积较大（$>1cm^2$），需要使用另一块片状颅骨或人造网片进行修补。
- 硬脑膜撕裂：
  - 一旦发生，需要神经外科医师即刻介入处理。充分显露损伤的硬脑膜，评估是否合并脑组织损伤。如果没有脑组织损伤，则需一期缝合关闭硬脑膜缺口。对于较大的硬脑膜撕裂，需要移植硬脑膜组织进行修补。
- 脑脊液漏：
  - 较轻者卧床休息后可逐渐痊愈。
  - 较严重者需要外接引流装置。
- 供区外观畸形：
  - 供区位于有毛发生长部位时，偶尔可见因瘢痕增宽影响局部外观。
  - 将供区锐利的骨缘打磨光滑可以在一定程度上掩饰缺损区。

参考文献

[1] DeLuca L, Raszewski R, Tresser N, Guyuron B. The fate of preserved autogenous bone graft. *Plast Reconstr Surg*. 1997;99(5):1324-1328.
[2] Gruss JS, Mackinnon SE, Kassel EE, Cooper PW. The role of primary bone grafting in complex craniomaxillofacial trauma. *Plast Reconstr Surg*. 1985;75(1):17-24.
[3] Pensler J, McCarthy JG. The calvarial donor site: an anatomic study in cadavers. *Plast Reconstr Surg*. 1985;75:648-651.

第4部分　颅底和中面部

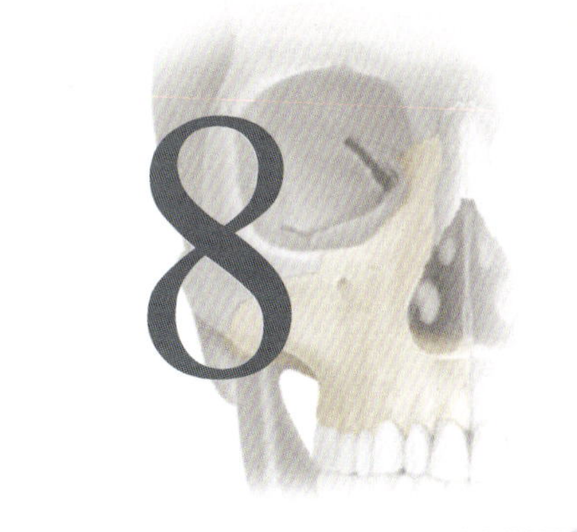

8

中面部缺损游离腓骨瓣移植修复术

Free Fibula Flap for Midface Reconstruction

J. Rodrigo Diaz-Siso and Eduardo D. Rodriguez

概述

- 中面部复合组织缺损可包括皮肤、骨骼及黏膜的缺损，通常由肿瘤切除、创伤、感染或先天畸形引起。
- 中面部组织缺损会影响发音，导致口腔功能不全，影响咀嚼和吞咽，并影响眼部及呼吸功能，其带来的容貌改变极大地影响了患者的生活质量。
- 游离腓骨瓣是一种多功能的骨瓣，它包括一长段带有血运的骨组织，并可根据缺损的不同形态进行相应的截骨设计。
  - 腓骨瓣包括肌肉、筋膜和/或皮肤，是一种复杂缺损修复的理想选择。
- 中面部修复的目标是重建面部支撑结构，修复内外侧软组织衬里，将口腔与鼻腔分开，修复牙槽嵴，保持气道通畅，恢复中面部形态和眼球的位置，并为骨种植体的置入创造条件。

相关解剖

- 下肢的骨骼由胫骨（内侧）和腓骨（外侧）构成，骨骼间由骨间膜相连。骨间膜将下肢分隔为前室和后室（**图8–1**）。
  - 前室的外侧界是前肌间隔。胫前动脉和腓深神经位于骨间膜的前方。
  - 外侧室内含有腓骨长肌和腓骨短肌，其后界是后肌间隔。后肌间隔内有供应小腿外侧皮肤的穿支血管走行，因此可在此部位设计皮岛。

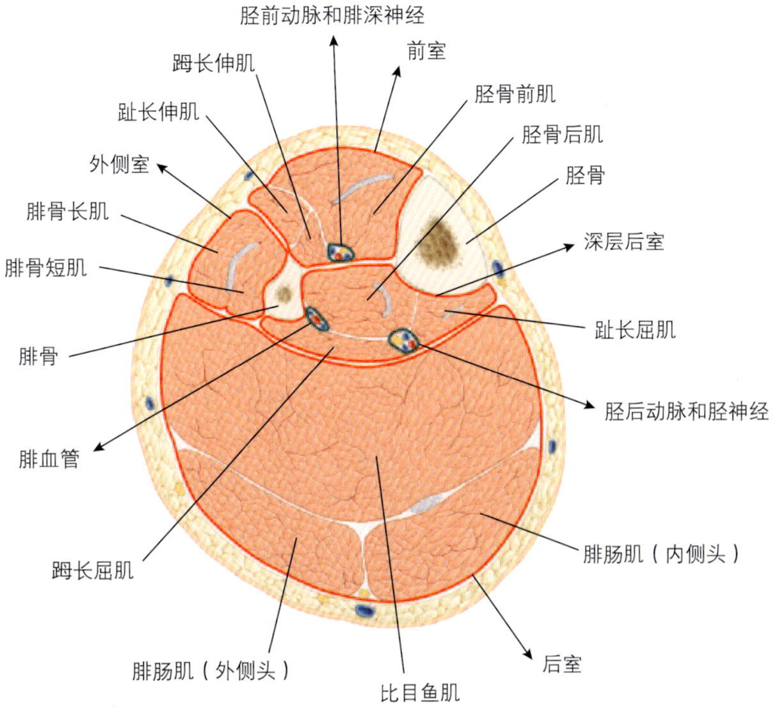

图8–1　小腿中部的断层解剖，显示筋膜室及相关的解剖结构

- 深层后室内从内到外含有趾长屈肌、胫骨后肌和踇长屈肌。供应腓骨的血管走行于胫骨后肌和踇长屈肌之间。胫后动脉和胫神经位于踇长屈肌的内侧、胫骨后肌的后方及横向肌间隔的前方。
- 后室内含有比目鱼肌和腓肠肌。

- 腓骨为非承重骨，但是其近端和远端分别对于膝关节和踝关节的完整性和稳定性发挥重要的作用。
- 腓总神经在发出腓深神经和腓浅神经之前围绕腓骨颈，因此限制了近端的截骨长度。但是即使保留了腓骨近远端部分，可以切取的带血管蒂腓骨的最大长度仍可达25cm左右。
- 腓骨大部分由腓动脉供血，同时还接受来自骨膜支及肌支的血液供应。血管蒂可以向上分离达15cm左右。腓骨瓣血供可靠，可以分割成直径最小为2～3cm的骨块。
- 有两条腓静脉与腓动脉伴行。
- 腓神经支配小腿外侧皮肤的感觉。术中可以进行感觉神经吻合，但并非常规施行。
- 切取游离腓骨瓣时涉及的肌肉通常包括踇长屈肌、胫骨后肌和比目鱼肌。胫骨后肌位于小腿深层后室中，比目鱼肌位于横向肌间隔的后部。
- 中面部有3个纵向骨支柱和两个横向骨支柱[1]（**图8-2**）。
  - 纵向骨支柱：分别是鼻上颌支柱、颧上颌支柱、蝶上颌支柱。维持面部高度，并承受咬合力。

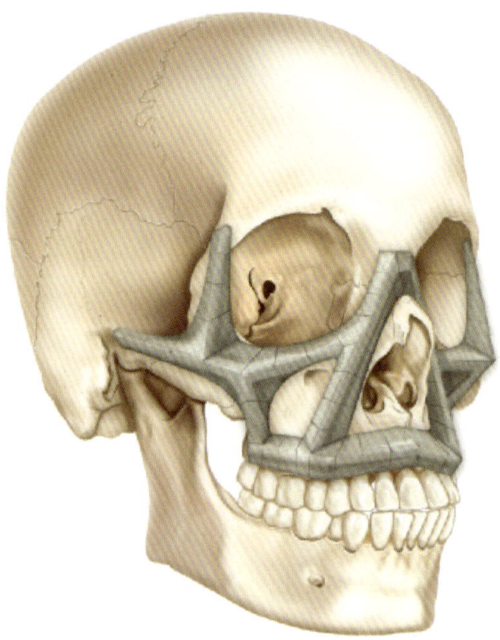

图8-2 中面部横向骨支柱和纵向骨支柱

  - 横向骨支柱：分别是眶下缘支柱、上颌牙槽嵴支柱。眶下缘支柱维持眼球的位置。横向骨支柱及颧突共同维持面部的轮廓和宽度。
- 根据上颌骨基本功能亚单位的缺损情况可以将中面部骨性缺损分为4类[2]（**图8-3**）：
  - Ⅰ类：单侧牙槽骨缺损。
  - Ⅱ类：眶下缘及同侧上颌骨缺损。
  - Ⅲ类：双侧牙槽骨缺损。
  - Ⅳ类：双侧牙槽骨及眶下缘缺损。
- 结合软组织缺损情况和蝶骨损伤的情况（蝶骨损伤影响骨瓣后方固定的难度），应用以上分类可以确定显微外科重建时骨瓣的选择[2]。
- 需要重点强调的是，将带血管的骨段放置在上述支柱位置上的目的，不是重建面部骨骼弯曲的形态，而是维持面部的功能，并恢复面部的比例和轮廓[3]。

病史与体格检查

- 需全面了解患者的病史，包括既往史或目前存在的周围血管疾病、深静脉血栓、脉管炎或下肢创伤等病史。这类病症均会影响腓骨瓣血供的可靠性。
- 检查腘动脉、足背动脉和胫后动脉的搏动情况。
  - 下肢Allen试验用于评估足背动脉及胫后动脉能否充分灌注下肢远端。
  - 需发现存在的解剖学变异，例如胫前动脉和胫后动脉发育不全或缺如[4]（**图8-4**）。
- 检查膝关节和踝关节的活动度及稳定性。
- 测量面部的比例，包括三庭五眼的比例。
- 记录牙齿正中线、面部正中线、放松状态及微笑状态下的露齿情况以及上下颌的咬合关系。

影像学检查

- 血管造影并非常规检查，但是如果病史中有胫动脉损伤，或者体格检查时发现小腿远端脉搏跳动有异常或存在疑问时，可考虑行血管造影。
  - 其他的影像学检查（CT或MR血管造影）也是可供选择的术前检查。
- 在治疗创伤性缺损病例时，颌面部CT检查后进行三维重建可以更为准确地分析需要重建的骨组织情况，以及软组织的形态。
- 当应用计算机辅助手术设计（computerized surgial planning，CSP）时，进行下肢和颌面部三维CT成

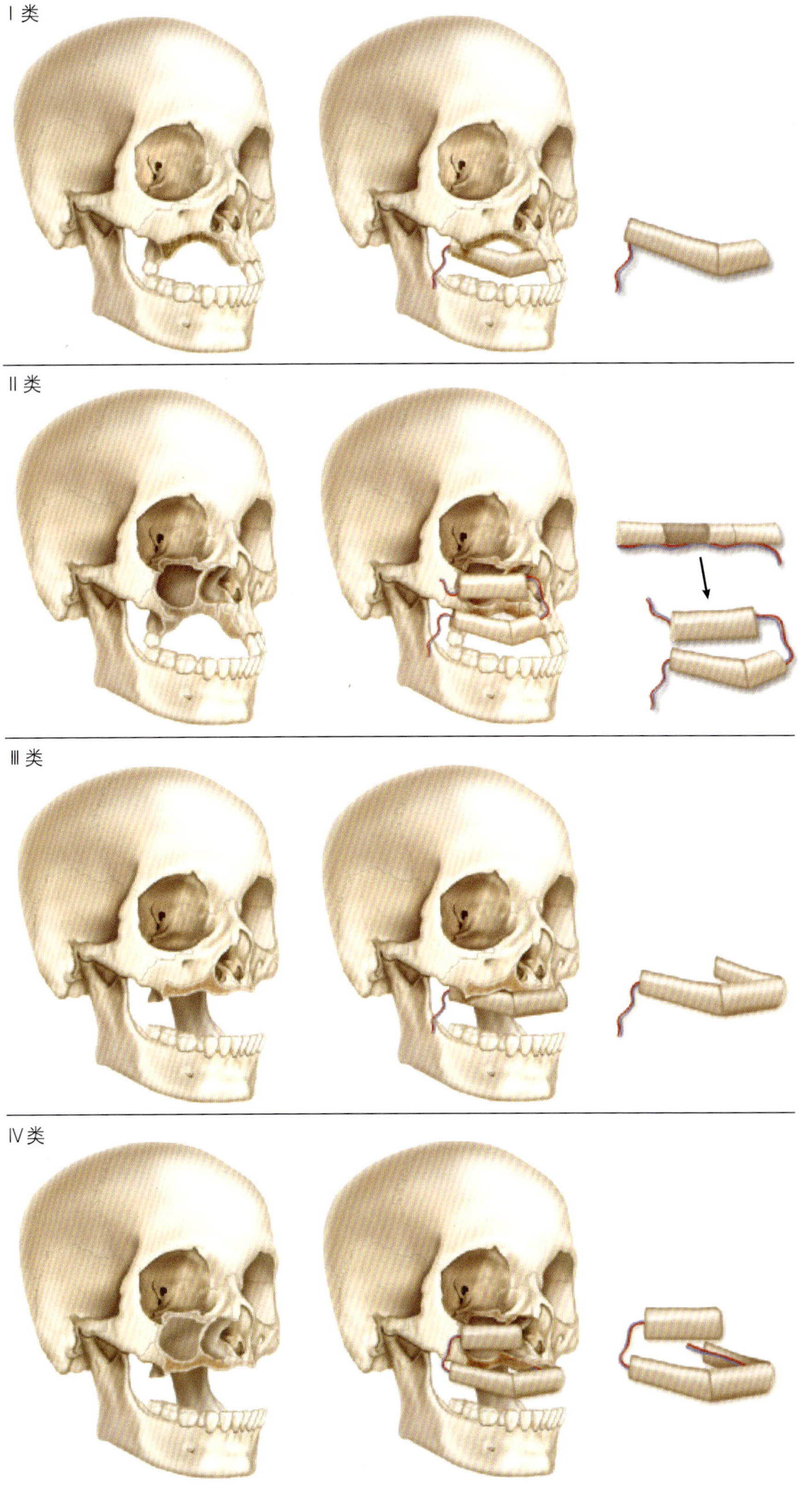

图8-3 根据修复重建的复杂性对中面部骨组织缺损进行分类，并图示应用游离腓骨瓣进行修复的方式。Ⅰ类：单侧牙槽骨缺损。Ⅱ类：眶下缘及同侧上颌骨缺损。Ⅲ类：双侧牙槽骨缺损。Ⅳ类：缺损包括双侧牙槽骨缺损和至少一个眶下缘缺损

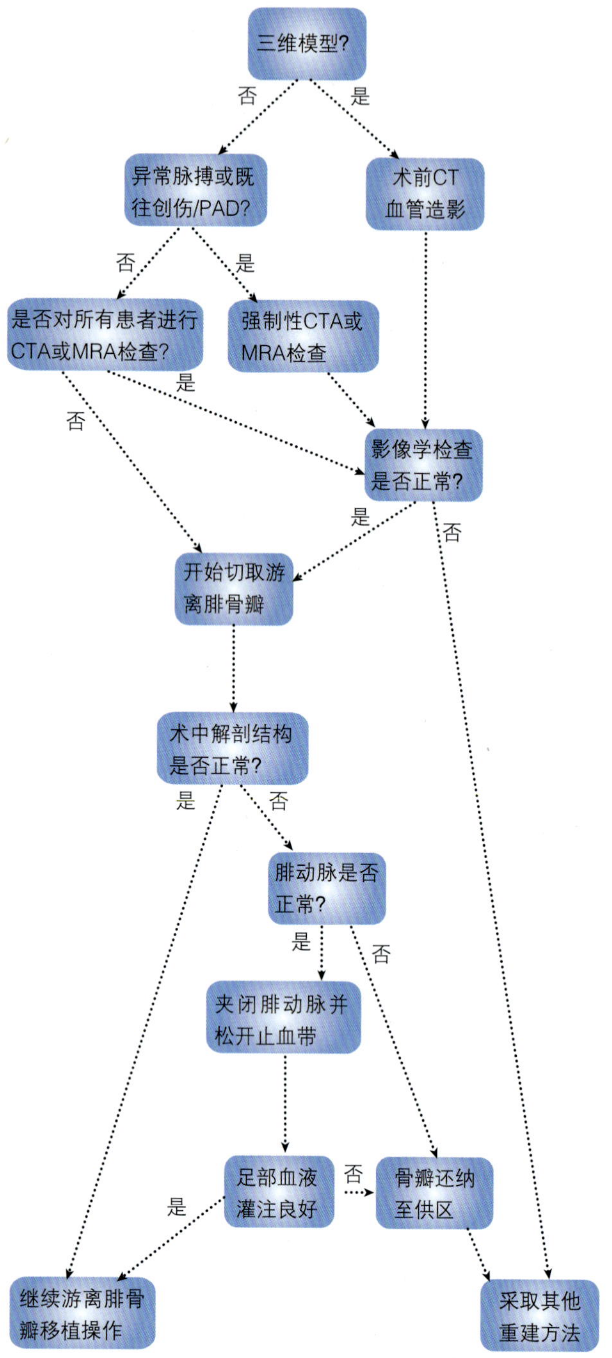

图8-4 在拟进行游离腓骨瓣移植的患者中除外下肢血管解剖异常的流程图

像后的结果可用于设计骨瓣。根据创伤后形成的缺损，或者模拟手术切除后形成的上颌骨缺损来设计骨瓣。

非手术治疗

- 赝复体是最早的面部缺损修复方法之一。
- 中面部赝复体可用于不适合或拒绝游离组织移植的患者。
  - 例如高龄患者、有内科并发症患者、吸烟者、伤口感染者等。
- 对于儿童患者，赝复体可作为其生长过程中暂时的修复方式。
  - 一旦患者骨骼发育成熟，可进行游离组织瓣修复。

手术治疗

- 重建中面部复合组织缺损需要进行多次手术治疗，在制订手术计划及考虑患者的期望值时，均需要牢记这一点。
  - 一期目标：骨骼解剖学复位，消灭可能存在的无效腔，增加软组织体积，并可适度过度矫正，必要时可于二期手术时进行局部修整。
- 治疗初期即开始与口腔科合作。
  - 针对骨融合式种植体种植的详细计划进行密切合作，目的是优化牙齿重建过程，保证长期效果。

术前设计

- 根据CT三维重建结果，采用虚拟手术设计（virtual surgical plan，ASP）系统可以设计并协助完成腓骨瓣截骨过程，准确地确定骨瓣置入的位置（**图8-5**）。
  - 三维打印的截骨导板可以最大限度地确保几个关键操作步骤的精准性，其中包括从小腿截取腓骨瓣、将骨瓣分成多个节段、将多个骨段固定成所需的形状。
  - 计算机辅助手术设计系统可以确定中面部最佳的固定点，还可以在骨瓣植入和固定前协助受区的截骨设计。
  - 术前通过三维打印技术制备患者头颅和拟移植骨段的模型，将有助于在术前进行2.0mm钛板的预弯，缩短了术中皮瓣缺血的时间。必要时可在骨瓣植入缺损前进行钛板的微调。
    - 基于相同的目的，还可以在术中使用患者面部骨骼和残余牙列的立体光刻模型。
- 较理想的受区血管是颞浅动脉和面动脉。
  - 单侧缺损：最好选择同侧血管。
  - 双侧缺损：没有绝对的标准，主要取决于局部组织的质量，这将决定受区血管的选择。
  - Ⅳ型缺损（双侧牙槽骨和眶下缘缺损）：可能需要多个游离皮瓣，必要时需采用双侧受区血管蒂

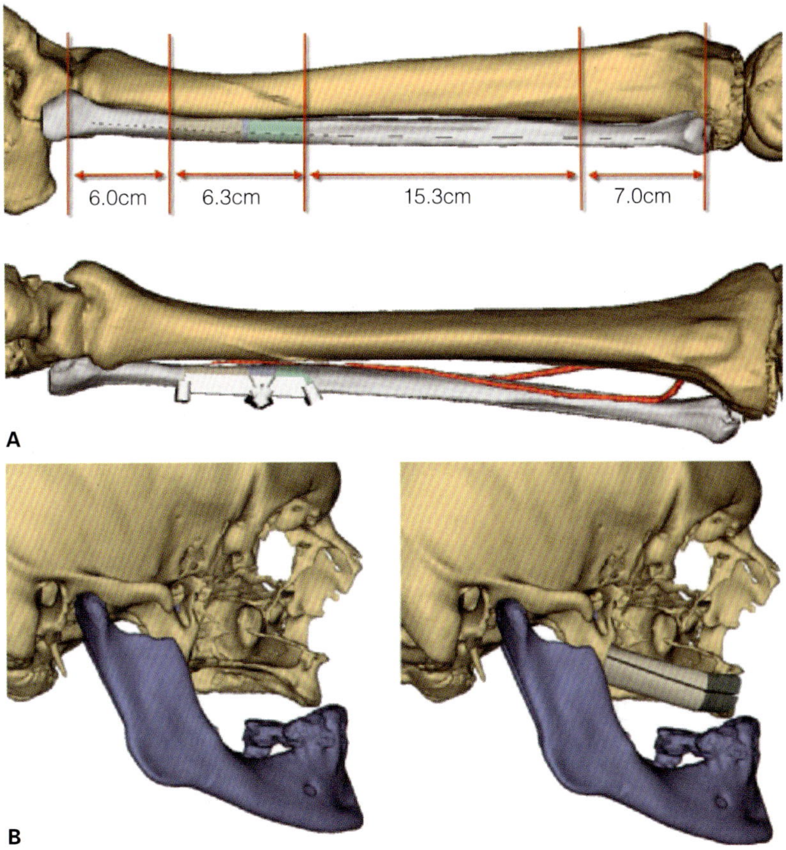

图8-5　对于一名因右上颌肿瘤切除后遗留中面部缺损的58岁男性患者，应用虚拟手术设计系统进行重建。**A.** 使用Synthes ProPlan软件计算所需游离腓骨瓣的总长度，以及骨瓣植入前各腓骨段所需的截骨长度。**B.** 患者术前影像显示右上颌缺损，应用虚拟手术设计模拟应用腓骨瓣重建上颌骨水平支柱后的效果

进行吻合。

- 在确定同侧腓骨或对侧腓骨作为供区时，需考虑以下几个因素：
  - 腓血管邻近腓骨的内表面，骨瓣的血管蒂可从拟切取的骨段近端向上延伸。
  - 常应用螺钉将钛板固定在腓骨的外表面，骨段的外表面也将成为中面部重建后的前表面（血管蒂走行在后表面）。
  - 受区血管的选择也会受到缺损范围的影响。如果一侧下肢血管存在损伤，会迫使手术团队从另一侧切取骨瓣。腓骨瓣可根据重建的需求旋转180°，以便使血管蒂与同侧或对侧的受区血管进行吻合。
  - 选择与受区血管同侧的腓骨瓣更利于术中塑形及定位，置入受区时供区血管蒂不需要越过中线与受区血管进行吻合。
    - 这样操作避免了对麻醉的干扰，并减少了所需血管蒂的长度。
  - 对于单侧软组织缺损，需要结合确定或预测的皮肤和口底缺损的程度选择同侧或对侧作为供区。
    - 如果需要更多的皮肤，采用同侧腓骨瓣携带皮岛可以更方便地移植到受区。
    - 如果需要更多的口底组织，采用对侧腓骨瓣更有利于皮岛向后延伸，以获得更好的效果。

体位

- 患者取仰卧位，供区膝关节屈曲，髋关节向内旋转，髋部下面垫高，以抬高髋部并稳定踝关节。

入路

- 手术可分两组同时进行。
  - 一组切取游离骨瓣，另一组处置中面部缺损部位。
- 早期有报道采用后侧入路[5]，但已有临床证实，外侧入路更为简单和快捷。

操作步骤

中面部缺损区的准备

- 对于外伤性缺损，致伤原因决定了缺损区准备的难度和复杂性。
- 肿瘤切除性缺损指因肿瘤切除所造成的缺损。
  - 修复重建团队必须在肿瘤切除前准确地预知骨和软组织的需要量，必要时需要对预先的组织瓣设计进行调整。
- 对于高能量损伤，主张早期进行修复重建。
  - 对于失活组织进行彻底的清创处理，确定最终的缺损范围。
  - 争取在瘢痕形成及挛缩之前（伤后2周内）进行修复重建，以便于进行组织分离，准确排列骨组织，并保持足够的软组织体积。
    - 延迟重建属于二期修复，需要分离显露缺损区，去除瘢痕组织，重新排列骨组织，并需要进行软组织增容处理。
- 可进行必要的截骨或骨骼重排操作，以便于骨瓣能够顺利地置入。
  - 将应用VSP技术制备的牙齿定位导板固定，以便在术中确定和保持正确的咬合关系。
  - 将应用VSP技术制备的截骨导板固定在适当的位置。
  - 使用摆动锯进行截骨。
    - 去除导板。

切取游离腓骨瓣（外侧入路）

供区标记

- 根据术前设计确定供区后，在小腿外侧触及腓骨头、踝关节外侧、腓骨前后缘，根据这些解剖标志在体表画出腓骨的轮廓（**图8-6**）。
- 在距离腓骨近端5～7cm处做出标记，标记的近端骨段一般不予切取，以免损伤腓总神经，并且避免术后影响膝关节的稳定性。
- 腓骨最远端5～7cm的区域也需标记出来，一般不予切取，以免术后影响踝关节的稳定性。
- 骨瓣内所包含的腓骨段应尽可能向远端设计，目的是延长血管蒂（位于近端）的长度。
- 使用多普勒超声检查明确位于后肌间隔内的皮肤穿支的位置，该穿支大致位于靠近腓骨后缘的位置。
- 在小腿外侧的远端2/3处设计并标记出皮岛的位置，确保皮肤穿支止于皮瓣中央区。
- 在部分驱血并放置大腿止血带后进行骨瓣的切取，止血带的压力应比患者收缩压高约100mmHg。

切开和皮岛区解离

- 在小腿处触及腓骨后侧缘，在其中外侧设计切口线，切开皮肤和皮下层，在筋膜层表面掀起皮瓣。
  - 腓浅神经走行于此层次，应小心分离，避免损伤。
- 切开皮岛切口线的前缘，向后方深层分离，直至显露后肌间隔（**图8-7**）。
  - 供应皮岛的筋膜穿支血管位于后肌间隔，血管细小，管壁薄，分离时需小心谨慎。
- 继续向内侧解离，在后肌间隔锐性分离腓骨长肌和腓骨短肌，直至显露腓骨。
- 切开皮岛切口线的后缘，并从筋膜层表面向前掀起，直到后肌间隔。

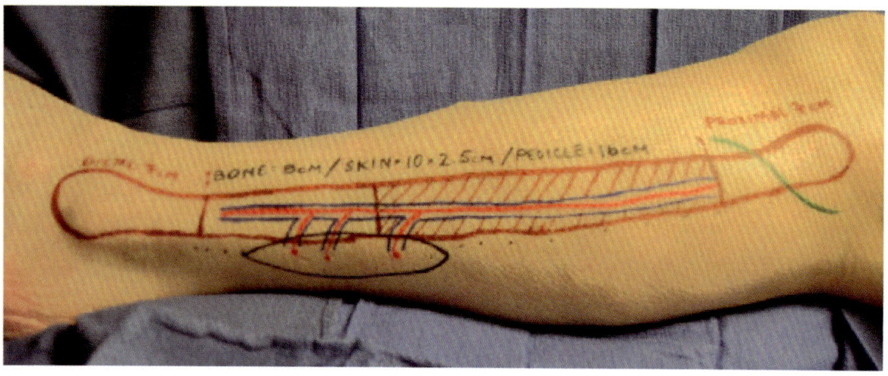

图8-6 游离腓骨瓣的术前画线。确定穿支的位置，并据此画出皮岛的位置。标记腓骨近端7cm和远端7cm区域，在这两个区域避免行腓骨瓣切除

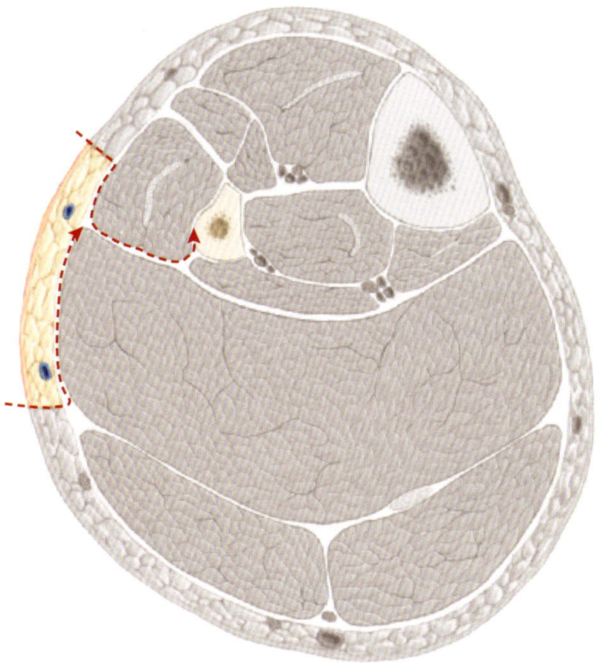

图8-7 带皮岛的游离腓骨瓣切取入路。将后肌间隔与外侧室分离，直至腓骨

解离外侧室和前室

- 在穿支血管前方将浅层肌筋膜切开。从下至上，锐性分离腓骨表面肌肉，直至腓骨表面。
  - 为了维持骨膜的血运，在腓骨上应携带一小段腓骨短肌。
  - 向近端分离时注意保护腓总神经。
- 将腓骨表面肌肉向前翻转，切开前肌间隔，进入前室。
- 从腓骨表面掀起趾长伸肌和踇长伸肌，直至显露骨间膜。
  - 胫前动脉和腓深神经位于骨间膜前方。
  - 向内侧牵拉外侧室和前室内的肌肉组织，有助于在解剖分离过程中显露和保护神经血管蒂。
- 切开骨间膜，进入深层后室，可见胫骨后肌（**图8-8**）。

解离后室和远端截骨

- 如果设计的骨肌皮瓣中包含比目鱼肌，则应将比目鱼肌外侧半与后方的腓肠肌外侧头解离出来。
  - 当到达比目鱼肌中线处时，解离方向转向前外侧，朝向腓骨的方向，直至横肌间隔。
  - 在有独立肌肉穿支的情况下，可以掀起比目鱼肌的外侧半形成嵌合骨肌皮瓣。
- 如果无须切取比目鱼肌，则从后肌间隔向内侧钝性分离比目鱼肌，直至横肌间隔。
- 切开横肌间隔，向后方进入深层后室，此处可见踇长屈肌（**图8-8**）。
- 将预制的截骨导板固定在腓骨的外表面。
  - 按照患者个体需求及皮瓣设计，根据主要供血的皮肤穿支位置放置截骨导板。
- 使用摆动锯进行远端截骨。

解离深层后室和近端截骨

- 从前方将胫骨后肌的远端在其纤维的V形交叉处横断。

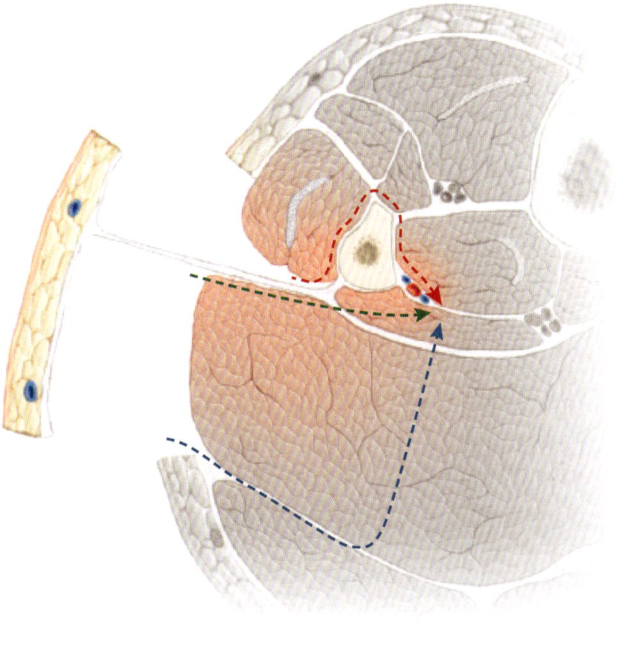

图8-8 切取游离腓骨瓣时的手术入路。红色箭头显示经骨间膜解离外侧室和前室。绿色箭头显示在不需要额外肌肉的情况下解离后室。蓝色箭头显示在需要比目鱼肌作为覆盖或作为软组织填充时的解离路径

操作步骤

- 由远端向近端进行解离，在腓骨内侧显露腓动脉，踇长屈肌位于其后方（**图8-8**）。
  - 同皮瓣一起掀起的胫骨后肌的量可根据受区软组织缺损量进行调整，但应至少保留少量肌肉覆盖腓骨，以保证骨膜的血供。
  - 轻柔地向外侧牵引腓骨，更容易分离和结扎腓动脉穿支。
  - 在内侧可发现胫后动脉和胫神经，在解离组织时应避免损伤。
- 由远端向近端解离踇长屈肌与腓骨的联系，显露供应肌肉的穿支动脉。
  - 为了保证骨膜的血供，腓骨上需保留一小段踇长屈肌附着。
  - 必要时踇长屈肌外侧的大部分均可与腓骨一起掀起。
- 应仔细地解剖、结扎穿支血管，并向近端分离，直至看见近端腓动脉和腓总神经。
- 近端截骨，使骨瓣游离，并使腓骨近端血管蒂清晰可见。继续向血管近端解离，直至其从胫后动脉近端的分叉处解离。

游离骨瓣切取完成

- 在条件允许的情况下，一旦完成腓骨瓣的解剖分离，即在原位进行腓骨截骨，并开始骨瓣外形重塑（**图8-9**）。
- 结扎腓骨瓣血管蒂近端，取下游离组织瓣，转移至无菌操作台上，准备下一步手术操作。
- 松开止血带，仔细止血。
  - 皮瓣供区植皮修复。
  - 缝合皮岛近端和远端的皮肤切口。

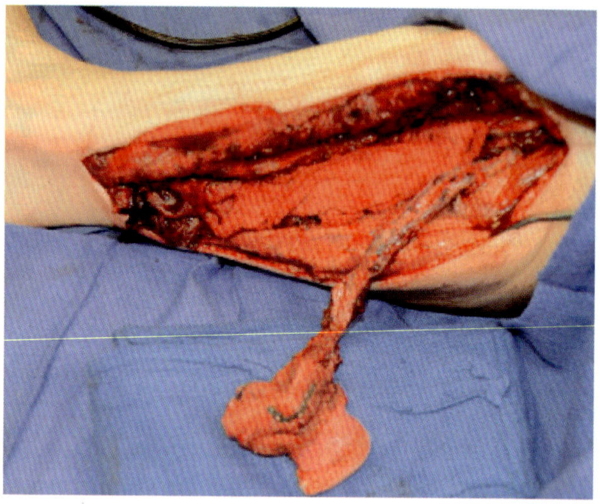

图8-9 掀起腓骨瓣，截骨，并在保持血管蒂相连的情况下进行骨瓣的塑形

游离腓骨瓣塑形、骨段固定和缺损区植入

- 游离腓骨瓣设计的多样性使其可以满足不同类型的缺损（**图8-3**）。
  - 小型缺损：可使用单段直线型骨段进行重建（Ⅰ类）。
  - 多重截骨：可以进行腓骨多段截骨，并将其固定后形成一个多边形的骨段链，以适应各种形状的缺损（Ⅰ~Ⅳ类），并可以增加骨瓣垂直向高度（Ⅱ、Ⅳ类）。
  - 软组织覆盖：可以根据肌间隔穿支的位置设计多个皮岛，用于软组织覆盖。
  - 填充无效腔：组织瓣内可包含踇长屈肌、胫骨后肌或比目鱼肌，用于填充无效腔。
- 可在定制的受体部位三维打印/立体光刻模型上模拟骨瓣的置入过程，并根据实际情况进行必要的调整（**图8-10**）。
- 腓骨瓣塑形满意后，移植至受区缺损处，采用2mm微型钛板和单皮质螺钉固定。
  - 根据主要穿支的位置轻微调整皮岛（含有或不含有肌肉成分）的放置方向，以达到最佳的覆盖效果。
- 修整供区和受区血管蒂，使其长度匹配，防止发生扭转。

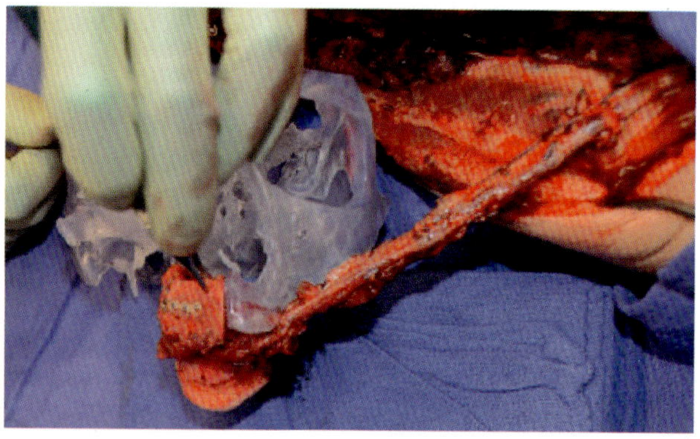

图8-10 在腓骨瓣断蒂之前，应用根据患者颅面骨骼和上颌缺损形态定制的三维打印模型，确定腓骨瓣大小和形状是否与手术设计相一致

- 以9-0尼龙线行血管端端吻合。根据术者的经验，静脉吻合可采用血管吻合器完成。
- 软组织就位：
  - 必须避免软组织由深面或浅面对吻合血管造成压迫。
  - 使用普通引流或负压引流，以避免液体积聚。
  - 需对受区仔细止血，以避免活动性出血或血肿形成。
  - 闭合软组织和皮肤。

预计的二期手术

- 二期手术的目的：调整面部骨和/或软组织形态，使用重建手术方法调整邻近结构的位置（眼睑、鼻等）。
- 新上颌骨有可能需要进行牵张或制动。
- 移植的软组织可能需要局部修薄。
- 面颊部软组织可能需要进行脂肪填充或其他游离组织移植。
- 上颌骨缺损可包括牙槽骨缺损和眶下缘缺损（Ⅱ类和Ⅳ类），对此需要在眶周区域及颧骨区域进行软组织填充。

要点与难点

适应证	■ 术前须向患者告知需要进行多期手术，并将二期手术纳入重建计划。 ■ 切取皮瓣前必须准确评估缺损的程度和软组织的需求量。 ■ 对于高能量性损伤所致的缺损进行早期干预非常重要。
骨瓣设计	■ 骨量充足，可进行多段截骨和各种塑形，适用于修复中面部各种复合性组织缺损。 ■ 重点关注支柱结构的重建，而非骨缺失部位的完全复制。 ■ 肌肉可用于填塞无效腔。 ■ 可根据穿支血管的位置进行皮岛设计和切取。
手术入路	■ 两组手术团队同时进行手术。 ■ 在近端注意保护腓总神经。 ■ 不在腓骨近端或远端切取骨瓣，以防止膝关节和踝关节术后不稳定。
计算机辅助手术设计	■ 便于精准设计和切取移植骨段。 ■ 保证受区截骨后缺损与移植骨段良好匹配。 ■ 保证骨瓣顺利地就位和固定。 ■ 减少组织缺血时间。
软组织闭合	■ 避免与口腔相通。
术后处置	■ 避免头颈部包扎过紧。 ■ 积极预防下肢深静脉血栓形成。 ■ 密切观察血液动力学变化和组织瓣血运情况。 ■ 加强与麻醉和ICU团队的沟通，避免使用缩血管药物，防止皮瓣受压。

术后注意事项

- 术后48h内常规留置气管插管，以防由于气道分泌物增多或水肿而出现早期呼吸道并发症。
  - 如果出现呼吸道并发症，则需要紧急返回手术室进行处置。
- 密切监测患者血液动力学情况、尿量以及体液平衡状况。
  - 除非其他治疗措施（如液体复苏等）无效，否则一般不使用缩血管药物来稳定血压。
- 对于大多数患者需要进行深静脉穿刺。但是如果伴有其他损伤或行颅内手术，深静脉穿刺可能为相对禁忌证，应加强与麻醉科及其他手术团队的沟通与合作。

- 头颈部尽量避免使用敷料或其他压迫性材料进行包扎。
- 密切观察皮岛血运状况，一旦发生血管危象需要积极抢救，血管危象好发于术后24～48h。
  - 监测皮岛的颜色、温度和毛细血管充盈情况。
  - 采用多普勒探头监测血管吻合口通畅情况或在皮肤表面观察供血情况。
  - 术后第一个24h内：每30～60min观察1次。
  - 术后第2～3天：每60min观察1次。
  - 之后住院期间（直到出院前）：每6h观察1次。
- 供区。
  - 供区小腿应放置于靴子或后方夹板中，脚踝呈90°制动，保留观察窗，随时监测血管功能不全或筋膜室综合征的迹象。
  - 观察每日引流量，当引流量＜30mL/d，且引流物为血清时即可拔除引流管。
  - 供区制动。在植皮完全愈合前，小腿保持抬高的状态。
  - 患者可以步行以后，通过训练由部分负重逐渐过渡为完全负重。
- 可通过多次CT扫描进行骨移植物位置和愈合情况的评估（**图8-11**）。

治疗效果

- Chang等通过对116例游离腓骨瓣病例的研究发现，如果缺血时间超过5h（止血带加血管夹闭），皮瓣部分坏死率和整体并发症发生率增加[6]。
- Marre通过对182例腹壁下动脉穿支皮瓣的研究发现，缺血超过1.5h后，发生血管危象的风险增加[7]。
- Seruya等比较了CSP辅助（10例）与常规（58例）游离腓骨瓣移植颌面部缺损重建的病例[8]。
  - 短期效果和长期效果接近。
  - 在CSP组，总缺血时间显著缩短。在总体手术时间方面也比常规组短，但两组无统计学差异。
- Avraham等应用CSP技术进行了54例下颌骨重建。结果显示，该技术应用后牙齿修复成功率高，疑难病例治疗数增加，手术时间缩短[9]。
- Ch'ng及其同事报道了54例行肿瘤切除术后应用腓骨瓣重建上颌骨或下颌骨并完成牙种植体修复的病例[10]。
  - 在243颗种植体中，在中位数为3年的随访期间，91.8%的种植体保持良好。
  - 无放疗史患者种植体植入失败率为5.1%。
  - 有放疗史患者种植体植入失败率为13%。
  - 种植体植入后进行放疗的失败率为18.6%。

并发症

- 供区并发症：据报道供区并发症发生率可高达30%。
  - 感染。
  - 伤口裂开。
  - 植皮失败。
  - 供区远端感觉异常。
  - 踇趾背伸挛缩。
  - 儿童胫骨弯曲/外翻畸形。
- 受区并发症：
  - 感染。
  - 血肿。
  - 下睑外翻（延期修复）。

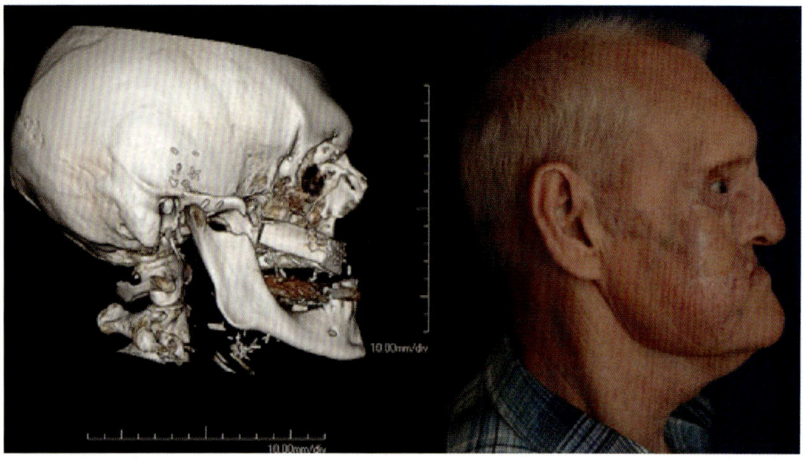

图8-11 图8-5患者的术后CT影像和大体照片。CT结果显示，手术按照术前虚拟手术计划进行，成功地实现了中面部轮廓的重建

- 上颌骨骨不连。
- 动脉或静脉血栓需再次手术。
- 游离皮瓣部分或完全坏死。

参考文献

[1] Rodriguez ED, Bluebond-Langner R, Park JE, Manson PN. Preservation of contour in periorbital and midfacial craniofacial microsurgery: reconstruction of the soft-tissue elements and skeletal buttresses. *Plast Reconstr Surg*. 2008;121(5):1738-1747.

[2] Rodriguez ED, Martin M, Bluebond-Langner R, et al. Microsurgical reconstruction of posttraumatic high-energy maxillary defects: establishing the effectiveness of early reconstruction. *Plast Reconstr Surg*. 2007;120(7 suppl 2):103S-117S.

[3] Bluebond-Langner R, Rodriguez ED. Application of skeletal buttress analogy in composite facial reconstruction. *Craniomaxillofac Trauma Reconstr*. 2009;2(1):19-25.

[4] Golas AR, Levine JP, Ream J, Rodriguez ED. Aberrant lower extremity arterial anatomy in microvascular free fibula flap candidates: management algorithm and case presentations. *J Craniofac Surg*. 2016;27:2134-2137.

[5] Taylor GI, Miller GD, Ham FJ. The free vascularized bone graft: a clinical extension of microvascular techniques. *Plast Reconstr Surg*. 1975;55(5):533-544.

[6] Chang SY, Huang JJ, Tsao CK, et al. Does ischemia time affect the outcome of free fibula flaps for head and neck reconstruction? A review of 116 cases. *Plast Reconstr Surg*. 2010;126(6):1988-1995.

[7] Marre D, Hontanilla B. Increments in ischaemia time induces microvascular complications in the DIEP flap for breast reconstruction. *J Plast Reconstr Aesthet Surg*. 2013;66(1):80-86.

[8] Seruya M, Fisher M, Rodriguez ED. Computer-assisted versus conventional free fibula flap technique for craniofacial reconstruction: an outcomes comparison. *Plast Reconstr Surg*. 2013;132(5):1219-1228.

[9] Avraham T, Franco P, Brecht LE, et al. Functional outcomes of virtually planned free fibula flap reconstruction of the mandible. *Plast Reconstr Surg*. 2014;134(4):628e-634e.

[10] Ch'ng S, Skoracki RJ, Selber JC, et al. Osseointegrated implant-based dental rehabilitation in head and neck reconstruction patients. *Head Neck*. 2016;38(suppl 1):E321-E327.

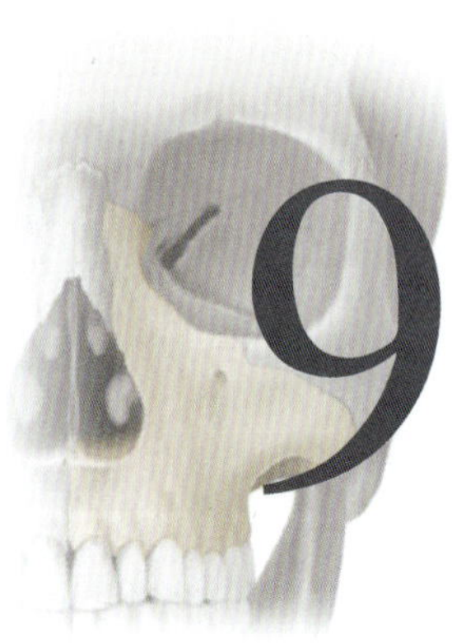

9 上颌缺损软组织瓣移植修复术

Soft Tissue Flaps for Maxillary Reconstruction

Ahmed M. Hashem and Brian R. Gastman

概述

- 上颌部重建是指修复和覆盖中面部及颊部的缺损。
- 上颌部组织缺损通常因肿瘤切除、钝器伤及锐器伤而引起，偶尔可见于感染性坏死所造成的组织缺损。
- 下睑、鼻部、上唇和口角等重要部位的软组织缺损增加了修复的复杂性。
- 需要重建的功能包括语言功能、咀嚼功能及吞咽功能等。

相关解剖

- 上颌骨是位于中面部的复杂结构。
- 可以将上颌骨看作是一个六面体结构，上界是眼眶，下界是腭部和口腔，内侧界是鼻腔，后界是颞下窝和颅底。
  - 上颌骨的前部和外侧形成颊部的轮廓（**图9–1A、B**）[1]。
- 上颌窦是上颌骨内一个由黏膜作为衬里的含气腔隙，开口至中鼻道。
  - 上颌窦在出生时呈未发育状态，在青春期后6～7年快速增大。
- 中面部骨性支架主要由上颌骨和颧骨构成，它们与翼骨、腭骨、泪骨、筛骨和蝶骨有部分相连（**图9–1A**）。
- 纵向上颌骨支柱和横向牙槽突构成了中面部的基本轮廓，形成了中面部的垂直向高度、上颌牙齿的附

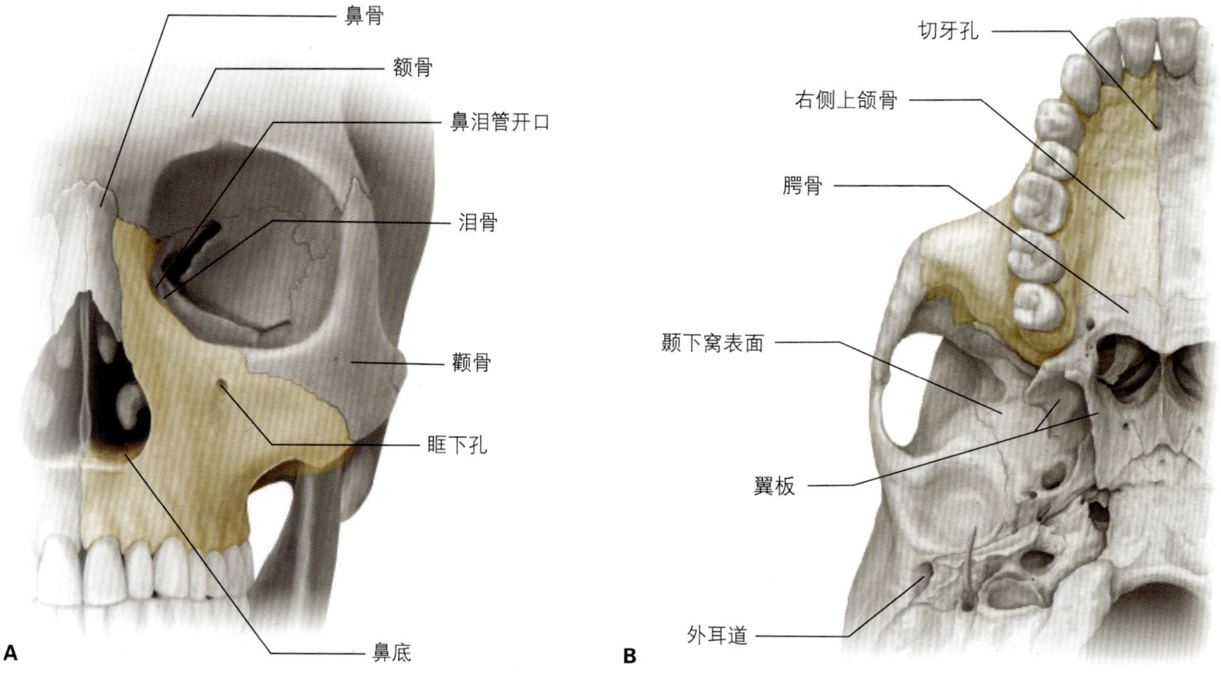

图9–1 **A.** 左侧上颌骨（前面观）。图中可以看出上颌骨与其他骨结构的连接。上颌骨参与眶底的形成，并形成鼻侧壁。**B.** 右侧上颌骨（底面观）。上颌骨形成口腔顶部（腭部），并向后参与颞下窝和颅底的形成

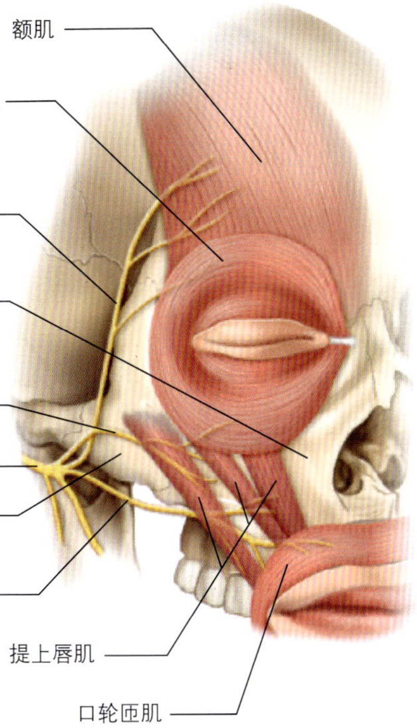

图9-1（续） **C.** 右侧上颌骨。上颌重要的肌肉（眼轮匝肌、口轮匝肌、提上唇肌）、额骨、颧骨和面神经颊支

着处以及上唇的骨性支撑[1]。

- 中面部软组织基本构成包括皮肤、面部肌肉和黏膜衬里，在各部位分别形成了下睑、颊部、上唇和口角等结构[1]。
- 从修复的角度来看，上颌骨参与形成了眶底、口腔顶（腭部）以及包括泪道系统在内的鼻侧壁[1]。
- 在功能上，上颌骨的完整性对于正常发音、咀嚼及吞咽功能均有着重要意义[1]。
- 在上颌部前方有面动脉和角动脉（内眦动脉），在后方有上颌动脉、翼静脉丛和最后4对颅神经。
- 面神经颧支和颊支在颊部走行于SMAS下平面，支配眼轮匝肌、口轮匝肌和提上唇肌（**图9-1C**）。
- 眶下神经走行于眶底，从眶下孔穿出至颊部，该神经支配中面部的感觉。颧面神经经过眶下缘外侧下方的小孔向前穿出。

病因

- 导致上颌缺损的原因很多。大多数继发于鼻旁窦、鼻腔、腭部或者眼眶来源的恶性肿瘤根治术后。
- 高度侵袭性恶性肿瘤从口腔黏膜、颊部皮肤或腮腺等处形成后，侵入上颌骨，需要扩大切除，术后遗留上颌缺损[1]。
- 高能量创伤（例如枪伤）是引起上颌缺损的另一个原因[2]。
- 坏死性炎症，例如坏疽性口炎（口颊坏疽）[3]，以及伴有肉芽肿和多发性血管炎的恶性脓皮病，也会导致上颌部缺损[4]。
- 针对包括黏膜衬里、支撑结构和皮肤在内的复合组织缺损的修复是修复重建领域的巨大挑战。

病史与体格检查

- 采集完整的病史，明确有无内科并发症，使术前准备尽可能完善。
    - 记录凝血/出血异常的个人史或家族史。
    - 详细记录既往手术史、颈部淋巴结清扫史或头颈部放疗史。
- 头颈部体格检查应包括牙齿状况、语言功能、吞咽功能、面神经功能和面部感觉情况。
    - 评估皮肤质地和变化、眼睑功能和支撑力、张口度。
- 预计组织切除量，预计软组织及骨组织需要量。加强与肿瘤外科医师的合作。
- 评估可能应用的邻位和远位供区（例如，颞肌瓣、胸大肌瓣、前臂桡侧皮瓣、腹直肌皮瓣和股前外侧皮瓣）。
    - 对于拟使用前臂桡侧皮瓣的患者，应进行“Allen试验”，确定掌弓血管的通畅情况。
    - 评估软组织厚度和既往手术/瘢痕情况，以便确定首选和次选方法。

影像学检查

- 影像学检查（CT扫描和磁共振检查）对于术前评估肿瘤大小和肿瘤切除后缺损的大小非常重要。这些检查对于因创伤或感染导致的上颌缺损同样重要。
- CT三维重建有助于术前虚拟手术设计和制作个体化模型、模板、截骨导板和预弯钛板，并可能辅助确定螺钉的最佳尺寸和置入位置，特别是当考虑进行牙槽骨重建和恢复咬合功能时尤为重要。这些检查手段最有用之处体现在上颌缺损的骨组织重建过程中。
- Duplex检查或三维CT血管造影检查仅用于检查曾接受过颈部淋巴结清扫手术或放射治疗的复杂病例的颈部血管。
- 如果使用游离皮瓣移植进行缺损修复，术后进行PET和CT扫描有助于评估术区肿瘤复发的迹象。

非手术治疗

- 个性化定制的赝复体可以修复上颌缺损，支撑面部结构，并可以将上颌窦与口腔分开。
- 赝复体可以重建清晰的语音，防止鼻腔反流，并提供美观的外形。
- 赝复体对于修复重建手术难度较大的患者较为适用，并且可以用于重建失败的患者。
- 赝复体适用于腭部小型缺损（硬腭缺损面积<50%），可提供快速的恢复而不会出现供区畸形。
    - 一般来说，赝复体是修复小型硬腭缺损的最佳选择。但是对于包括硬腭及软腭在内的大型缺损的修复效果有限。
    - 更大范围的腭部缺损应使用游离组织瓣进行修复，以便更好地重建语言及吞咽功能[5,6]。
- 采用赝复体修复时需要肿瘤外科医生、整形外科医生和口腔修复科医生在术前、术中和术后进行密切合作。通常需要采取如下步骤：
    - 制作牙模，分析咬合关系，准备术前模型。
    - 采用热处理后的聚甲基丙烯酸甲酯材料制备临时赝复体，其强度足以提供一个稳定的结构来修复功能。在手术中可以使用磨钻调整大小以适应缺损范围。
    - 采用刃厚皮片移植于颊部皮瓣的颊侧表面，用螺钉或钢丝固定临时赝复体。
    - 术后评估及调整。
    - 在术腔成熟并完成放疗后，用耐用的锻造金属（如钛）制成永久性赝复体。
- 使用赝复体更便于观察术区肿瘤的复发。这一点仅是理论上的优势，因为二次手术并不常见，并且现代影像学技术能够实现早期诊断。但是赝复体技术确实成功地应用于很多患者。
- 使用赝复体的缺点是可能发生渗漏或因贴合不良而造成鼻腔反流。对此需要经常性进行清理，并不断调整赝复体的大小和位置，以使其更为贴合。

治疗过程

- 显微外科技术的发展使自体组织移植修复复杂的上颌及中面部缺损成为可能。
- 这种修复方法的选择在很大程度上受到缺损范围及功能需求的影响。
- 对于简单的缺损可以采用局部软组织瓣及骨移植进行修复，成功率较高。
- 对于包括皮肤、支撑结构和衬里等全层结构在内的复杂性复合组织缺损，需要进行眶底支撑结构的重建、鼻腔通气道衬里的重建、腭部的重建以及上唇、眼睑和鼻部等外表器官的重建。另外，由于大多数上颌骨切除包括了硬腭的切除，因此咬合重建是必要的。
- 由于缺损情况较为复杂，因此应用Cordeiro和Santamaria所提出的分类系统将有助于对上颌/中面部缺损进行分类，并评估其功能需求。根据分类所得出的结论有助于外科医师采取适当的治疗方法[1]。根据这一分类标准，上颌骨/中面部缺损可分为以下4种类型：
    - Ⅰ型缺损（局限性上颌骨切除术后缺损）：上颌骨六面体只有一个或两个壁缺如（不包括腭部）。通常情况下缺损累及前壁和内侧壁或眶底（**图9-2**）[1]。
    - Ⅱ型缺损（上颌骨次全切除术后缺损）：缺损累及上颌骨下部全层（包括牙槽骨，前、内及外侧壁，以及腭部），只保留眶底完整。

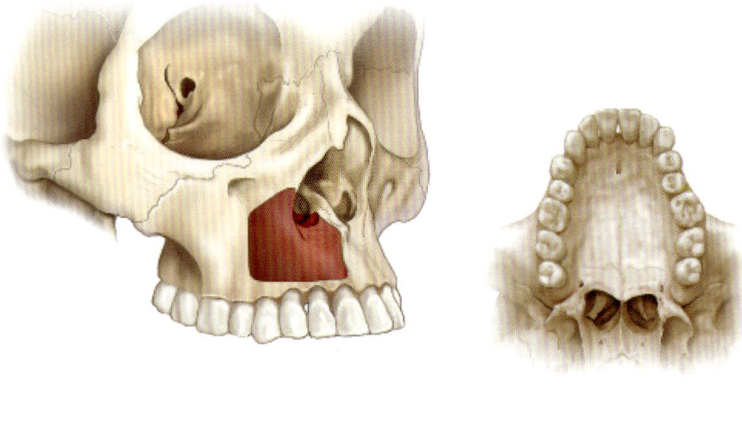

图9-2 Ⅰ型缺损（局限性上颌骨切除术后缺损）示意图。缺损累及前壁和内侧壁，可累及眶底，腭部完整

- 该类型可以进一步分为ⅡA型（硬腭横向缺损少于1/2）和ⅡB型（硬腭横向缺损超过1/2）（**图9-3**）。

- Ⅲ型缺损（上颌骨全切除术后缺损）：缺损累及上颌骨全部（包括眶底）。Ⅲ型缺损又可进一步分为ⅢA型（保留眶内容物）和ⅢB（不保留眶内容物）（**图9-4**）[1]。

- Ⅳ型缺损（眶及上颌骨切除术后缺损）：切除眼眶和上颌骨，同时保留腭部。缺损累及前颅窝，硬脑膜或大脑暴露（**图9-5**）[1]。

- 吻合血管的同种异体组织移植（如异体面部移植）的出现为中面部及上颌缺损的修复提供了新的思路，将修复的结果由“相似”变为“极为相似”。应用这种方法所进行的包括软组织和硬组织在内的

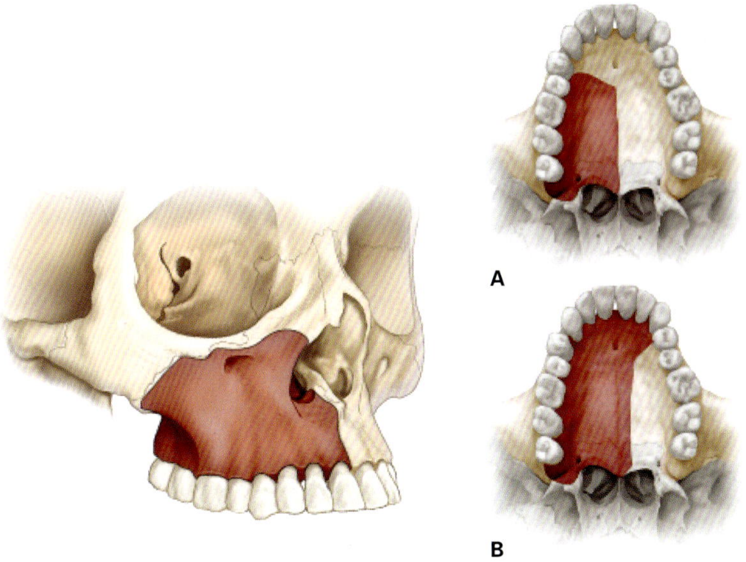

图9-3 Ⅱ型缺损（上颌骨次全切除术后缺损）示意图。缺损累及上颌骨下部全层（包括腭部）。在ⅡA型中硬腭横向缺损少于1/2，在ⅡB型中硬腭横向缺损超过1/2

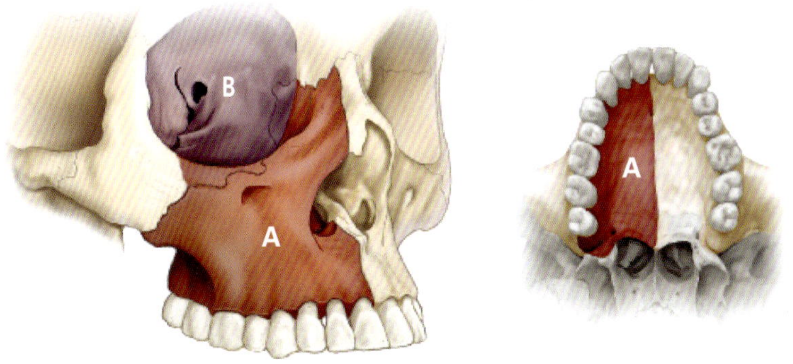

图9-4 Ⅲ型缺损（上颌骨全切除术后缺损）示意图。缺损累及上颌骨全部（包括眶底）。ⅢA型保留眶内容物，ⅢB型不保留眶内容物

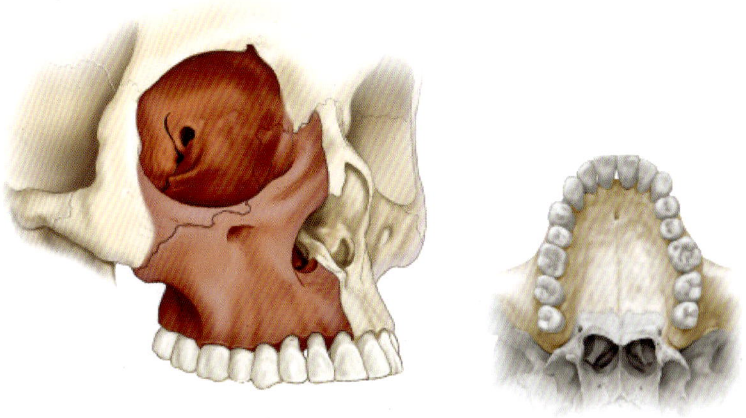

图9-5 Ⅳ型缺损（眶及上颌骨切除术后缺损）示意图。缺损累及上颌骨和全眶部，腭部完整

复合组织重建，使修复后外观更符合美学标准。

- 终身免疫抑制治疗所带来的风险限制了同种异体组织移植技术的应用。该技术目前仍处于临床试验阶段，适应人群有限（如创伤性缺损）。
- Gastman等发表了一篇关于应用Cordeiro和Santamaria分类标准的文章，其中提及针对需要进行血管化异体复合组织移植的患者在评估时的特殊要求[7]。

术前设计

- 上颌骨缺损的常见原因是肿瘤切除术后遗留缺损。彻底切除肿瘤和获得干净的切缘非常重要，需要与肿瘤外科医师密切合作。
- 切除上颌组织后常导致语言功能受损和进食障碍。另外，还有眼球支撑缺失和眼睑缺如。
- 修复重建过程需要多学科共同协作完成，包括肿瘤外科、肿瘤内科、放疗科、语言功能训练科、营养科、眼科、口腔科及修复重建外科等科室医师的参与。
- 复杂性缺损常为复合组织缺损，需要在术前针对皮肤、支撑结构及衬里的缺失情况进行三维设计。准确分析功能需求非常重要。应根据临床需求及影像学结果精确地评估拟切除的范围。
- 应评估毗邻的重要软组织情况，如眼部、口唇、口角及鼻部等。
- 对于颈部有陈旧性瘢痕者需要进行详细检查，确定手术同侧是否有适于吻合的受区血管。
  - 采用多普勒进行辅助检查有一定作用。一旦检查结果有问题，需进行CTA检查并行三维重建，以明确颈部血管的情况。
  - 在少数情况下，颞浅动脉在术中保留完好，可以作为距离缺损区较近的受区血管，便于进行血管吻合。
- 评估可能采用的供区情况，包括供应血管情况和血管蒂长度。测量血管蒂长度，确定皮岛位置，并评估供区能否一期闭合。
  - 采用游离前臂桡侧皮瓣前必须进行Allen试验。
  - CT血管造影对于一些软组织皮瓣（如ALT皮瓣或腹直肌皮瓣）移植来说是必要的检查。
- 在Ⅱ型和Ⅲ型切除时，术前需评估牙列和咬合的情况。可以通过石膏模型评估上颌牙弓和腭部的形态。
  - 计算机辅助的虚拟手术设计和三维打印可以制备手术用导板。该导板由计算机生成，对上颌骨缺损的骨重建有所帮助，但是对软组织重建作用有限。

体位

- 术中采用仰卧位，转动头部以确保手术入路得以最佳地显露。
- 肩部垫高，颈部后仰，以便于受区血管的解剖。
- 应用该体位切取皮瓣（如游离前臂桡侧皮瓣、游离腹直肌皮瓣、游离ALT皮瓣）时允许两组医生同时进行手术，节约手术时间。

入路

- 在理想情况下，供区的解剖可与肿瘤切除同时进行。如果对于肿瘤的范围不确定，最好待切缘阴性后再行皮瓣切取。这个手术次序也适用于其他部位的供区皮瓣切取。
- 对于牙槽骨缺损的病例，如果在游离骨皮瓣移植时同期植入牙种植体，将使咀嚼、语言及吞咽功能得到更快恢复[8,9]。但是，采用此方法需要做好患者的筛选，如果后续进行放射治疗，会有较高的失败率[10]。

操作步骤

Ⅰ型缺损（局限性上颌骨切除术后缺损）

- 在此类缺损中，上颌骨的前壁及内侧壁被切除，伴有或不伴有眶底切除，需要对其进行修复（**图9-2**）。如果并发腭部缺损，则为Ⅱ型或Ⅲ型上颌缺损。
- 缺损可累及下睑和部分鼻外侧部，偶然可累及上唇部，对功能影响较大，需要进行修复重建。
- 这类缺损通常体积较小，但是需要有较大面积的皮肤进行修复。
- 仅需要进行眶底的骨移植，以提供眼球的支撑和避免下睑外翻。这个部位无须进行血管化骨移植，也无须承重能力较大的骨段移植。一般采用游离皮瓣包裹骨移植物进行修复。
- 游离前臂桡侧筋膜瓣是最佳的方法。它可提供相对不臃肿的软组织瓣，并且可以携带两个皮岛，一个用于覆盖外表面，一个用于充当鼻腔衬里。部分皮瓣区域可以进行去上皮处理，以适应局部外形，并且可以包裹骨移植物支撑眶底。

- 也可以应用血管化骨皮瓣移植修复，应用这种方法可以减少骨吸收。
- 肿瘤切除后评估遗留缺损的大小，并据此设计皮瓣。设计皮瓣时需注意血管蒂的长度，应保证血管蒂有足够的长度，以更好地与受区血管吻合，并注意设计内侧及外侧皮岛的大小。
- 解剖颈部受区血管或颞浅动脉，为进行显微血管吻合做准备。
- 如果需要进行眶底重建，可以使用纸板或锡片（铬线的包装物）描记缺损形状和大小，并制成临摹片。
- 在该临摹片的辅助下在髂嵴或颅骨外板处截骨。
  - 由于髂骨内板的厚度和自然弧度均能满足临床需求，因此适用于大多数病例。
  - 即使神经外科医生已经切取并应用了颅骨瓣，从髂骨内板处仍然可以很容易地切取骨移植物。
- 应用骨移植物修复眶底缺损，采用微型板（推荐使用自攻钉）或钢丝固定。
- 皮瓣血管蒂经皮下隧道与受区血管吻合。
- 按术前设计切取前臂桡侧皮瓣，松开止血带后再灌注20～30min。
  - 血管蒂用蓝色染料标记，以便血管蒂穿过。在这个过程中，应防止血管蒂扭转。
- 在血管蒂长度和受区血管确定后，彻底止血，皮瓣断蒂后转移至头颈部。
  - 谨慎地将血管蒂穿过皮下隧道，避免扭转。
- 小心地将皮瓣嵌入缺损区（完全性或部分性），注意保证血管蒂的长度。
- 按标准方法进行显微外科血管吻合。

操作步骤

Ⅱ型缺损（上颌骨次全切除术后缺损）

- 此类缺损累及上颌骨下部，包括腭部（**图9–3**）。
  - 对于保留上颌前部突起的半侧腭部缺损（即切除两侧尖牙后方的上颌骨），可以采用软组织瓣修复。由于是中等程度的缺损，当应用软组织瓣修复时，通常需要有比前臂桡侧皮瓣更多的软组织（肥胖人群的前臂桡侧皮瓣的软组织量足够）。
  - 对于导致面部突度消失的前腭部缺损，最好采用骨皮瓣[11]或赝复体进行修复。
- 纵向腹直肌皮瓣或股前外侧皮瓣是修复Ⅱ型上颌缺损的较好方法。
  - 应根据皮瓣供区的结构特点（如软组织厚度）和缺损所需要的组织大小来确定修复的方法。
  - 在切取股前外侧皮瓣时可以携带部分股外侧肌，用于填充上颌窦。同样，腹直肌的一部分也可用于填充上颌窦。
  - 一般来说，与使用肌肉进行容量填充相比，作者更推荐使用脂肪组织进行容量恢复。因为肌肉移植后可能发生肌肉萎缩，进而导致面部容积丧失。
  - 同样，由于很可能发生肌肉萎缩，并导致面部容量丧失，因此在肥胖人群中应尽量避免单独使用肌皮瓣移植。在这些病例中，前臂桡侧皮瓣是更好的选择。
- 将皮瓣血管蒂通过下颌骨内侧（即软腭后方）到达颈部受区血管附近是最短路径。也可以使用颞浅动脉，但是血管蒂的走行方向使得皮瓣就位较为困难。
  - 最好在皮瓣就位之前，先将皮瓣血管蒂穿过皮下隧道。
- 应用腹直肌皮瓣或股前外侧皮瓣修复腭部缺损时通常为纵向放置。
  - 在通常情况下，需要应用宽度为4～5cm的皮岛进行半侧腭部修复。
  - 应避免使用过宽的皮瓣，以免导致腭部向口腔凸出，不利于术后进食和牙齿修复。
  - 修复的目标是重建具有一定弧度的腭部。但是采用软组织皮瓣修复后往往不能一期达到这个要求，常需要进行二期修复。

Ⅲ型缺损（上颌骨全切除术后缺损）

ⅢA型缺损（眶内容物保留）

- 此类缺损为包括腭部及眶底在内的全部上颌骨缺损（**图9–4**）。保留了眶内容物，因此眶底重建十分必要，以避免眼球异位和复视，保证双眼同时视物。
- 重建的目标包括重建眶底、封闭眶–鼻相通处和眶–口腔相通处、修复腭部、修复颧骨外形，有时还包括恢复皮肤覆盖。
- 眶底可用上述颅骨外板或髂骨内板进行重建。
  - 这些骨移植物夹在保留的眶内容物与游离皮瓣之间。

▪ 也可以采用同侧颞肌瓣覆盖骨移植物下极，并将其与上颌窦分开，并采用赝复体封闭口鼻交通处[1,12]。此方法适用于不适合进行游离皮瓣移植或不需要进行术后放疗的患者。

Ⅲ B型缺损（上颌骨全切除术或上颌骨扩大切除术合并眶内容物切除术后）

- 此类缺损包括整个上颌骨、眼眶和眶内容物的全部切除（**图9-4**）。
  - 前颅底/眶顶缺损导致脑部或硬脑膜暴露，需即刻覆盖。
  - 被覆软组织缺损区范围巨大，包括眼睑、鼻外侧、上唇和口角。
- 重建的目标包括重建鼻部和腭部衬里、覆盖脑组织或硬脑膜，有时还包括恢复皮肤覆盖。
- 在Ⅲ型缺损中，如果保留了颧突，将保留颧部的突度。
  - 可以采用软组织瓣恢复颧部的突度。但是如果术后进行放疗，皮瓣有可能发生萎缩，需要再次进行手术治疗[1]。
- 为了修复贯通性缺损并封闭眶部，可将皮瓣折叠后移植至缺损区，以提供被覆和衬里。
- 游离皮瓣可以填充上颌窦的空腔，消除无效腔，并形成多个皮岛，提供鼻腔和腭部衬里以及皮肤表面的覆盖。
- 游离腹直肌皮瓣的血供稳定而且可靠。
  - 组织瓣中丰富的皮肤穿支允许设计多个皮岛，并保证其多样性和可靠性，用于修复腭部和鼻腔衬里，并覆盖皮肤缺损区[12]。血管蒂的长度通常足以与同侧颈部血管吻合，在某些病例中可以延长血管蒂以修复颅骨缺损，通常不需要移植静脉即可到达颈部血管处[13]。
  - 皮瓣的主要缺点是在某些患者中过于臃肿，需要二次修薄。
  - 另外，单纯游离皮瓣未携带血管化骨段，无法重建眶底支撑，不能植入牙种植体（**图9-6**）。需要

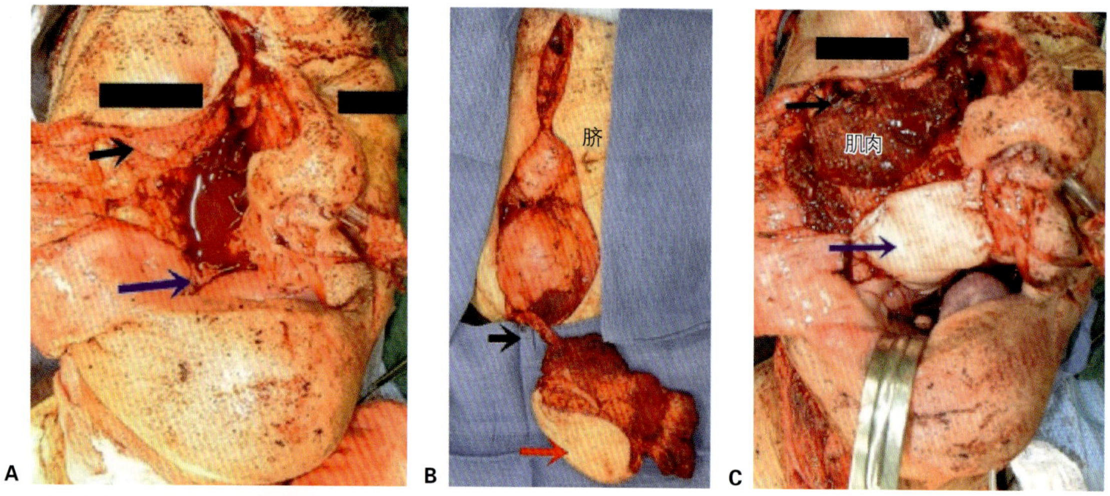

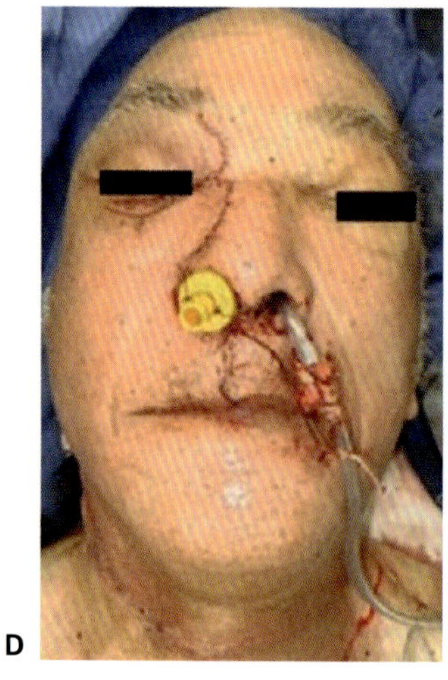

图9-6 **A.** 图中病例为上颌骨全切除术后缺损，保留眶内容物（Ⅱ型缺损）。眶底（黑色箭头）和腭部（蓝色箭头）缺损，需要进行修复重建。**B.** 掀起纵向腹直肌皮瓣，皮瓣以腹壁下血管为蒂（黑色箭头）。设计皮岛（红色箭头）用于修复腭部缺损。**C.** 皮瓣就位后外观。以皮岛修复腭部缺损（蓝色箭头），眶底以钛网修复，钛网头侧为眶内容，尾侧为游离皮瓣。用肌肉组织填塞无效腔。**D.** 皮肤缝合完成后的外观

同时植入非血管化骨移植物，以重建眶底，也可以设计安装牙齿假体（义齿），以改善咀嚼功能[14,15]。

- 以旋股外侧动脉为蒂的游离皮瓣可以提供足够体积的软组织以及足够长的血管蒂。
  - 一根血管蒂可以携带多个皮岛和肌肉，这些血管来源于旋股外侧动脉的横支和降支。
  - 如果携带的脂肪组织过多可以造成皮瓣臃肿[16]。
  - 与腹直肌皮瓣类似，应用这种软组织瓣时需要同期植入非血管化骨移植物（**图9–7**）。
- 股前外侧（ALT）皮瓣的主要动脉来源是旋股外侧动脉降支，ALT皮瓣是重建中面部/上颌骨的万能皮瓣。
  - 为了获取足够长的血管蒂，须将血管剥离至其在旋股外侧动脉起源的分叉部位。
  - 通过合理地设计穿支血管，一般可以切取足够长的血管蒂，以保证与面动脉进行顺畅的吻合。
  - 如果颞浅动脉保留完好，也可以作为受区血管。应用该血管将使显微血管吻合操作更为方便。
- 在术前需要评估大腿外侧皮下组织的厚度。该部位组织厚度受年龄、性别以及脂肪含量等因素的影响。
- 皮瓣厚度对于上颌骨/中面部重建非常重要。因为在重建时常需要将皮瓣折叠处理，以适应上颌骨复杂的形态和结构（呈六面体结构）。
- 皮瓣设计时应考虑血管蒂的位置以及与受区血管的关系。错误的设计将会增加修复重建的难度。
  - 需要保证可以轻易地折叠皮瓣，以提供被覆及衬里（**图9–7B**）。
- 在筋膜上层剥离可以切取更薄的皮瓣，并使切取过程更为容易。
  - 优点是在供区部位可以很好地保持大腿部的外形，特别是在需要植皮修复时更是如此。
  - 另一方面，切取深筋膜可以用来修复硬脑膜的缺损。
- 使用股前外侧皮瓣进行重建后，皮瓣区往往会较为臃肿，常需要进行二期修薄操作，以使其更为美观。

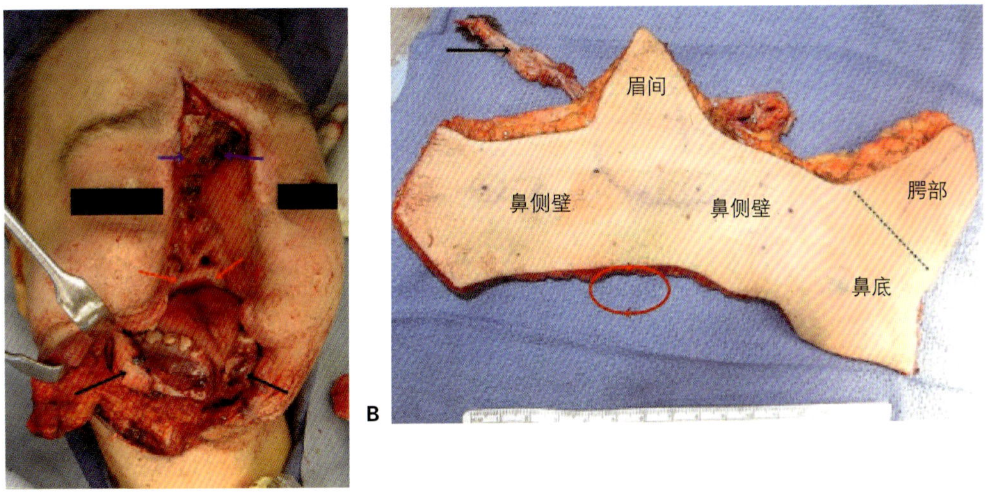

A B

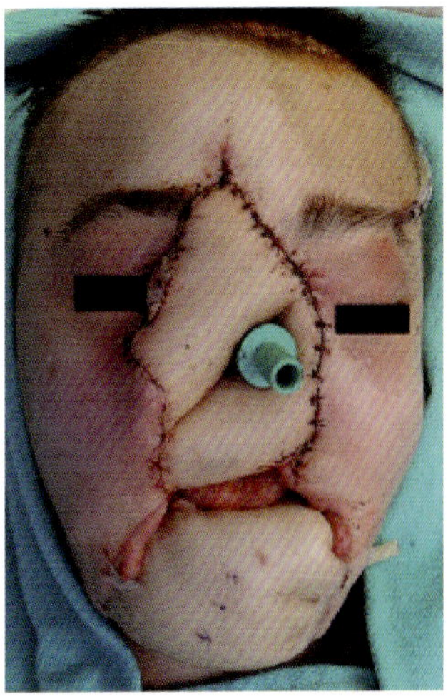

C

图9–7 **A.** 中面部高能量不规则损伤，损伤部位包括颅底、鼻部、腭部、下颌骨和牙槽突。黑色箭头指示的部位为残余的下颌弓，红色箭头指示的部位为残余的腭后部结构，蓝色箭头指示的部位为颅底。**B.** 切取游离股前外侧皮瓣后，制成管状并进行折叠，重建鼻腔外侧壁、鼻底和腭部。黑色箭头指示的部位为血管蒂。虚线指示的部位为皮瓣折叠的轴线，一侧形成鼻底，一侧形成腭部。红色椭圆指示的部位为将皮瓣卷成管状以形成鼻部通道的边缘处。**C.** 修复后早期术后外观。下唇及下颌采用游离腓骨瓣进行重建

操作步骤

- 即使进行了复杂的皮瓣设计，供区并发症也较为少见。
- 以旋髂深动脉为蒂，携带腹内斜肌的游离髂骨瓣可提供血管化骨瓣用于重建眶底，同时为牙种植体植入提供足够的骨组织基础。
  - 腹内斜肌可以用于填充无效腔及封闭口鼻相通的腔隙。
  - 移植后肌肉表面发生上皮化，可以恢复接近正常的衬里结构。
  - 切取该组织瓣的过程较其他皮瓣更为复杂，而且血管蒂长度有限[5]。
- 可以采用以肩胛下动脉/胸背动脉为蒂的组织瓣。
  - 背阔肌、前锯肌和大圆肌可连同肩胛骨一同被切取。由旋肩胛动脉或肩胛下角动脉供血，供应结构包括多条肌肉和所携带的骨组织。
  - 肌皮瓣或穿支皮瓣可以携带皮肤结构。
  - 该骨瓣的骨组织量比髂骨瓣少，但血管蒂较长。
  - 虽然该皮瓣分离过程较游离髂骨瓣容易，但是其缺点是两组手术团队不能同时进行手术。另外，肩关节在术后早期会有运动受限问题[5,17,18]。

Ⅳ型缺损（眶部和上颌骨切除术后缺损）

- 此类缺损上颌骨上部和眶部全部缺如，腭部完整（**图9–5**）。
  - 脑或硬脑膜暴露者需即刻修复。
- 重建的目标包括封闭前颅窝（封闭口鼻颅交通）、恢复鼻腔气道、重建腭部、填塞上颌窦以及恢复皮肤覆盖。
- 游离皮瓣需要较大的体积，并且需要设计多个皮岛，以达到重建目标，并填塞遗留的无效腔。游离腹直肌皮瓣修复该缺损有较多的优势。
  - 最重要的是可以延长血管蒂长度，在颅面部大面积缺损的情况下，保证血管蒂顺利到达颈部，与颈部血管进行吻合。
- 以旋股外侧动脉供血的游离股前外侧皮瓣是可供选择的皮瓣，该皮瓣具有较长的血管蒂，还可包括肌肉及筋膜，可允许多样设计，并提供足量的软组织而不会造成供区坏死。
- 关于腹直肌皮瓣的血管纵向走行，在Ⅱ型缺损修复内容中已有介绍，该血管蒂应在下颌骨内侧缘下行至颈部，之后与受区血管吻合。

重要的面部软组织缺损修复

上唇和口角缺损

- 所有类型的上颌缺损均可见上唇及口角的缺损。
- 口轮匝肌的重建从功能重建的角度来说十分重要，能够维持口腔的功能，避免流涎，提高患者的生活质量。
- 目前，尚无法应用口唇组织以外的方法有效地重建口轮匝肌的功能。
- 使用剩余组织来重建口轮匝肌功能（Estlander瓣或Karapandzic瓣）适用于所有类型的上唇缺损，除非口唇缺损面积超过80%[1,14]。
- 使用游离皮瓣进行重建会造成口腔功能不全、流涎及其他功能异常[1]。
- 与口腔功能不全带来的后遗症相比，小口畸形通常容易被患者所接受[1]。

眼睑缺损

- Ⅰ型、Ⅲ型或Ⅳ型缺损可见眼睑受累。
- 在ⅢB型及Ⅳ型缺损中，眼睑缺损是眶内容物摘除手术的后遗症。眼睑重建仅仅能覆盖义眼，通常效果不佳。
  - 胶黏型义眼是一种较为理想的修复方案[1]。
- 在其他类型的上颌缺损中，眼睑通常是保留的，但是睑外翻是游离皮瓣移植后常见的并发症。在这些患者中，常需要进行二期睑板移植、皮肤移植及内外眦锚着固定。

鼻缺损

- 在不同类型的上颌缺损中，鼻部缺损的程度不尽相同。
- 在鼻部修复时需兼顾气道功能重建和外鼻的美容重建。
- 病损同侧的局部组织（鼻唇沟皮瓣、黏软骨膜中隔瓣）通常无法应用。
- 如果上颌修复与鼻再造同期进行，效果往往不佳。
- 可以采用赝复体进行鼻部修复，也可以采用延期修复的方式，例如采用对侧额部皮瓣或游离皮瓣进行延期修复。

要点与难点

口腔功能	■ 上颌缺损累及口唇或口角时会严重影响口腔功能，并造成持续地流涎。对于口唇上部或下部少于80%的缺损，最好采用Estlander瓣或Karapandzic瓣恢复口轮匝肌的开闭口功能，而不是简单地将游离皮瓣缝合至口唇处，否则将影响口腔功能。口角切除术后可能造成小口畸形，常见于口唇大部分已被切除和进行术后放疗的患者。与持续流涎相比，小口畸形带来的问题要少。
口腔衬里	■ 在涉及口腔的复合组织缺损中，修复口腔衬里对上颌重建非常重要。建议采用距离血管蒂最近且血液供应最为可靠的组织进行修复[12]。首先便于满足血管蒂长度的需求，其次降低了发生口腔瘘的风险。应用后允许患者早期进食，同时避免了显微外科吻合口附近的污染，降低了继发性出血的风险。与因口腔衬里坏死导致的口腔瘘、口腔禁食、感染和二次出血风险等情况相比，被覆皮肤的坏死以及采用游离皮瓣进行二次修复更为容易。
牙齿重建	■ 保留病损同侧的尖牙及至少一颗磨牙对于牙齿的重建非常重要，以便于使其他牙齿的固定更为有序和可靠。 ■ 对于接受腭部软组织重建的患者，恢复腭部的弧度将有助于牙齿的修复和义齿的制备。必要时可以通过吸脂和皮肤修薄术对外形加以修正。
睑外翻	■ 为减少该并发症的发生，需要为颊部提供足量的皮肤，并可以将皮瓣锚着固定在骨骼上。眦固定术或眦整形术均有助于减少该并发症的发生。 ■ 植皮、睑板条移植或眦固定/眦整形术等二次修复方法均可以减轻术后睑外翻畸形。
眼球位置异常	■ 为了使眼球获得良好的支撑，并避免引起这种并发症，需要在适当的水平和最佳的深度进行准确的眶底重建。髂骨内板和颅骨外板所具有的弧度与眶底接近，强度足够，可以避免咀嚼时移植物发生移位。将骨移植物固定到残余的骨结构上难度较大，必要时可以采用沟槽嵌入技术（tongue in groove technique）[14]。
腭部衬里	■ 须准确评估修复腭部所需的皮肤量。修复腭部的皮肤应略小于或等于缺损大小，避免皮肤在口腔内脱垂而造成语言功能障碍。将皮瓣悬吊至颅底处进行缝合是避免出现这种并发症的一种有效方法。

术后注意事项

- 由于早期干预能使皮瓣危象挽救的成活率大大增加，因此术后须应用肉眼观察、多普勒超声检查以及红外光谱仪等方式密切观察游离皮瓣的血运状况。
- 须注意避免术后在颈部或耳前区域压迫血管蒂。术后使用枕头时应注意避免压迫颈部血管蒂（或者不使用枕头）。应避免在气管切开后固定线在颈部打结，并且避免应用其他环绕颈部的敷料。
- 患者保持在头部抬高位，并监测血流动力学变化情况。
- 如果有气管切开，须进行气管切开的常规护理，并给予营养支持。
- 术前完成语言、牙齿和营养学评估，术后早期开始康复训练，以改善患者的预后。

治疗效果

- Cordeiro和Chen回顾了在斯隆凯特琳癌症中心因肿瘤切除后遗留中面部缺损而采用皮瓣修复的患者，共有100例[14]。
  - 应用自体游离皮瓣移植的大多数患者对于术后效果表示满意。
- 大多数进行腭部修复的患者（43/44）恢复了清晰的语音，特别是缺损范围不到腭部一半时修复效果更好。最大限度地保留软腭有助于术后语音的恢复，并防止术后出现腭咽功能异常。
  - 当腭部缺损超过一半时，建议覆盖缺损的皮岛大小与缺损面积相同或比缺损面积略小，以避免口内组织臃肿。必要时可以将皮岛固定于颅底[1,14]。
- 大多数患者在术后可以进食软质食物（47/50）。
  - 在大多数需要进行唇部切除的上颌缺损患者中，采用唇部交叉瓣可使口腔功能得以保留和恢复（11/12）。
  - 部分患者出现了小口畸形（3/12）[14]。
- 在接受眶底重建的患者中，部分出现了轻度的垂直向或水平向复视（分别为1/12和4/12），但患者的生活没有受到明显的影响[1,14]。
- 部分患者出现睑外翻（10/21），其中大部分为轻度到中度（70%）。
  - 严重睑外翻的患者（30%）需要进行植皮、睑板条移植或眦固定/眦整形术[14]。

- 对70位患者进行了术后美学评估。41位患者评估结果为优秀（58.6%），25位患者评估结果为良好（35.7%），4位患者评估结果为一般（5.7%）。
  - 术后外观在很大程度上取决于皮肤的切除量，以及是否切除了眼睑、口唇或眼球[14]。

并发症

- 游离皮瓣坏死，通常需要进行二次游离皮瓣修复。
- 睑外翻。
- 眼球位置异常。
- 眼球内陷。
- 腭咽闭合不全。
- 言语功能受限。
- 鼻腔反流。
- 流涎。
- 小口畸形。
- 皮肤颜色和质地不匹配。
- 皮瓣臃肿。

参考文献

[1] Cordeiro PG, Santamaria E. A classification system and algorithm for reconstruction of maxillectomy and midfacial defects. *Plast Reconstr Surg*. 2000;105(7):2331–2346.

[2] Rodriguez ED, Martin M, Bluebond–Langner R, et al. Microsurgical reconstruction of posttraumatic high–energy maxillary defects: establishing the effectiveness of early reconstruction. *Plast Reconstr Surg*. 2007;120(7 suppl 2):103S–117S.

[3] Danino AM, Servant JM. Reconstruction of the maxilla with prefabricated scapular flaps in noma patients. *Plast Reconstr Surg*. 2009;123(6): 1879–1880.

[4] Gastman B, Hashem AM, Djohan R, et al. Malignant pyoderma associated with granulomatosis with polyangiitis (Wegener granulomatosis) as a unique indication for facial vascularized composite allotransplantation. *Plast Reconstr Surg*. 2016;137(6):1007e–1015e.

[5] Brown JS, Shaw RJ. Reconstruction of the maxilla and midface: Introducing a new classification. *Lancet Oncol*. 2010;11(10): 1001–1008.

[6] Moreno MA, Skoracki RJ, Hanna EY, Hanasono MM. Microvascular free flap reconstruction versus palatal obturation for maxillectomy defects. *Head Neck*. 2010;32:860–868.

[7] Gastman B, Djohan R, Siemionow M. Extending the Cordeiro maxillofacial defect classification system for use in the era of vascularized composite transplantation. *Plast Reconstr Surg*. 2012;130(2):419–422.

[8] Levine JP, Bae JS, Soares M, et al. Jaw in a day. *Plast Reconstr Surg*. 2013;131(6):1386–1391.

[9] Chang Y–M, Coskunfirat OK, Wei F–C, et al. Maxillary reconstruction with a fibula osteoseptocutaneous free flap and simultaneous insertion of osseointegrated dental implants. *Plast Reconstr Surg*. 2004;113(4):1140–1145.

[10] Roumanas ED, Markowitz BL, Lorant JA, et al. Reconstructed mandibular defects: fibula free flaps and osseointegrated implants. *Plast Reconstr Surg*. 1997;99(2):356–365.

[11] Cordeiro PG, Bacilious N, Schantz S, Spiro R. The radial forearm osteocutaneous "sandwich" free flap for reconstruction of the bilateral subtotal maxillectomy defect. *Ann Plast Surg*. 1998; 40(4):397–402.

[12] Patel NP, Matros E, Cordeiro PG. The use of the multi–island vertical rectus abdominis myocutaneous flap in head and neck reconstruction. *Ann Plast Surg*. 2012;69(4):403–407.

[13] Cordeiro PG, Santamaria E. The extended, pedicled rectus abdominis free tissue transfer for head and neck reconstruction. *Ann Plast Surg*. 1997;39(1):53–59.

[14] Cordeiro PG, Chen CM. A 15–year review of midface reconstruction after total and subtotal maxillectomy. *Plast Reconstr Surg*. 2012;129(1):124–136.

[15] Cordeiro PG, Sanatamaria E, Kraus DH, Strong EW. Reconstruction of total maxillectomy defects with preservation of the orbital contents. *Plast Reconstr Surg*. 1998;102:1874–1884.

[16] Broyles JM, Abt NB, Shridharani SM, et al. The fusion of craniofacial reconstruction and microsurgery. *Plast Reconstr Surg*. 2014;134(4):760–769.

[17] Uglesić V, Virag M, Varga S, et al. Reconstruction following radical maxillectomy with flaps supplied by the subscapular artery. *J Craniomaxillofac Surg*. 2000;28(3):153–160.

[18] Clark JR, Vesely M, Gilbert R. Scapular angle osteomyogenous flap in postmaxillectomy reconstruction: defect, reconstruction, shoulder function, and harvest technique. *Head Neck*. 2008;30(1):10–20.

[19] Cordeiro PG, Santamaria E. Primary reconstruction of complex midfacial defects with combined lip–switch procedures and free flaps. *Plast Reconstr Surg*. 1999;103(7):1850–1856.

第5部分　下颌骨

下颌骨缺损CAD/CAM辅助游离腓骨瓣移植修复术

Mandible Reconstruction With Fibula Free Flap Using CAD/CAM Techniques

Jamie P. Levine, David L. Hirsch, and Lawrence E. Brecht

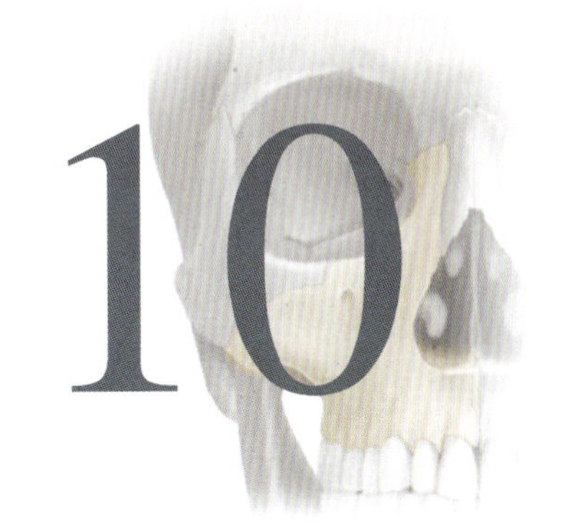

概述

- 近年来，随着影像技术、计算机辅助设计/计算机辅助制造（CAD/CAM）程序和3D打印技术的发展，使头颈部复杂性骨缺损的术前三维虚拟设计成为现实[1–5]。
- 为了辅助并简化修复过程，术前可借助上述方法准确地制备术中模型，并定制手术装置。术前虚拟手术设计和预制导板优化了头颈部骨组织缺损的修复步骤，同时提高了修复的精细化程度[6]。
- 传统的修复重建手术有着很长的学习曲线，因为即使是很小的误差也可能严重影响术后效果。因此，CAD/CAM技术的发展有着重要的意义。
- CAD/CAM虚拟手术设计还增加了整形科与肿瘤科和口腔科合作的机会，从而使修复手术计划更为统一。应用该方法可以为复杂性缺损提供更具创造性的解决方案，而之前对于此类缺损的修复方法通常难以在术前进行可视化设计[7,8]。
- 本章将详细介绍使用CAD/CAM技术辅助游离腓骨瓣移植修复下颌骨缺损的基本过程。其应用方法也可以推广至其他骨组织修复领域。例如，可以用于切取髂嵴或肩胛骨等进行骨组织修复，或用于修复头颈部其他部位的骨缺损（如上颌骨）。

相关解剖

- 下颌骨。
  - 下颌骨具有复杂的三维结构，它以两个对称的关节与颅底相连，形成颞下颌关节（**图10–1A**）。
  - 一侧下颌骨体部和颏部含有16个牙槽窝，为下颌牙齿附着处。下颌升支和髁状突与颅底形成关节结构。
  - 下颌骨体部可见两个骨孔。
    - 下颌孔位于下颌升支内表面，下牙槽神经通过此孔进入下颌骨。

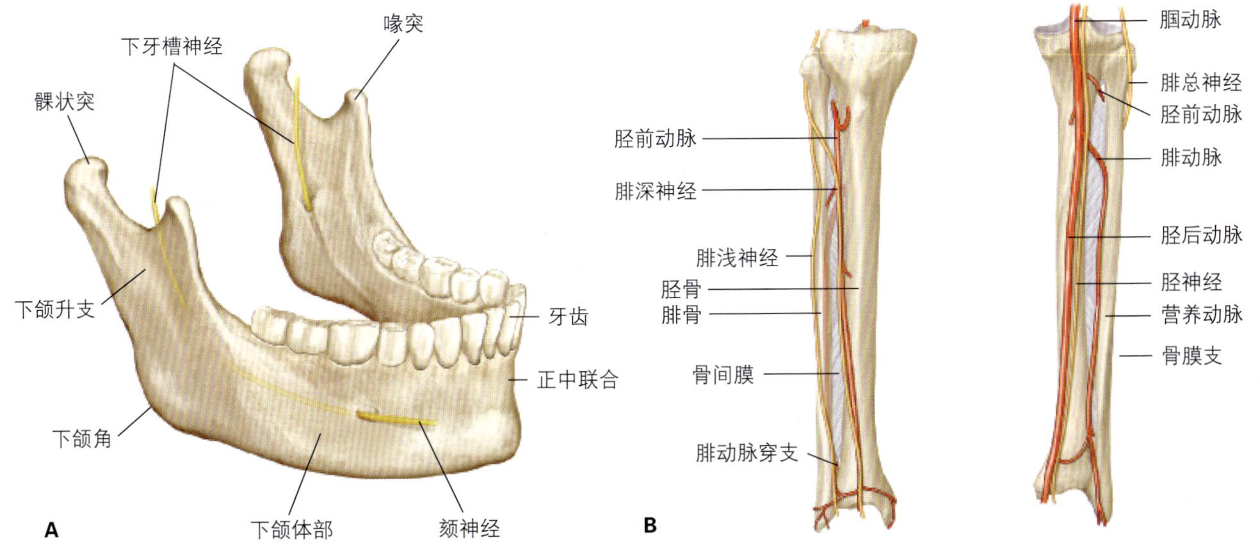

图10–1　**A.** 下颌骨解剖。**B.** 腓骨瓣解剖

  - 颏孔位于下颌体外表面、第二前磨牙下方。下牙槽神经在此穿出下颌管，成为颏神经。
 - 下颌骨上有多个肌肉的附着点，其中包括咀嚼肌，这些肌肉的作用是协调下颌骨运动，完成咀嚼功能。
 - 下颌骨中央的血供来源呈多源性，包括下牙槽动脉和骨组织周围所附着肌肉的骨膜支。
- 腓骨瓣。
 - 对于大多数患者来说，腓骨是进行下颌骨重建的最佳选择[7,9]。其原因如下：①腓骨有双血供来源，有来源于骨膜的血管和来源于中心的血管。这一血供特点使腓骨可根据不同缺损形状进行截骨而不会坏死。②可获取足够的长度（20～25cm），可用于修复下颌骨次全切除后的骨缺损。③血供稳定，血管较粗。④有足够的骨质储备用于牙齿重建。⑤腓骨截骨术可与肿瘤切除术同时进行。
 - 腓骨的双血供特点使术者可以根据下颌骨缺损的程度进行各种形式的截骨。通常来说，腓骨瓣的截骨方式在术前已经设计完毕。
 - 腓骨的血供来自腓动脉和腓静脉（**图10-1B**）。
  - 血管蒂的长度变化较大。主要取决于修复缺损所需要的骨组织量和腓动静脉由胫腓干发出的位置。在一般情况下，血管蒂的长度可通过术前虚拟手术设计和血管造影来确定。

病因

- CAD/CAM虚拟手术设计可用于先天性或后天性下颌骨缺损修复的术前模拟。采用血管化骨瓣进行下颌骨修复的最常见原因是下颌骨恶性肿瘤切除术后缺损（**图10-2**）。
- 下颌骨肿瘤包括原发性骨肿瘤（如骨肉瘤）和由头颈部软组织鳞状细胞癌（如口底癌或舌癌）转移而来的肿瘤，后者更为常见。
- 放射性骨坏死是头颈部放疗后常见的并发症，在一些病例中会导致下颌骨的迟发性缺损。这些患者表现为伤口不愈合或下颌骨病理性骨折。对于其中一些病例，去除坏死的骨组织，并采用血管化骨瓣进行修复，有可能取得良好的效果。
- 造釉细胞瘤、巨细胞瘤、牙源性下颌骨囊肿、牙源性肿瘤等良性病损也可能需要进行下颌骨切除及缺损的修复重建。这些病损虽然不会转移，但是有可能发生局部的侵袭。如果切除范围不够，这些肿瘤较易复发。
- 创伤和较为少见的感染性疾病（如难治性骨髓炎）也可能导致骨缺损或骨不连的情况，需要进行骨组织修复重建。
- 需要进行血管化骨瓣移植的先天性下颌骨缺损较为少见。在大多数情况下，这些缺损只需要进行骨移植或牵张成骨治疗。

病史与体格检查

- 病史及体格检查主要取决于导致疾病的病因。
- 对于所有患者均应仔细评估骨组织供区的血供、软组织质量以及骨量等情况。
- 针对下颌骨缺损情况的评估应包括骨和软组织的需要量、受区血管情况等。还要检查张口度、咀嚼情况、吞咽情况等。
- 应评估牙齿质量和牙齿数量，必要时需到口腔科就诊。
- 应与口腔科医师讨论牙齿重建方案。可以选择在手术即刻植入种植体、延期植入种植体，或进行义齿修复。

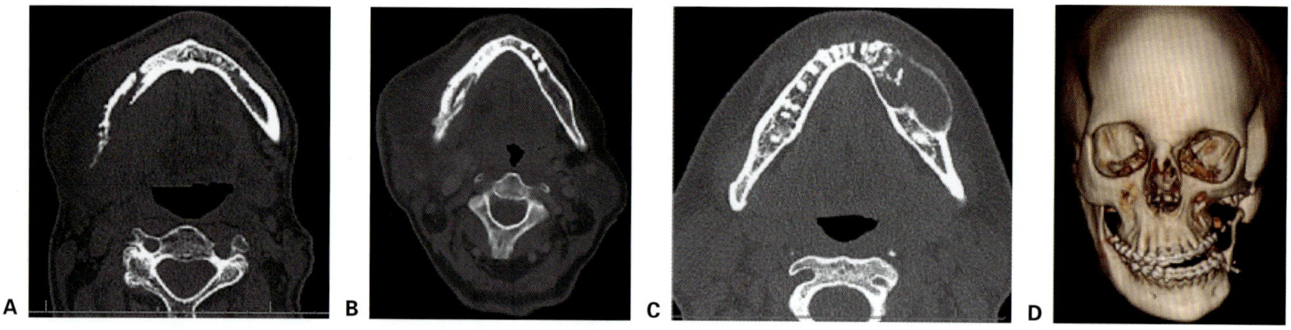

图10-2 下颌骨缺损的常见病因。**A.** 右侧下颌骨放射性骨坏死伴周围组织感染。**B.** 右半侧下颌骨鳞状细胞癌。**C.** 左下颌骨造釉细胞瘤。**D.** Treacher Collins综合征患者，左下颌肋骨移植物吸收

- 应评估和记录内科并发症、既往治疗方案、术后治疗计划和预后等内容。
- 对于放射性骨坏死或者骨髓炎的患者须在术前制订综合治疗方案，包括高压氧治疗、清创、应用抗生素进行抗感染治疗等。

影像学检查

- 下颌骨和腓骨CT扫描（层厚1mm）及三维重建是术前检查及制订修复重建计划的最佳选择。磁共振（MRI）扫描在某些需要评估软组织状况的病例中有较大作用，但是对于骨组织结构评估的作用有限（**图10-3**）[1,2]。
- 下颌骨CT扫描一般不需要进行增强检查，主要用于评估下颌骨形态和预估缺损大小。
- 腓骨瓣的影像学检查通常采用CT血管造影来评估骨形态和血供情况。CT血管造影可以用来评估下肢血管解剖形态（3支主要血管的管径及血流量大小、血管解剖异常）及皮岛穿支血管情况，并可用于确定截骨的部位和皮岛的位置。
- 虽然可以使用标准的腓骨模型进行术前手术设计，但是对患者腓骨进行CT扫描更为准确，因为腓骨形态不同会影响腓骨截骨的角度。

治疗过程

术前设计

- 由肿瘤外科医师、口腔科医师和整形外科医师利用下颌骨和腓骨的CT检查结果进行术前虚拟手术。
- 肿瘤外科医师准确地确定切缘非常重要，因此应参与手术方案的制订。如果不能确定手术切缘，可以准备两种方案，在术中根据解剖形态或肿瘤实际情况修改虚拟手术计划。首先设计一个较“窄”切缘的修复方案。如果术中发现需要切除更大的范围，则可以执行第二种方案，即扩大切除范围的修复方案。采用这种方法需要设计两个不同的截骨导板用于头颈部肿瘤切除和腓骨截骨（**图10-4A**）。
- 在过去，通常仅关注骨修复的位置，目前则考虑得更为全面。在虚拟手术计划时，首先从上下颌的咬合关系开始考虑，然后去除与手术无关的颌骨部分，并模拟手术切除范围（**图10-4B**）。
- 如果计划放置牙种植体，则需与口腔科团队共同确定方案。通常将牙种植体设计在上颌相对应牙齿下面的位置。如果需要建立义齿修复桥，则将种植体均匀分布以平衡受力（**图10-4C、D**）。

体位

- 患者取仰卧位，垫肩，颈部后伸。
- 在手术台上固定衬垫物，使膝关节呈90°屈曲位（**图10-5**），髋部和臀部垫高，辅助固定小腿。
- 衬垫保护骨突起部位及周围软组织。
- 手术台可以自由升降及旋转，以便手术团队、麻醉和护理团队摆放体位。

入路

- 在大多数病例中，腓骨瓣截骨操作可与头颈部切除手术同时进行。从而减少了手术时间，改善了手术效果。但是有时在一些病例中，手术无法同时进行。例如，在某些复杂缺损修复病例中，肿瘤能否切除尚未清楚。对于此类病例，需要在头颈部骨组织切除完成后再开始腓骨瓣截骨操作。

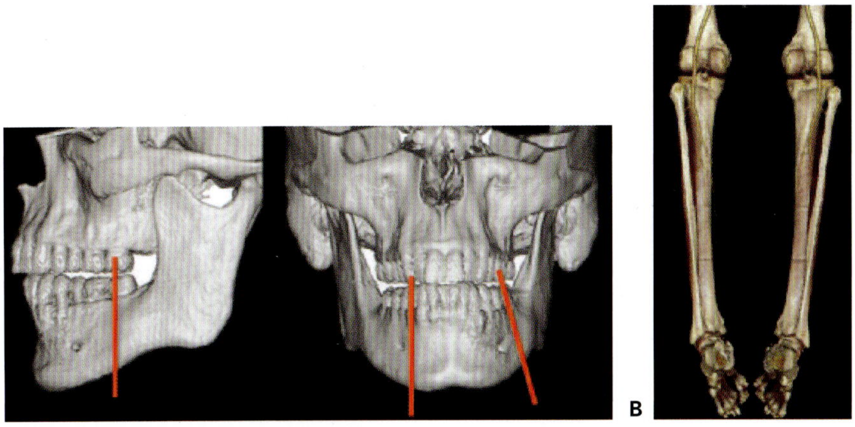

图10-3 **A.** 下颌骨薄层CT扫描三维重建后显示切除区域（红条）。**B.** 下肢血管造影和腓骨解剖

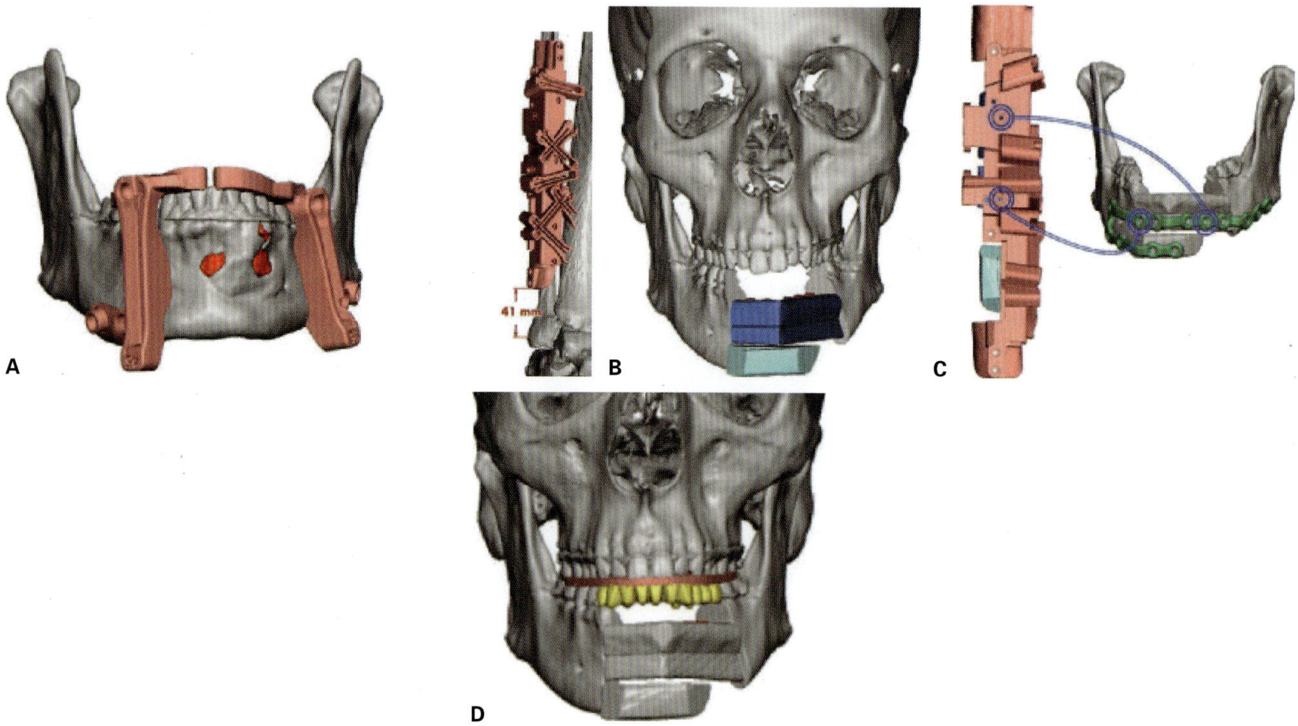

图10-4 **A.** 虚拟手术计划并设计下颌骨（左）和腓骨（右）截骨导板。**B.** 下颌骨重建方案，采用双段腓骨瓣重建下颌骨。将腓骨段沿下颌骨上缘定位以便于种植体的植入。**C.** 带有预制孔的腓骨截骨导板，可辅助预弯板的放置和双段腓骨瓣的定位。**D.** 双段腓骨瓣修复下颌骨缺损并植入牙种植体完成后

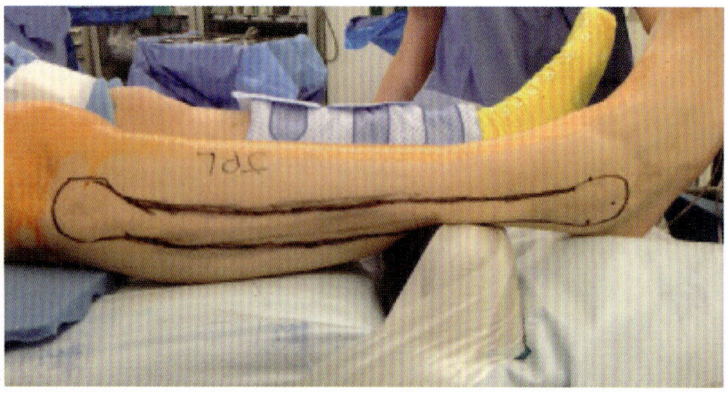

图10-5 手术台上放置衬垫物，辅助固定腓骨

- 在通常情况下，两侧腓骨瓣均可使用，即可切取下颌骨病变同侧或对侧的腓骨瓣。
- 在应用病损同侧腓骨瓣时，将骨瓣血管置于受区颈部外侧，以便于进行血管吻合。此外，由于在顺着骨瓣的方向上肌间隔位于骨的下方（也就是腓骨后方），所以皮岛很容易用于口外组织的修复。同侧腓骨瓣的皮岛也可用作口腔衬里，但是由于需要将肌间隔向上放置并覆盖下颌骨，因此可用于修复口内缺损的皮肤面积有限。
- 在应用病损对侧腓骨瓣（相对于下颌骨缺损区）时，将骨瓣血管置于颈部内侧，必要时可放置于对侧，并与对侧颈部血管进行吻合。此外，在顺着骨瓣的方向，肌间隔位于骨的上方，因此有助于应用皮岛修复口内缺损。
- 如果手术设计合理，在通常情况下一侧腓骨即可满足大多数重建病例的需求。

操作步骤

腓骨瓣切取

设计

- 标记腓骨和后肌间隔，应用多普勒超声定位腓骨远端2/3的皮肤穿支。
  - 这些皮肤穿支的位置可以通过术前CT血管造影检查确认。
- 根据口腔内和口腔外预估缺损的情况，设计皮岛的大小和形状。
- 调整皮岛方向，使标记的皮岛面积能够覆盖口腔内外缺损区域。由于腓骨瓣的皮岛相对于骨结构的活动性有限，因此设计时应非常谨慎。
- 虽然并非所有病例都需要皮岛，但是作者通常常规设计并切取皮岛。皮岛的用处在于一旦需扩大切除组织范围或者考虑剩余软组织的质量不佳时，可

以作为一个备选。另外，皮岛还可用于术后血运监测。

- 在一些病例中，血管化筋膜组织和去上皮的皮岛可用于增加软组织容积，改善局部外形，覆盖金属固定物，以降低固定物被侵蚀或暴露的可能性。

■ 大腿上部放置止血带，在止血带与皮肤之间衬垫Webril或纱布。患者经消毒和铺单完成后，作者通常使用无菌止血带。

- 止血带设定的压力比患者收缩压高约100mmHg。
- 腿部抬高，部分驱血或不全驱血后使用Esmarch绷带阻断血流（作者个人习惯）。

■ 一般来说，肌体可以承受2h的短暂缺血。如果截取骨瓣需要更长时间，可每2h放开止血带恢复血液循环，20～30min后再使用止血带。

切开和掀起皮瓣

■ 临床上常用的是腓骨外侧入路。切开前部皮肤和筋膜，掀起皮肤显露其深面的肌肉，注意勿损伤腓浅神经。

■ 切开腓骨长肌和腓骨短肌，同时对肌肉施加张力，在腓骨前表面留下一条5mm肌袖覆盖腓骨。注意小腿上部结构，避免损伤胫前动脉和胫神经。

■ 切开肌间隔。

■ 切开后部皮肤，将皮肤和筋膜从肌肉组织表面掀起。

- 仔细辨认肌间隔，保留肌间隔内穿支血管。
- 结扎并切断腓动脉比目鱼肌支。

■ 仔细分离腓骨与比目鱼肌，识别并切断从腓血管发至比目鱼肌的穿支动脉及静脉。

■ 识别并分离踇长屈肌。

- 可根据重建的需要量设计并切取踇长屈肌。在一些病例中，需要少量的踇长屈肌进行重建（例如前部缺损），因此需将踇长屈肌仔细从腓骨表面剥离出来。
- 在另外一些情况下，血管化肌肉组织可用于填补软组织缺陷（例如下颌后部缺损或骨髓炎患者）。在这些病例中，切取骨瓣时须连同大部分的踇长屈肌一同切取。

■ 使用摆动锯在腓骨下方和上方进行截骨。在截骨过程中，在近端需要注意保护胫腓干。

- 可以在直视血管主干的情况下，从腓骨下方通过一定的角度进行截骨。
- 在腓骨周围放入牵开器，避免误伤血管。
- 分别在距腓骨近端和远端6cm处截断骨组织。如果在距离腓骨上端或下端少于4cm处截骨，将导致供区关节不稳定，需要进行螺钉固定。

■ 远端以持骨钳夹住骨组织，牵拉肌肉，显露并结扎腓动脉远端。

- 小心切断胫骨后肌，避免损伤向肌肉深部走行的腓动脉分支。

■ 将腓动脉与胫神经及胫后动脉分离。

■ 松开止血带，彻底止血。

下颌骨切除

■ 肿瘤外科医师切开并显露下颌骨，放置并固定截骨导板。

- 根据截骨导板进行下颌骨切除。

■ 必要时进行术中冰冻切片，以确定截骨边缘。

■ 显露颈部受区血管。通常使用的受区血管为颈外动脉分支（面动脉、舌动脉、甲状腺上动脉）和颈内或颈外静脉分支。

腓骨瓣截取

■ 将预制的个性化腓骨截骨导板放置于腓骨上，标记截骨区域和牙种植体的位置。

- 使用两枚单皮质螺钉将截骨导板固定于腓骨上，以避免其移位或旋转，这一步骤非常重要，特别是对于同期行牙种植体植入者（**图10-6**）。

■ 如果计划行牙种植体植入，则使用剥离器或电刀剥离在种植体孔处下方的骨膜。

- 所有的孔和种植体的位置都应精心设计并打印在

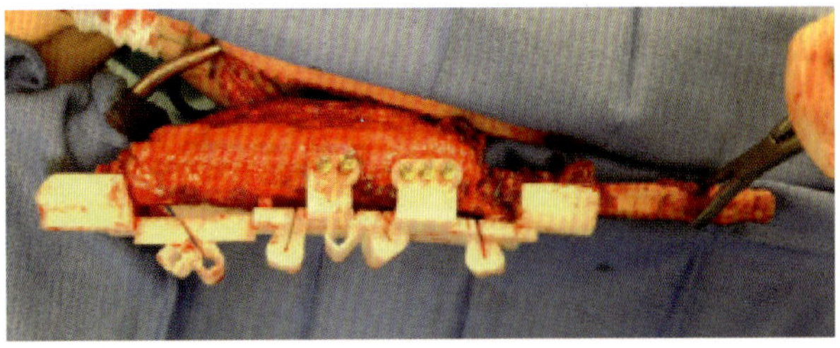

图10-6 腓骨截骨导板就位，在截骨前植入牙种植体

操作步骤

导板上。

- 由于种植体的精准定位对于术后效果的稳定非常重要，因此作者常规在截骨前植入种植体。
- 种植体定位步骤完成后，在拟行腓骨截骨的区域进行骨膜下剥离，以保护血管蒂。
- 用摆动锯进行楔形截骨，用小型钛板进行固定。
  - 或者将骨瓣移植至头颈部缺损区，通过预制重建板辅助固定骨段。
- 在进行上述准备工作时，建议将骨瓣保留在供区，以减少组织缺血的时间。对于一些较为简单的缺损，也可以在结扎血管后，在另一个手术台上进行腓骨瓣截骨。

将腓骨瓣移植至下颌骨缺损处

- 断蒂，将骨瓣转移至头颈部区域。
- 骨膜下分离血管蒂，并将血管置于显微缝合的最佳位置。
  - 注意防止血管蒂与腓骨完全脱离。
- 在大多数情况下，作者使用根据患者情况预弯的重建钛板。
  - 在截骨导板辅助下将重建钛板置于下颌骨缺损区（**图10–7**）。
  - 将腓骨瓣植入缺损处，并与重建板固定。为了达到最佳的贴合，必要时可使用小磨头打磨骨组织边缘。
  - 用单皮质螺钉固定腓骨，每个节段通常用两枚螺钉固定，以防止骨段活动。通常避免使用双皮质螺钉，以防止损伤血管蒂或影响骨组织强度。
- 如果没有预弯板，则可以根据缺损形态弯制2mm厚的重建板（最好是在下颌骨切除之前进行预弯），也可以根据3D打印模型进行预弯。
  - 在这种情况下，可能需要弹性牵引以精准地固定下颌骨，并确保牙齿咬合正常。
- 在采用双层骨段移植增加下颌骨的垂直高度时，需在两骨段之间切除2cm的骨膜组织，以防止血管蒂扭转。
- 在血管再通前进行皮瓣就位（通常在后侧或深部），防止血液再通后出血影响创口的闭合。

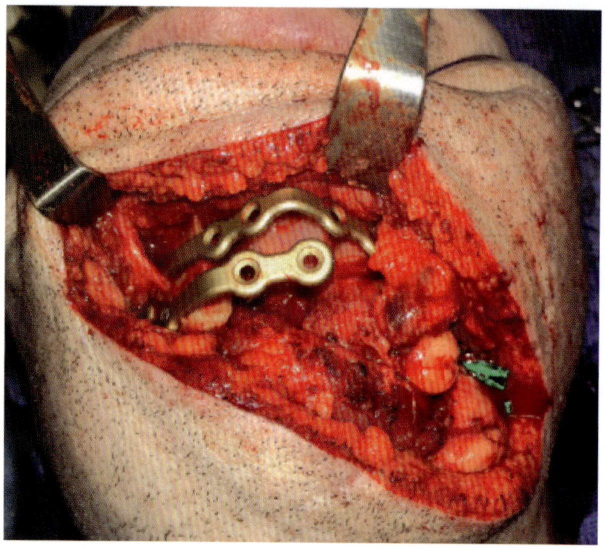

图10–7 从颏下观察个体化重建板的形态，借助重建板将腓骨瓣与下颌骨固定

显微血管吻合和皮岛就位

- 应用显微镜或手术放大镜完成显微血管吻合，观察组织再灌注情况。
- 根据实际情况将剩余的皮岛就位，并适当修剪。仔细关闭口内切口，防止涎漏或复杂性感染等并发症的发生。
- 放置皮肤血运监测用缝合线，以便使用多普勒进行术后血运观察。在皮瓣位置较深或无皮肤穿支的情况下，可以使用植入式多普勒超声进行检测。

种植牙完成

- 如果下颌骨重建与牙种植体植入同期完成，通常在术后4~6个月骨组织正常愈合后，再次手术去除种植体表面组织，显露种植体[3]。
- 对于小部分良性肿瘤，如果全部或大部分黏膜组织未受累，可以进行一期腓骨瓣重建和种植体植入，并直接镶装义齿[10]。
  - 对于这些病例需要有良好的软组织覆盖，以保护种植体周围和义齿深部，防止唾液渗入。如果不能保证有良好血运的黏膜或筋膜的覆盖，就不能镶装义齿。在这种情况下最好采用有良好血运的皮岛进行覆盖。

要点与难点

影像学检查时间	■ 术前CT扫描的时间应与虚拟手术设计和手术实际时间接近，以防止切除方案发生变化。
设计过程	■ 在术前设计时需要考虑肿瘤或疾病的进展情况，并且预估截骨的边缘。应该与病变切除团队密切合作，并对手术设计给予认可。如果对于安全截骨范围存在疑虑，并且在术中有可能扩大切除范围，可以制订一个备选方案并制备一个备选导板来应对此类情况的发生。
软组织修复方案设计	■ 在制订手术方案时要考虑到软组织的缺损情况。如果要进行复杂的切除手术，口内外需要大量的软组织，则要在原骨瓣切取时尽可能多地携带皮肤组织，或者串联其他皮瓣。绝不能缺少软组织覆盖。
减少软组织需要量	■ 在软组织严重缺失或因放射性损伤导致软组织延展性较差时，可适当减小骨段体积，以最大限度地降低被覆软组织的张力，降低修复的复杂性。
手术设计方案全员认可	■ 在需进行种植体植入和义齿镶装时，对于最初由工程师设计的模拟手术方案，全体治疗团队成员均须同意，包括病变切除团队、修复重建团队和口腔团队。
个体化重建板	■ 随着多骨段重建的广泛应用，手术变得越来越复杂，个体化重建板预制在精准修复重建中发挥着重要作用。
一期植入种植体	■ 在口内软组织健康并且能够在种植体周围实现良好闭合的良性病变和单发恶性病变中，可以进行一期骨整合式种植体的植入。
骨段大小	■ 骨段应至少保持2cm的长度，以保证骨膜的血运良好。
穿支位置	■ 使用虚拟手术计划确定骨段位置。影像学检查可以观察骨组织和血管穿支在空间位置上的变化情况，其结果有助于软组织的设计。皮肤可作为口腔衬里或口外被覆的组织。
腓骨位置和侧别的选择	■ 选择的基本原则是，在两侧腓骨均可使用的情况下，当需要口内皮岛衬里和同侧供血时，由于走行方向的原因，最好选择对侧腓骨。当需要口外皮肤被覆和同侧供血时，最好选择同侧腓骨。手术计划可以根据实际情况进行调整。侧别调整常见于口腔前部缺损修复、皮肤缺损位置发生变化和血液供应侧发生变化等情况，术中须根据实际情况确定哪一侧腓骨最为适合。
提高准确性的方法	■ 当使用多个骨段或有严格的位置要求（例如同期植入种植体）时，在手术操作过程中，可以使用中间导板以确定修复的位置。此外，预制引导孔和重建板也都有助于提高修复的准确性。
血管剥离	■ 应尽可能剥离最大长度的腓动脉，向上直至其与胫后动脉连接处。
双层骨段移植	■ 当进行双层骨段移植时，至少需去除2cm的骨膜组织以保证骨瓣可以适当地旋转。
种植体设计	■ 设计种植体植入位置时应自上而下进行，需要根据上颌牙列位置确定其位置。如果骨瓣位置设计不当，则种植体的位置也可能恰当。
种植体植入	■ 如果同期植入种植体，应在截骨前放置导板和植入种植体。这样做将有助于保证操作的准确性。

术后注意事项

- 术后监护程度取决于患者的基本健康状况。在大多数病例中，术后不需要进行ICU监护，否则有可能推迟患者下地行走的时间和拔除气管切开套管的时间。
- 在术后第一周应限制头部活动范围在25°之内。头部应保持在正中位，须避免血管蒂受压。
- 通过体格检查观察皮岛颜色，采用笔式多普勒监测组织瓣血运，也可直接针刺皮岛后观察其出血情况。对于有植入式多普勒的患者，仍可以评估皮岛的颜色和毛细血管充盈反应。术后前几天应每小时检查皮瓣血运，随后可减少至每2～4h 1次。
- 在手术结束后将足踝部用石膏或玻璃纤维夹板固定在中立位。
  - 也可以在术前预订行走型踝足矫形器（AFO），以便患者可以在术后早期开始行走。在大多数情况下，物理康复治疗对于改善运动状况和保证早期下地活动的稳定性有较大的帮助。
- 如果供区进行了植皮修复，可以使用VAC 5天，以起到打包加压的作用。患者可以携带着VAC装置下地活动。在去除VAC后需限制走动，直到植皮完全成活。
- 术后1～2个月内须经常抬高供区下肢，并使用ACE绷带进行局部加压包扎。
- 在手术室放置鼻饲管，并通过影像学检查确认鼻饲管的位置是否正确。从术后第1天开始进行鼻饲，直至术后完全恢复。如果进行长时间的鼻饲，需要放置胃管。

- 对于口底组织切除的患者，必要时须进行吞咽功能评估。对于这些患者进行言语/吞咽功能评估是有必要的。
- 一旦口内切口正常愈合，并且气管切开套管已经拔除，就可以恢复经口进食。
- 下颌骨重建的患者需要进行气管切开。拔除气管套管的时间需根据患者恢复的情况而定。在大多数病例中，一旦口内组织和舌部肿胀减轻，就可以在术后3～4天缩小气管切开口的大小。在此基础上，再过1～2天即可拔除气管切开套管。
- 必须避免在气管切开后进行颈部打结固定，以防止压迫血管蒂。在这种情况下，通常采用缝线或皮钉进行套管固定。
- 大多数患者术后7～14天出院。
- 根据患者的术前情况，部分患者可以到康复中心进一步休养。

治疗效果

- 患者通常术后恢复良好[4]。
  - 术后6～8周，患者通常可以恢复正常步行，面部外观趋于稳定。
  - 如果术后需要放疗或者化疗，在术后6～8周开始较为稳妥。
- 口腔功能一般在术后2～4周内恢复正常，特别是舌部正常的患者恢复更快。
- 截骨区在术后3～4个月可达到良好的愈合。
- 如果患者术后进行放疗，则种植体植入需慎重，因为放疗后骨坏死风险较高，容易导致种植体植入失败。
- 除非出现重建板断裂、外露、疼痛、螺钉松动或明显可触及等情况，否则重建板可以长期保留。
- 牙种植体植入后可以达到最佳的重建效果（**图10-8**）。

并发症

- 典型的并发症包括感染、出血、涎漏、咬合错乱、疼痛和神经相关并发症（感觉障碍、罕见的运动障碍）。内科并发症包括肺炎、呼吸疾病、心血管疾病等。供区并发症包括创口愈合不佳、皮片坏死、疼痛和神经血管损伤。供区血管并发症较为少见，但在并发动脉粥样硬化疾病患者中可能发生。

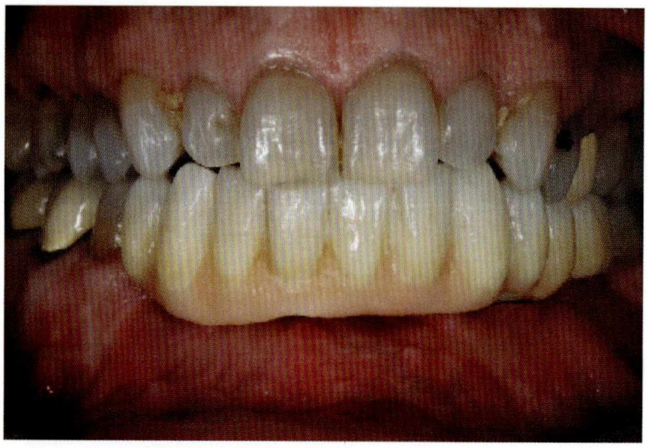

图10-8 牙种植体修复和义齿镶装完成后外观

- 远期并发症包括张口受限、疼痛、言语/吞咽障碍。此外，还可能发生骨不连及与种植体有关的并发症。
- 术后早期有较大的呼吸道损伤风险，尤其是进行了较大范围的前部组织切除或口底组织切除的患者。

参考文献

[1] Bauermeister AJ, Zuriarrain A, Newman MI. Three-dimensional printing in plastic and reconstructive surgery: a systematic review. *Ann Plast Surg*. 2016;77:569–576.

[2] Hirsch DL, Garfein ES, Christensen AM, et al. Use of computer-aided design and computer-aided manufacturing to produce orthognathically ideal surgical outcomes: a paradigm shift in head and neck reconstruction. *J Oral Maxillofac Surg*. 2009;67:2115–2122.

[3] Kamali P, Dean D, Skoracki R, et al. The current role of threedimensional printing in plastic surgery. *Plast Reconstr Surg*. 2016;137:1045–1055.

[4] Pfaff MJ, Steinbacher DM. Plastic surgery applications using threedimensional planning and computer-assisted design and manufacturing. *Plast Reconstr Surg*. 2016;137:603e–616e.

[5] Hidalgo DA. Fibula free flap mandible reconstruction. *Microsurgery*. 1994;15(4):238–244.

[6] Seruya M, Fisher M, Rodriguez ED. Computer-assisted versus conventional free fibula flap technique for craniofacial reconstruction: an outcomes comparison. *Plast Reconstr Surg*. 2013;132:1219–1228.

[7] Avraham T, Franco P, Brecht LE, et al. Functional outcomes of virtually planned free fibula flap reconstruction of the mandible. *Plast Reconstr Surg*. 2014;134:628e–634e.

[8] Sharaf B, Levine JP, Hirsch DL, et al. Importance of computeraided design and manufacturing technology in the multidisciplinary approach to head and neck reconstruction. *J Craniofac Surg*. 2010;21:1277–1280.

[9] Chang EL, Jenkins MP, Patel SA, Topham NS. Long-Term operative outcomes of preoperative computed tomography-guided virtual surgical planning for osteocutaneous free flap mandible reconstruction. *Plast Reconstr Surg*. 2016;137(2):619–623.

[10] Levine JP, Bae JS, Soares M, et al. Jaw in a day: total maxillofacial reconstruction using digital technology. *Plast Reconstr Surg*. 2013;131:1386–1391.

[11] Levine JP, Patel A, Saadeh PB, et al. Computer-aided design and manufacturing in craniomaxillofacial surgery: the new state of the art. *J Craniofac Surg*. 2012;23:288–293.

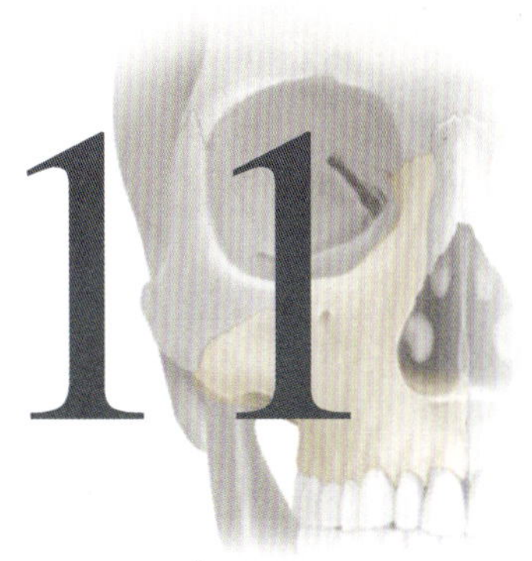

11

下颌骨缺损模板辅助游离腓骨瓣移植修复术

Mandible Reconstruction With Fibula Flap With Templates

Eric G. Halvorson

概述

- 下颌骨重建常用于肿瘤切除术后，也可用于下颌骨创伤后缺损的修复。较为少见的适应证包括骨质疏松症和感染。
- 腓骨瓣移植是下颌骨显微重建的标准方法。
- 尽管文献中已经介绍了多种手术方法，但是闭合楔形截骨术对于许多医生来说仍然不够熟知。
  - 本章介绍了一种使用基于患者原始解剖数据制备的术前模板进行楔形截骨术的方法，该方法操作简单，效果可靠。

相关解剖

- 在第10章中已经详细介绍了有关腓骨瓣的应用解剖，以及在CAD/CAM辅助下完成下颌骨修复重建的基本方法。
- 本章重点介绍如何使用传统模板和闭合楔形截骨术重建下颌骨。

病史与体格检查

- 须评估可能影响伤口愈合的危险因素，包括放射线照射史、吸烟史、糖尿病、类固醇使用史、营养不良和肥胖。
- 既往颈部清扫史可能增加再次手术和血管显露的难度。下肢创伤、手术或外周血管疾病史是应用腓骨瓣的禁忌证。
- 检查口腔情况，分析并预估缺损大小，估算修复所需要的骨组织量和修复衬里所需要的软组织量。
  - 牙列不齐并需要辅助放疗的患者，有可能需要拔除牙齿。
  - 由于手术的目标之一是恢复术前的咬合情况，因此须评估和仔细记录患者的咬合关系。
- 检查下肢远端脉搏情况和皮肤质地。
  - 对于潜在血管疾病患者应进行术前影像学检查，评估下肢3条血管的血流情况。
  - 皮肤较紧或较薄的患者可能需要移植断层皮片来关闭供区。

影像学检查

- 进行颅面CT扫描以评估疾病（肿瘤、创伤性缺损、骨质疏松症、感染）的程度。
  - 三维重建会对诊断有帮助，但不是必须进行的项目。
- 通常进行下肢血管造影（CTA或MRA）以评估3条血管的血流情况。如果这些检查结果仍不够充分，则需进行常规血管造影。
  - 必须保证患者胫前动脉或胫后动脉通畅，并且腓动脉向骨瓣供血良好，才能行腓骨瓣切取移植术。

治疗过程

术前设计

- 肿瘤外科医师和整形外科医师必须进行良好的沟通，以协调围术期计划，包括疾病分期、影像学检查、实验室检查和手术切除范围。
- 对于延期修复的患者（如创伤性缺损），最好有两位外科医师主刀治疗，一位主刀处理缺损区并显露受区血管，另一位主刀切取组织瓣。但并不是必须有两位主刀操作。
- 皮瓣肿胀、吞咽异常和分泌物过多均可能影响呼吸道的通畅，因此围术期需要注意维持气道安全。此外，紧急气管插管可能会影响组织瓣的血运，继而影响修复效果。因此，术前常规进行气管切开，直到创口完全愈合后才能拔除气管套管。

- 在围术期，充足的营养非常重要。
  - 通常在手术结束后放置一根软性鼻胃管或鼻十二指肠管，以便早期开始鼻饲饮食。
  - 如果患者在术前营养不良，可考虑行经皮内镜胃造口置管术。

体位

- 患者取仰卧位，肩颈部垫高。
- 屈髋屈膝，将折叠的毛巾或毯子置于臀下，使髋关节内旋。
- 将衬垫卷或输液袋固定于手术台上，将脚置于其上，保持髋和膝处于屈曲位（并保持内旋），以利于供区的显露和解剖。
- 足跟和下肢的衬垫可避免在较长时间的手术过程中形成压疮。
- 消毒整个下肢，并使用无菌止血带。在必要时可以在大腿处切取断层皮片修复供区。

入路

- 如果缺损为中央型，并且双侧颈部都可提供受区血管，则可以从任意一侧下肢切取腓骨瓣。
  - 由于大多数患者使用右腿进行驾驶等操作，因此优先选择左下肢作为供区。也可以参考血管造影结果选择哪一侧下肢作为供区。
- 通常使用与颌骨缺损部位同侧的组织瓣，这样可以将携带皮肤血管的间隔组织置于外下方。
  - 选择同侧组织时可以采用间隔组织和皮肤覆盖金属固定物，并用来修复口腔内的牙龈/口底部位的缺损。
  - 此外，使用同侧皮瓣时可以将血管蒂置于腓骨瓣外侧，从而使血管处于最佳位置，以便与颈部血管进行显微吻合。
- 使用对侧组织瓣时将间隔组织和皮岛置于内上方，当存在超过牙龈/口底的大面积口腔缺损时，优先选择这种方式。
- 最好由两个小组共同完成手术，以缩短手术时间。
  - 在切除的同时可以进行皮瓣切取，注意两个手术小组保持良好的沟通，并对缺损做出准确的评估。
  - 在切取比预期量更大的组织瓣时要格外小心。
  - 可以在下肢进行原位下颌骨塑形，以缩短手术时间和缺血时间。

操作步骤

维持髁状突位置和咬合关系

- 下颌骨连续性破坏后，由于咀嚼肌牵拉各骨段发生移位，导致髁状突位置异常和咬合关系不佳。在重建下颌骨连续性后，如果髁状突仍然处于明显变化的位置，将导致咬合异常或咀嚼时下颌异常活动。
- 如果在病程中下颌骨外缘没有发生变形，在病变切除之前，可以采用两枚螺钉将预先弯制的重建杆固定到下颌骨切除区两侧的正常骨组织上。
  - 病变切除后，取下重建杆，将腓骨瓣固定在重建杆上面，只要能保持咬合正常并且重建杆和腓骨瓣之间没有较大的间隙（<3mm）即可。
  - 当存在间隙时使用锁定螺钉，以防止骨段变形以及骨段间形成间隙（这种情况比骨与固定杆之间存在间隙的影响更大）。
- 必要时可以在截骨模板辅助下弯制新的重建杆并加以固定，术中有可能需要进行临时性上下颌颌间固定（MMF），以便在骨愈合过程中保持正常的咬合状态。
- 如果病变已经使下颌骨外表面发生变形，可在切除病变下颌骨后行临时颌间固定，目的是为腓骨瓣植入提供正确的髁状突位置和恰当的咬合关系。
  - 对于无牙患者，也可以按照以上介绍的方法弯制重建杆，范围超过肿瘤外界，并固定至正常骨组织。可以使用在截骨模板辅助下弯制的新重建杆。在这种情况下，用于固定重建杆的骨孔应尽可能远离截骨区。
- 如果腓骨瓣植入后可以获得良好的咬合关系，应尽量避免术后进行颌间固定。
  - 重建的下颌骨如果在骨组织固定后出现明显的咬合关系不佳，一般很难通过颌间固定进行矫正。在这种情况下，需要调整骨段固定到金属板上的位置，只有这样才能获得良好的咬合关系。
  - 对于无牙患者，咬合不是主要考虑的因素，不需要完全恢复解剖位置。

制作解剖模板

- 术前打印下颌骨CT水平向切面的图片，并对其外表面进行描记，形成具有明显转折的线性片段（**图11–1A、B**）。
- 根据以上CT图片制备带有转折的下颌骨模板。
  - 可以打印1：1（与实物大小相同）的CT图像，但是截骨角度与放大倍数无关。
- 用经碘伏或氯己定消毒的塑料片（可以取自无菌塑料碗）按照打印的CT片进行临摹（**图11–1C、D**），形成截骨用模板。
- 注意外侧（颊侧）线与内侧（舌侧）线平行，并保持两线之间的距离始终完全一致（理想情况下为1cm）。
  - 连线的转折区是后续步骤的关键点（**图11–1E**）。

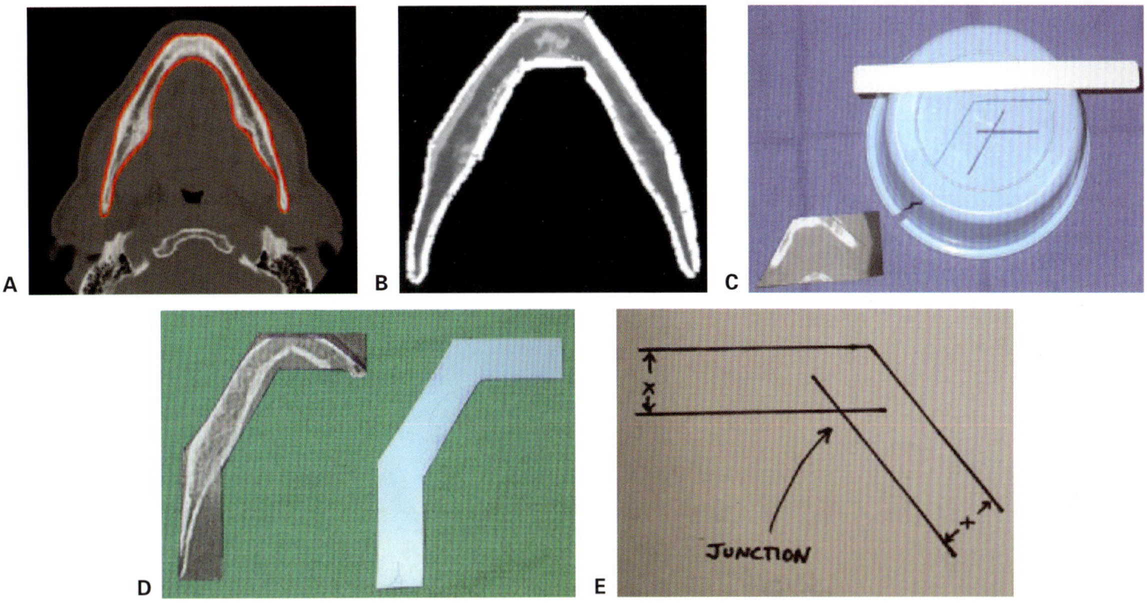

图11–1　术前打印下颌骨CT水平向切面的图片（**A**），并对其外表面进行描记（**B**），形成具有明显转折的线性片段。用经碘伏或氯己定消毒的塑料片（可以取自无菌塑料碗）按照打印的CT片进行临摹，形成截骨用模板（**C、D**）。注意外侧（颊侧）线与内侧（舌侧）线平行，并保持两线之间的距离始终完全一致（理想情况下为1cm）（**E**）

分离腓骨瓣

- 在小腿中下1/3交界处，沿着外侧和浅后筋膜室（距腓骨后方2cm）之间的肌间隔区进行超声多普勒检查，可以发现几个血流信号。
  - 以肌间隔区有多普勒血管信号点为中心设计皮岛。
  - 切口应向皮岛的近心端延伸，以促进胫腓干的充分显露。
- 抬高下肢，通过手动按压或用橡胶驱血带进行驱血。在大腿处放置无菌充气止血带，压力设定为250～350mmHg。
- 做前路切口，使用电刀分离至筋膜层。
  - 为谨慎起见，应皮下分离几厘米后再做筋膜切口，以确保将肌间隔组织包含在组织瓣内。
- 在前部进行分离时须注意避免损伤腓浅神经。
- 切开筋膜，将组织钳钳夹在筋膜边缘，使用钝性分离和电刀将组织瓣从深面的腓骨长肌表面抬起。
  - 肌间隔组织位于腓骨长肌的后表面，可见腓血管的肌间隔穿支。
- 牵拉外侧室肌肉远离腓骨并从骨表面抬起，在骨表面上保留薄的肌袖（厚约2mm），以避免骨膜发生热损伤。
  - 前室和侧室之间的肌间隔将会汇合在一起，应小心切开肌间隔，防止损伤胫前血管和腓深神经。
- 放置牵开器，抬高胫前血管和腓深神经，将前室肌肉组织从腓骨上抬起。
  - 进一步显露骨间膜，并沿其长轴切开，在腓骨近端和远端分别保留大约6cm长度的腓骨。
- 在近端注意保护腓血管和腓神经，在远端注意保护踝关节联合区结构。

操作步骤

- 通常在近端和远端保留6cm长的骨段可以很好地保护上述结构。但是在分离过程中应参照个体的解剖标志点，而不是固定的长度。
- 暂时用皮钉闭合前切口并做后切口。与前切口相同，应皮下分离几厘米后再做筋膜切口，以确保将腓血管皮支包含在组织瓣内。
- 在后路浅层剥离时注意避免损伤腓神经。
- 切开筋膜，将组织钳钳夹在筋膜边缘，将皮岛与深层的比目鱼肌分离。分离时注意保持皮岛与肌间隔的联系。
- 通过钝性分离和电刀将比目鱼肌与腓骨分离，显露比目鱼肌与跗长屈肌之间的潜在间隙。
  - 通常在近端可见腓血管向比目鱼肌发出的多个粗大的分支，予以结扎切断。
- 在腓骨近端和远端放置直角钳，注意在近端避免损伤腓血管神经束。
  - 使用止血钳钝性分离，放置Army-Navy牵开器，此牵开器可以在使用矢状锯进行近端和远端截骨时保护软组织。
- 用持骨钳轻轻地夹住远端腓骨，并向切口外牵拉，显露腓血管远端，结扎切断。
  - 从后方入路切开跗长屈肌外膜，以便于更容易地牵拉组织瓣。
- 笔者通常在远端横断跗长屈肌，并将其包含在组织瓣中。
  - 如果组织瓣内不包含跗长屈肌，该骨肉将缺乏血液供应。术后可能发生肌肉挛缩，形成锤状趾畸形。
  - 除了年轻的运动员或舞蹈演员外，大多数患者注意不到该肌肉的缺失。
  - 如果使用同侧组织瓣，该肌肉将置于重建的下颌骨下方，可用于修复口底，并可以填充淋巴结清扫术后遗留的软组织缺损。如果皮肤蒂受损，肌肉可以起到闭合口底和其他缺损的作用。
- 在将远端组织瓣从伤口牵出时，可从前方入路看到胫骨后肌，其特征是纤维走行方向呈V形。
  - 将此肌肉从腓骨分离时须保留1cm厚的肌袖组织，以避免损伤组织瓣。
  - 在此肌肉后方是位于浅室和深后室之间的肌间隔。仔细切开此肌间隔组织，避免损伤紧邻其下方的腓血管蒂。
- 从远端向近端掀起组织瓣，显露腓血管，将其从胫腓干连接处结扎切断。静脉通常有多个属支，需要仔细解剖分离。
- 松开止血带，彻底止血。
- 在组织瓣移植至供区后，最好有另一组外科医师进行供区闭合。
  - 冲洗创口，充分止血。
  - 放置引流管，用可吸收线连续缝合皮下层，间断缝合真皮深层。
- 注意避免发生骨筋膜室综合征。如果直接缝合张力较大，须行自体断层皮片移植来关闭供区。
- 用无菌敷料覆盖，使用有良好衬垫的后部夹板辅助固定。
- 患者可以在腿部抬高的情况下由床上移至座椅上，但在术后5天内避免行走。

标记截骨部位

- 通过测量缺损和/或标本大小来估计每个骨段的长度，并在腓骨瓣上标记截骨部位（**图11-2A、B**）。
  - 可以使用模板确定各骨段的长度，前提是以1∶1大小打印图像后制备模板，而且下颌骨形态未受到病变的影响（在这种情况下，也可以采用对侧下颌骨进行镜像处理）。
- 模板的外侧转折点与截骨点对齐，模板的一侧边缘与腓骨的前表面平行。
  - 模板两条内侧（舌侧）边的交点可以用来标记闭合楔形截骨的一侧，模板的另一边平行于腓骨的外表面，分别画线后形成闭合楔形截骨线（**图11-2C～E**）。
- 注意要参考模板的内侧角，而不是外侧缘进行画线，否则将画反截骨线（**图11-2F～I**）。
- 注意避免在腓血管肌间隔穿支走行处截骨。
  - 如果有穿支血管走行，可以在原计划的截骨线处向任意一侧移动1cm后形成新的截骨线。

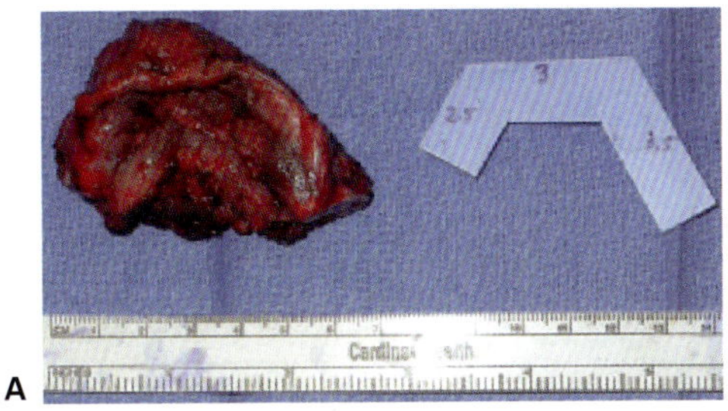

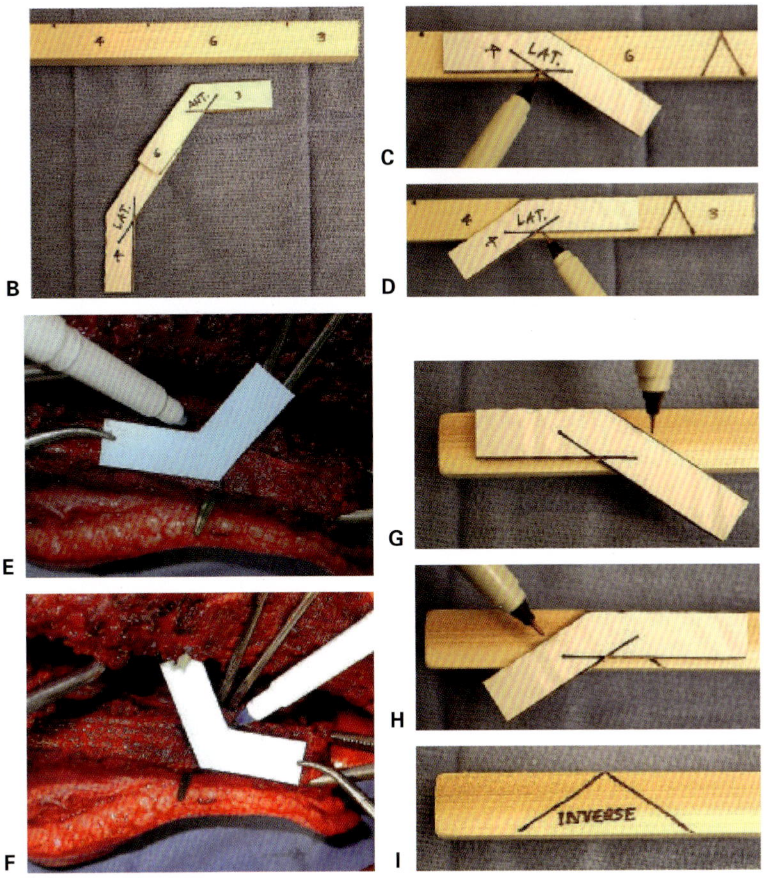

图11-2 **A、B.** 通过测量缺损和/或标本大小来估计每个骨段的长度，并在腓骨瓣上标记截骨部位。**C～F.** 模板的外侧转折点与截骨点对齐，模板的一侧边缘与腓骨的前表面平行。模板两条内侧（舌侧）边的交点可以用来标记闭合楔形截骨的一侧，模板的另一边平行于腓骨的外表面，分别画线后形成闭合楔形截骨线。**G～I.** 注意要参考模板的内侧角，而不是外侧缘进行画线，否则将画反截骨线

闭合楔形截骨术

- 使用往复式气动或电动锯进行闭合楔形截骨，通过在骨瓣下方将弯钳置于骨膜和血管蒂之间来保护腓血管蒂。
  - 截骨线应尽可能与模板保持一致（**图11-3A～C**）。
- 可以采用相同的方法进行下颌角的重建（**图11-3D～G**）。
- 在供区原位抬起腓骨瓣，根据测量结果和模板进行截骨（**图11-3H**）。
- 使用模板可弯制微型板或重建板，以便使下颌重建更为准确（**图11-3I**）[1]。
  - 虽然使用微型板可能更为准确，但是通常使用重建板，修复时更容易、更快捷。两种方法可以达到类似的效果。但是一旦发生感染，去除微型板较为容易，去除重建板则较为困难。
  - 最重要的关注点是咬合和外观。
- 对于有3条以上截骨线的患者，应考虑使用虚拟手术设计来辅助完成三维方向上的截骨。
- 截骨可以在小腿原位进行，以减少手术和缺血时间，也可以在骨瓣植入过程中进行。
- 如果腓血管皮下穿支能够保留并且不过度扭曲，为了便于皮岛的就位，必要时可切开肌间隔。
- 对皮岛进行适当的修整，就位后使用可吸收线间断缝合，冲洗创口，放置引流管，闭合手术切口。
- 为了观察口内闭合情况，可将纱布置于颈部切口下方，并用稀释的亚甲蓝溶液冲洗口腔。
  - 如果纱布被染成蓝色，说明切口闭合不够紧密。

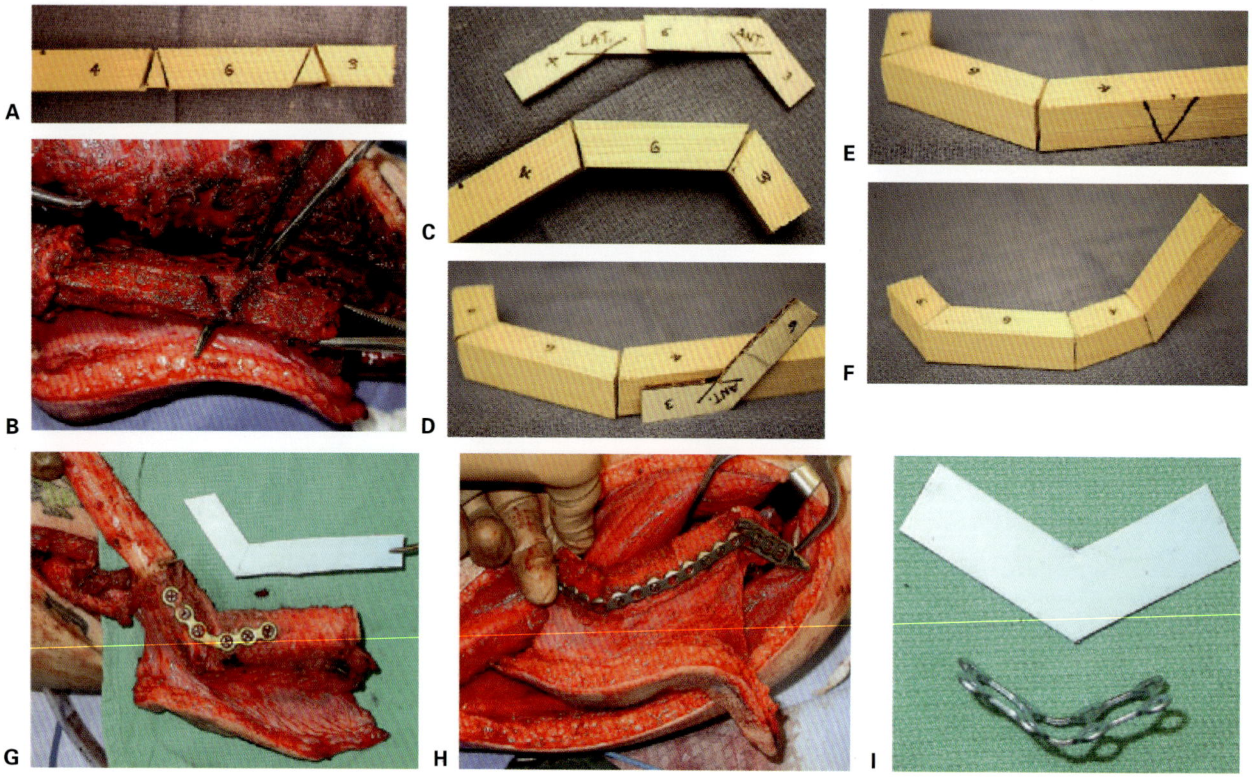

图11-3 **A～C.** 使用往复锯进行闭合楔形截骨，通过在骨瓣下方将弯钳置于骨膜和血管蒂之间来保护腓血管蒂。截骨线应尽可能与模板保持一致。**D～G.** 可以采用相同的方法进行下颌角的重建。**H.** 在供区原位抬起腓骨瓣，根据测量结果和模板进行截骨。**I.** 使用模板可弯制微型板或重建板，以便使下颌重建更为准确

要点与难点

术前设计	■ 与肿瘤外科医生一起分析患者的体格检查和影像学结果，预估缺损的位置和大小。 ■ 全面的体格检查比包括下肢血管造影在内的影像学检查更为重要。 ■ 最好在病变切除前放置重建板，以更好地维持髁状突的位置和咬合关系。
入路	■ 通常使用同侧组织瓣，这样更适合进行同侧颈部血管的显微吻合以及闭合口底和牙龈部缺损。 ■ 两个团队共同完成手术，可以缩短即刻或延期重建手术的时间。
体位	■ 臀部衬垫（例如，折叠的毛巾），足部固定/衬垫，使供区下肢呈髋/膝屈曲位，并使髋关节内旋，从而保证良好的显露。
制作模板	■ 打印CT下颌骨影像的最低水平向截面，并对外表面进行描记，形成具有明显转折的线性片段。这是制备每个截骨案例所特有的塑料模板的基础。
闭合楔形截骨术	■ 模板用于标记每个闭合楔形截骨。使用模板的内侧角而不是外表面。 ■ 截骨时用弯钳保护腓血管蒂。

术后注意事项

- 术后送至重症监护室进行呼吸监测，每小时检查1次组织瓣的血运。
  - 对于大多数组织瓣可以通过临床观察了解其血运情况。对于皮瓣存活率可能较低的困难病例，可以采用内置式多普勒监测或组织氧含量检测的方法，从而增加监测装置的阳性预测率。
  - 对于深层组织瓣，如果显微吻合过程较为困难，通常使用内置式多普勒进行监测。
- 在术后第1天或第2天开始管饲，每8h使用氯己定溶液进行口腔护理。
  - 保持床头抬高，去除枕头，颈部避免绑扎任何物品，以防止血管蒂发生扭曲或受压。

- 供瓣侧下肢用枕头垫高。
- 抗生素通常在手术完成24h后停用。但高风险患者（例如，有术前放疗史、重度吸烟者、皮肤受损或术前感染者）可考虑延长治疗时间。
  - 术前和术后给予皮下注射肝素或依诺肝素直至出院。
- 当引流<30mL/d时，拔除引流管。
- 除非怀疑有口腔漏，一般很少进行正式的吞咽测试。可进行床旁吞咽评估，指导饮食方案。

治疗效果

- 此项技术是进行解剖性闭合楔形截骨术的一种非常简单的方法。对于大多数需要进行2～3段截骨术的患者，此技术可成功恢复术前咬合和面部外观（**图11-4**）。
- 对于没有完整牙列的患者，该技术能可靠地恢复髁状突的位置。对于有3条以上截骨线或多平面截骨的患者（例如下颌骨次全切除术患者），应考虑使用基于CT扫描数据的虚拟手术设计来辅助完成三维方向上的截骨，可以获取更为准确的重建效果[2,3]。

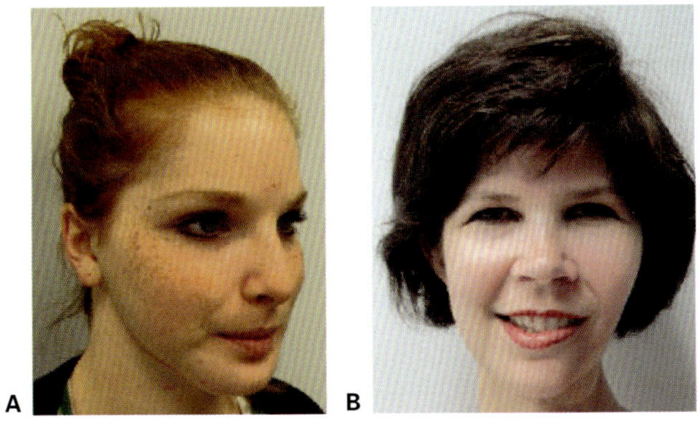

图11-4 此项技术是进行解剖性闭合楔形截骨术的一种非常简单的方法，可成功恢复术前咬合和面部外观

并发症

- 并发症与其他头颈部外科重建病例相似，包括皮瓣坏死、口腔皮肤漏、伤口裂开、语言/吞咽功能障碍（通常随着时间和治疗会得到改善）。
- 虽然金属植入物可能发生晚期感染，但是骨段的畸形愈合或骨不连较为少见。晚期感染通常表现为口内伤口、金属固定物外露或伴有肉芽组织增生的外窦道。
- 供区并发症包括伤口裂开、腓骨长肌腱外露、锤状趾、植皮坏死、骨筋膜室综合征和步态异常等功能问题。
- 年轻患者能够很好地适应腓骨切取后的情况。老年患者有可能在一段时间内需要使用助行器或拐杖。
- 患者术后在夜间会感到疼痛和肿胀，这种不适可能要持续几个月。

参考文献

[1] Al-Bustani S, Austin GK, Ambrose EC, et al. Miniplates versus reconstruction bars for oncologic free fibula flap mandible reconstruction. *Ann Plast Surg*. 2016;77(3):314-317.

[2] Cordeiro PG, Disa JJ, Hidalgo DA, Hu QY. Reconstruction of the mandible with osseous free flaps: a 10-year experience with 150 consecutive patients. *Plast Reconstr Surg*. 1999;104(5):1314-1320.

[3] Hidalgo DA. Fibula free flap: a new method of mandible reconstruction. *Plast Reconstr Surg*. 1989;84(1):71-79.

推荐阅读

[1] Seruya M, Fisher M, Rodriguez E. Computer-assisted versus conventional free fibula flap technique for craniofacial reconstruction: an outcomes comparison. *Plast Reconstr Surg*. 2013;13(5):1219-1228.

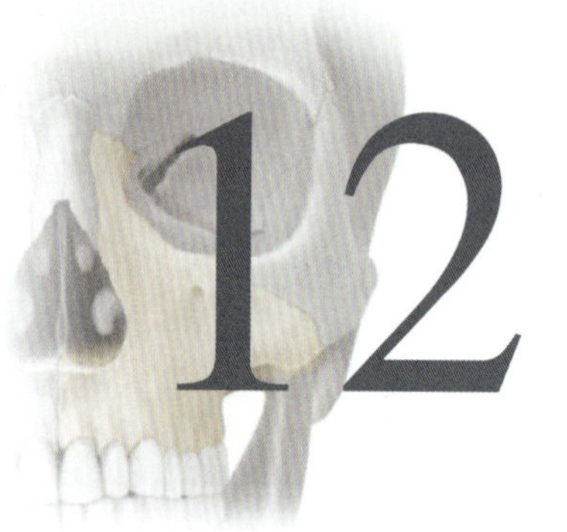

12 下颌骨缺损肩胛皮瓣移植修复术

Mandible Reconstruction With Scapula Flap

Mouchammed Agko and Hung-Chi Chen

概述

- 重建下颌时需要用骨组织修复骨缺损，用软组织修复口底、舌、软腭和/或皮肤。临床上确定供区时需要综合考虑软组织和骨组织重建的需求，并结合血管解剖特点和患者的其他因素。在特定情况下，可以采用肩胛下组织瓣进行下颌的重建。
- 肩胛下血管系统是最常用、最可靠的供区之一，具有恒定的解剖结构，可提供含有皮肤、筋膜、肌肉和骨组织的复合组织瓣。
- Saijo和dos Santos深入研究了肩胛皮瓣的解剖学特点。dos Santos，Gilbert和Teot最先成功地进行了肩胛皮瓣显微外科游离移植操作[1-3]。Nassif在之后介绍了肩胛旁皮瓣[4]。
- 1981年，Teot等报道了以旋肩胛动脉（CSA）为蒂的肩胛皮瓣[5]。Swartz等首次将肩胛皮瓣用于下颌骨重建[6]。
- 值得一提的是，尽管Ignio Tansini是公认的最先介绍背阔肌皮瓣的人，但是他对该皮瓣的最初描述实际上与肩胛旁皮瓣相符。

相关解剖

- 肩胛下动脉（SSA）由腋动脉第三部分发出，起自肩胛下肌的远端边缘附近。
  - SSA直径2～4mm，走行2～3cm后发出旋肩胛动脉和胸背动脉（TDA）。
- 旋肩胛动脉直径为1.5～3.5mm，走行3～4cm后向肩胛骨的外侧缘发出分支。
  - 旋肩胛动脉进入三边孔。这一三角形区域内侧两个边由肩胛骨外侧的圆肌构成（小圆肌在上，大圆肌在下），外侧边由肱三头肌的长头构成。
  - 在这一水平上，肩胛下动脉发出到肩胛下肌的分支和许多到肩胛骨外侧缘的肌肉骨膜分支。
  - 随后向冈下肌和圆肌发出分支。
- 位于肩胛下肌前部和圆肌后部之间的肌肉骨膜分支提供外侧肩胛骨上2/3的血供，必须在外侧骨瓣切取时加以保留。
  - 腋动脉到这些分支的距离（实际上为组织瓣血管蒂的长度）为6～8cm。
- 穿过三边孔后，旋肩胛动脉被包裹在背侧胸筋膜内。
  - 旋肩胛动脉与深层的肌肉筋膜之间是蜂窝状间隙。
- 旋肩胛动脉发出分支前向远端走行2～3cm，其终末分支包括：升支、横支、降支和前支。
  - 虽然这些血管分支都可以作为血管蒂为特定的组织瓣供血，但是最常用的是横支和降支，其分别为肩胛皮瓣和肩胛下皮瓣供血（**图12-1**）。
- 旋肩胛系统具有两条不同粗细的伴行静脉，之后汇入胸背系统时成为一条静脉，形成肩胛下静脉（SSV），直径为2.5～4mm。
- 解剖变异：
  - 双旋肩胛动脉（8%～14%）。
  - 双旋肩胛静脉（CSV）（14%）。
  - 旋肩胛动脉起源于腋动脉（4%～8%）。
  - 旋肩胛静脉从腋静脉分出（12%）。
  - 旋肩胛动脉降支（肩胛旁皮瓣血管蒂）向前走行至大圆肌（TM），并且在小圆肌（Tm）下缘和背阔肌上缘之间发出（30例中有7例）。
  - 肩胛下动脉和胸尖峰动脉均由腋动脉发出（47例中有2例）。

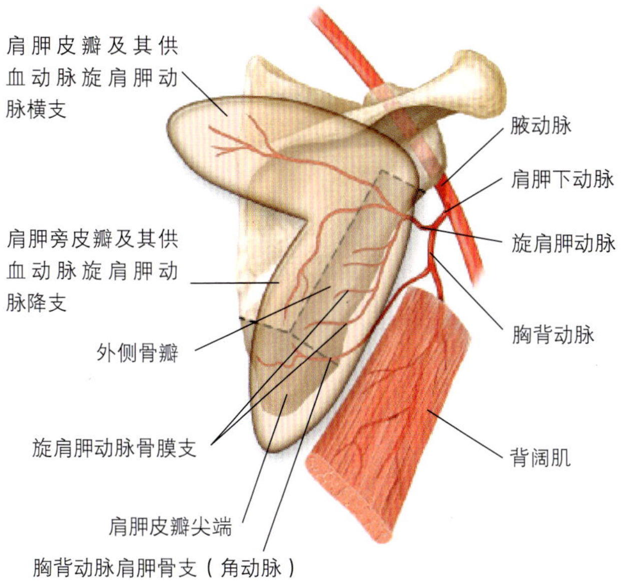

图12–1 肩胛/肩胛旁皮瓣的血供和肩胛皮瓣的外侧缘/尖端。在向肩胛骨外侧缘（外侧骨瓣）发出肌肉骨膜分支后，旋肩胛动脉穿过三边孔，并发出终末分支。横支和降支分别供应肩胛皮瓣和肩胛旁皮瓣。肩胛骨的尖端由角动脉（angular artery）供血，该动脉起自胸背动脉主干或其前锯肌分支

病史与体格检查

- 详细检查肩部和腋窝区域。确定肩关节的运动范围和肩胛旁肌的力量。
- 仔细询问邻近部位的外伤史和手术史，并评估可能对血管结构造成的影响，以保证切取的安全。
- 虽然皮肤表面的瘢痕一般不会影响切取皮瓣的皮肤部分，但是较深的瘢痕组织（例如胸廓切开术、腋窝淋巴结清扫术后瘢痕）可能会对血管蒂或皮瓣造成损伤。
- 检查斜方肌的体积和功能，特别注意排除脊髓副神经的损伤。肩胛旁肌远期受累可能会加重翼状肩。

影像学检查和其他诊断方法

- 术前无须进行特殊的影像学检查。
- 有外伤史或手术史的情况下，可以进行血管造影检查（传统造影、计算机断层扫描或磁共振造影），以确认血管解剖结构正常。
- 从理论上讲，肩胛部的X线照相或计算机断层扫描三维重建有助于术前设计。
- 为保留影像学资料，术前须进行供区形态和肩部功能的照相。

手术治疗

- 下颌骨缺损的修复方法包括：
  - 腓骨皮瓣。
  - 血管化髂骨瓣。
  - 肩胛皮瓣。
  - 前臂桡侧骨皮瓣。
  - 由背阔肌供血的血管化肋骨瓣。
  - 血管化股骨内侧髁皮质骨膜瓣（修复下颌骨短缺损）。
  - 带蒂或游离肌皮瓣覆盖重建板。
  - 非血管化骨移植延期修复。
- 肩胛皮瓣可以修复下颌骨前部、矢状位或半侧缺损。
- 在下颌骨修复时使用骨皮瓣的适应证包括：
  - 下颌骨和大量软组织复合缺损，需要口内衬里、外部覆盖和/或软组织填充。
  - 软组织与骨组织缺损之间不存在直接联系，骨组织和软组织修复时具备相对的独立性。
  - 由于血管病变、解剖变异、外伤或者曾经使用等原因无法切取腓骨皮瓣。
  - 患者期望切取血管化髂骨瓣后避免出现并发症。
- 全身状况不能耐受全麻下长时间手术的患者不适于采用此皮瓣。
- 相对禁忌证包括：
  - 男性＞14cm的骨质缺损或女性＞10cm的骨质缺损。
  - 需多段截骨时可能会影响骨瓣的存活。
  - 患者存在肩关节活动受限、肩胛周围肌力下降等功能紊乱症状。
  - 由于外伤或手术导致的血管蒂损伤（例如淋巴结清扫术）。
  - 背部皮肤过厚（肥胖患者）。
- 与其他下颌骨重建方法相比的优点包括：
  - 肩胛皮瓣无毛发，皮肤质地与面部相近，有时颜色也很相似。
  - 血管蒂可以分离至适当的长度和直径，以便与受体血管相匹配。
  - 在无解剖变异时，可以通过单个动脉和静脉吻合携带额外的皮瓣。
  - 软组织与骨组织部分可以在空间方向上相互独

立，骨组织能够覆盖较为复杂的复合性缺损。
  - 在比其他骨皮瓣提供更多皮肤的情况下仍然可以一期闭合。
  - 如果术前没有肩部功能异常，则术后对肩部功能的影响较小，术后并发症较少。
  - 即使在糖尿病或动脉硬化患者中，血管蒂也较为可靠。
- 肩胛皮瓣的局限性包括：
  - 一些术者采用改良的半侧卧位切取骨皮瓣，以避免重新消毒铺巾。但是大多数外科医师仍然采用骨皮瓣切取前后重新摆放体位的方法。
  - 不能两个手术小组同时操作。必须在切取骨皮瓣之前完成下颌切除和受区准备。
  - 只有在供区闭合后才能进行皮瓣的血运重建。
  - 如果闭合时张力过大，供区瘢痕可能会变宽。但是由于患者不容易看到瘢痕，因此对此抱怨较少。
  - 如果需要植皮修复供区，此骨皮瓣就不是理想的供区。
  - 在三边孔附近解剖分离旋肩胛血管蒂时有一定难度，而且较为耗时。
  - 由于第3～5肋间神经的感觉分支在皮瓣切取过程中被切断，所以皮瓣移植后初期无感觉神经支配。但是当移植到头颈部区域后，通过从组织床自发性再生，皮瓣最终可以恢复令人满意的感觉而无须进行神经修复。
  - 女性骨量可能有限，无法进行牙种植体修复。

术前设计

- 为方便术前标记和皮瓣设计，患者取坐位或舒适站立位，双臂自然置于两侧。
- 标记肩胛骨和肩胛冈的边界。
- 在肩胛冈中心点与肩胛下角连线2/5水平对应的肩胛骨外侧缘处识别三边孔。
- 用拇指与其余手指捏住由大圆肌形成的腋窝后皱襞，识别肌肉的上缘。
- 旋肩胛动脉在三边孔的发出点位于大圆肌上缘与肩胛骨外侧缘相交的区域。
  - 以笔式多普勒定位旋肩胛动脉，并确认它的分支走行。
- 肩胛筋膜皮瓣。
  - 肩胛筋膜皮瓣的轴线平行于肩胛冈，从旋肩胛动脉发出点延伸至后正中线。
  - 皮瓣设计成双凸透镜样形状，从腋后线延伸至后正中线，内侧端延伸至三边孔。筋膜皮瓣上界为肩胛冈，下界为肩胛下角。
  - 由于存在超范围血流灌注，所以筋膜皮瓣设计范围可以达到中线外2cm处。
  - 通常可一期缝合的筋膜皮瓣大小为20cm×10cm。筋膜皮瓣长度范围为6～25cm，宽度范围为4～16cm。
- 肩胛内侧骨瓣。
  - 肩胛筋膜皮瓣可以携带部分筋膜组织所附着的骨组织，通常位于肩胛骨的内侧缘，大小为（10～12）cm×3cm×（0.71～1.5）cm。
- 肩胛旁筋膜皮瓣。
  - 皮瓣的轴线为当手臂内收时肩胛骨的外侧缘。
  - 皮瓣从腋窝后皱襞上方开始向下，延伸至第12肋或肩胛下角与髂后上棘连线中点。
  - 通过用指捏皮肤和皮下组织确认可一期闭合的宽度。
  - 通常可一期闭合的皮瓣大小为24cm×12cm，筋膜皮瓣长度范围为6～32cm，筋膜皮瓣宽度范围为8～20cm。
- 肩胛外侧骨瓣。
  - 肩胛外侧骨瓣是以旋肩胛动脉骨膜支为血管蒂，其切取的长度取决于截骨线的数量。
  - 如果仅在近端做一条截骨线，则女性通常最多切取长度为10cm，男性最多切取长度为14cm。
  - 沿着皮瓣长轴方向骨组织宽度可达3cm，厚度为1.5～3cm。
  - 如果需要做更多截骨线，向更远端截骨或切取更长的骨组织，可以以胸背动脉肩胛骨支（角动脉）为蒂切取肩胛骨尖端（可以增加3～4cm长的骨组织）。也可以将肩胛骨尖端部分作为单独的血管化骨段进行切取（**图12–2**）[7]。
  - 角动脉从胸背动脉或前锯肌支分出，并在大圆肌下方、前锯肌上方走行。
  - 肩胛外侧骨瓣由旋肩胛动脉骨膜支供血，其血供不依赖于其上方覆盖的皮瓣。因此，根据软组织缺损的实际情况，该骨瓣可以与肩胛筋膜皮瓣或肩胛旁筋膜组合应用，组合后可以形成L形双叶型

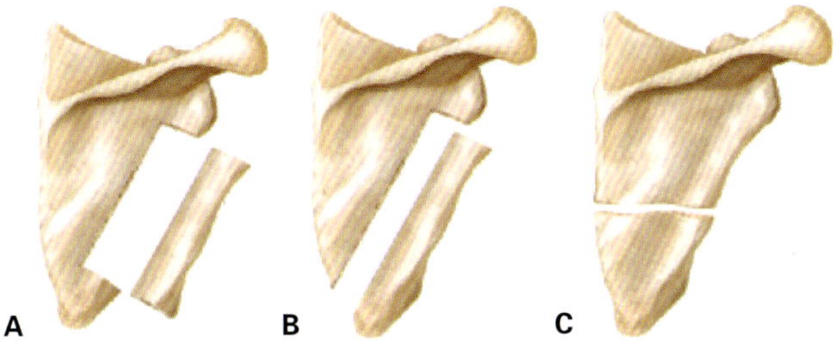

图12-2　可供切取的骨瓣。**A.** 肩胛外侧骨瓣，以旋肩胛动脉（CSA）骨膜支为蒂。**B.** 包括肩胛骨尖端的扩展型肩胛外侧骨瓣，以旋肩胛动脉骨膜支和肩胛骨支（角动脉）为蒂。**C.** 肩胛骨尖端骨瓣，以肩胛骨支（角动脉）为蒂

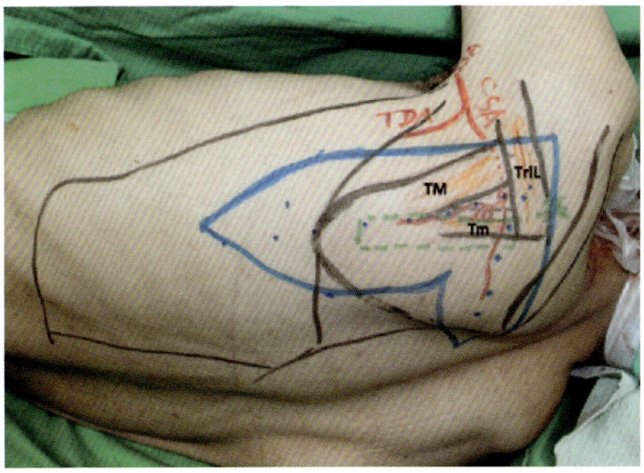

图12-3　患者取右侧卧位，左上臂外展90°。蓝色标记显示肩胛皮瓣和肩胛旁皮瓣。肩胛下动脉（SSA）发出胸背动脉（TDA）和旋肩胛动脉（CSA）。旋肩胛动脉从以肱三头肌长头（TrIL）为上界、小圆肌（Tm）为内侧界、大圆肌（TM）为外侧界的三边孔浅出。旋肩胛动脉发出肌肉骨膜支供应肩胛外侧骨瓣（标记为浅绿色）后，发出一个向尾侧走行的降支和一个向内侧走行的横支，分别供应肩胛旁皮岛和肩胛皮岛。图中背阔肌的轮廓采用黑色标记

组织瓣或形成分开的皮岛状。

体位

- 虽然可以采用俯卧位和改良的侧卧位，但是通常采用标准侧卧位，同时手臂进行全部消毒，可以实现良好的手术显露（**图12-3**）。
- 在切取皮岛和骨组织的过程中，手臂最好保持外展，以便于识别圆肌。
- 在三边孔深处分离血管蒂并在腋下显露肩胛下血管蒂时，通过调整手臂位置可以更为轻松地显露术区。
- 在腋下和可能受压点处做好衬垫，以防止臂丛损伤和压力性溃疡。

入路

- 无论是肩胛皮瓣还是肩胛旁皮瓣，在切取皮肤部分时均可以采用两种不同的入路方式。
- 在采用内侧入路时，在解剖旋肩胛动脉前先进行外周皮瓣的分离和掀起。
- 在采用外侧入路时，先通过小切口分离显露血管蒂，之后进行皮瓣的解剖分离。

操作步骤

受区准备

- 在切取组织瓣之前，应检查受区的情况，确定缺损的位置、形状、大小和缺损的结构成分。
- 须评估剩余组织的活力。在通常情况下，任何怀疑活力不佳的组织均应彻底清除。
- 应该保证在关闭供区并且重新摆放患者体位后，受区血管可以快速显露，并且尽快完成血运重建。
- 在仔细评估缺损和受区血管后，须确定以下组织瓣应用的细节：骨组织的长度、截骨部位和数量、皮岛的数量和大小、额外使用肌皮瓣情况、血管蒂的最佳长度和组织瓣移植的方式。
- 修剪腋毛。
- 同侧手臂全部消毒并包含于术区，术区还包括肩部、腋窝和躯干外侧，前至胸骨和脐部，后至脊柱。
- 同侧大腿消毒铺巾，为植皮修复供区做好准备。

皮瓣的切取

- 皮瓣可以通过内侧或外侧入路切取。

内侧入路（由远端至近端逆行切取）

- 根据解剖标志点估计旋肩胛动脉末端分支横支或降支的走行位置，并通过超声多普勒确认。
- 标记三边孔，使用笔式多普勒探测血管走行并描记，以血管为轴心设计皮瓣（**图12-3**）。
- 在皮瓣远端切开皮肤和皮下组织，直达深部肌肉筋膜浅面（**图12-4A**）。

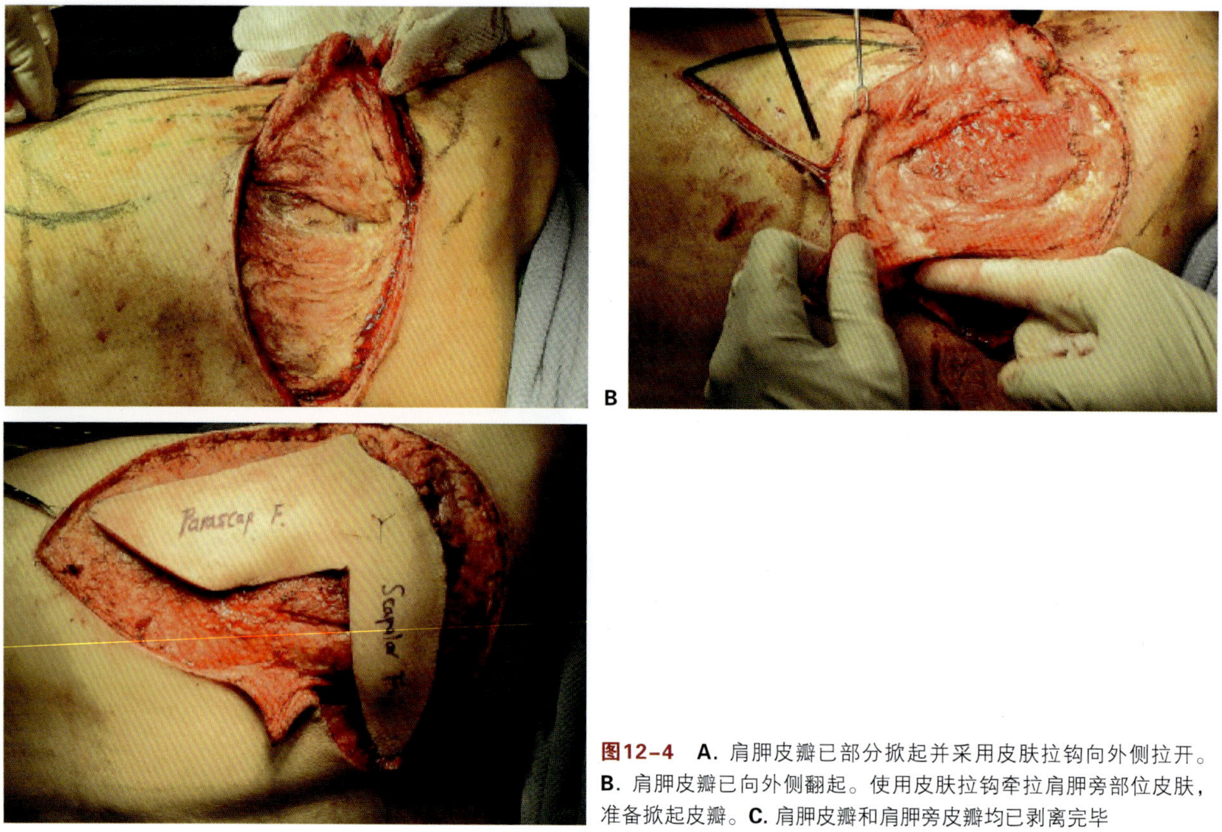

图12-4 A. 肩胛皮瓣已部分掀起并采用皮肤拉钩向外侧拉开。B. 肩胛皮瓣已向外侧翻起。使用皮肤拉钩牵拉肩胛旁部位皮肤，准备掀起皮瓣。C. 肩胛皮瓣和肩胛旁皮瓣均已剥离完毕

- 在含有血管蒂的胸深筋膜与深部肌肉筋膜之间的疏松组织平面进行分离。在该区域由于皮肤穿支位于皮瓣内，因此可以快速进行背阔肌浅面的剥离（**图12-4B**）。
- 皮肤切口在血管蒂两侧向近端延伸，血管蒂在皮瓣的下表面清晰可见。
- 确定大圆肌下界，仔细解剖分离以安全显露位于大圆肌下方和小圆肌上方的三边孔内的血管蒂。
- 血管蒂发出小分支至大圆肌和小圆肌，需要结扎切断。
- 在观察到血管蒂进入皮瓣后，完成剩余的近端切口，形成皮岛（**图12-4C**）。
- 使用自动牵开器将大圆肌与小圆肌分开，外展手臂有助于组织瓣分离。

外侧入路（由近端至远端顺行切取）

- 在术前标记的三边孔附近做皮瓣近端切口。显露三角肌、肱三头肌和圆肌。
- 调整上臂位置，使三角肌向头侧回缩，在大圆肌与小圆肌之间的间隙内分离旋肩胛动脉。
- 确认横支和降支的位置和走行方向。
- 在从近端到远端进行解剖的过程中，可直视血管蒂的位置。调整皮瓣设计，使血管蒂位于皮肤中心的位置。
- 做远端切口，形成以旋肩胛动脉为蒂的皮岛。
- 将蒂部充分解剖分离，在切取皮瓣前完成血管分离。在截骨前断蒂很重要，因为截骨时出血较多，将增加血管断蒂的难度。

背阔肌的切取

- 根据是否具有共同的血液供应，可在皮瓣中包含部分背阔肌或前锯肌筋膜。
- 在包括胸背动脉和前锯肌分支的血管处进行断蒂。
- 这种组织瓣含有较大量的软组织成分，可用于修复头颈部的复杂性缺损。

骨组织的切取

- 可以采用与从外侧入路或内侧入路切取皮瓣相类似的方式切取骨组织。
- 继续解剖分离三边孔结构，分离旋肩胛动脉的多个肌肉分支。
- 注意避免将旋肩胛动脉从肩胛骨外侧缘处分离。
- 在距离肩胛骨外侧缘内侧2～3cm处剥离圆肌和冈下肌，直达肩胛骨表面，设计纵向截骨线（**图12-5A**）。
- 将肌肉向肩胛骨外侧掀起，保留部分肌袖组织，以避免损伤骨膜血供（**图12-5B**）。
  - 在靠近肩胛骨外侧缘处保留宽约1cm的肌袖组织，这非常重要。
- 将分离的圆肌向外侧翻起。
- 显露并保留走行至肩胛骨外侧缘的血管分支（**图12-5C**）。
- 锐性切开纵向截骨线处的骨膜，并在内侧掀起。使用骨锯或骨凿截骨（**图12-5D**）。
- 首先进行下方的横向截骨（**图12-5E**）。
- 纵向截骨线与外侧缘平行，并从距离关节盂/肩关节下方1～2cm处向下延伸至所需的长度（**图12-5F**）。
- 在关节盂与旋肩胛动脉之间进行横向截骨，注意避免损伤这两个结构（**图12-5G**）。
- 截骨后外翻截骨段，剥离深面附着的肩胛下肌，同样注意保留部分肌袖组织附着（**图12-5H**）。
- 如果要同时截取肩胛骨尖端，则需要识别并保留角动脉，并追溯至其与前锯肌支或胸背动脉的连接处。切断前锯肌支至肩胛骨尖端的分支，保留肌袖组织。
- 采用双极电凝对肌袖组织进行充分止血。
- 向旋肩胛动脉及其伴行静脉的近端分离，直至其在胸背动脉及其伴随静脉的分叉处（**图12-5I**）。
- 沿肩胛下血管蒂向近端分离至腋血管附近，结扎血管分支。
- 在解剖分离过程中保护支配周围肌肉的神经非常重要。
- 在保证适当的血管蒂长度处断蒂。
- 关闭供区，之后进行组织瓣移植。
- 如果条件允许，最好由第二位外科医师同时在后面的手术台上进行组织瓣准备（截骨、血管分离等），以便于更快速地完成皮瓣移植和血运重建。
- 在断蒂后，将切断的肌肉重新附着至残留的肩胛骨，开始闭合供区。
  - 在肩胛骨上钻2个或3个孔，辅助缝线将肌肉断端固定于肩胛骨边缘。
- 在腋窝和背部创面区放置大孔径负压引流管。
- 通过大范围潜行皮下分离，大多数供区采用双层缝合可一期闭合。必要时可进行植皮修复。

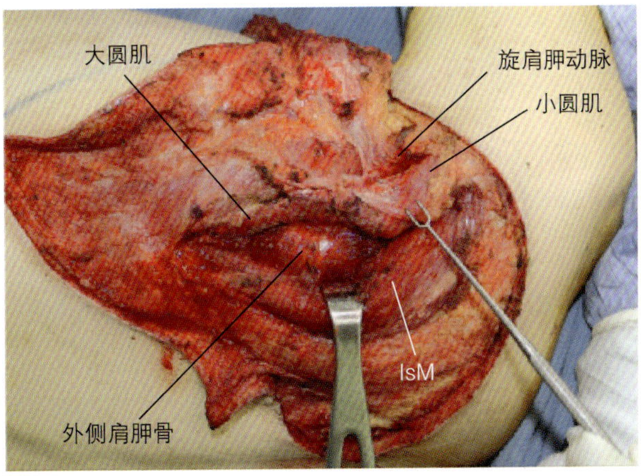

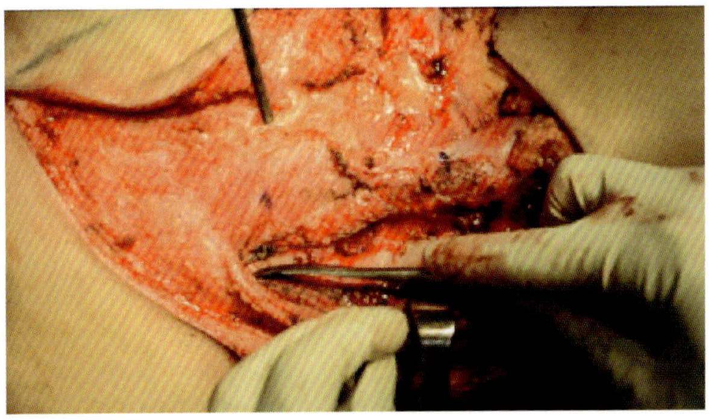

图12-5 **A.** 向外侧翻起肩胛皮瓣和肩胛旁皮瓣，显露旋肩胛动脉（CSA）。剥离位于肩胛骨外侧缘附近的大圆肌（TM）和小圆肌（Tm）的附着点，显露深面的骨组织（外侧肩胛骨）。同时向内侧牵拉冈下肌（IsM）。**B.** 在纵向截骨线处剥离骨膜

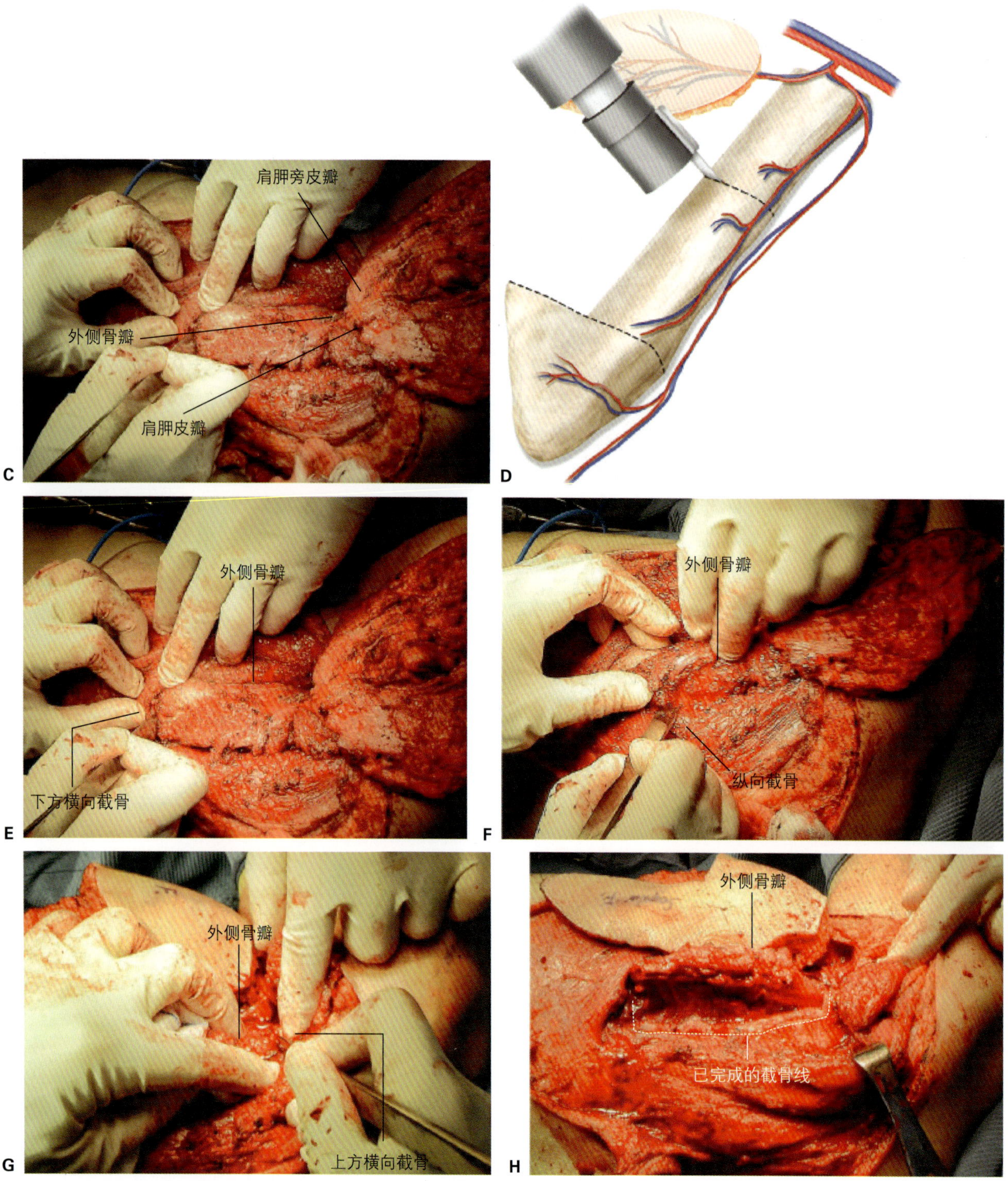

图12-5（续） **C.** 使用骨凿进行下部横向截骨。向上方翻起肩胛皮瓣和肩胛旁皮瓣，显露下方外侧骨瓣。图中黑线分别指示供应组织瓣的血管——肌肉骨膜支（外侧骨瓣）、降支（肩胛旁皮瓣）和横支（肩胛皮瓣）。**D.** 为了保护骨膜的血供，截骨时应非常小心。在拟截骨部位应尽可能最小限度地剥离骨膜。多条截骨线可能会影响骨组织的血供。角动脉可以为骨瓣提供“超灌注”血供，从而保证可以安全地完成多条截骨线。截骨按以下顺序进行：下方横向截骨（**E**）、纵向截骨（**F**）和上方横向截骨（**G**）。**H.** 截骨（虚线）完成后外翻截骨段，剥离深面附着的肩胛下肌

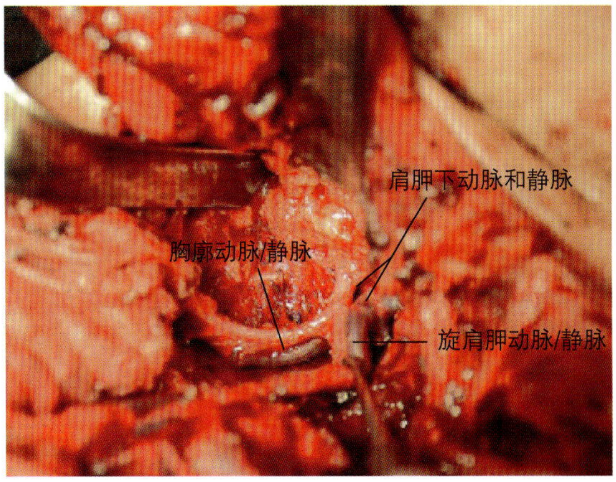

I

图12-5（续） I. 近距离观察肩胛下动脉和静脉（SSA & SSV）发出的胸廓动脉/静脉（TDA/TDV）和旋肩胛动脉/静脉（CSA/CSV）。注意肩胛下静脉非常短。在这种情况下，可能需要分别进行两个静脉吻合，尤其是在肩胛下静脉较短的节段处存在瓣膜时

组织瓣的准备和移植

- 将组织瓣的骨质部分切成适当长度，并根据需要进行截骨，以匹配下颌骨缺损。
- 由于肩胛皮瓣的血供基于骨膜穿支，因此应注意避免截骨时剥离骨膜。此外，尽可能减少截骨数，避免发生骨组织坏死。
- 由于骨膜血供是关键，因此在截骨时需谨慎操作，尽可能保持骨膜的连续性。
- 使用小往复锯或细钻进行截骨，同时注意保护骨膜。
- 在断蒂之前进行重建板预制，并进行适当的标记。
- 可以在关闭供区时由第二位外科医师在后方手术台进行组织瓣准备，或者在组织瓣移植前进行该操作。
- 最好在血运重建之前进行组织瓣准备，以防止蒂部张力过大或发生意外撕脱。在组织瓣移植前最好已完成钛板固定。
- 如果缺损较小或范围有限，在固定骨组织之前可以全部或部分植入用于提供口内衬里的皮瓣。
- 可以通过应用一个跨过整个缺损范围的重建板来实现准确的下颌骨修复，也可以使用小型板或骨间钢线进行固定。
- 以标准方式完成微血管吻合。
- 最后完成软组织移植。

组织瓣变化类型

肩胛内侧骨瓣

- 可从肩胛冈与肩胛下角之间的肩胛骨内侧缘切取骨皮瓣。含有骨皮质和骨松质的骨段长度为10～12cm，宽度为2～3cm。
- 血供来自胸背筋膜，该筋膜位于肩胛组织瓣的下表面，与深面骨组织紧密附着。
- 但是肩胛内侧骨瓣较薄（厚度仅为1.5cm，而外侧骨瓣平增厚度为3cm），骨组织量较少。

向乳房下皱襞延伸的旋肩胛皮瓣（IMECC）

- 它是皮瓣的另一种设计方法，可以携带外侧骨瓣，更好地掩盖女性患者的供区瘢痕。
- 皮瓣的血供来自旋肩胛动脉前支，该分支在三边孔下方数厘米处起自降支，并向同侧乳房下皱襞处走行。

单独的肩胛下角骨瓣

- 肩胛下角可作为单独的骨段与其他皮瓣一起切取，用以重建适当大小的下颌骨复合性缺损。
- 角动脉可以来自胸背动脉、胸背动脉前锯肌支或背阔肌支。该血管经前锯肌上方、大圆肌下方到达肩胛骨。

其他应用方法

- 以肩胛下血管为蒂可以进行骨皮瓣与以下几种组织瓣的复合应用：
  - 背阔肌瓣。
  - 背阔肌皮瓣（**图12-6**）。
  - 带肋骨背阔肌瓣。
  - 胸背筋膜瓣。
- 不建议同时切取前锯肌瓣，因为它是维持肩部稳定性的重要肌肉。

操作步骤

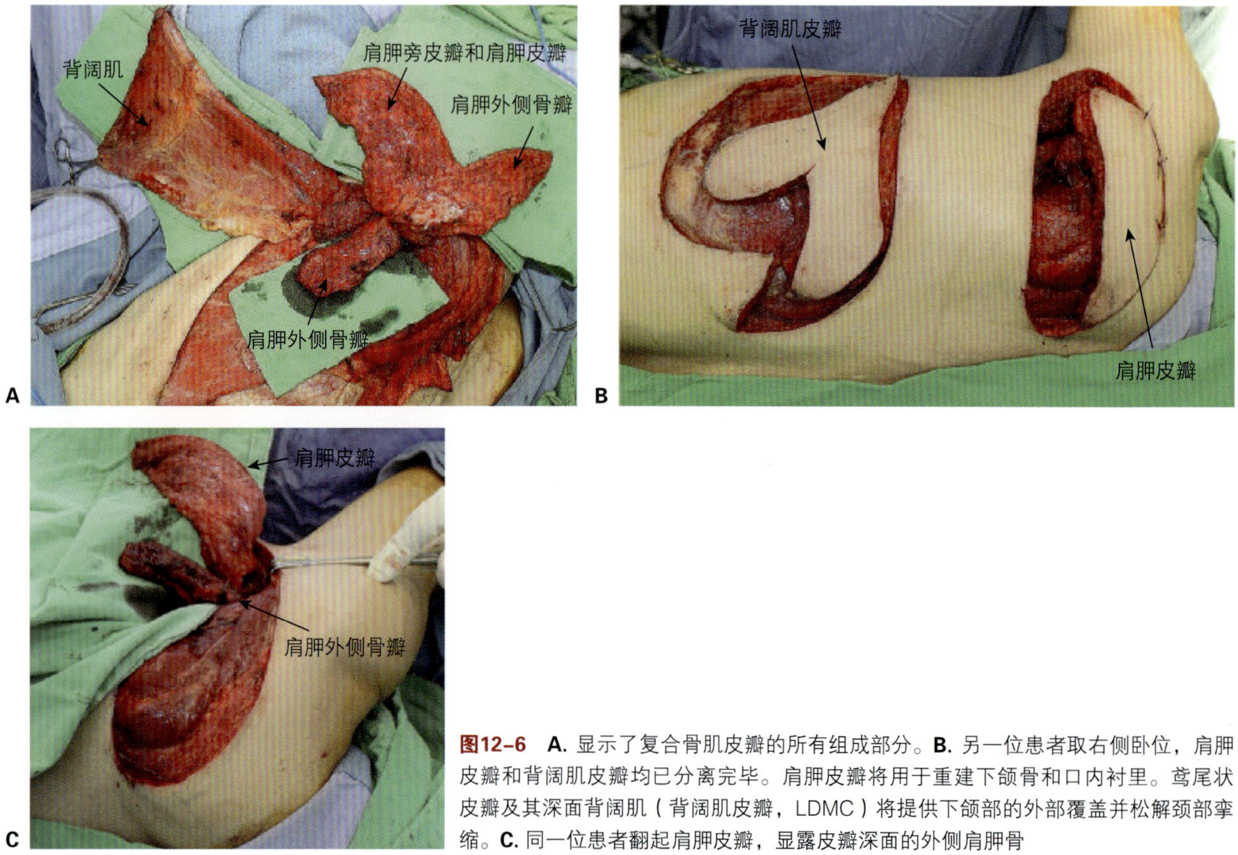

图12-6 **A.** 显示了复合骨肌皮瓣的所有组成部分。**B.** 另一位患者取右侧卧位，肩胛皮瓣和背阔肌皮瓣均已分离完毕。肩胛皮瓣将用于重建下颌骨和口内衬里。鸢尾状皮瓣及其深面背阔肌（背阔肌皮瓣，LDMC）将提供下颌部的外部覆盖并松解颈部挛缩。**C.** 同一位患者翻起肩胛皮瓣，显露皮瓣深面的外侧肩胛骨

要点与难点

腋窝切口	■ 腋窝切口不是必需的，但在腋窝处进行反向切口或将切口向腋窝延伸可以更为安全和快速地识别和解剖肩胛下血管。
三边孔处皮肤	■ 各种形状的皮瓣都需包含三边孔处皮肤，以确保最佳的血供。
皮瓣形状	■ 当肩胛皮瓣与肩胛旁皮瓣组合应用时，可形成倒L形瓣（根据需要进行去上皮化）或制成两个独立的皮瓣。
蒂部长度	■ 肩胛外侧骨瓣的最大有效蒂长为4～6cm（肩胛下动脉加旋肩胛动脉直至骨膜分支）。外侧骨瓣至肩胛皮瓣或肩胛旁皮瓣距离为2～3cm。
蒂部延长	■ 当仅在对侧颈部存在适合的受区血管时： 将胸背动脉向远端分离，并在适当长度处切断，将其作为供区动脉以逆流方式供血。 ■ 对于静脉回流，可以使用带静脉移植物的肩胛下静脉（可以采用倒置的胸背静脉）或头静脉转位。
同时行受区血管解剖	■ 在采取侧卧位时，第二位外科医师可以同时分离同侧颈部血管。
额外的软组织	■ 如果需要进行面部轮廓塑整，切取皮瓣边界之外的皮下组织可提供额外的软组织。
组织扩张	■ 预扩张可允许比通常皮瓣更大区域的一期闭合。也可以术后进行周围皮肤扩张，用以取代植皮区。
肩胛旁缺损的一期闭合	■ 为了避免供区植皮，可以采用带蒂的胸背动脉穿支皮瓣转移修复肩胛旁皮瓣的供区缺损。
肩胛皮瓣与肩胛旁皮瓣的选择	■ 如果仅需要一个皮瓣，肩胛旁皮瓣优于肩胛皮瓣，因为肩胛旁皮瓣有利于腋窝的显露，便于解剖皮瓣蒂，并使瘢痕置于不太明显的部位。
皮片移植	■ 供区皮片移植后常发生皮片移植物存活欠佳、明显的外形不规则和瘢痕形成。
皮瓣厚度	■ 肥胖患者的皮瓣可能较厚，在设计皮瓣大小时应加以考虑。
牙齿修复	■ 如果计划使用骨整合种植体进行牙齿的修复，则必须仔细设计骨皮瓣植入的位置。必须保证在拟进行种植体植入的骨段有适当的高度和宽度。
解剖变异	■ 在出现双旋肩胛动脉或旋肩胛动脉/静脉不汇入肩胛下动脉/静脉的情况下，需要采用胸背动脉携带其他组织，此时需要有额外的受区血管。 ■ 如果肩胛旁皮瓣血管蒂（旋肩胛动脉降支）位于大圆肌后方，则必须在切取皮瓣时切断大圆肌。

术后注意事项

- 肩部/手臂制动1周，以便于正常愈合，减轻疼痛。
- 从术后2～3周开始进行肩部限制性运动，之后逐步进行肩部肌肉强化运动。
- 供区需要3～4周才能完全愈合。

治疗效果

- 尽管有文献报道术后可能出现肩关节功能受限，但是只要坚持细致的手术和正确的术后康复治疗，就可以防止这种并发症的发生[8]。
- Gibber报道，在一项105例肩胛皮瓣切取术的临床研究中，没有这种并发症发生[9]。
- 由于各种原因，无论植入骨段的状况如何，最终只有少数患者植入了骨整合种植体。
- 解剖学研究表明，78%～95%标本的骨量可以保证可靠地进行种植体植入[10]。
- 可能发生的并发症包括：
  - 血肿。
  - 血清肿。
  - 伤口感染或裂开。
  - 供区瘢痕宽大。
  - 肩部运动和力量受限。
  - 下颌骨受区骨不连。
  - 臂丛神经或胸长神经损伤。

参考文献

[1] Saijo M. The vascular territories of the dorsal trunk: a reappraisal for potential flap donor sites. *Br J Plast Surg*. 1978;31:200–204.

[2] dos Santos LF. The scapular flap: a new microsurgical free flap. *Bol Chir Plast*. 1980;70:133–144.

[3] Gilbert A, Teot L. The free scapular flap. *Plast Reconstr Surg*. 1982;69:601–604.

[4] Nassif TM, Vidal L, Bovet JL, Baudet J. The parascapular flap: a new cutaneous microsurgical free flap. *Plast Reconstr Surg*. 1982;69:591–600.

[5] Teot L, Bosse JP, Moufarrege R, et al. The scapular crest pedicled bone graft. *Int J Microsurg*. 1981;3:257–262.

[6] Swartz WM, Banis JC, Newton ED, et al. The osteocutaneous scapular flap for mandibular and maxillary reconstruction. *Plast Reconstr Surg*. 1986;77:530–545.

[7] Coleman JJ III, Sultan MR. The bipedicled osteocutaneous scapula flap: a new subscapular system free flap. *Plast Reconstr Surg*. 1991;87:682–692.

[8] Roll C, Prantl L, Feser D, et al. Functional donor-site morbidity following (osteo-) fasciocutaneous parascapular flap transfer. *Ann Plast Surg*. 2007;59:410–414.

[9] Gibber MJ, Clain JB, Jacobson AS, et al. Subscapular system of flaps: an 8-year experience with 105 patients. Head Neck. 2015;37:1200–1206.

[10] Moscoso JF, Keller J, Genden E, et al. Vascularized bone flaps in oromandibular reconstruction: a comparative anatomic study of bone stock from various donor sites to assess suitability for enosseous dental implants. *Arch Otolaryngol Head Neck Surg*. 1994;120:36–43.

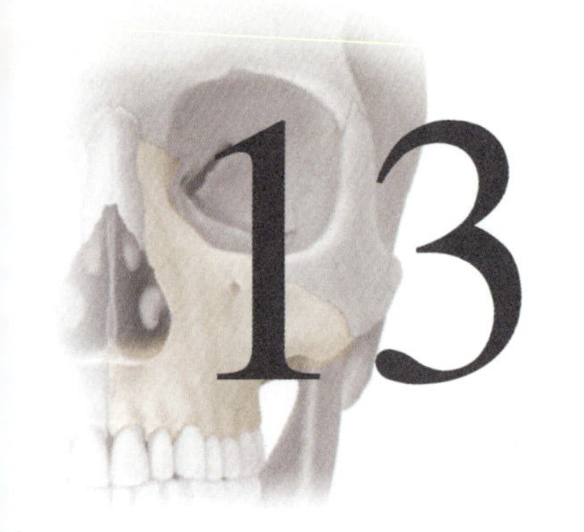

13 下颌外侧缺损软组织瓣移植修复术

Lateral Mandible Reconstruction With Soft Tissue Flaps

Afshin Mosahebi, Evan Matros, and Babak J. Mehrara

概述

- 下颌骨是面部后下1/3的轮廓，并在咀嚼和维持口腔功能方面发挥关键作用。
  - 下颌功能对吞咽、语言和面部美学非常重要。
- 下颌重建最常见的指征是肿瘤切除、创伤、骨质疏松症和感染引起的节段性骨缺损。
- 下颌外侧缺损是指从颏孔向后延伸并且包括下颌升支或髁状突的缺损。
- 最适合采用软组织瓣移植修复的下颌外侧缺损不仅包括骨缺损，还包括较大面积的软组织缺损，例如口底、舌、腭、咽、皮肤等部位。导致颞下颌关节及其周围软组织完全丧失的下颌缺损也可能从软组织瓣移植修复中获益，因为对这些缺损进行骨瓣移植较为困难，并且修复后功能常常不佳。

相关解剖

- 下颌骨在解剖上分为一个水平部分和两个垂直部分。
  - 水平部分包括颏联合和两侧的体部，形成一个U形弓状，连接两侧垂直的升支。
  - 每个垂直部分由下颌角、下颌升支、喙突和髁状突组成。垂直部分是咀嚼肌的附着点，也形成下颌骨与颅骨的关节。
- 下颌骨的动脉血供源自舌动脉、面动脉和下牙槽动脉的分支。
- 下牙槽神经是下颌神经的最大分支。它通过下颌支内表面上的下颌孔进入下颌骨，并分出两个末端分支：颏神经和切牙神经。
  - 颏神经支配颏部的皮肤以及下唇的皮肤和黏膜。
  - 切牙神经继续在下颌骨正中方向走行，并为前磨牙、尖牙、切牙及其周围牙龈提供感觉神经支配。

病史与体格检查

- 仔细评估下颌骨缺损的病理情况和既往已进行的治疗。
  - 了解既往手术史，尤其是那些可能影响下颌骨血供的手术史。这些信息在制订手术计划时非常重要。在同侧颈部血管受损时可能需要使用对侧颈部血管或其他替代方案。
  - 如果涉及头颈外科医生的手术范围，应与其共同讨论手术计划。
- 了解局部放疗史。放疗可能会降低软组织和骨组织的愈合能力，影响受区血管的使用情况，并增加对皮肤覆盖的需求。
- 了解既往病史、医疗并发症和心血管疾病的风险因素（例如高血压、冠心病、高脂血症、吸烟史、肥胖、糖尿病等）。
  - 上述情况在头颈部癌症患者中较为常见，特别是有吸烟史和饮酒史的患者。
  - 具有长期心血管疾病史的患者需要就术前准备和身体状况调整请相关科室的医师进行会诊。
- 评估并记录术前语言和吞咽功能、肿瘤生长和手术切除后这些功能可能受到显著影响。此外，应以切牙间距离为标准记录术前张口度。
- 评估口腔卫生和牙列情况。口腔卫生不佳和牙列不良者发生术后感染和并发症的风险较高。对于牙列或口腔卫生不佳者在术前须到口腔科诊治。
- 确定张口、咀嚼、吞咽或进食时是否疼痛。
- 通过体格检查和实验室检查评估患者的一般营养状况。

- 除外凝血异常的个人史和家族史。
- 体格检查还包括评估头颈部术区情况、预估肿瘤患者切除范围、评估受区血管情况、了解口内外软组织质量、确定修复供区状况。
  - 必须检查四肢的脉搏情况，除外外周血管疾病。
  - 应评估供区软组织的质量（厚度、顺应性等），并准备备选计划。

影像学检查

- 术前计算机断层扫描（CT）或磁共振成像（MRI）有助于评估骨缺损程度和软组织受累情况。
- 术前血管造影有助于评估头颈部受区血管的情况，但不是术前常规检查。
- 供区的术前成像也可用于评估血液供应情况。但是在采用股前外侧皮瓣或腹直肌皮瓣进行复杂的下颌缺损修复前，通常不需要进行皮瓣的血供检查。

手术治疗

- 下颌外侧缺损如果主要累及骨组织，而软组织切除量有限，最好采用骨瓣（例如腓骨、肩胛骨、髂骨）移植修复。
- 采用软组织瓣移植修复下颌外侧缺损适用于下颌前部弓形骨质结构完整的骨缺损（即骨切除部位位于切牙外侧），并且伴有复杂的软组织缺损（包括口底、舌、腭、咽，有时还包括皮肤）。
  - 常见于颞下颌关节被广泛切除后，颅底留下巨大缺损，骨瓣不能可靠固位的情况。
  - 也可见于无适宜骨组织供区的患者（例如患者有严重的外周血管疾病）。但由于有多种骨组织供区可供选择（例如肩胛皮瓣），因此这种情况并不多见。
- 在众多可用于修复复杂性下颌外侧缺损的软组织瓣中，最常用的是腹直肌皮瓣和股前外侧（ALT）皮瓣，其原因如下：
  - 可提供大量的软组织和肌肉，术者可根据具体情况进行调整，以适应复杂缺损的修复。
  - 可形成多个皮岛，从而完成口内外联合缺损的修复。
  - 具有较长的血管蒂，很容易与颈部受区血管吻合。即使在以对侧作为供区的情况下，血管蒂长度也能够保证完成血管吻合。

术前设计

- 评估修复缺损后能够维持剩余的下颌骨处于解剖位置所需的组织量。
  - 评估修复口内和口外（必要时）缺损所需的组织量。
- 影响下颌外侧缺损移植修复的主要因素：
  - 全身并发症、功能和营养状况以及口腔卫生。
  - 下颌骨缺损的范围。
  - 预估的软组织缺损量。
  - 既往手术操作和受区血管情况。
  - 术后辅助治疗情况。
  - 计划或预期的二期或三期修复过程。

体位

- 患者取仰卧位。
- 在大多数情况下术前常规进行气管切开。因为对下颌外侧缺损软组织瓣移植修复的患者进行紧急气管插管非常困难，并且可能造成游离皮瓣的医源性损伤。

操作步骤

横向皮瓣

- 通常最简单的方法是沿缺损轴线方向横向放置皮瓣，从而将软组织瓣置于下颌骨末端和颞下窝之间。
- 采用这种放置方法后，血管蒂与颈部血管的相对位置最佳。
  - 如果使用同侧颈部血管作为受区，皮瓣就位时将血管蒂置于皮瓣的后方。
  - 相反，如果使用对侧颈部血管作为受区，皮瓣就位时将血管蒂置于皮瓣的内侧端，目的是缩短血管蒂至对侧血管的距离。
- **图13-1A**所示患者接受了复发性鳞状细胞癌根治性切除术，病变累及磨牙后三角区，切除范围包括右侧半下颌骨、髁后三角区、口底、部分舌组织。
  - 由于切除了颞下颌关节，缺乏受区血管，无法进行双游离皮瓣重建，因此采用纵向腹直肌皮瓣

操作步骤

（VRAM）修复缺损（**图13-1B**）。

- 将肌皮瓣横向放置于缺损区，填充了下颌骨的缺损，保持了剩余骨组织的正常位置，同时消除了口内软组织缺损（**图13-1C**）。
- 采用这种修复方式一般不需要应用钛板进行坚强内固定。一旦应用钛板，失败率较高（需要额外的手术），并且容易使皮瓣受压，进而使皮瓣移植变得复杂。
- 受区血管采用右甲状腺上动脉（端端吻合）和颈内静脉（端侧吻合）。在通常情况下，至少先植入部分皮瓣组织以使皮瓣位置稳定，然后进行显微吻合。

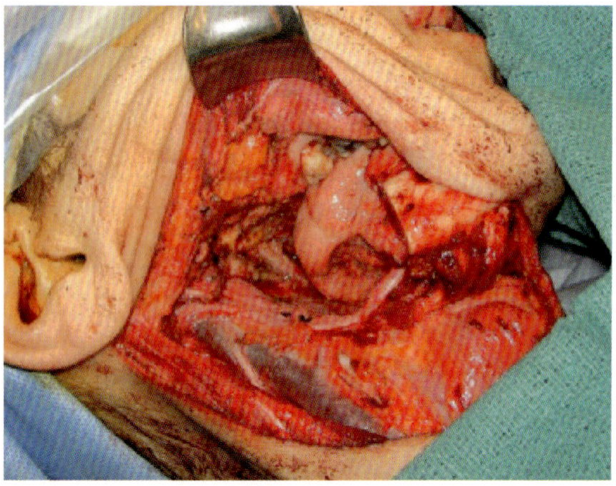

A

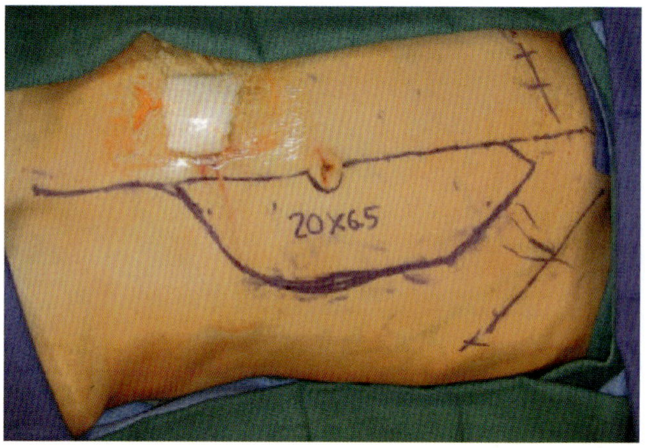

B

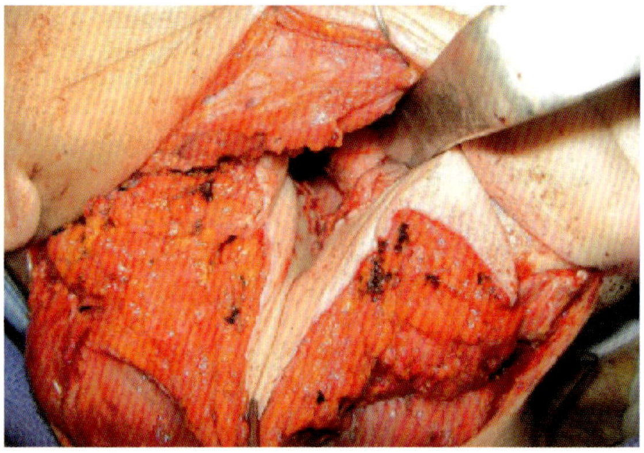

C

图13-1 **A.** 患者接受复发性鳞状细胞癌根治性切除术，切除范围包括右侧半下颌骨、髁后三角区、口底、部分舌组织、磨牙后三角区和颞下颌关节。**B.** 标记大面积纵向腹直肌皮瓣。**C.** 皮瓣移植后横向放置，修复口底、磨牙后三角区和下颌骨缺损

非横向皮瓣

- 可能需要将皮瓣略偏离缺损区轴线或使其接近于纵向放置。在口内外复合缺损时最常发生这种情况。
- **图13-2A**所示患者患有右侧面部复发性鳞状细胞癌，并向面颊、口底和磨牙后三角区转移。
  - 切除复发病灶后导致大面积口内外缺损，包括下颌骨外侧、口底、颊黏膜、磨牙后三角区和颊部皮肤（**图13-2B**）。单独的腓骨瓣不能完全修复这一缺损，需要两个游离组织瓣进行修复。但是考虑到该患者全身并发症和营养不良的状况，未采用这种方案。
  - 设计了具有两个皮岛的纵向腹直肌皮瓣，从而采用一个肌皮瓣修复了所有缺损（**图13-2C**）。
  - 主要采用纵向放置肌皮瓣，肌肉和一个皮岛修复了下颌部缺损，另一个位于下方的皮岛修复了口内缺损（**图13-2D～F**）。
  - 注意严密地闭合缺损区。

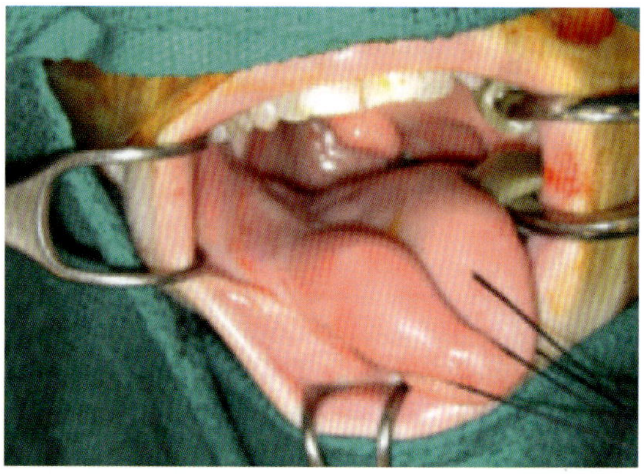

A

图13-2 **A.** 患者患有下颌外侧复发性鳞状细胞癌，累及面颊和磨牙后三角区。舌部与颊黏膜异常粘连，术前右侧下颌缘神经功能丧失

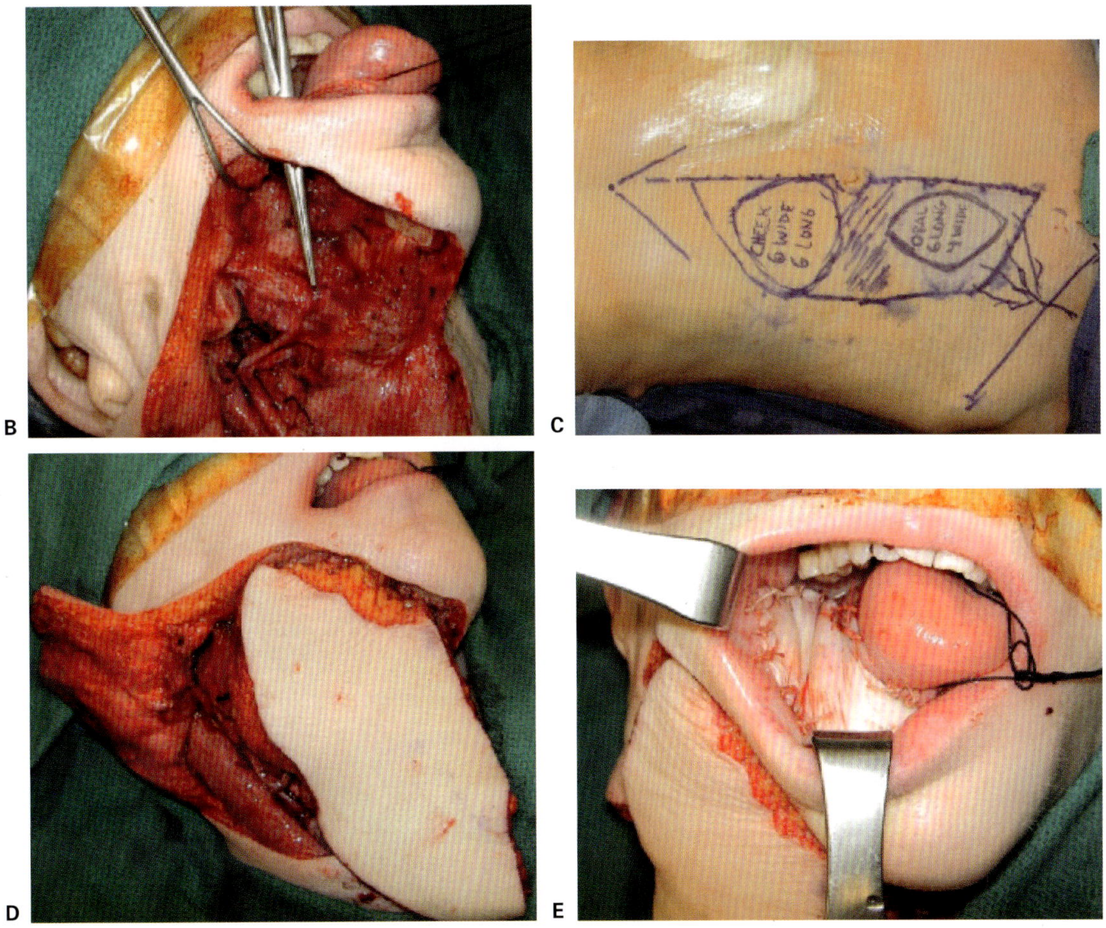

B C D E

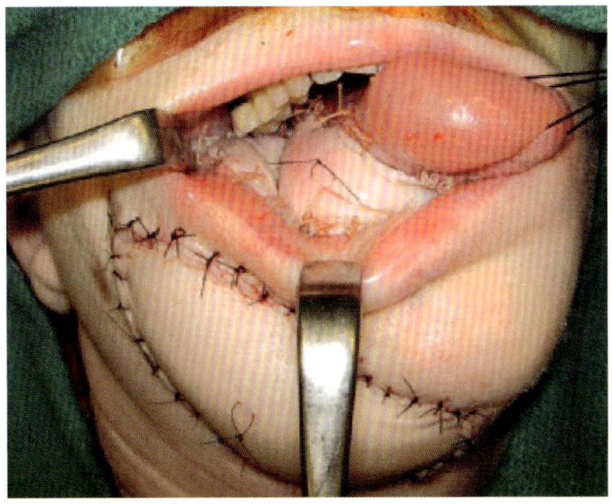

F

图13-2（续） **B.** 根治性切除导致口内外复合性缺损。**C.** 设计并标记具有两个皮岛的纵向腹直肌皮瓣，并对修复缺损所采用的皮岛面积进行大致测量。**D.** 在肌皮瓣就位前确定其方向。注意皮瓣下部修复口内部分几乎呈纵向放置。**E.** 已完成皮瓣移植修复口内缺损。**F.** 口内外缺损皮瓣移植修复完毕

要点与难点

手术设计	■ 由于必须保留前方的下颌弓，因此在术前应与肿瘤外科医师共同讨论确定修复方案。 ■ 对于有龋齿的患者须请口腔科医师会诊。 ■ 必要时进行术前影像学检查，以评估缺损的程度和受区血管的情况。
受区准备	■ 在切除时应保留受区血管，并在皮瓣移植前做好血管准备。 ■ 在仔细评估缺损的基础上，设计最佳的组织瓣以及皮肤、肌肉和脂肪的最佳组合方式，以保证足够的体积，并符合各种软组织缺损修复的需求。

要点与难点（续）

皮瓣植入	■ 皮瓣植入可采取纵向或横向的方式实现口内和口外缺损的理想修复。 ■ 放置皮瓣时须考虑受区血管的位置。
供区闭合	■ 最好由两个手术小组同时进行皮瓣植入和供区闭合，以缩短麻醉时间。
术后护理	■ 头部应保持中立位，以缩小切口闭合的张力。 ■ 引流管应远离吻合口。 ■ 避免使用气管切开固定带，以防压迫皮瓣蒂部。

手术结束

- 用温热盐水或抗生素溶液充分冲洗颈部创口，轻柔地活动颈部，确保颈部活动不会引起颈部血管扭曲受压。
- 在颈部放置1～2个负压引流管，注意避免压迫静脉，在吻合口附近避免负压抽吸。
- 必要时松解并缝合颈阔肌，以4-0尼龙线缝合皮肤、闭合切口。

术后注意事项

- 术后48h内开始管饲。通常在3天后开始进行口腔清洁护理。
- 气管造口留置10～14天，或直到切口愈合，拔除气管套管前确定短期内不需要进行额外的手术。
- 对于大面积缺损患者，特别是涉及咽部或磨牙后三角区缺损修复的患者，最好进行吞咽试验观察，以确保颈部无食物渗漏，并且保证患者不会发生食物误吸。通常在术后2周进行该试验。
- 对于手术范围较大且既往有放疗史的患者，可以在手术较长时间（通常为6周）之后，在门诊进行吞咽状况评估。在这些情况下，通常采用鼻胃管或胃管（更为常见）维持进食。

治疗效果

- 单独使用软组织瓣移植修复下颌大面积缺损可以使患者较快地恢复经口进食[1]。
- Mosahebi等评估了76名接受软组织瓣移植修复下颌外侧大面积缺损的患者。结果如下：
  - 纵向腹直肌皮瓣最为常用（89%），平均住院18天。
  - 大多数患者（54%）在出院后能够经口进食，60%有正常或接近正常的语言功能。
  - 外观评估结果为：优秀者49%，良好者21%，较差者30%。
  - 6.6%的患者出现涎漏，保守治疗后自愈率超过80%。
- Kroll等报道了21名接受类似方法治疗的患者。大多数患者获得良好至极佳的美学效果，获得良好的语言和吞咽者占33%。
  - 大多数患者需要针对颈部臃肿问题进行二次修整手术。

并发症

- 可能的并发症包括皮瓣坏死（通常低于5%）、感染、血肿、口内伤口裂开（可能形成口腔-皮肤瘘）、功能性并发症（语言、吞咽、咀嚼等功能受损）。
- 在这些患者中，皮瓣供区也可能发生各种并发症。

参考文献

[1] Mosahebi A, Chaudhry A, McCarthy CM, et al. Reconstruction of extensive composite posterolateral mandibular defects using non-osseous free tissue transfer. *Plast Reconstr Surg*. 2009;124:1571-1577.

[2] Kroll SS, Robb GL, Miller MJ, et al. Reconstruction of posterior mandibular defects with soft tissue using the rectus abdominis free flap. *Br J Plast Surg*. 1998;51:503-507.

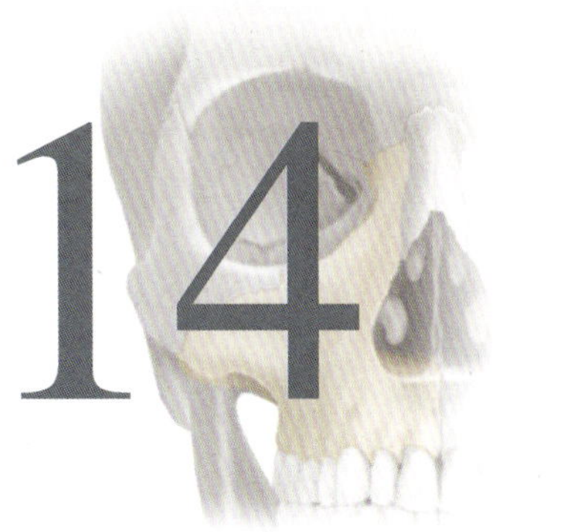

14

颌间固定术

Maxillomandibular Fixation

Cherry L. Estilo, SaeHee Kim Yom, and Joseph D. Randazzo

概述

- 颌间固定术又称上下颌固定术（MMF），是指为了固定上颌骨或下颌骨骨折部分或手术切除后的残余部分，在上下颌牙弓夹板之间采用橡皮筋或不锈钢丝固定。
- 咬合关系是上颌和下颌牙齿相互接触时的关系。在本章中，“咬合”一词是指上下颌牙齿完全咬合时的状态。

相关解剖

- 颌间固定主要有两个用途：
  - 使咬合关系正常并保持稳定，维持术前咬合状态。
  - 辅助达到最佳的修复效果。
- 完整或接近完整的健康牙列（特别是在远中区域）对于成功地进行颌间固定非常理想。

病史与体格检查

- 进行全面的口腔和牙科临床检查。
- 评估牙周组织、现有修复体或固定义齿的情况，以便于确定固定所采用的基牙。
- 评估咬合关系和下颌偏斜情况。

影像学检查

- 在进行临床检查（**图14-1A**）的同时，拍摄全景曲面断层X线片（**图14-1B**），必要时拍摄牙片，以评估患者牙齿的整体健康状况和牙列的稳定性。
- 必要时可拍摄牙片（根尖片或咬翼片）。

手术治疗

- 器具（**图14-2**）：

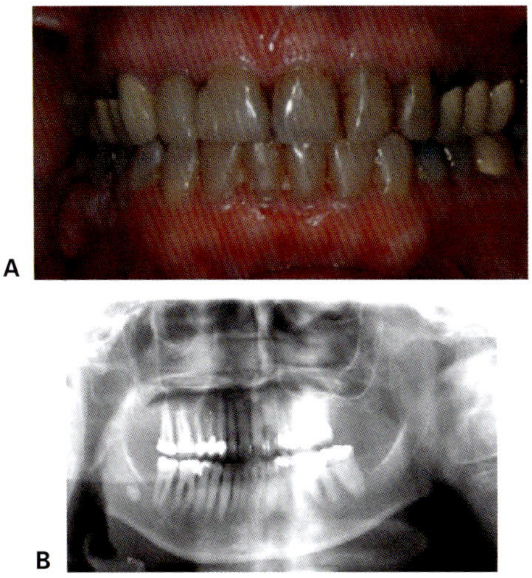

图14-1 **A.** 下颌切除前的咬合情况。**B.** 全景曲面断层X线片

  - Erich牙弓夹板。
  - 不锈钢结扎丝（24G）。
  - 钢丝钳。
  - 持针器。
  - 结扎钢丝就位器。
  - 橡皮筋（红色14号橡胶管，剪成3mm厚）。

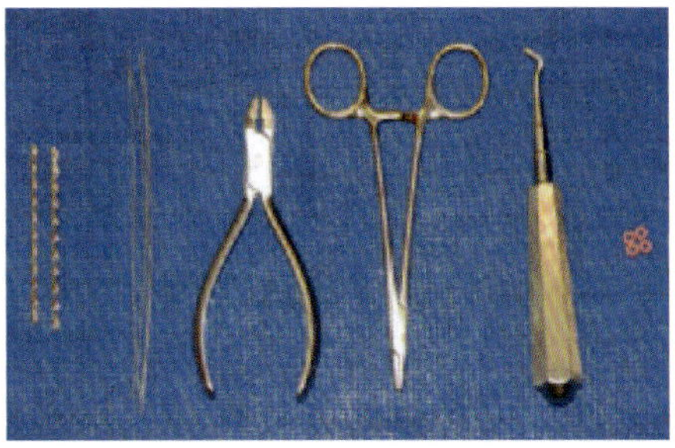

图14-2 颌间固定所需的器具

操作步骤

颌间固定

- 确定患者术前咬合关系。
- 观察分析术前影像学检查结果。
- 根据上下颌骨剩余牙列的外形，测量和修剪Erich牙弓夹板。
- 将结扎钢丝剪成约15cm长度（适用于后牙，用于前牙的钢丝可以缩短1～2cm），拉伸钢丝，防止其卷曲。
- 将两个牙弓夹板分别置于上下颌，注意夹板上的小钩指向根尖方向（**图14-3**）。
- 在正常牙齿之间穿过结扎钢丝，两端分别从牙弓夹板的上方和下方穿过，夹住结扎钢丝两端，之后顺时针方向旋转，使结扎钢丝逐渐扭紧，同时将牙弓夹板固定在牙齿表面[1]。
- 在结扎钢丝就位器的辅助下，使结扎钢丝在舌/腭侧尽可能置于根尖显露处的顶部，以确保可靠固定。
- 保留部分结扎钢丝末端（约1.5cm），剪断、去除多余的结扎钢丝，将末端弯折成玫瑰结状，以防止对邻近的软组织造成损伤。
- 牙弓夹板固定完成后，观察牢固性。通常至少使用3个结扎钢丝才能保证一定的固定力量。
- 将橡皮筋挂在上下颌牙弓夹板相对的小钩上，在合适的咬合关系下完成固定。

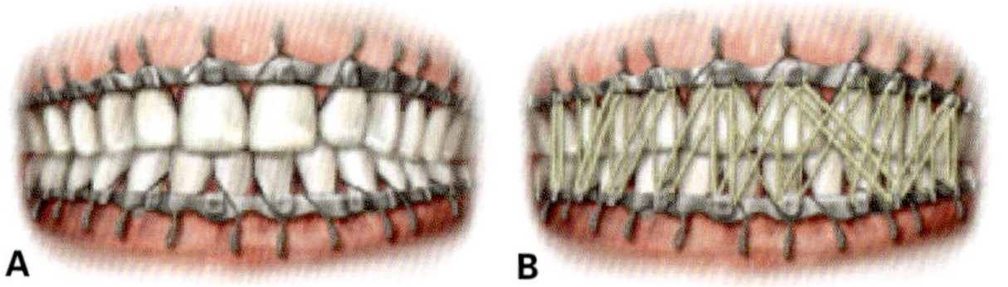

图14-3 **A.** 将两个牙弓夹板分别置于上下颌，注意夹板上的小钩方向彼此相反，并都指向根尖方向。**B.** 将橡皮筋挂在上下颌牙弓夹板相对的小钩上，完成颌间固定

要点与难点	
适应证	■ 目的是维持术前咬合状态。
操作细节	■ 将牙弓夹板剪成适当大小，并根据上下颌骨牙弓的形状进行弯折。 ■ 须将牙弓夹板稳固地固定在上颌牙弓和下颌牙弓表面。固定过松将引起患者不适，并导致牙齿排列不齐。 ■ 结扎钢丝就位器有助于稳固地结扎固定。 ■ 剪短结扎钢丝，并用骨蜡或其他材料加以遮盖，以免损伤或刺激口唇组织。
术后护理	■ 在拆除牙弓夹板时使用表面麻醉进行止痛非常必要。 ■ 术后可进行影像学检查，以确保固定位置正常，保证良好愈合。 ■ 口腔卫生对避免感染和减轻疼痛非常重要。

术后注意事项

- 通常1周后拆除牙弓夹板。在下颌骨骨折未用钢板/螺钉固定，仅以颌间固定作为主要治疗方法的情况下，须待确定骨折愈合后再拆除牙弓夹板。
- 进行牙科X线片检查，以确定上下颌骨对合位置正常（**图14-4A**）。
- 在拆除牙弓夹板时，须对牙龈区域进行表面麻醉或局部浸润麻醉，以减轻患者的不适。
- 用钢丝剪或高速手持设备剪断结扎钢丝，以持针器取出。
- 从上下颌牙弓表面撬松牙弓夹板后去除。
- 仔细检查口腔，确保没有碎片和材料残留（**图14-4B**）。
- 用生理盐水仔细冲洗口腔并吸出。
- 术后拍摄全景曲面断层X线片。
- 拆除颌间固定后，建议患者以进食软食为主，并采用对侧咀嚼。
- 进行口腔卫生指导，其中包括饭后和睡前使用超软毛的牙刷刷牙。

治疗效果

- 在大多数情况下，颌间固定的治疗效果良好，患者恢复情况令人满意。临床常见刺激和不适症状，须

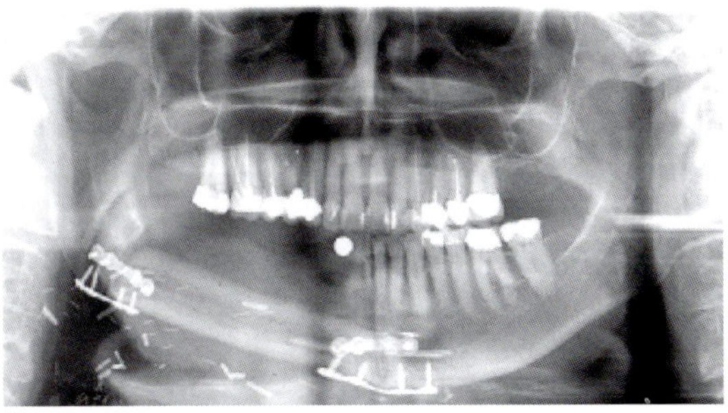
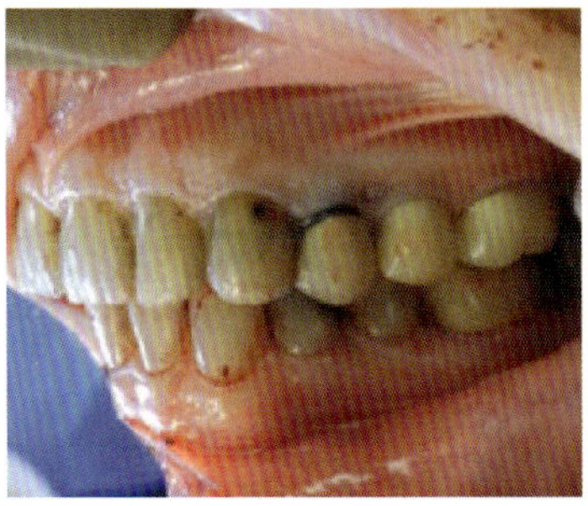

图14-4 **A.** 术后全景曲面断层X线片显示腓骨瓣修复和咬合重建情况。**B.** 拆除牙弓夹板后，咬合保持良好

对症治疗。通常术后1周可拆除牙弓夹板。

- 颌间固定可能会降低通气功能，在气道不安全、呼吸功能部分受损的情况下，应谨慎使用。

并发症

- 颌间固定术较为安全，总体耐受性良好。
- 与颌间固定相关的并发症相对较少，包括疼痛、牙龈炎/牙周炎和颊黏膜刺激。
- 错颌畸形是一种可以发生的并发症，但是主要与固定下颌的技术相关。如果仅采用颌间固定治疗下颌骨骨折，在发生排列不整齐的粉碎性骨折时，容易导致咬合错乱。

参考文献

[1] Aldegheri A, Blanc JL. The pearl steel wire: a simplified appliance for maxillomandibular fixation. *Br J Oral Maxillofac Surg*. 1999;37:117–118.

[2] Akhiwu BI, Saheeb DB, Akhiwu HO, et al. The effects of maxillomandibular fixation on ventilatory functions in adult Nigerians. *J Health Res Rev*. 2017;4:84–87.

15

第6部分　唇

口角缺损Estlander瓣（交叉唇瓣）移植修复术

Repair of Lip Commissure Defects With Estlander Flaps

Simon G. Talbot and Julian J. Pribaz

概述

- 唇缺损的常见病因包括恶性肿瘤（最常见的是鳞癌，其次是基底细胞癌）、创伤、脉管畸形和感染[1]。
- 相关文献中的名词术语尚不统一。
  - 本章将非口角区交叉唇瓣（无论是最早期描述的将下唇皮瓣移植至上唇，还是将上唇皮瓣移植至下唇）都称为Abbe瓣。
  - 本章将口角区交叉唇瓣（无论是从上唇移植至下唇，还是从下唇移植至上唇）均称为Estlander瓣。
  - 本章不使用"反向Abbe瓣"和"Abbe-Estlander瓣"来描述上唇旋转至下唇且不包含口角的交叉唇瓣。

相关解剖

- 唇部由多层组织构成，包括皮肤、皮下组织、肌肉、黏膜下层和黏膜。
- 皮肤和黏膜之间较宽的过渡区，称为唇红。唇红缘位于红唇和皮肤交界处，由于较为明显，因此其精细修复非常重要。
- 唇部的功能由口轮匝肌和多个面部表情肌共同完成。其中，口轮匝肌是一个功能性的括约肌环，其他表情肌则起到提唇和降唇的功能。
  - 提唇肌群包括：提上唇肌、提口角肌、颧大肌、颧小肌、提上唇鼻翼肌和颏肌。
  - 降唇肌群包括：降口角肌、降下唇肌和颈阔肌。
- 唇部的重要解剖标志包括：唇弓、人中嵴、唇珠、唇红缘和口角。
- 唇部的血供来自上唇动脉和下唇动脉，两者由面动脉发出。在唇红处，上唇动脉和下唇动脉走行于唇黏膜和口轮匝肌之间的黏膜下层（**图15-1**）。

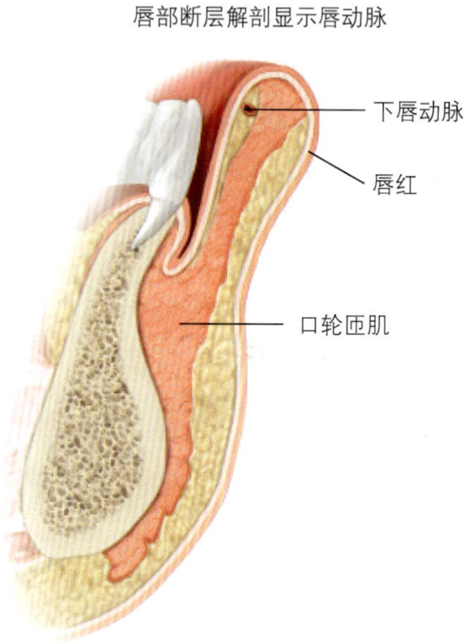

图15-1　下唇的断层解剖

- 唇部的回流静脉与动脉并不一致，而是在唇部形成密集的静脉丛。
- 唇部的感觉由眶下神经（上唇）和颏神经（下唇）支配，两者均发自三叉神经。
- 口轮匝肌的运动由面神经颊支支配。
  - 其他的面部表情肌由面神经颧支和下颌支支配。

病史与体格检查

- 由于唇部特殊的解剖结构和外形特点，当其缺损面积过大无法直接拉拢缝合时，利用来自对侧唇的相似组织进行修复是最理想的方法。
- 对于累及口角的单侧唇部全层组织缺损，Estlander瓣是一种较为理想的选择。
- 小于1/4的上唇缺损和小于1/3的下唇缺损可直接拉拢缝合。

- 皮瓣移植修复适用于上唇或下唇1/2～3/4的缺损（**图15-2**）。
- 更大的缺损则需要使用远位皮瓣或者多个皮瓣进行修复。
- 与Abbe瓣相似，Estlander瓣是一种交叉唇瓣。但Abbe瓣能以任意唇动脉为轴逆时针或顺时针旋转，而Estlander瓣则不然。通常在肿瘤切除时，同侧的血管已被破坏，因此，Estlander瓣仅能以对侧唇动脉为蒂在口角周围旋转。
- 可通过二期手术将皮瓣切开、转位后重新缝合，重建具有正常形态的口角。两次手术的间隔时间为3～4周。

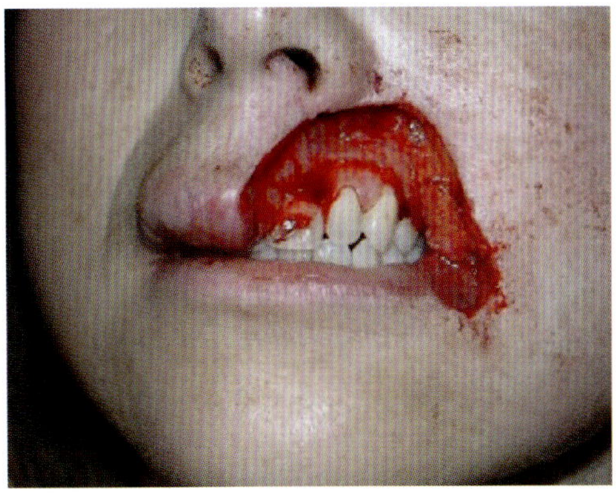

图15-2　浸润性基底细胞癌行莫氏（Mohs）切除后的唇缺损

- 上唇或下唇的缺损均可采用Estlander瓣进行修复[2]。

影像学检查

- 肿瘤和创伤患者需要进行影像学检查。但是手术设计前并不是必须进行影像学检查。

治疗过程

术前设计

- 术前标记时可辅助应用各种印模（例如无菌Esmarch敷料）。
- 与Abbe瓣不同，由于要重建口角，因此Estlander瓣不能横过唇红组织。

体位

- 经鼻气管插管后可以用可吸收缝线将气管插管固定于鼻中隔。
- 手术台和麻醉医生成90°角，将术侧口唇置于手术区中央。头部常规消毒铺巾。

入路

- 根据缺损部位，可以设计上蒂或下蒂皮瓣。

操作步骤

Estlander瓣修复上唇缺损

- 切口应尽量沿正常的皮肤褶皱设计，例如颏唇沟。
- 设计并标记三角瓣的位置，皮瓣高度和缺损高度一致，宽度为缺损的一半（同时利用上唇和下唇组织修复缺损）。
- 同时设计颊部推进皮瓣（可同时切除鼻翼或颊中部的Burow三角）来缩小创面，并减少所需的皮瓣面积（**图15-3A**）。
- 通常不需要切除Burow三角，而是将其作为下蒂皮瓣向中面部推进，用以修复鼻基底（**图15-3B**）。

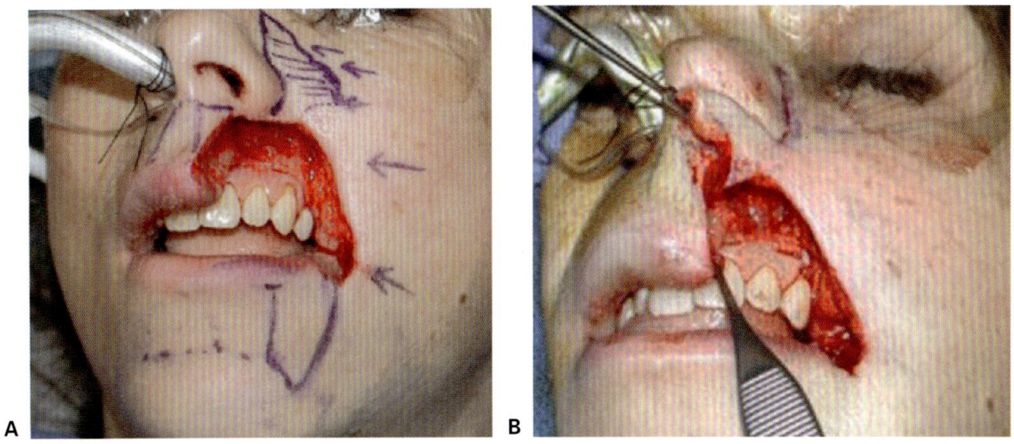

图15-3　**A.** 手术标记。**B.** Burow推进瓣

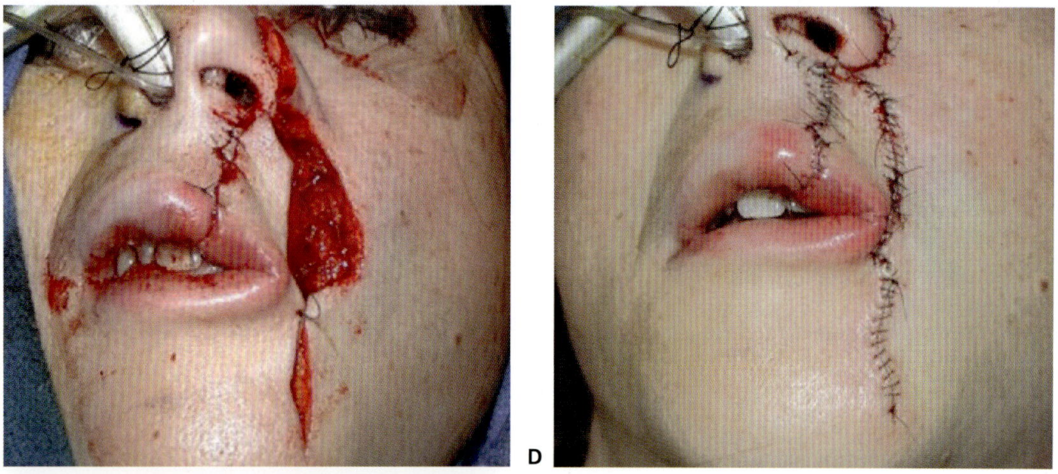

C D

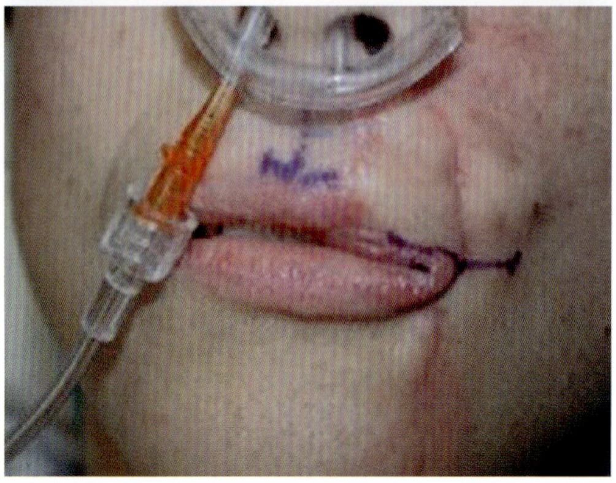

E

图15-3（续） **C.** Estlander瓣掀起后向上方翻转。**D.** 皮瓣移植修复完成。**E.** 皮瓣切开后，将唇瓣插入周围皮肤，完成口角成形术

- 使用针式电刀精细解剖。
- 注意保护唇动脉不受损伤。避免过度剥离，保护静脉丛以利于回流。
- 以口角为轴旋转皮瓣后缝合。
- 分层缝合，注意精确对合口轮匝肌和唇红缘（**图15-3C、D**）。
- 后期进行口角成形术。沿皮瓣基底部切开，将唇瓣插入周围皮肤后缝合，重建口角（**图15-3E**）。

Estlander瓣修复下唇缺损

- **图15-4**显示利用Estlander瓣修复下唇缺损的方法。

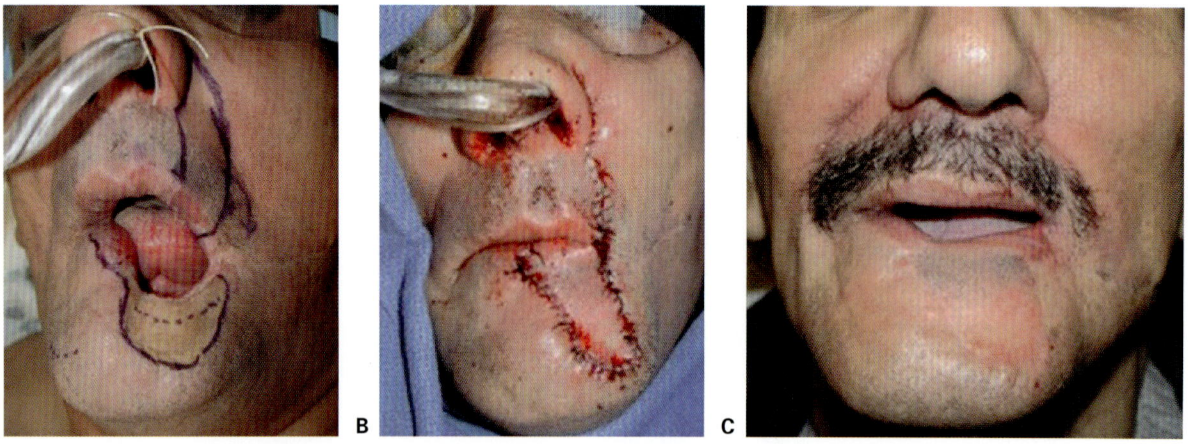

A B C

图15-4 **A.** 患者由于组织感染和坏死导致下唇缺损。**B.** 采用上唇Estlander瓣修复下唇缺损。**C.** 口角成形术后

要点与难点	
止血	■ 口唇血供丰富，确切的止血对于预防持续性出血非常重要。
血管蒂	■ 务必仔细保护唇动脉，不可过度剥离；保留足够的唇黏膜以促进静脉回流。
手术技巧	■ 如果皮瓣出现明显的瘀血，应将皮瓣还纳回原位，待血管再通后延期进行皮瓣转位移植。 ■ 同期进行颊部推进皮瓣可以缩小创面面积，减小所需皮瓣和供区的面积。 ■ 采用Schuchardt推进皮瓣和颏唇沟切口，可以辅助修复下唇部缺损。
注意事项	■ 吸烟会严重影响皮瓣血运。因此，术前和术后都应严格戒烟。

术后注意事项

- 缝线处涂抹杆菌肽（Bacitracin）软膏。
- 术后7～10天拆线。
- 伤口完全愈合前避免牵拉口唇。

治疗效果

- 对于累及口角的上唇或下唇大面积缺损，Etlander瓣是一种较为简单的修复方法（**图15-5A、B**）。
- 术后可能需要进行小的修整手术。例如，重新悬吊和收紧提唇肌肉，对口角的挛缩性瘢痕进行修整，以改善其对称性和开口度。
- 局部的运动和感觉功能在术后数月会逐渐恢复，痛觉会最先恢复，其次是触觉，温觉恢复最晚。
- 术后口周表情肌重新排列，面部动态表现有可能发生改变（**图15-5C、D**）。

并发症

- 如果血管受到损伤，可能会出现动脉危象或静脉瘀血。
- 唇部缺损超过1/2时，Etlander瓣将无法提供足够的组织进行重建，术后将出现小口畸形。

参考文献

[1] Yih WY, Howerton DW. A regional approach to reconstruction of the upper lip. *J Oral Maxillofac Surg*. 1997;55(4):383–389.

[2] Estlander JA. Methode d'autoplastie de la joue ou d'une levre par un lambeau emprunte a l'autre levre. *Rev Mens Med Chir*. 1877;1:344.

[3] Anvar BA, Evans BC, Evans GR. Lip reconstruction. *Plast Reconstr Surg*. 2007;120(4):57e–64e.

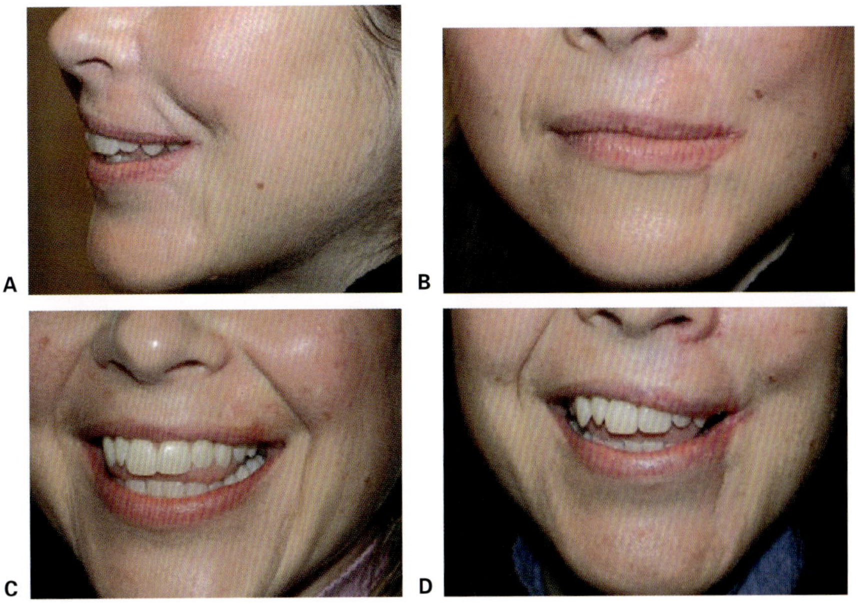

图15-5 **A、B.** 图15-3所示患者口角成形术后外观。**C.** 术前微笑外观。**D.** 由于肿瘤切除时提上唇肌也被切除，因此患者术后提唇肌群肌力减弱

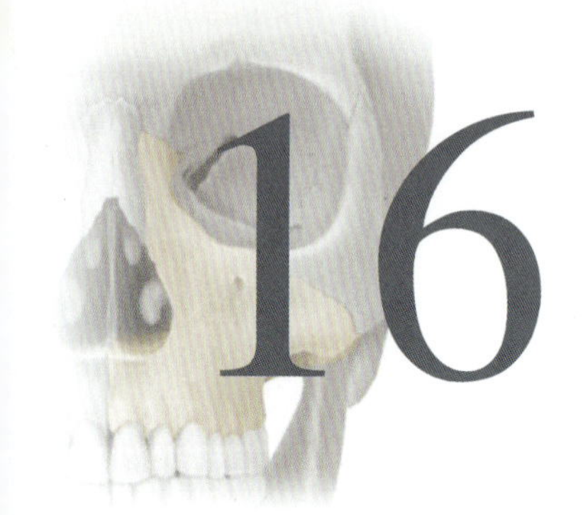

16 唇部缺损Karapandzic瓣移植修复术

Repair of Lip Defects With Karapandzic Flaps

Simon G. Talbot and Julian J. Pribaz

概述

- 唇部缺损的常见病因包括恶性肿瘤（最常见的是鳞癌，其次是基底细胞癌），创伤，脉管畸形和感染。
- Karapandzic瓣是一种具有神经支配的旋转肌皮瓣，可以单皮瓣/单侧应用，也可以双皮瓣/双侧应用，可用于修复下唇的次全缺损。
- 反向Karapandzic瓣可用于修复上唇缺损。上下皮瓣联合使用可同时修复上下唇缺损。
- Karapandzic瓣适合修复唇中部的缺损；采用Karapandzic瓣修复口角或者偏向一侧的缺损可能导致唇部明显的不对称。

相关解剖

- 由于唇部独特的解剖结构，利用相似组织进行重建是唇缺损修复最理想的方法。
- 唇部由多层组织构成，包括皮肤、皮下组织、肌肉、黏膜下层和黏膜。
- 与利用不含口轮匝肌的颊部组织进行唇部重建相比，Karapandzic瓣的优势在于保留了口轮匝肌的连续性结构和神经支配。
- 皮肤和黏膜之间较宽的过渡区，称为唇红。唇红缘位于红唇和皮肤交界处，由于较为明显，因此其精细修复非常重要。
- Karapandzic最初设计该皮瓣时即指出，该皮瓣具有非常可靠的唇动脉供血系统[1]。
- 但是对于老年、曾接受过放疗或需要双侧皮瓣修复的患者，仅依靠唇动脉供血是不够的。在设计Karapandzic瓣时，需要保留完整的黏膜，目的是为皮瓣提供额外的血供。
- 口角涡轴区可以看作是一个环形结构。对于此环形结构上的缺损可以通过旋转周围组织来进行修复。
- 为了尽早恢复肌肉功能，需要修复口轮匝肌，保护颊肌的完整性，并且尽量保持神经的完好（**图16–1**）。
    - 部分学者认为可以使用神经刺激仪来避免损伤神经[2]。

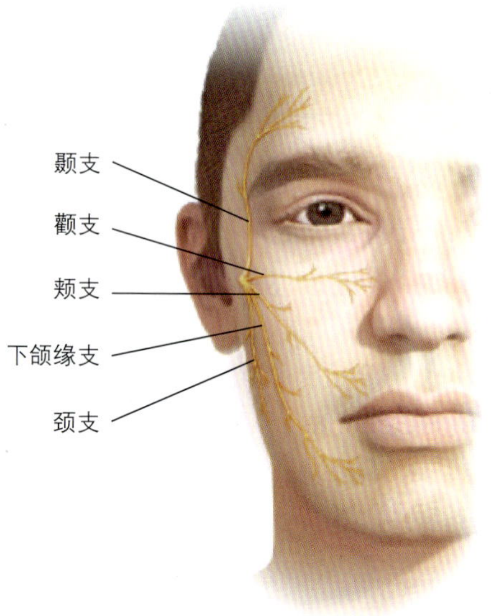

图16–1　面神经的解剖，在设计Karapandzic瓣时应注意保留口周的面神经分支

病史与体格检查

- 患者通常诊断为唇部大面积缺损、次全缺损或完全性缺损。

影像学检查

- 肿瘤患者需要进行影像学检查，但是对于皮瓣设计，影像学检查并不是常规检查项目。

手术过程

术前设计

- 术前标记时，手术切口应与唇缘平行。皮瓣的高度与唇部缺损的高度一致（**图16-2**）。

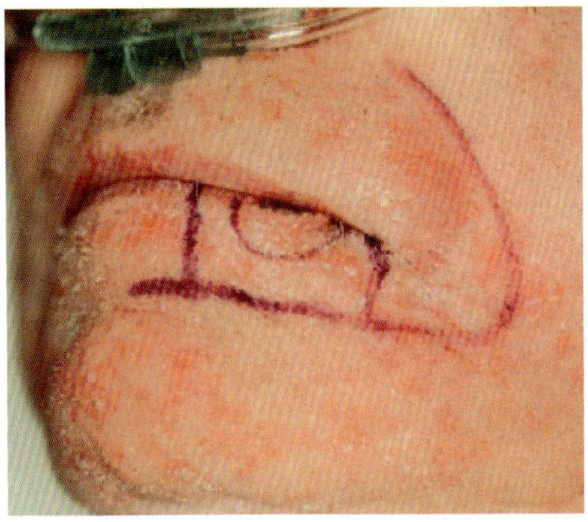

图16-2 患者术前外观和单侧Karapandzic瓣的切口线标记

- 皮瓣可向两侧或垂直方向延伸。应尽可能将切口隐蔽在鼻唇沟和/或颏唇沟内。

体位

- 尽量采用经鼻气管插管，以避免唇部变形。气管插管应垂直放置，以避免干扰术区。
- 手术台和麻醉医生成90°或180°。头部常规消毒铺巾。

入路

- 单侧或双侧Karapandzic瓣可以修复中度至重度的唇部缺损。
  - 如果Karapandzic瓣不能完全修复缺损，可以联合使用Abbe瓣共同修复缺损。
- 扩大的Karapandzic瓣可以进行更大面积的缺损修复。该技术属于Karapandzic瓣的改良，主要是通过颏部内侧组织重建下唇中央区，通过黏膜组织瓣推进重建唇红[3]。

操作步骤

- **双侧Karapandzic瓣修复下唇中央区大面积缺损**
- 如**图16-3A**所示，标记皮瓣。
- 局部浸润麻醉时，在局麻药中加入少量肾上腺素可以减少出血，但注射时应远离面动脉蒂部。
- 沿设计线切开皮肤，在皮下层仔细剥离（**图16-3B**）。
- 面动脉位于面部肌肉深层，从下方浅出进入皮肤。面神经分支也同样位于肌肉深层。采用钝性剥离对这些分支进行精细解剖（通常使用蚊式钳剥离），应用头戴式放大镜可以辅助术者更精细地剥离组织。
  - 在这个过程中，皮肤、皮下组织和面部肌肉被逐层切开，应特别注意保护在肌肉深层走行的神经和血管（**图16-3C**）。
  - 在颊部切口上部的深层进行钝性剥离可以更好地保护这些结构（**图16-3D**）[4]。
- 在皮瓣的移植过程中，一定程度的牵拉并不会损伤面动脉和唇动脉，但是如果无法避免牺牲动脉，可以通过保留一个宽大的黏膜蒂来保证皮瓣的血供（**图16-3E**）。
- 黏膜切开和推进范围应该控制在2～3cm，保留剩余

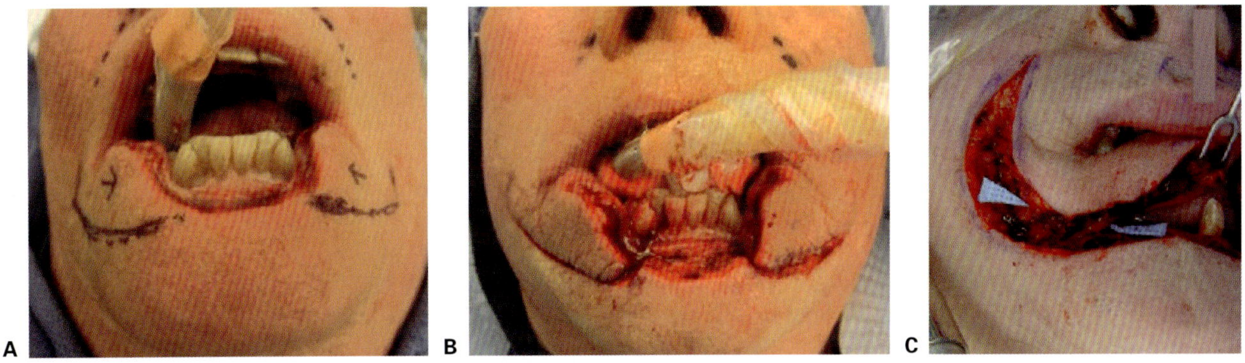

图16-3 **A.** 双侧Karapandzic瓣的术前标记。**B.** 做双侧皮瓣切口。**C.** 保留血管神经束

操作步骤

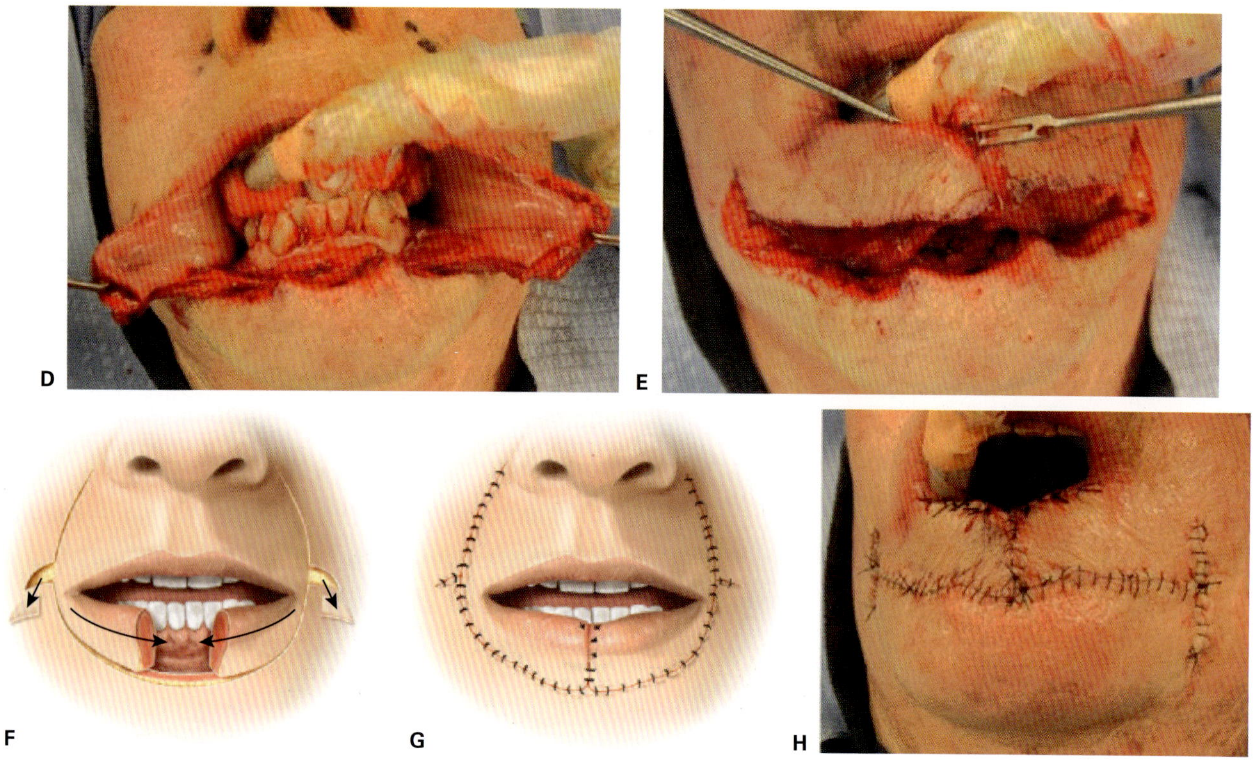

图16-3（续） **D.** 以血管神经束为蒂，掀起皮瓣，尽可能保留黏膜。**E.** 皮瓣转移。**F.** 去除Burow三角，消除颊部和皮瓣长度的差异。**G**、**H.** 逐层闭合切口

黏膜的完好，以保证动脉供血和静脉回流。

- 分层缝合黏膜、肌肉和皮肤。
  - 供区皮肤的缺损较容易修复，但肌肉切开后较难修补，因此在闭合切口时应尽量缩小张力。
  - 通过去除Burow三角，可以缩小颊部和皮瓣长度之间原有的差异（**图3F–H**）。

要点与难点

止血	■ 局部浸润麻醉时，可以在局麻药中加入少量肾上腺素，但应远离血管蒂。
蒂部	■ 在放大镜下仔细钝性剥离面动脉的分支和面神经，避免将其损伤。 ■ 仅剥离需要推进的黏膜，避免过度剥离，影响皮瓣的动脉供血和静脉回流。
技术	■ 去除Burow三角，可以让皮瓣和颊部切口长度一致，利于缝合。
注意事项	■ 吸烟会严重影响皮瓣血运。因此，术前和术后都应严格戒烟。

术后注意事项

- 缝线处涂抹杆菌肽（Bacitracin）软膏。
- 术后7～10天拆线。
- 伤口完全愈合前避免牵拉口唇。
- 不需要其他特殊治疗。

治疗效果

- 采用Karapandzic瓣修复大面积的组织缺损可能会导致小口畸形。但是由于唇部组织有良好的弹性，小口畸形的发生率并不高。
- 无论功能还是外观，使用相似的唇部组织和肌肉进行唇部缺损修复的效果都明显优于远位皮瓣移植。

- 与上唇相比，修复后的下唇突度会缩小，并有紧绷感。这种紧绷感会随着时间逐渐减弱，也可以通过脂肪移植和唇红推进术加以改善（**图16-4**）。

并发症

- 后期进行口角成形术可改善小口畸形。可通过Y-V皮瓣或外侧楔形切除后黏膜推进瓣加以矫正。
- 可能发生龈颊沟变浅或消失的情况，可通过在龈颊沟内植皮加以修复[2]。

参考文献

[1] Karapandzic M. Reconstruction of lip defects by local arterial flaps. *Br J Plast Surg*. 1974;27(1):93–97.
[2] Baumann D, Robb G. Lip reconstruction. *Semin Plast Surg*. 2008; 22(4):269–280.
[3] Hanasono MM, Langstein HN. Extended Karapandzic flaps for neartotal and total lower lip defects. *Plast Reconstr Surg*. 2011;127(3):1199–1205.
[4] Anvar BA, Evans BC, Evans GR. Lip reconstruction. *Plast Reconstr Surg*. 2007;120(4):57e–64e.

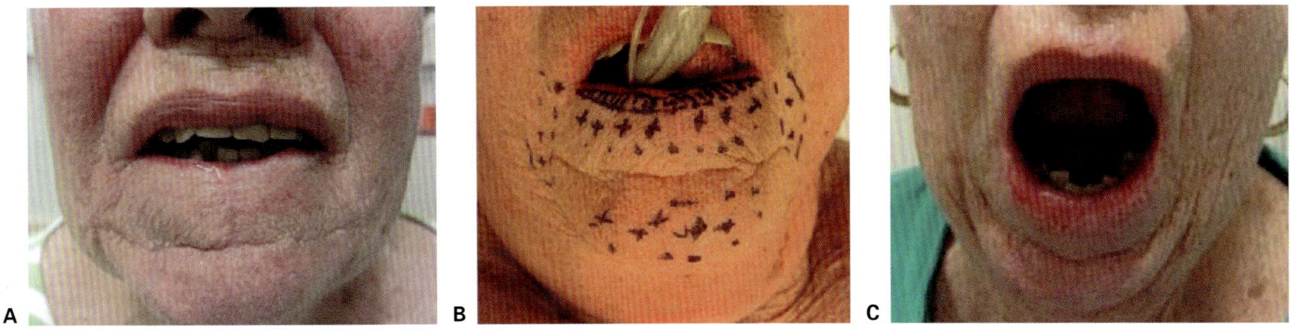

图16-4 **A.** 术后早期外观。**B.** 通过脂肪移植和黏膜推进手术，患者唇部外观和功能均可以得到改善。**C.** 术后长期随访时，功能和外观均得到改善

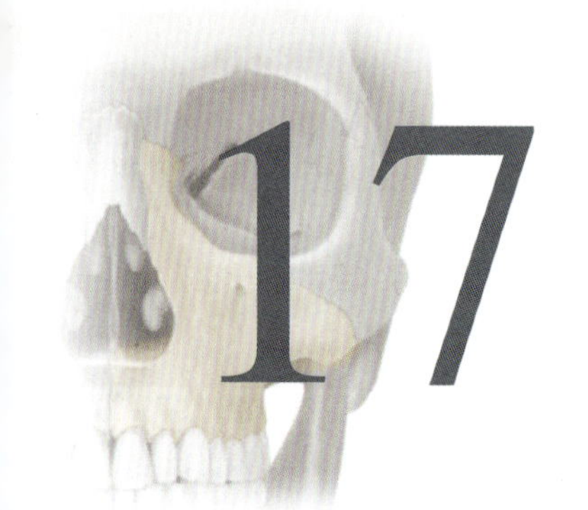

17

唇部缺损Abbe瓣移植修复术

Repair of Lip Defects With the Abbe Flap

Robert Beinrauh and Joseph H. Dayan

概述

- 下唇的全层结构包括黏膜、口轮匝肌和唇红。其血供来源于左右两侧的下唇动脉，通过黏膜静脉回流[1]。
- Abbe瓣可用于修复大小为全唇1/3～1/2的不累及口角的上唇缺损。
- 反向Abbe瓣（即Estlander–Abbe瓣）与Abbe瓣本质上同属一种皮瓣。两者的区别在于，反向Abbe瓣是利用上唇组织修复下唇的非口角缺损。
  - 本章仅介绍传统的Abbe瓣。反向Abbe瓣的手术要点与之相同，只是以上唇动脉为蒂。

相关解剖

- 唇部是一个具有括约功能的结构，由同心的环形黏膜、肌肉和皮肤构成，具有防止液体从口腔溢出的封闭功能，以及在说话时产生唇音的功能。
- 口轮匝肌。
  - 口周的环形肌肉可闭合和噘起嘴唇。
  - 肌纤维起自口角，在上下唇水平走行。
  - 在口角与鼻中隔前部及鼻底之间有斜向走行的肌肉。
- 下唇动脉在口角处发自面动脉。
  - 下唇动脉走行于下唇内侧，走行位置位于红唇–黏膜交界处的前下方几毫米内（**图17–1**）[1]。

病因

- 唇部畸形分为先天性畸形和后天性畸形。
- 唇裂是最常见的先天性唇部畸形。
- 外伤和肿瘤是最常见的后天性唇部畸形的病因。

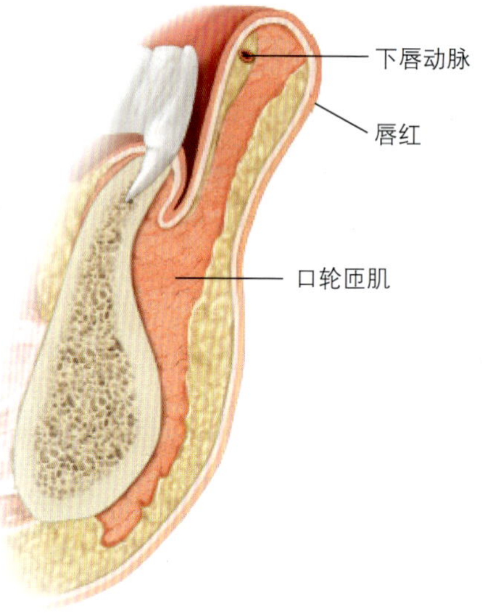

图17–1　唇部断面显示下唇动脉

病史与体格检查

- Abbe瓣是上唇或下唇缺损达50%时的最好选择。
- 小于25%的上唇缺损和小于33%的下唇缺损可直接缝合。但是，即使是对于这些较小的唇部缺损，如果需要重建人中嵴，Abbe瓣仍是一个很好的选择。
- 如果缺损范围超过50%，则需要采用更大的皮瓣分期手术进行重建，或者选择远位皮瓣移植修复。由于存在解剖变异（例如下唇原始大小）和皮肤弹性差异，在评估缺损大小时应考虑到患者的个体差异。
- Abbe瓣适合修复不涉及口角的唇部缺损，而Estlander瓣适合修复累及口角的单侧唇部缺损。利用Abbe瓣修复双侧唇裂导致的人中瘢痕或短小，效果极佳[3]。

影像学检查

- Abbe瓣移植修复手术前一般不需要进行影像学检查。应用笔式多普勒血管超声检查有助于准确定位下唇动脉。

手术治疗

术前设计

- 须评估缺损大小和累及的唇部结构。
- 须完整重建口轮匝肌，恢复唇部功能，避免唇部动态畸形（例如口哨畸形）。
- Abbe瓣的大小通常不应超过下唇的30%，否则可能引起小口畸形。同时，需要注意在解剖和皮肤弹性方面存在的个体差异。

体位

- 患者取仰卧位，按面部手术常规消毒铺巾。

入路

- 测量缺损面积并制作缺损印模，利用缺损印模在下唇标记皮瓣大小。
- 皮瓣设计时应考虑到容易旋转，避免旋转时张力过大。
  - 设计皮瓣时，应评估缺损边缘的红唇组织厚度，在下唇应尽可能选择厚度接近的部位作为供区。
- 下唇瓣的宽度是上唇缺损宽度的50%[4]。
  - 皮瓣下缘不应超过颏唇沟。
  - 可以沿颏唇沟向一侧做延伸切口。
- 在切开皮肤前，应用多普勒超声确定下唇动脉的走行位置。

操作步骤

受区准备

- 建议在头戴式手术放大镜下进行操作。
- 先进行受区准备。
- 用15号刀片修整创缘，电凝确切止血。
  - 以25G针头蘸取亚甲蓝，标记上唇缺损处的唇红缘以及下唇相对应的位置。
  - 垂直切开唇红组织，以便于Abbe瓣移植后能够和受区唇红呈直线型对合。
- 测量受区缺损宽度。下唇瓣宽度约为缺损宽度的1/2（**图17–2**）。切取的下唇瓣宽度不应过窄（<0.5cm）。
- Abbe瓣的高度应与缺损的垂直高度一致。

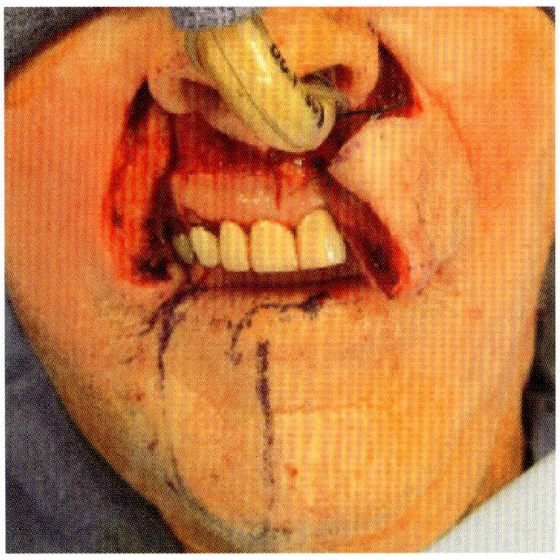

图17–2 测量受区缺损宽度，标记Abbe瓣供区

供区准备

- 标记Abbe瓣。
- 以25G针头蘸取亚甲蓝，标记上唇缺损处的唇红缘以及下唇相对应的位置。
  - 以亚甲蓝在下唇切口处的唇红缘做标记点，并在此标记点两侧的唇红缘上再各做一个标记点。这些标记点有助于Abbe瓣旋转移位后确定供区和受区唇红缘对合的位置（**图17–3A**）。
  - 皮瓣下缘不应超过颏唇沟处的颏脂肪分布区。需要长切口时可以沿颏唇沟向一侧做延伸切口（**图17–3B**）。
  - 在与缺损相对的下唇处设计皮瓣，以便于旋转。
- 缝合供区时尽量使血管蒂偏向一侧，以便于患者在断蒂前的2周内经口进食。
- 在下唇拟作为血管蒂的一侧用多普勒超声确定动脉走行位置。
- 以含有少量肾上腺素的局麻药2～3mL行皮瓣下部浸润麻醉，以减少解剖分离时的出血。

操作步骤

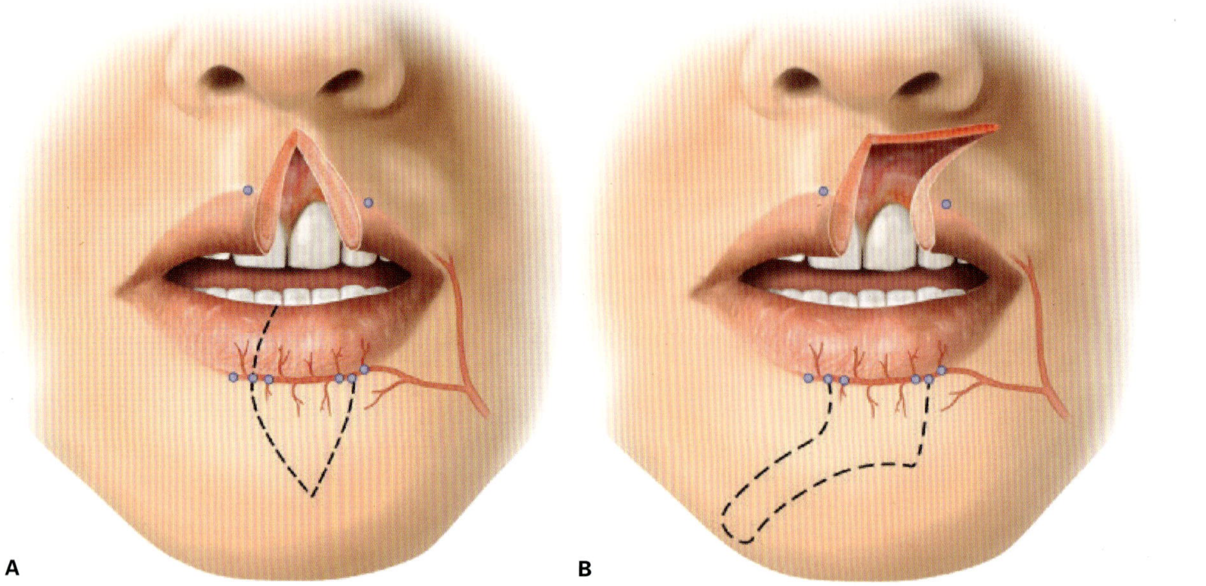

图17-3 A. 以亚甲蓝在供区和受区的唇红缘处进行标记，有助于Abbe瓣旋转移位后确定唇红缘对合的位置。B. 需要长切口时可以沿颏唇沟向一侧做延伸切口

皮瓣掀起

- 从下唇瓣非血管蒂一侧开始解剖分离。
- 术者用一只手压住下唇动脉，助手压住另一侧下唇动脉。
- 用15号刀片切开皮肤和唇红。
- 对下唇动脉的出血点用针式电凝止血。
  - 注意观察下唇动脉与黏膜和唇红之间的位置关系，由此可以估计更为关键的血管蒂一侧的下唇动脉的位置。
- 在非血管蒂一侧切开唇瓣的肌肉和黏膜，电凝止血，完全切开分离该侧下唇部组织。
- 开始切开下唇瓣血管蒂一侧，在唇红前部、唇红缘以及皮肤上做切口。
  - 不要切得过深。
  - 仅切开皮肤和真皮层。
- 从皮瓣下部开始解剖分离，并逐渐向上。
- 在靠近皮瓣蒂部时，停止使用电切，采用钝头剪刀向水平方向钝性分离组织。
  - 在血管蒂周围仅松解少量口轮匝肌，以保证皮瓣正常旋转。
- 保持下唇动脉周围的唇红后部和黏膜的完整性（**图17-4**）。
  - 不必完全显露下唇动脉。
  - 必要时可以使用多普勒超声定位下唇动脉。

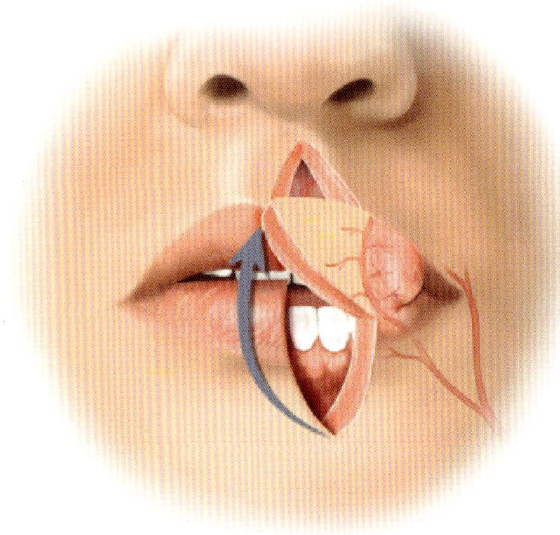

图17-4 旋转时保持下唇动脉周围的唇红后部和黏膜的完整性

皮瓣就位和闭合切口

- 先以4-0 Vicryl线（Ethicon，Branchburg，NJ）暂时闭合供区切口，以便于皮瓣旋转就位（**图17-5A**）。
  - 在最后缝合时拆除4-0 Vicryl线，以5-0 Prolene线（Ethicon，Branchburg，NJ）闭合切口。
- 皮瓣旋转就位后，以5-0 Prolene线（Ethicon，Branchburg，NJ）缝合唇红缘。

- 尽可能准确对合唇红缘。
- 在缝合唇红时，尽可能保持其厚度和位置不变。
- 水平褥式缝合黏膜。
  - 供区黏膜切口的关闭对于重建口腔的密闭性极其重要，应仔细缝合，避免发生唾液漏。
- 以4-0 Vicryl线缝合口轮匝肌。
- 以5-0 Monocryl线缝合真皮层。
- 以5-0 Prolene线间断缝合皮肤。
  - 对于儿童患者，由于拆线较为困难，因此可以使用快吸收线缝合皮肤。
- 以同样方法闭合下唇供区切口（**图17-5B**）。

A 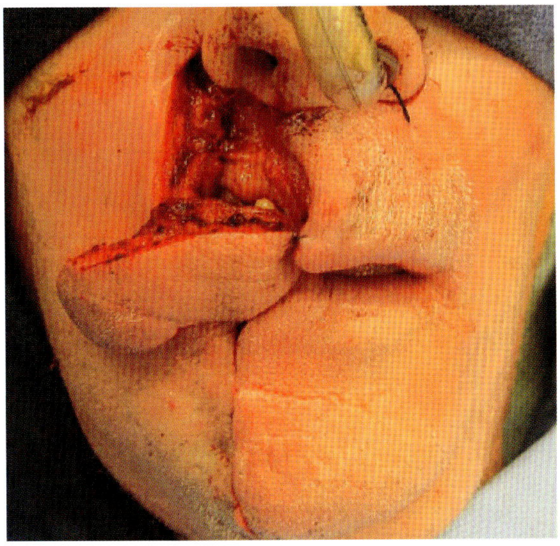 B 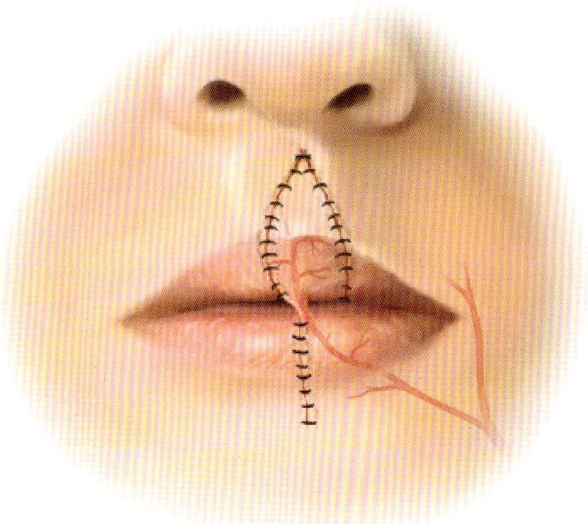

图17-5 **A.** Abbe瓣旋转至受区，暂时闭合供区。**B.** 供区和受区均已闭合完成，可见血管蒂的位置和走行

要点与难点	
手术适应证	■ Abbe瓣不适用于累及口角的缺损，也不适用于下唇切除范围超过30%的缺损，否则可能导致小口畸形。
皮瓣设计	■ 皮瓣必须易于旋转至受区。如果旋转困难，将会导致蒂部过度牵拉和皮瓣缺血。
解剖分离	■ 保留下唇动脉蒂部及其周围的唇红后部和黏膜组织，有利于静脉回流，并避免动脉处张力过大和发生扭曲。
缝合	■ 尽可能通过一次手术重建唇部的全部解剖结构。 ■ 再次手术修复，由于瘢痕和肿胀的原因，很难达到理想的外观。
缺血	■ 如果皮瓣旋转后出现缺血的表现，应将其放回原位，延期手术。10～14天后再尝试旋转皮瓣。

术后注意事项

- 无须使用额外固定以闭合嘴唇。
- 保持流质饮食。
  - 术后开始无渣全流质饮食，避免呕吐。
- 表面涂抹抗生素油膏，3次/d。
- 术后14～21天行断蒂术。
  - 如果在第一次手术时没有修复上唇和下唇的唇红缘，应在断蒂手术时完成。
  - 可同期行下唇红修整。
  - 待血运重建更为可靠后再行上唇Abbe瓣的修整术（**图17-6**）。

并发症

- 下唇动脉蒂损伤。
- 小口畸形。
- 皮瓣旋转后缺血。
- 感染。
- 唾液漏。
- 修复后的红唇外形欠佳。
- 供区瘢痕。

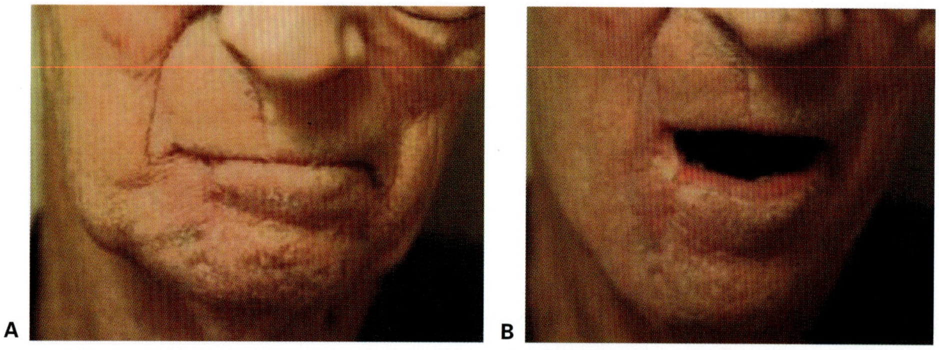

图17-6 术后2周患者处于休息位（**A**）及开口位（**B**）时的外观

参考文献

[1] Abbe RA. New plastic operation for relief of deformity due to double harelip. *Med Rec*. 1898;53:477.

[2] Edizer M, Mağden O, Tayfur V, et al. Arterial anatomy of the lower lip: a cadaveric study. *Plast Reconstr Surg*. 2003;111(7):2176–2181.

[3] Koshy JC, Ellsworth WA, Sharabi SE, et al. Bilateral cleft lip revisions: the Abbe flap. *Plast Reconstr Surg*. 2010;126(1):221–227.

[4] Anvar BA, Evans BC, Evans GR. Lip reconstruction. *Plast Reconstr Surg*. 2007;120(4):57e–64e.

18

下唇缺损鼻唇沟瓣移植修复术

Lower Lip Reconstruction With the Nasolabial Flap

George Xipoleas and Matthew S. Kilgo

概述

- 鼻唇沟皮瓣是一种多功能的任意皮瓣，其蒂部可以在上方，也可以在下方。该皮瓣可用来修复下唇缺损[1-3]。
  - 鼻唇沟皮瓣可用于修复横向涉及整个下唇部的缺损（横向长度约7cm）。
  - 在通常情况下，该皮瓣也可以修复纵向涉及整个下唇部的缺损（纵向长度约2cm）。

相关解剖

- 下唇由口内黏膜、唇红和皮肤/皮下组织组成。下唇的皮肤向下延伸至颏唇沟。
  - 唇红是下唇部最独特的结构，它是一种覆盖下唇边缘的独特的黏膜结构。特殊的位置使其逐渐适应了长期暴露的生理环境。
    - 与普通的黏膜结构不同，唇红部分布的唾液腺较少。
- 下唇的肌肉（**图18–1A**）。
  - 下唇体部主要由口轮匝肌构成。
    - 口轮匝肌是唇部发挥功能的主要肌肉。可以收缩和噘起唇部，起到括约的作用。
    - 口轮匝肌有2个起点。
      - 外围的肌肉纤维起自口角。在口角处，口轮匝肌的肌束和相邻的表情肌（颊肌、提口角肌、降口角肌、提上唇肌、降下唇肌、颧小肌以及颧大肌）肌束相互交织。这部分肌肉也被称为口轮匝肌的周围部。
      - 中央区域的肌纤维向唇部集中，也被称为口轮匝肌的唇部。
    - 两侧的肌肉纤维在中线位置相互交织，附着于黏膜。
- 颏肌可以上提下唇，并使其向前突。
  - 颏肌起自下颌骨尖牙窝。
  - 颏肌止于颏部皮肤。
- 降下唇肌可以将下唇向外下方牵拉。
  - 降下唇肌起自颏孔旁的下颌骨。
  - 降下唇肌止于下唇皮肤。
- 下唇的神经支配（**图18–1B**）：
  - 支配下唇口轮匝肌的运动神经来自面神经（第7对颅神经）的颊支和下颌缘支。
  - 面神经发出下颌缘支，支配降下唇肌和颏肌的运动。
  - 三叉神经（第5对颅神经）分出颏支（V_3，第3分支）支配下唇的感觉。
- 下唇的血供（**图18–1C**）：
  - 下唇动脉发自面动脉，成对走行。
    - 该动脉横向走行于口轮匝肌深面的黏膜下层，与唇红缘大致处于同一水平。
- 下唇的淋巴回流（**图18–1C**）：
  - 面部淋巴通过下颌下淋巴结和颏下淋巴结回流。
- 鼻唇沟是重要的解剖标志。来自浅表肌肉腱膜系统（SMAS）的肌纤维附着于唇与颊的交界处，牵拉局部皮肤，从而形成了鼻唇沟。
  - 鼻唇沟是重要的分界标志，双侧鼻唇沟的外侧是面颊部，中间是鼻部和唇部。
  - 双侧鼻唇沟之间的唇部皮肤与口轮匝肌紧密相连。
  - 在鼻唇沟外侧，颊部皮肤疏松地附着于深部肌筋膜上，皮下组织多，皮肤弹性好。

病因

- 对于成年人来说，恶性肿瘤切除是造成唇部缺损的最常见的原因。其他病因有脉管畸形、先天性唇缺

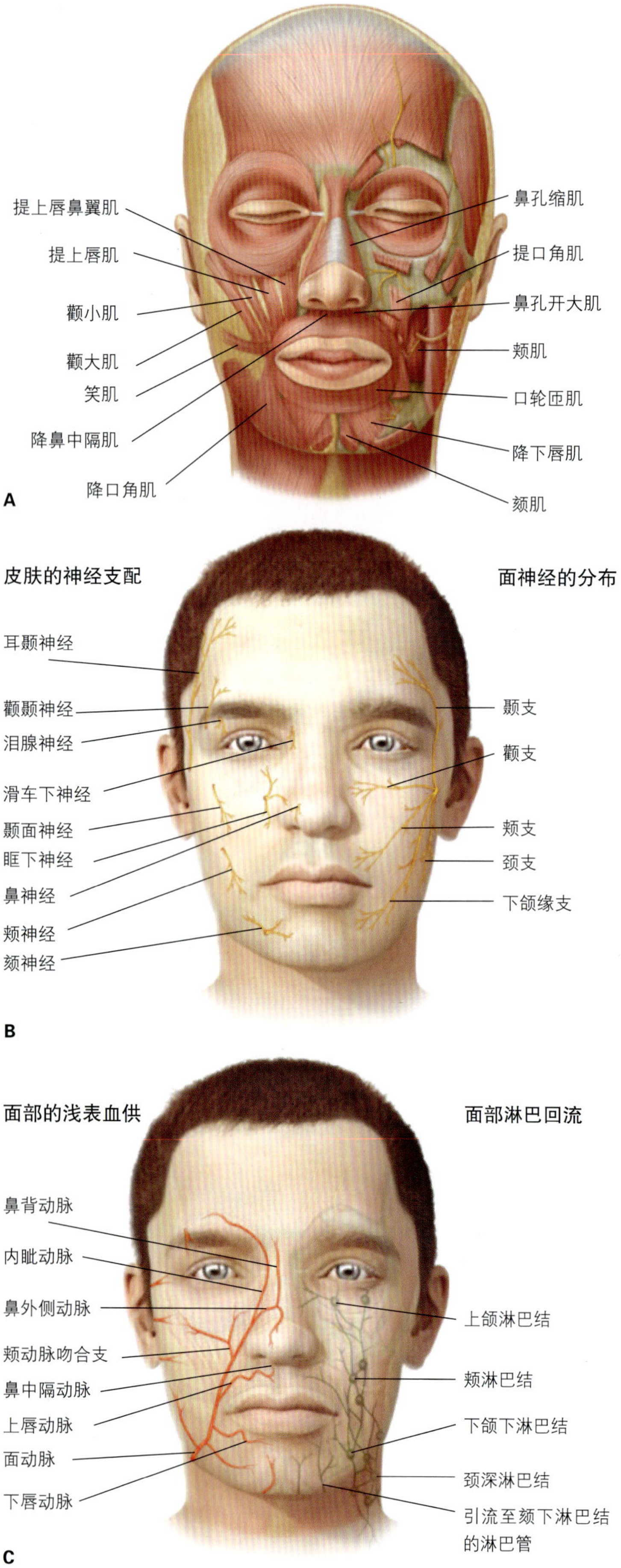

图18–1 **A.** 面部肌肉。**B.** 面部的运动神经和感觉神经。**C.** 面部的血供和淋巴回流。鼻唇沟皮瓣属于任意皮瓣，不需要携带穿支血管以保证其存活[2]

损和外伤。

- 唇部肿物最常见的病因是光化作用。
- 近90%的下唇恶性肿瘤为鳞状细胞癌（SCC），其次为基底细胞癌（BCC）、唾液腺癌和恶性黑色素瘤。

病史与体格检查

- 细致的病史询问及体格检查对于判断病变类型和制订治疗计划非常重要。
- 除了细致的唇部检查外，体格检查时还须检查口腔黏膜和淋巴结，例如下颌下淋巴结及颏下淋巴结。
- 了解患者的年龄、性别和皮肤类型。
  - 唇部肿瘤最常见于60～70岁的男性白种人，鳞状细胞癌的男女比例为6：1。
- 了解患者是否有长期或反复的日光暴露史。
  - 日光照射是皮肤癌最重要的危险因素。
  - 超过1/3的患者有户外工作或长时间户外游玩的经历。
  - 唇部由于缺少色素层的保护，因此容易出现化生。
- 了解唇部病变的性状特点、病史长短、变化情况均十分重要。
  - 典型表现为迁延不愈的表面结痂和脱痂后出血。
  - 对于长期存在的病变，如果其大小和性状稳定，没有明显的变化，则恶变的可能性较小。
  - 如果病变迁延不愈、反复破溃则很可能为恶性肿瘤。
  - 体积增大以及颜色、质地和活动度的变化都是恶变的重要指征。
- 了解病变的位置、活动度、淋巴结转移情况。
  - 确定病变部位和累及结构对于进一步治疗非常重要。
    - 可能累及的结构包括唇红、黏膜和肌肉。
  - 大多数良性肿瘤生长缓慢，活动度良好。而恶性肿瘤生长迅速，且浸润周围组织。
  - 下唇的恶性肿瘤可能会沿着颏神经浸润性生长。
  - 鳞状细胞癌是最常见的下唇肿瘤，可沿淋巴回流转移至下颌下淋巴结和颏下淋巴结。

影像学检查

- 病变的病理类型决定了其影像学表现。由于良性病变和基底细胞癌一般不会出现远处转移的情况，因此影像学检查对于这些病变并不是必需的。但是对于所有的侵袭性病变，均应进行影像学检查。
  - CT或MRI检查可以判断病变局部浸润和淋巴结转移的情况。
  - 如果怀疑肿物固定于下颌骨或当患者出现颏神经分布区感觉异常时，建议行全影片检查。

鉴别诊断

- 大部分下唇病变为恶性的鳞状细胞癌。建议活检确定病变的病理类型。需要鉴别的良性和恶性病变如下：
  - 基底细胞癌。
  - 黑色素瘤。
  - 皮脂腺腺瘤（良性）。
  - 血管瘤（良性）。
  - 静脉湖（良性）。
  - 化脓性肉芽肿（良性）。
  - Merkel细胞癌（恶性）。
  - 隆突性皮肤纤维肉瘤（恶性）。
  - 微囊肿性腺癌（恶性）。

非手术治疗

- 放射治疗适用于无法经手术切除或因并发症等原因无法行重建手术的鳞状细胞癌或基底细胞癌患者。
  - 对于直径<3cm的病变，放疗的五年生存率与手术治疗的五年生存率相同。
  - 对于必须进行手术治疗的患者，放射治疗对于局部组织的影响会使后续的修复重建过程变得困难。
- 根据病变的不同类型，冷冻治疗或病变刮除也可能是有效的治疗手段。

手术过程

- 基底细胞癌：
  - 结节型基底细胞癌的切缘应距离肿瘤边缘2mm。
- 鳞状细胞癌：
  - 直径<1.5cm的鳞状细胞癌，切缘应距离肿瘤边缘10mm。
- 基底细胞癌和鳞状细胞癌均可采用Mohs手术切除。
- 黑色素瘤：
  - 原位癌：切缘距肿瘤边缘5mm。

- 浸润深度<1mm：切缘距肿瘤边缘1cm。
- 浸润深度1～2mm：切缘距肿瘤边缘1～2cm。
- 浸润深度2～4mm：切缘距肿瘤边缘2cm。
- 应待肿瘤完全切除、切缘阴性后再行唇部重建术。

术前设计

- 术前应评估缺损大小。
- 术前应对面部进行全面检查，重点评估鼻唇沟的组织弹性和组织量。
- 确定采用单侧还是双侧鼻唇沟瓣。双侧鼻唇沟瓣可以用于修复上唇的完全性缺损。
- 如患者血管条件不佳或有吸烟史，可以考虑行延迟法皮瓣移植修复。
- 根据手术方案选择适宜的麻醉方式：
  - 镇静麻醉加局麻或全麻。

体位

- 患者取仰卧位。
- 头部用海绵垫固定。
- 面部用稀释的聚维酮碘消毒。
- 使用Steri-Strip胶布粘贴睑部或使用眼罩保护眼睛。
- 面部铺单。显露范围两侧至耳屏，上至前额，下至颏部，充分暴露全面部，以便于双侧鼻唇沟瓣的切取。

入路

- 进行唇部修复重建前，必须确保切缘阴性。
- 在准确测量唇部缺损大小之后，可以采用多种方式进行修复。无论采用哪种修复方法，均应重点关注唇部缺损的大小和组织类型。
  - 唇部小的缺损可直接缝合或使用唇部推进皮瓣修复，通常不需要使用局部组织瓣移植修复。
    - <33%的下唇缺损可以直接缝合。
  - 对于>33%的下唇缺损，须使用局部皮瓣进行修复。此时需仔细评估缺失的组织类型，以选择最适合的皮瓣。
    - 如果唇黏膜部分受累，则利用口腔黏膜推进瓣进行修复。
    - 对于大面积下唇缺损，可以采用单侧或双侧颊部皮瓣、唇瓣或鼻唇沟瓣进行修复[3]。

操作步骤

- 以鼻唇沟所在位置作为内侧界和上界，在颊部设计一个条形皮瓣。
  - 对于中年患者，皮瓣最宽处不应超过2.5cm（**图18-2**）。随着患者年龄增大，皮肤冗余增多，并且变得松弛，皮瓣宽度可以增至3.5cm。
  - 将皮瓣蒂部设计在缺损外侧的正上方，以避免"猫耳"畸形。并将皮瓣蒂部设计在口角的外上方，以减少对皮瓣的牵拉。
- 向皮瓣区皮下注射含肾上腺素的1%利多卡因以减少出血，自皮下层掀起皮瓣。皮瓣远端逐渐缩窄，

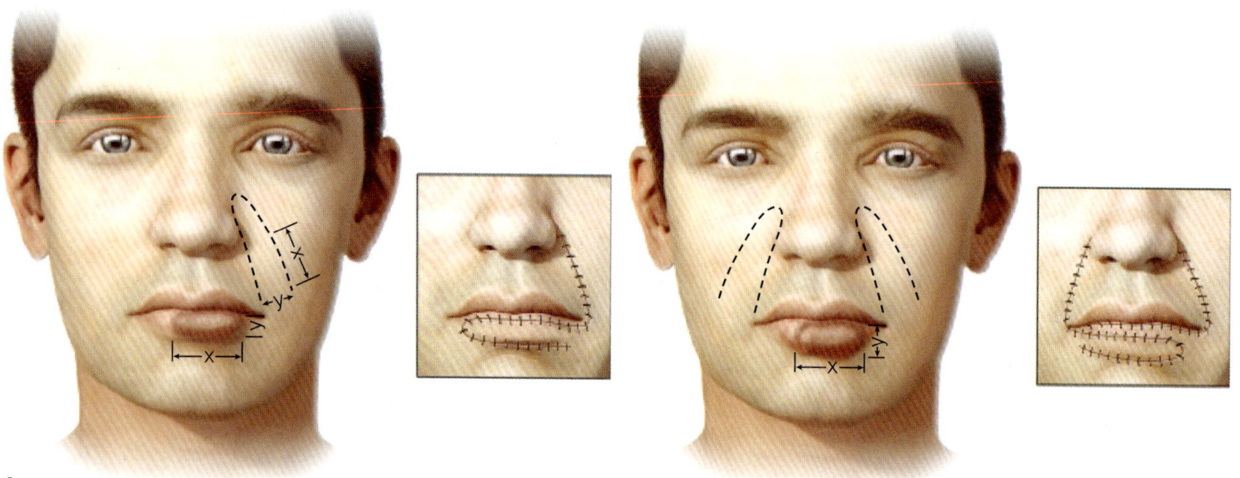

A B

图18-2 **A.** 皮瓣宽度（y）2.5～3.5cm，具体限度需依据患者的年龄而定。**B.** 如果缺损宽度（y）超过3.5cm，缺损长度（x）超过7cm，则可以采用双侧鼻唇沟瓣进行修复

操作步骤

以利于供区的闭合。

- 采用双极电凝彻底止血。
- 潜行剥离供区，以便进行无张力缝合。逐层缝合，用可吸收线缝合皮下层，不可吸收线缝合皮肤层，术后1周拆除皮肤缝线。
- 在旋转轴处预留约0.5cm的供区伤口，该伤口暂不缝合，这样可减轻皮瓣的张力。

- 旋转皮瓣并转移至缺损区，分层缝合。以可吸收线缝合皮下及黏膜层，以不可吸收线间断缝合皮肤层。
  - 如果口角结构完好，术后10～14天可断蒂。如果患者既往有放疗史或口周瘢痕明显，应适当延长断蒂时间。
  - 如果缺损垂直向宽度较小，则可采用一侧皮瓣恢复唇部高度。
  - 如果垂直向唇组织缺失较多，则可采用双侧鼻唇沟皮瓣交叉瓦合修复，以恢复唇部高度。其中，一个皮瓣修复皮肤，另一个皮瓣作为衬里。

要点与难点

局部麻醉	■ 局麻药中加入肾上腺素可以收缩血管。
血液供应	■ 鼻唇沟瓣具有丰富的真皮下血管网，不需要携带知名动脉供血。
必要时行皮瓣延迟	■ 如果发现皮瓣血运状况不佳，可以将皮瓣放回原位后行皮瓣延迟术。
避免皮瓣组织量不足	■ 鼻唇沟瓣大小不同。如果单侧鼻唇沟瓣不足以修复下唇部较大缺损，应使用双侧鼻唇沟瓣进行修复。
病理检查	■ 切缘的病理学检查十分必要。在切缘肿瘤检测阴性前，切勿行皮瓣修复手术。
唇部止血	■ 在唇部创面上须彻底止血。如果出现血肿会影响皮瓣的存活。

术后注意事项

- 手术可以在门诊手术室进行。
- 切口缝线处涂抹杆菌肽，2次/d。
- 术后每日进行正常的口腔清洁。
- 术后每日用氯己定漱口。
- 术后流质饮食，术后第3天可改为软食，2周后改为正常饮食。

治疗效果

- 术后可以恢复口唇的正常功能，避免小口畸形。
- 术后可以保持口腔卫生，并镶装义齿。
- 术后外观良好。
- 术后可以恢复正常的语言功能。

并发症

- 并发症包括：
  - 口唇闭合不全。
  - 流涎。
  - 皮瓣坏死。
  - 由于皮瓣设计过小，导致下唇过紧。

参考文献

[1] Fujimori R. Gate flap for the total reconstruction of the lower lip. *Br J Plast Surg*. 1980;33:340.

[2] Haynes B, Boyd JB. The nasolabial flap: axial or random? *Arch Otolaryngol Head Neck Surg*. 1988;114:1389.

[3] Ruskin GH, Carlsen BT, Miller TA. Nasolabial flap reconstruction of large defects of the lower lip. *Plast Reconstr Surg*. 2001;2:810.

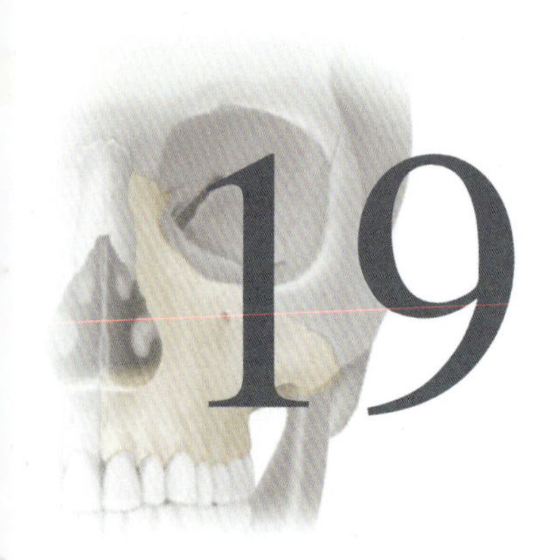

19

唇部缺损桡侧前臂游离皮瓣移植修复术

Lip Reconstruction With Radial Forearm Free Flap

Vishal Thanik

概述

- 唇部缺损修复的目的是恢复唇部外形和功能。造成唇部缺损的原因较多，肿瘤和外伤是最常见的病因。
- 唇部不仅是语言和消化系统的重要功能单位，而且是人类面部表情的重要载体。在世界各国的文化中，唇部都是重要的美学标志。
- 唇部的修复方法主要取决于缺损的大小和部位。缺损面积越大、缺损部位越重要，修复重点越侧重于功能，外观方面考虑的占比越小。
- 小的唇部缺损一般可以通过局部皮瓣进行修复。如果唇部缺损过大无法通过局部皮瓣修复，则可以行游离皮瓣移植修复。

相关解剖

- 唇部由黏膜、肌肉和皮肤3层结构组成。
- 体表解剖结构（**图19–1A**）。
  - 上唇：位于鼻基底与鼻唇沟之间的区域。
  - 下唇：位于颏唇沟与鼻唇沟之间的区域。
  - 口角：上唇与下唇的交汇处。
  - 皮肤和黏膜的交界区被称为红唇或唇红，过渡区域皮肤被称为白唇。
  - 上唇中部的弧线称为唇弓（Cubid弓）。
  - 唇弓向上方过渡形成的凹陷被称为人中，人中两侧的皮肤凸起被称为人中嵴。
  - 红唇（唇红）是不含有小唾液腺的特殊的黏膜结构。
- 内部解剖结构（**图19–1B**）。
  - 唇部肌肉构成了一个特殊的括约系统。
  - 口轮匝肌是唇部3层结构的主体，表现为唇部环形的括约肌。
  - 主要的提唇肌群为颧大肌和提口角肌，颧小肌和提上唇肌属于次要的提唇肌群。

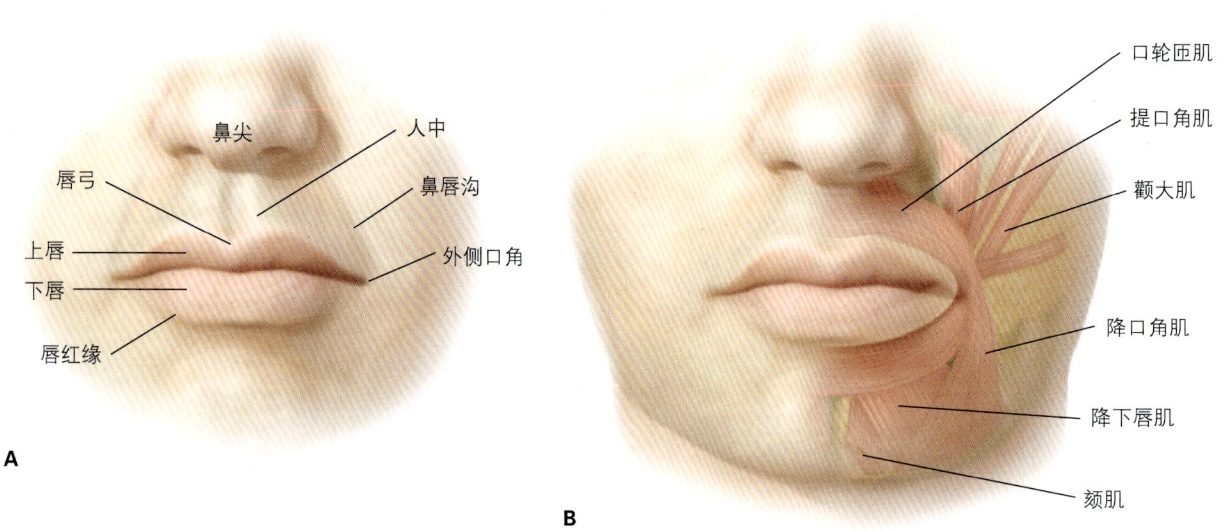

图19–1 **A.** 唇部体表解剖。**B.** 唇部肌肉

- 降口角肌是最重要的降唇肌，其次是降下唇肌、颏肌和颈阔肌。
- 蜗轴区位于口角外侧，多个提唇肌和降唇肌的肌肉纤维相互交错后止于此处。
- 神经支配。
  - 上唇感觉由三叉神经上颌支支配，下唇感觉由三叉神经下颌支支配。
  - 唇部运动由面神经分支支配。
- 血供。
  - 唇部血供主要来自面动脉。面动脉的分支从外侧进入唇部形成上唇动脉和下唇动脉。两条动脉均走行于黏膜与口轮匝肌之间，部分患者的动脉在肌肉内走行。

病史与体格检查

- 了解病因对于进一步治疗非常重要。对于外伤患者，首先应排除有无合并伤。如果有并发伤，应优先处理严重的并发伤。如果无并发伤，可彻底清创后进行唇部即刻修复。对于肿瘤患者，在进行唇部修复前，应首先判断创伤切缘情况，确定是否需要进一步切除或进行其他辅助治疗。
- 术前详细询问病史，应特别关注既往唇部/面部手术史、吸烟史、并发症以及头颈部放疗史。
- 体格检查应包括缺损组织和周围组织的评估。
  - 评估缺损的大小和位置，观察健侧唇部组织的大小。
  - 评估受伤的深度和口轮匝肌的情况。
  - 评估对侧唇部有无损伤，尤其是在外伤引起缺损时。
  - 检查血管和神经情况，评估患者皮肤的感觉敏感度和残存组织的血液灌注情况。
  - 如果采用游离皮瓣进行修复，须评估供区情况。

影像学检查

- 唇部修复不需要常规行影像学检查。
- 外伤性唇部缺损的患者需要行头颅CT扫描和颈椎X线检查，排除存在并发伤的情况。

手术治疗

- 唇缺损的手术治疗方案取决于缺损的部位、大小和深度。
- 较小（一般＜30%）的非全层唇部缺损或红唇缺损，可以修剪成全层缺损，然后按照V形切口进行闭合。
- 较大的红唇缺损如果无法采用V形切口闭合，可利用唇黏膜或颊黏膜，形成推进黏膜瓣进行修复。也可采用V–Y推进黏膜瓣和交叉黏膜瓣[1,2]。
- 大于80%的全层唇部缺损建议采用游离皮瓣进行修复。对于部分患者，特别是无法使用游离皮瓣进行修复的患者，可以使用双侧鼻唇沟皮瓣或者其他局部皮瓣进行修复。
- 随着日光暴露的增加，下唇缺损比上唇缺损更为常见。
- 采用游离皮瓣修复下唇全层缺损较为困难。一方面难以重建唇部的括约功能，另一方面须行韧带或筋膜复合移植来悬吊皮瓣。而上唇缺损一般不需要进行韧带移植悬吊。
- 桡侧前臂皮瓣是唇部缺损修复的主要皮瓣。其厚度和柔韧性与唇部接近，可以携带掌长肌腱，且皮瓣血管蒂较长，可与颈部血管或颞浅血管相吻合[3,4]。
- 其他可供选择的皮瓣有股前外侧皮瓣、肩胛旁皮瓣和上臂外侧皮瓣。对于较瘦患者还可以采用腹直肌皮瓣和股薄肌皮瓣[5–7]。
- 通过携带前臂外侧皮神经并与颏神经相吻合，可以实现皮瓣的感觉神经支配。

术前设计：桡侧前臂皮瓣

- 术前确定受区吻合血管的位置，了解患者是否曾接受颈部淋巴结清扫手术。
- 评估缺损大小。在通常情况下，颊部对创缘的牵拉会使缺损面积看起来比实际缺损面积要大。可以通过与健侧唇对比，并将其牵拉至无张力状态下进行评估。
- 理论上皮瓣宽度可以比实际缺损略小，但是考虑到掌长肌腱的牵拉作用和术后瘢痕收缩的影响，皮瓣的高度应该略高于实际缺损的高度。
- 通常黏膜缺损和皮肤缺损的高度并不一致，因此二者应该分别测量。
- 建议使用模片记录缺损大小。
- 术前应进行体格检查，确定掌长肌腱的位置。
- 如果掌长肌腱缺失，则可以采用跖肌腱或阔筋膜。
- 在手部进行Allen试验，以确保桡动脉缺失后不会影响拇指、食指和中指的血液灌注。

体位

- 患者取仰卧位。头部用海绵头垫适当固定。
- 取非惯用手一侧的前臂作为供区，放置手桌，手臂外展。

入路

- 在进行桡侧前臂游离皮瓣移植时，手术医生可分为两组同时进行。一组解剖皮瓣，而另一组对受区进行清创准备，并解剖受区供吻合的血管。

操作步骤

桡侧前臂游离皮瓣

- 根据之前设计的模片，在非惯用侧前臂上标记皮瓣切取范围。
- 掌长肌腱应设计于修复后的皮肤与黏膜交界线（折叠线）上。
- 桡动脉应位于修复后的皮瓣侧。
- 标记头静脉，术中尽可能与皮瓣共同切取。
- 抬高手臂，放置止血带，之后开始切取皮瓣。
- 设计环形切口，深达皮下脂肪层。注意识别和保护头静脉及前臂外侧皮神经。
- 从皮瓣尺侧开始沿着筋膜下层解剖分离。逐渐向桡侧分离，注意保护肌腱旁组织。
- 分离掌长肌腱，在其远端与掌腱膜相连处切断。掌长肌腱断端略超出皮瓣边缘。
- 在掌长肌腱及其鞘膜的深面解剖。解剖至掌长肌腱桡侧后回到之前的层次继续分离，直至肌间隔和桡动脉。
- 然后从桡侧解剖皮瓣。显露肱桡肌肌腱，将其向桡侧牵拉，暴露肌间隔和桡动脉。
- 注意保护桡神经的皮支。
- 钳夹桡动脉蒂的远端，切断桡动脉。肌间隔可在血管蒂深面一同剥离。桡动脉发出的供养桡骨骨膜和前臂屈肌的分支应在结扎后切断。
- 在近端沿肱桡肌的尺侧缘做长“S”形切口，直至桡动脉的起始处。
- 沿着血管蒂、头静脉和前臂外侧皮神经由远端向近端剥离。
- 获得足够长的血管蒂后，结扎或用止血夹夹闭血管后切断血管蒂。
- 供区断层皮片植皮修复。伤口负压吸引，夹板固定（**图19-2**）。

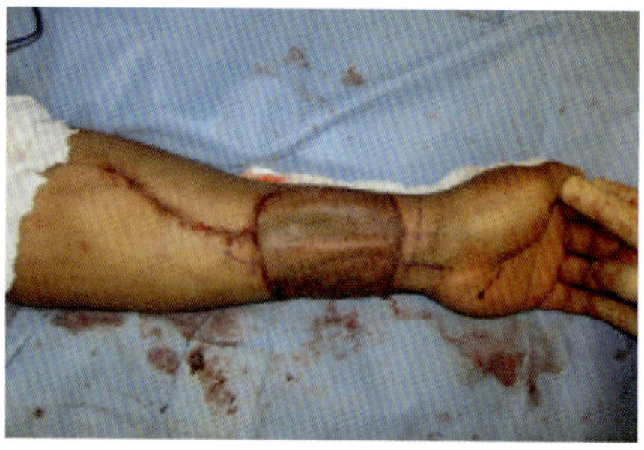

图19-2 植皮修复供区。在皮瓣设计时可适当偏向近端，以便于增加远端掌长肌腱的长度

受区准备，皮瓣移植

- 术中受区血管采用颈外动脉和颈外静脉分支。
- 如果已经完成颈部淋巴结清扫术，可以直接使用该术野。
- 如果未行颈部淋巴结清扫术，可做横向的颈部切口，显露面动脉（**图19-3A**）。
- 以掌长肌腱为轴，将皮瓣折叠后移植至唇部缺损区（**图19-3B～D**）。
- 将掌长肌腱穿过口轮匝肌和/或蜗轴区，之后自身缝合，达到动态悬吊的目的（**图19-3E**）。
- 肌腱张力十分重要，可以适当“矫枉过正”[8]。
- 如果情况允许，可以将前臂外侧皮神经和颏神经吻合。

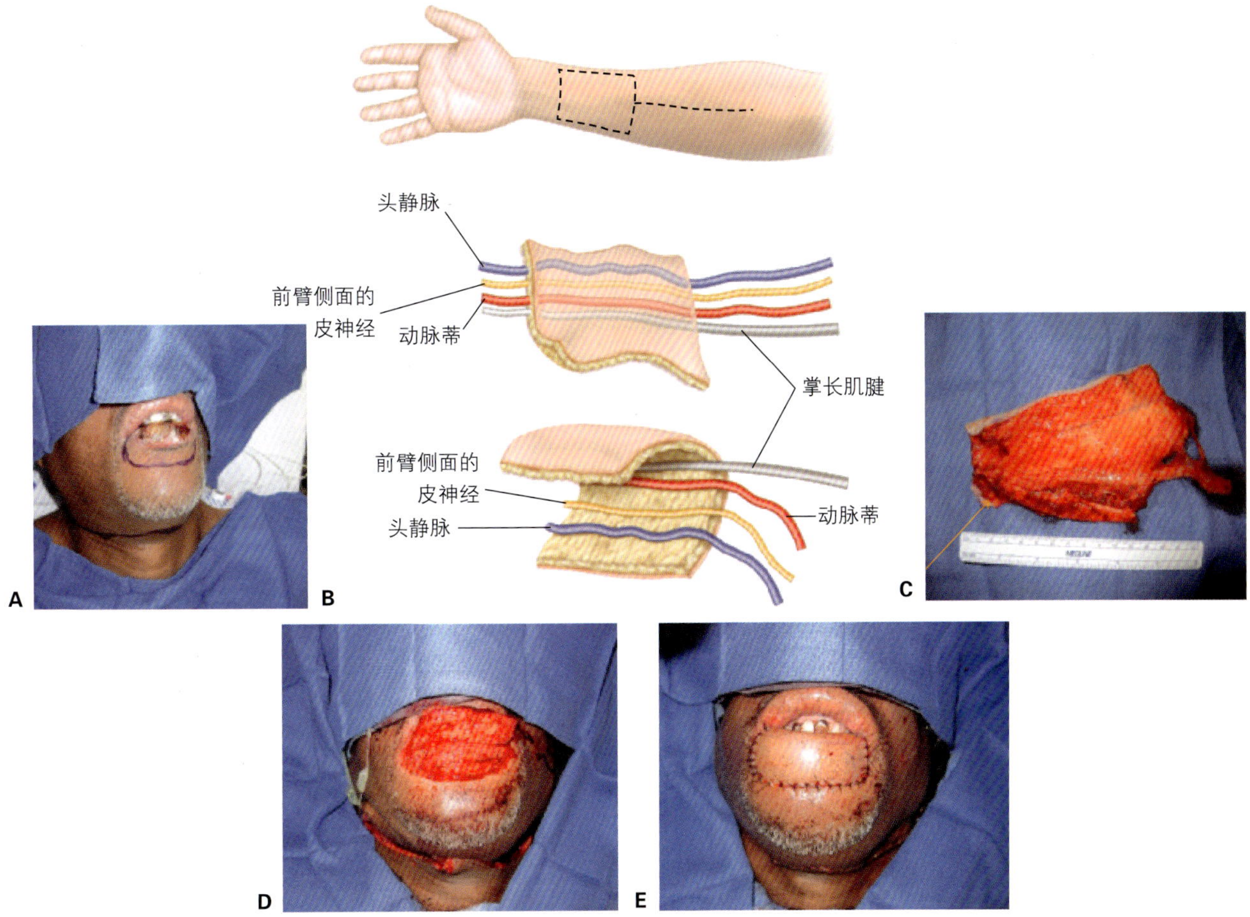

图19-3 **A.** 术前标记切除范围，并在颈部设计横向切口，显露受区血管，也可以通过该切口行淋巴结清扫术，具体设计需依据肿瘤外科术者的习惯。**B.** 图示下唇完全性缺损修复时皮瓣设计的方法。**C.** 切取的皮瓣以掌长肌腱（黄色箭头）为轴进行折叠。**D.** 黏膜层修复并行掌长肌腱悬吊后外观。**E.** 皮瓣完全就位和张力调整完成后的外观

要点与难点

体格检查	■ 对于肿瘤性缺损，修复重建前应评估切缘情况，判断是否需要进一步切除或辅助治疗。 ■ 评估缺损大小及部位，同时测量对侧正常唇的大小。 ■ 评估损伤深度，包括口轮匝肌的情况。 ■ 应检查对侧唇是否有并发伤，特别是在创伤导致缺损的情况下。 ■ 术前体格检查时确保存在所要切取的掌长肌腱。 ■ 术前须行Allen试验。
手术操作	■ 测量缺损的高度和宽度十分重要。在测量前，应放松两侧唇缘至正常的张力状态，避免测量的缺损量超过实际大小。皮肤和黏膜缺损的高度常不相同，应该分别测量。 ■ 肌腱应位于拟修复区黏膜和皮肤的交界处。可将皮瓣设计的位置稍偏向近侧，以增加掌长肌腱的长度。 ■ 在皮瓣移植就位时，将皮瓣以掌长肌腱为轴进行折叠，也就是沿着皮瓣的长轴进行折叠。
术后注意事项	■ 鼓励患者早期活动。 ■ 术后早期可以通过鼻胃管或PEG管进食。 ■ 供区通常采用断层皮片覆盖，植皮区表面打包或以负压吸引装置固定。建议术后辅助局部夹板外固定7天。
并发症	■ 黏膜侧紧密缝合，以防止渗漏。良好的口腔护理和术后及时的观察可减少涎漏的发生。 ■ 大多数并发症发生在供区，通常因切取皮瓣时切除肌腱旁组织所引起。肌腱的暴露可能导致皮片坏死和肌腱粘连，最终导致功能障碍。

术后注意事项

- 患者常规住院7～14天。
- 应由有经验的护师和住院医师定期观察皮瓣，可以通过临床体格检查和手持式多普勒超声监测皮瓣状态。建议监测方案为：在术后前2h，每15min查看1次；术后3h，每30min查看1次；术后4～8h，每1h查看1次；之后直到术后第4天，每2h查看1次。
- 术后第1天患者即可下床。在手术当天或术后第2天可适当走动。
- 从术后第3天起，患者开始进清流食，并用生理盐水漱口。术后第5～7天，伤口基本愈合，患者可以开始进软食。

治疗效果

- 桡侧前臂皮瓣尽管存在一定的不足，但是对于唇部次全缺损仍然是最好的修复方法。
- 该皮瓣可一期修复皮肤和黏膜缺损，恢复口腔功能和开口度。
- 从长期效果来看，颜色不匹配和缺少红唇是主要的问题，通过文绣可以改善其外观。

并发症

- 常见的并发症集中在前臂桡侧的供区。
- 在切取皮瓣时肌腱旁组织切除过多是并发症发生的最常见原因。肌腱暴露不仅会导致皮片坏死和伤口延迟愈合，而且会导致其自身的粘连，最终影响功能。
- 术前须行Allen试验评估手部血液循环情况。术前如果未发现已经存在的动脉弓发育不全，术后将会造成手指血供丧失，导致灾难性的后果。
- 受区主要并发症是涎漏和掌长肌腱张力异常。
- 掌长肌腱张力过大会导致下唇弓状畸形，难以进食；张力不足则会导致口腔闭合不全。

参考文献

[1] Kolhe PS, Leonard AG. Reconstruction of the vermilion after "lipshave". *Br J Plast Surg*. 1988;41(1):68–73.

[2] Carvalho LM, et al. V–Y advancement flap for the reconstruction of partial and full thickness defects of the upper lip. *Scand J Plast Reconstr Surg Hand Surg*. 2002;36(1):28–33.

[3] Sakai S, et al. A compound radial artery forearm flap for the reconstruction of lip and chin defect. *Br J Plast Surg*. 1989;42(3): 337–338.

[4] Carroll CM, et al. Reconstruction of total lower lip and chin defects using the composite radial forearm—palmaris longus tendon free flap. *Arch Facial Plast Surg*. 2000;2(1): 53–56.

[5] Granick MS, Newton ED, Hanna DC. Scapular free flap for repair of massive lower facial composite defects. *Head Neck Surg*. 1986;8(6):436–441.

[6] Lengele BG, et al. Total lower lip functional reconstruction with a prefabricated gracilis muscle free flap. *Int J Oral Maxillofac Surg*. 2004;33(4):396–401.

[7] Reinert S. The free revascularized lateral upper arm flap in maxillofacial reconstruction following ablative tumour surgery. *J Craniomaxillofac Surg*. 2000;28(2):69–73.

[8] Serletti JM, et al. Total lower lip reconstruction with a sensate composite radial forearm–palmaris longus free flap and a tongue flap. *Plast Reconstr Surg*. 1997;99(2):559–561.

第7部分　眼睑

20

下睑缺损一期缝合术和外眦切开松解术

Direct Closure and Lateral Cantholysis

Aaron Fay and John Nguyen

概述

- 眼睑修复的主要目的包括：
    - 恢复眼睑的解剖结构和动态功能。
    - 形成稳定的睑缘，并使其前层和后层具有适当的垂直向高度。
    - 保证眼睑可以完全闭合。
    - 有良好的外观和对称性。
- 对于小于1/3睑缘长度的下睑全层缺损，根据患者年龄和组织弹性可以选择直接拉拢缝合。如果张力过大，有时需要通过切开和松解外眦达到增加外侧眼睑移动度的目的。

相关解剖

- 眼睑由前、后两层组成（**图20–1**）。前层包括皮肤和眼轮匝肌，后层包括睑板和结膜。
    - 灰线是分隔前后两层结构的重要解剖标志。灰线对于睑缘修复非常重要，它代表了眼轮匝肌的表浅部，也称为Riolan肌。从睑缘到上睑板上缘，在睑板中央处高度约为10mm，向内眦韧带和外眦韧带方向逐渐变窄。从睑缘到下睑板下缘，在睑板中央处高度约为4mm，向两侧逐渐变窄。
- 上睑重睑皱襞以上的眼睑解剖层次与其下方不同。此处后层包括结膜、Müller肌和上睑提肌腱膜。多数研究者认为，此处还存在包含腱膜前脂肪和眶隔的“中层”。前层包括皮肤和眼轮匝肌。
- 上睑外侧是泪腺的眼睑部，下睑外侧的对应区域是外侧脂肪团。内眦韧带和外眦韧带分别悬吊眼睑的内侧、外侧和泪道引流系统。后者包括泪小点、泪小管、泪总管和位于内侧的泪囊。
- 眼睑的血供来自靠近睑缘的睑缘动脉弓以及沿上睑板上缘和下睑板下缘走行的周围动脉弓。
- 成年人的平均睑裂长度约为30mm，下睑缘通常位于下角巩膜缘，外眦比内眦高约2mm。上睑缘稍低于上角巩膜缘，其最高点通常位于上角巩膜缘与瞳孔上缘之间。
- 眼睑皮肤是全身最薄的皮肤。眼睑处缺乏皮下脂肪，因此皮肤与眼轮匝肌紧密贴合。眼轮匝肌是一薄层结构，从睑缘至眉部范围内覆盖眶隔。

发病机制

- 睑缘缺损可表现为眼睑不同部位的部分或全层缺损，外伤是最常见的病因，好发于年轻男性。
- 内眦区域的裂伤常伴有泪道损伤，这种损伤在儿童中更为常见。
- 损伤的机制包括组织牵拉、挤压、撕裂和撕脱，组织缺失较为少见，因此通常无须进行外眦松解，即可直接进行缝合。
- 眼睑恶性肿瘤（最常见的是基底细胞癌、鳞状细胞癌、皮脂腺细胞癌）切除术后会造成不同程度的眼睑缺损。为保证恶性肿瘤手术切缘阴性，缺损范围通常较大，因此需要同期进行外眦松解以闭合创面。
- 对于更大范围的眼睑缺损需要采用局部皮瓣进行修复，例如Tenzel旋转瓣（将在后面的章节中详述）。

自然转归

- 眼睑缺损闭合不良将导致眼睑凹槽、结膜或角膜外露、睑缘内翻、睑缘外翻、倒睫、角膜损伤、眼球破裂和角膜异常性失明。

病史与体格检查

- 对于外伤患者，需待生命体征平稳后再进行眼睑缺

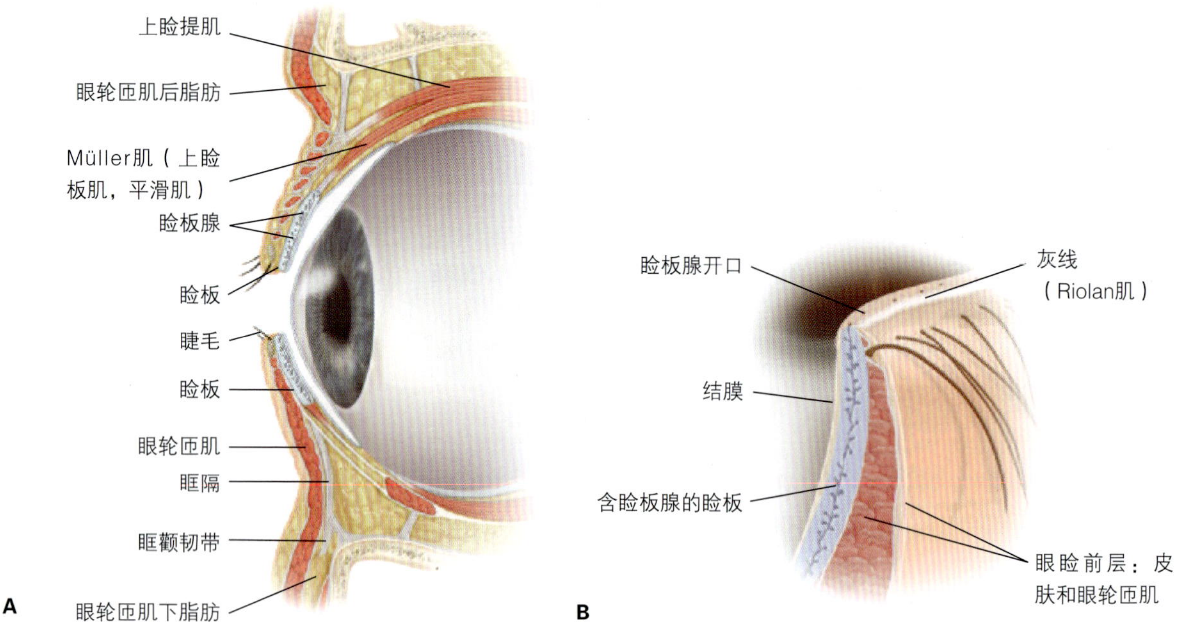

图20-1 **A.** 眼睑前层和后层的解剖。**B.** 灰线分隔眼睑的前层和后层

损的评估。

- 病史采集内容应包括损伤性质、损伤类型、损伤程度、眼部及眼周既往手术史、视力变化情况、咬伤病例中患者和动物的破伤风疫苗接种情况、近期进食和饮水情况、药物过敏史。如果是咬伤、撕扯伤或抓伤，则可能有泪小管撕裂伤。
- 详细的缺损评估须包括宽度、高度和层次。
  - 内眦的缺损需要同时检查泪小管和内眦韧带的完整性。如果出现完全性睑外翻，提示内眦韧带附着丧失。
  - 在许多病例中，可以通过向外侧牵拉上、下睑缘，观察内眦的移动度来快速评估内眦韧带的情况。
  - 在出现眼睑内侧裂伤时，采用泪道探针探查泪小管的完整性。在此部位的表浅裂伤容易出现泪小管损伤的漏诊。
  - 需要检查眼睑是否有瘢痕或之前手术的痕迹。放射线照射、烧伤或其他皮肤病症（如硬皮病和鳞屑病）可能会影响皮肤的移动性，进而增加直接闭合的难度。
  - 检查眼睑皮肤的松弛度，尤其是老年患者，由于他们的皮肤较为松弛，可以直接拉拢缝合，无须进行外眦松解。
  - 外伤患者需要检查是否存在碎片或异物残留，是否存在眼球撕裂伤（“眼球破裂”）。眼球损伤与否是眼睑修复时机的关键因素。

非手术治疗

- 只累及眼睑前层、无眼睑松弛的小范围睑缘缺损可延期完全愈合。同样，只累及眼睑前层的小范围裂伤，如果没有明显的张力，可以采用氰基丙烯酸酯类组织胶水黏合伤口。

手术过程

- 睑缘修复常能达到近乎完美的效果，术后3个月便不易察觉手术痕迹。
  - 需要将眼睑前层和后层结构分别精确对位。
  - 以牺牲垂直向张力为代价使水平向张力达到最大。
  - 垂直于睑缘的平行伤口较易处理，切除少量伤口边缘的组织即可。
  - 缝合完成后，缝合处的睑缘应轻度外翻，以防止愈合后瘢痕线性收缩引起眼睑出现凹槽。
- 在因就诊较迟或手术安排导致的延迟修复病例中，通常需要先对已经上皮化的伤口边缘进行清创。累及泪小管的损伤应尽早修复，但是最长损伤后48h内也可以进行修复。

创面准备

- 可以采用含1：100 000肾上腺素的2%利多卡因对伤口及外眦区域进行局部浸润麻醉。
- 以1：20稀释的聚维酮碘液消毒，放置角膜保护器保护角膜。
- 用两把齿镊牵拉创缘对合，评估闭合后的张力，确定是否需要同期进行外眦切开及松解。

一期缝合

- 使用6-0丝线缝合修复眼睑边缘，将其线尾留长并暂时远离伤口，待全部缝合完成后将线尾汇聚在一起。与坚硬的单丝线相比，这种缝线更为柔软，不易造成角膜损伤。首先沿睑缘缝合3针，第1针缝合灰线，第2针缝合睑板，第3针缝合睫毛根部皮肤。
- 缺损两侧进针点针距相等，垂直向针距应大于水平向针距，以便于缝合后切口外翻（**图20-2A～F**）。
- 使用6-0可吸收线缝合睑板缘。使用S-14铲形缝合针可避免睑板缝线穿过结膜表面。精准缝合睑板缘可使眼睑后层准确复位（**图20-2G、H**）。
- 使用6-0可吸收线间断缝合眼轮匝肌，在轻度至中度张力的情况下可以起到很好的减张作用，尤其是在重睑皱襞水平（**图20-2I**）。
- 使用6-0尼龙线缝合皮肤。线尾留长，在远离睑缘的方向上埋入后续的线结中（**图20-2J、K**）。

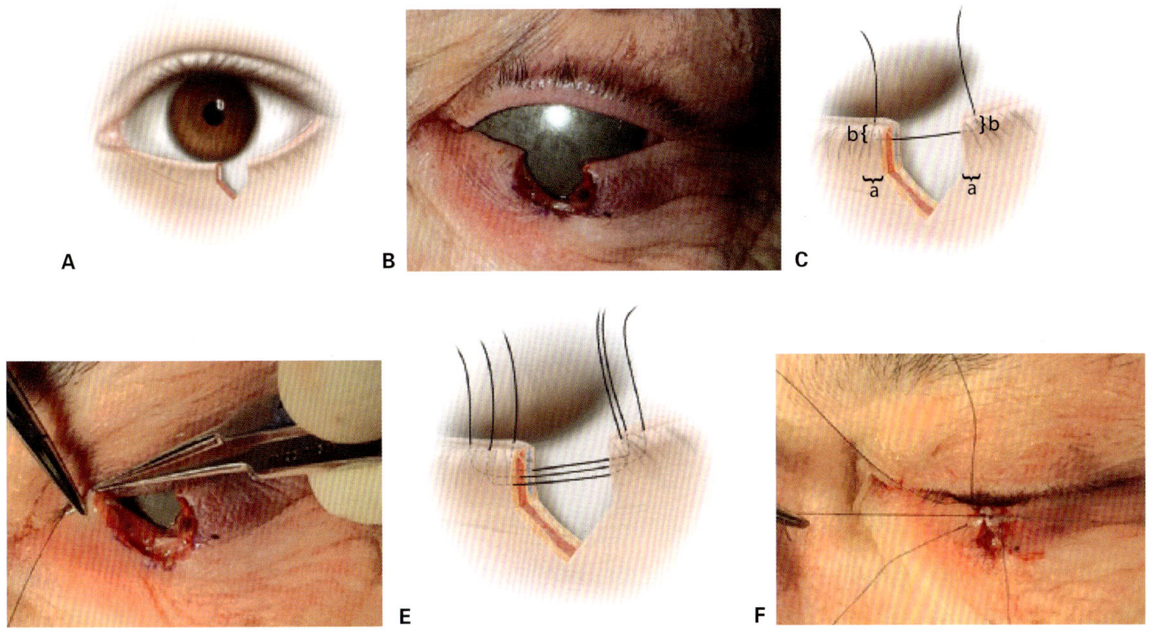

图20-2 **A、B.** 下睑1/4～1/3睑缘长度的全层缺损。此类缺损通常可以进行直接拉拢缝合。**C、D.** 在缺损两边对称的位置上穿过灰线（Riolan肌）缝合第1针。缝合前需检查眼睑后缘是否精确对位。丝线较为柔软，不易刺激角膜表面。**E、F.** 沿睑缘缝合3针：第1针缝合灰线，第2针缝合睑板，第3针缝合睫毛根部皮肤。每针缝合的针距应对称（如图C所示），但这3针的针距不必完全相同

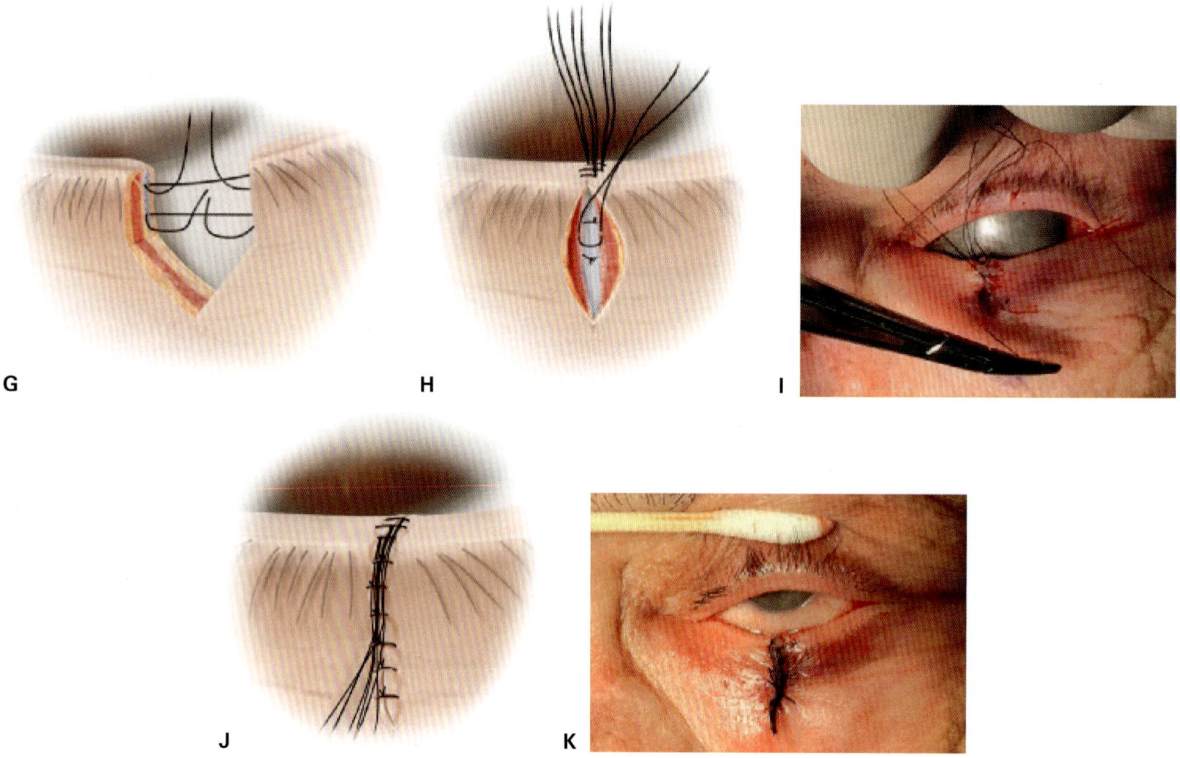

图20-2（续） **G.** 缝合睑板层，注意避免穿透结膜表面（此图未显示睑缘处的缝线）。**H.** 3条丝线在睑缘处缝合打结，两条缝线在睑板层缝合打结。**I.** 睑板缝合后，用可吸收线缝合下睑眼轮匝肌。**J、K.** 下睑缘丝线打结后，留置的线尾埋入下睑皮肤缝合线（尼龙线）的线结内

外眦切开和松解

- 从外眦向眶外侧缘做皮肤切口，长约1cm，尽可能沿外眦皱襞方向走行（**图20-3A～C**）。
- 使用弯Stevens剪沿外眦韧带长轴方向分离外眦韧带，直至眶外侧缘（**图20-3D**）。
- 剪刀向下倾斜成角，松解外眦韧带的下脚。在韧带处充分松解，直到外侧创缘达到理想的松弛度（**图20-3E～G**）。
- 眼睑缺损处完全闭合后，使用6-0可吸收肠线缝合关闭外眦部位的皮肤和眼轮匝肌创缘（**图20-3H～J**）。

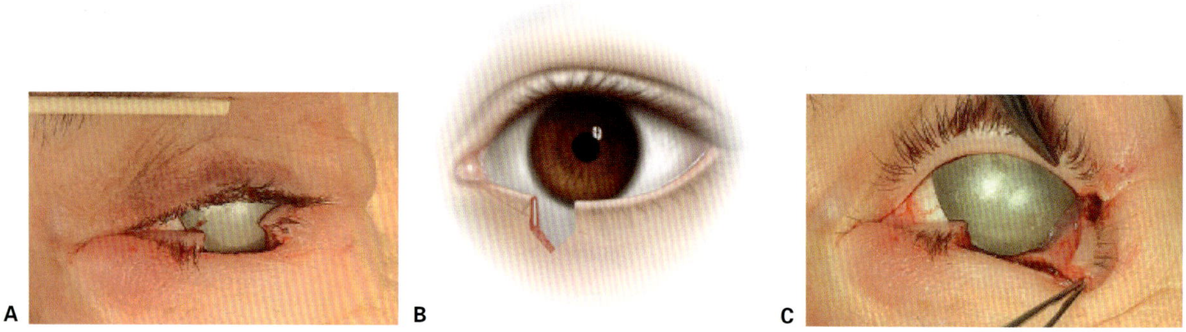

图20-3 **A.** 下睑1/3～1/2睑缘长度的全层缺损。此类缺损通常需要松解外眦韧带后再进行缝合。**B、C.** 使用15号刀片做直线形切口，从外眦角向眶缘延伸约1.5cm

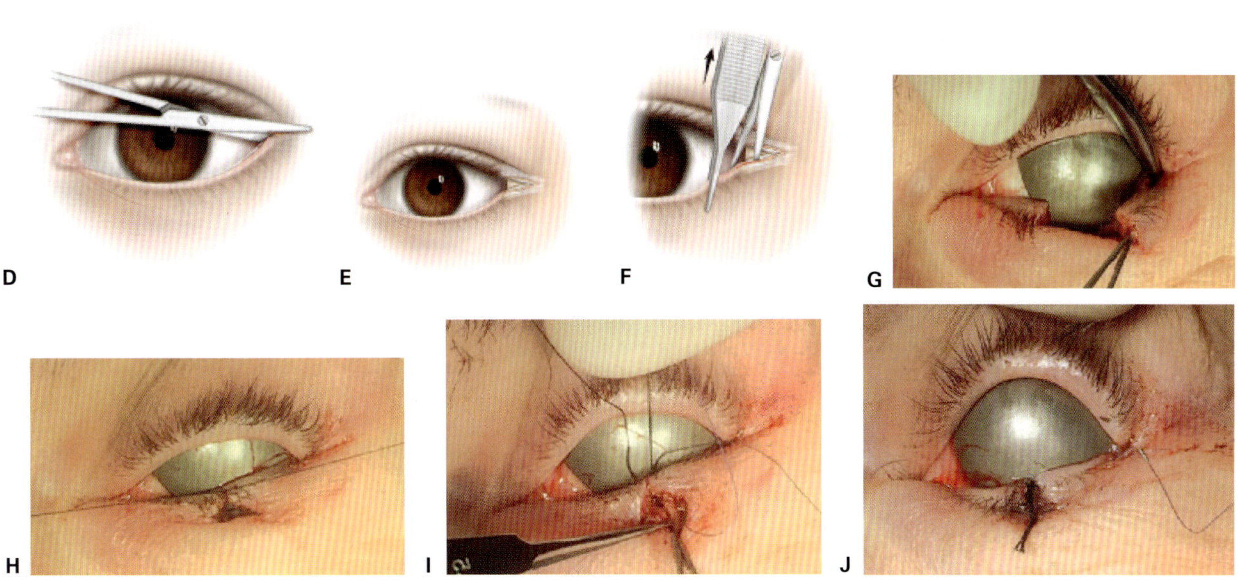

图20-3（续） **D.** 使用弯Stevens剪沿外眦韧带方向分离并切开外眦全层。**E.** 外眦切开后，可以观察到外眦韧带被分为上脚和下脚（上支和下支）。**F、G.** 使用齿镊牵拉外侧睑缘，显露外眦韧带下脚。弯Stevens剪从肌皮瓣和结膜之间沿垂直方向进入，向下（朝鼻尖方向）靠近外眦韧带下脚，紧贴眶缘垂直剪断下脚。此步骤称为外眦松解。**H.** 使用6-0丝线缝合睑缘。**I.** 用6-0可吸收线缝合睑板，避免损伤眼球表面。**J.** 缝合关闭眼睑缺损后，使用6-0尼龙线或可吸收线缝合外眦角

要点与难点

眼科检查	■ 在外伤病例中，完善的眼科检查可有效避免眼球破裂伤的漏诊。如有眼球损伤，需优先治疗。 ■ CT检查有助于排除眼眶损伤及异物存留。
手术技巧	■ 避免过度松解外眦，否则将导致眼睑外翻或外眦裂开。
缝合	■ 首先缝合灰线后，缝线尾端留长。拉紧缝线，观察眼睑后缘是否精确对位。如果对位不佳，需拆除缝线后重新缝合。

术后注意事项

- 局部使用抗生素眼膏，3次/d，直至手术后7天第一次复查。
    - 常用杆菌肽眼膏或红霉素眼膏。
- 患者可能会有眼睑紧张感，随时间延长会逐渐变松，嘱患者术后不要随意触碰眼睑。
    - 通常在术后7～10天拆除尼龙线和丝线。

治疗效果

- 理想的效果是下睑缘位于下角巩膜缘水平，外形光滑平整。

并发症

- 张力过大或局部组织慢性炎症反应可能导致伤口裂开。
    - 裂开后的局部组织更为脆弱，对于已损伤的创缘，再次缝合时要格外小心。
    - 在二次手术修复时，如果组织张力明显，需要进行外眦切开及松解。
- 使用丝线缝合睑缘时确保伤口边缘外翻，以避免出现眼睑凹槽畸形。
- 外眦松解过度可能导致眼睑外翻，在这种情况下需要重新进行外眦韧带修复和悬吊。

参考文献

[1] Devrukhkar VN, Hedge RJ, Khare SS, et al. Evaluation of isoamyl 2-cyanoacrylate tissue adhesive in management of pediatric laceration: an alternative to suturing. *Ann Maxillofac Surg*. 2015;5(1):49-54.

[2] Herzum H, Holle P, Hintschich C. Eyelid injuries: epidemiological aspects. *Ophthalmologe*. 2001;98:1079-1082.

[3] Ing E, Ing T, Emara B. Ocular adnexal injuries from industrial blunt hook

trauma. *Can J Ophthalmol.* 2002;37(3):177–178.
[4] Jordan DR, Ziai S, Gilbert SM, et al. Pathogenesis of canalicular laceration. *Ophthal Plast Reconstr Surg.* 2008;24(5):394–398.
[5] Murchison AP, Bilyk JR. Canalicular laceration repair: an analysis of variables affecting success. *Ophthal Plast Reconstr Surg.* 2014;30(5):410–414.
[6] Slonim CB. Dog bite–induced canalicular lacerations: a review of 17 cases. *Ophthal Plast Reconstr Surg.* 1996;12(3):218–222.

21

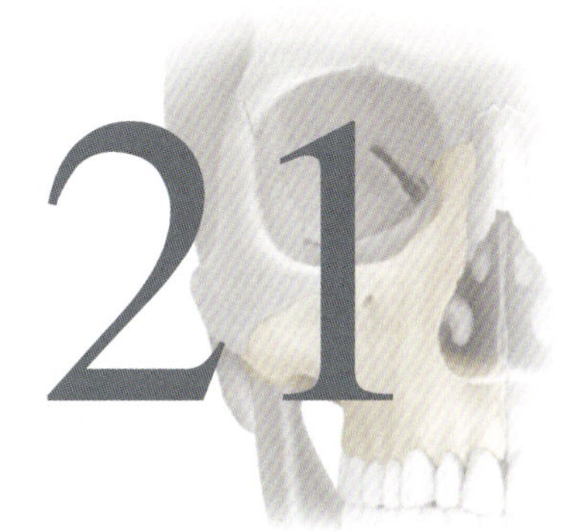

眼睑缺损Tenzel半圆形旋转瓣移植修复术

Tenzel Semicircular Rotational Flap

John Nguyen and Aaron Fay

概述

- 1978年Richard Tenzel首次提出了Tenzel半圆形旋转瓣[1-3]。
- 其概念类似于经典的Mustarde颊部旋转皮瓣，并且能灵活地应用于眼睑修复，对周围组织外形影响较小。
- Tenzel瓣修复是采用由外眦起始向上方（用于上睑修复）或向下方（用于下睑修复）旋转的半圆形肌皮瓣修复眼睑全层缺损。修复的缺损范围在睑缘横向长度的1/3～2/3。
- 眼睑前层（皮肤和眼轮匝肌）、后层（睑板和结膜）均可同期手术修复。皮瓣术后远期外观优于植皮术和更大面积的Mustarde瓣修复术。
- 对于下睑横向长度较大的缺损，只要长度<2/3均可采用Tenzel旋转瓣进行修复[4]。

相关解剖

- 上下眼睑在外眦处汇合，外眦肌腱韧带复合体汇合后固定于Whitnall结节，该结节位于眶外侧缘深面2～4mm处。眼睑前层结构（皮肤和眼轮匝肌）在此处相延续。
- 在外眦处，较薄的眼睑皮肤过渡为含皮下脂肪的较厚的面部皮肤，眼轮匝肌向眶外侧缘外延伸约2.5cm。
- 在后侧，眼轮匝肌下脂肪位于颧骨骨膜前方。
    - 眶部（眶周）和颧骨的骨膜在眶缘处增厚，形成弓状缘。这一强韧的骨膜结构为皮瓣提供了强有力的支撑（**图21-1A、B**）。
- 外眦区域的动脉血供主要来源于泪腺动脉，它发出颧颞动脉，从眶外侧壁的中点出眶，还发出颧面动脉，向外下走行，并从小的颧面孔浅出。
- 颧面神经和颧颞神经均起源于上颌神经。
    - 颧面神经与动脉伴行，从眼眶下外侧穿出颧面孔后分布到颊部，支配该区域的皮肤感觉。
    - 颧颞神经也从颧骨上方穿出，支配颞前区域的皮肤感觉（**图21-1C、D**）。

病史与体格检查

- 眼睑缺损最常见于外伤后或肿瘤切除术后，其他原因包括烧伤和先天性畸形。
- 基底细胞癌是最常见的眼睑部恶性肿瘤（90%），其次依次为鳞状细胞癌、皮脂腺细胞癌和皮肤黑色素瘤。
- 在肿瘤切除术后所致的大面积眼睑缺损修复时需重点考虑肿瘤的生物学特征，它会影响手术修复的远期预后。
    - 许多因素会影响手术的设计和术后的效果，包括缺损的大小和方向、患者年龄、周围组织的血供状况、治疗史（包括手术和放疗）和缺损形成时间等。
- 当外眦处皮肤较为松弛，且缺损附近存在少量完整的全层眼睑时，Tenzel旋转瓣移植修复术最为适合。
    - 在缺损的外侧缘缺失睑板的情况下，也可以采用Tenzel旋转瓣进行修复。但是为了达到最佳的效果，需要同期采用骨膜瓣或睑板替代移植物，如硬腭黏膜、耳廓软骨、鼻中隔软骨黏膜移植物、游离的睑板结膜瓣、同种异体移植物或异种移植物等，以便提供正常睑板所具有的稳定眼睑的作用。
    - 如果缺乏适当的支撑结构，眼睑外侧缘可能发生内翻，导致眼球表面慢性损伤。
- Tenzel旋转瓣有明确的血供来源，因此在放疗或烧伤

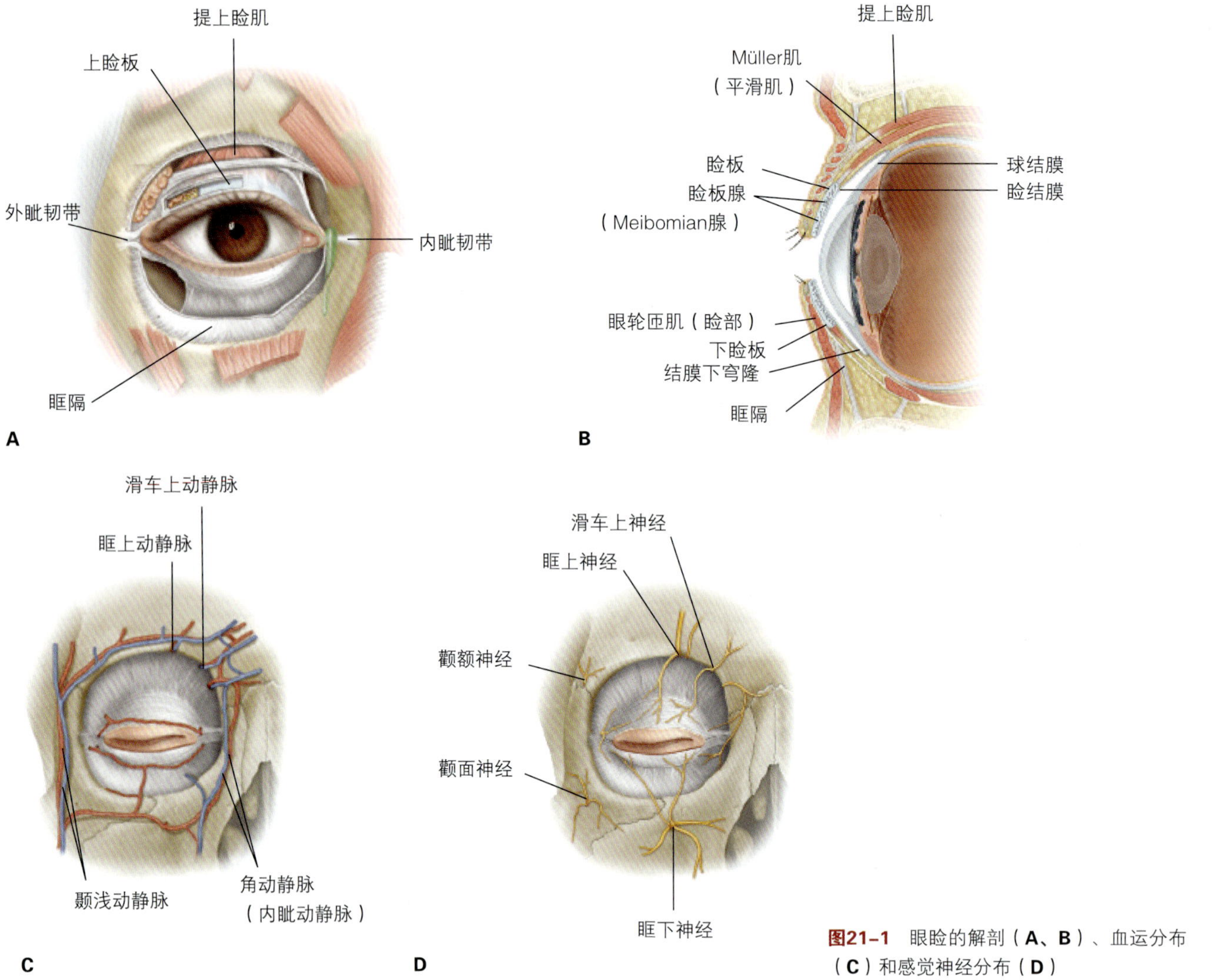

图21-1 眼睑的解剖（A、B）、血运分布（C）和感觉神经分布（D）

病例中应用效果优于植皮。

非手术治疗

- 大范围的眼睑缺损通常需要进行手术修复。
- 大范围的眼睑缺损进行非手术治疗可能导致眼睑切迹（凹槽）、眼睑瘢痕、睑内翻、睑外翻、倒睫、伴随角膜暴露性损伤的兔眼畸形、感染、眼球破裂和失明等。

手术过程

术前设计

- 用两把Adson齿镊夹住缺损两侧边缘，对合伤口，评估缺损的实际大小和张力情况。
  - 如果缺损两侧边缘之间距离为1～2mm，只需在外眦松解后进行一期缝合。
  - 对于<2/3睑缘长度的缺损，可以采用Tenzel旋转瓣进行修复（**图21-2**）。

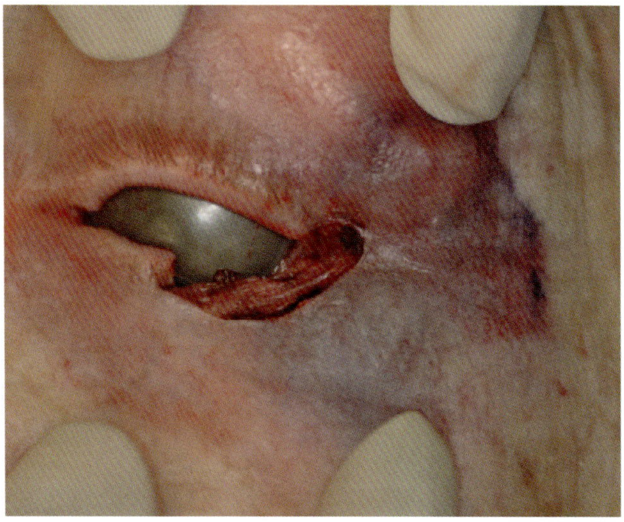

图21-2 下睑基底细胞癌切除术后外观，此病例适合采用Tenzel旋转瓣进行修复

- 对于更大的缺损，采用Hughes或Cutler–Beard瓣修复更为适合（详见后续章节）。

体位

- 患者取仰卧位，使用5%眼科碘消毒液进行术前消毒。
- 使用角膜保护器保护眼球。

操作步骤

Tenzel旋转瓣修复下睑缺损

旋转瓣的设计和掀起

- 从外眦向眉尾做一直径为20～25mm向上拱起的半圆，可用于修复下睑缺损。按镜像的方式设计皮瓣，可用于修复上睑缺损（**图21–3A、B**）。
  - 以含1∶100 000肾上腺素的2%利多卡因行局部浸润麻醉。
- 以15号刀片沿设计线做皮肤切口。
- 以钨针头针式单极电刀剥离形成肌皮瓣。
- 在皮瓣下方切断外眦韧带下脚进行外眦松解，该步骤对于皮瓣松解至关重要。
  - 彻底松解皮瓣，向内侧推进，以便于闭合眼睑缺损（**图21–3C**）。

睑板缘修复及皮瓣转移

- 在必要时重新修剪睑板的缺损边缘。在尽量少去除组织的前提下，使之完全垂直于睑缘。
  - 对合两侧睑板缘缺损，用S–14铲形针和6–0可吸收线行非全层缝合（**图21–4A**）。
- 以6–0丝线缝合睑缘，留置的线尾埋置于后续的下

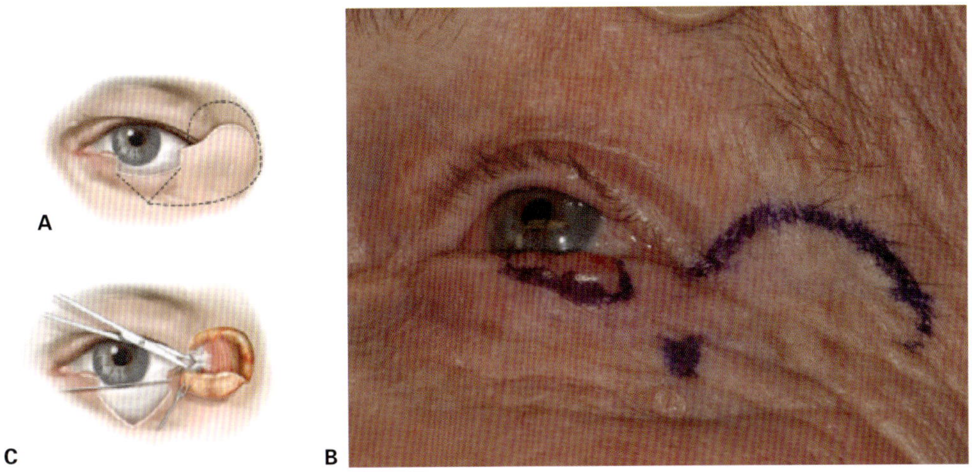

图21–3 以Tenzel旋转瓣修复下睑缺损的示意图。**A.** 旋转瓣设计。在虚线标记的圆形区域的肌肉深层进行剥离，之后掀起肌皮瓣。**B.** 1例下睑基底细胞癌患者的皮瓣设计。**C.**掀起肌皮瓣，剪断外眦韧带下脚

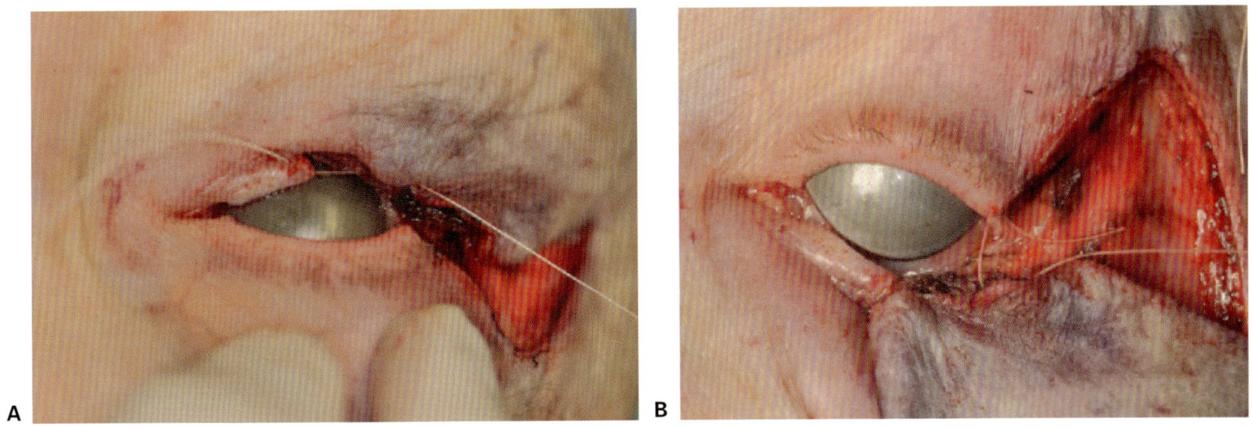

图21–4 **A.** 掀起肌皮瓣，剪断外眦韧带下脚，缝合睑板缘。**B.** 在外眦处对皮瓣组织进行锚着固定，以防止皮瓣外侧下垂，并降低缺损修复时的张力

操作步骤

睑皮肤缝合线结下。
- 沿睑缘缝合3针：第1针缝合灰线，第2针缝合睑板，第3针缝合睫毛缘皮肤。
- 缺损两侧等距离进针，进针的垂直向距离应大于横向距离，以使切口外翻。
- 以6–0可吸收线间断缝合眼轮匝肌，可以对轻度至中度的张力起到良好的减张作用，尤其在重睑皱襞水平作用更为明显。
- 以6–0尼龙线缝合皮肤。
- 近睑缘的线尾应保留足够长度，埋置于远离睑缘的第二个线结下。

- 为了防止下睑外侧下垂和下睑相对于眼球的位置异常，降低修复区的张力，需要进行外眦锚着。以半圆形针带4–0可吸收线，将肌皮瓣深部组织固定到眶外侧缘上方内面的骨膜上（**图21–4B**）。
- 应用眶外侧缘骨膜瓣可以改善眼睑的外形。
  - 骨膜瓣宽8～10mm，长度由眶缘至睑板最外侧的长度决定。
  - 骨膜瓣与弓状缘相连，蒂部通常位于瞳孔中线处，向上方成45°角倾斜，以适应眼睑形态，并为下睑提供向上方牵拉的力量。
  - 将骨膜瓣缝合在外侧睑板缘。

供区修复

- 分层缝合供区。以5–0或6–0可吸收线埋线式缝合肌肉，以6–0聚丙烯线缝合皮肤（**图21–5**）。
  - 为防止形成“天窗样”（Trapdoor）畸形，有时需要切除Burow三角或扩大皮肤切口。

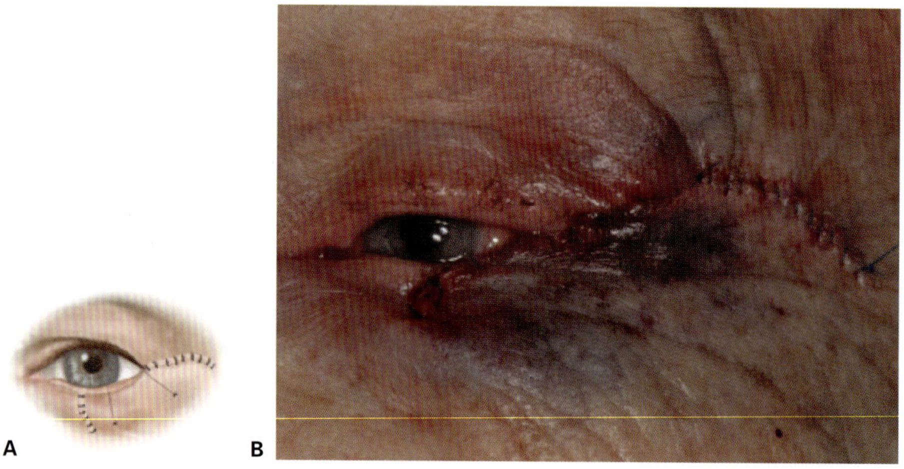

A B

图21–5 A、B. 旋转推进肌皮瓣，闭合缺损区和供区

放置眼睑后层移植物

- 对于较大范围的眼睑缺损或在缺损外侧缘睑板缺失的情况下，需要采用后层移植物，以提供额外的稳定支撑。
- 耳廓软骨、硬腭黏膜、鼻中隔软骨黏膜复合移植物、游离睑板结膜移植物、同种异体移植物或异种移植物等均可供修复使用。
- 将移植组织修剪成矩形，放置于睑板最外侧缘与眶外侧结节之间。
  - 以5–0可吸收线缝合固定移植物两侧。
- 如果外侧应用骨膜瓣或黏膜移植，则无须进行结膜推进。
- 否则，需要将下穹隆部结膜向Tenzel皮瓣的上缘滑行推进，用7–0肠线或可吸收线缝合固定。

要点与难点

保护角膜	■ 在手术过程中使用角膜保护器。 ■ 外眦松解及外眦韧带切断术可保证关闭缺损时肌皮瓣具有足够的活动度。 ■ 外眦固定可以防止术后下睑松弛、位置异常等情况的发生。 ■ 眼睑后层移植物的结膜衬里可以防止睑球粘连，并且可以防止结膜或眼球与皮瓣发生粘连。
防止血肿	■ 确切止血非常重要。
术后保护	■ 佩戴角膜接触镜可以预防及治疗角膜上皮性疾病。

术后注意事项

- 局部使用抗生素眼膏，3次/d，直至手术后7天第一次复查。
  - 常用杆菌肽眼膏或红霉素眼膏。
- 患者可能会有眼睑紧张感，随时间延长会逐渐变松，嘱患者术后不要随意触碰眼睑。
  - 通常在术后7～10天拆除尼龙线和丝线。
- 上睑外侧组织的牵拉作用会导致暂时性上睑下垂，这一现象通常在几周后缓解和消退。

治疗效果

- 理想的效果是下睑缘位于下角巩膜缘水平，外观平整光滑，外眦形态美观。
- 肌皮瓣在睑缘部分的红斑会随时间逐渐消退，眼睑外观逐渐自然。但仍存在睫毛缺失。

并发症

- 张力过大或局部组织慢性炎症反应可能导致伤口裂开。常由于外眦切开和松解不彻底或组织慢性炎症反应所引起。
  - 裂开后的局部组织更为脆弱，对于已损伤的创缘，再次缝合时要格外小心。
- 使用丝线缝合睑缘时确保伤口边缘外翻，以避免出现眼睑切迹（凹槽）畸形。
- 未将外眦处组织固定至眶缘可能导致下睑外翻。

参考文献

[1] Anderson RL, Edwards JJ. Reconstruction by myocutaneous eyelid flaps. *Arch Ophthalmol*. 1979;97:2358–2362.

[2] Levine MR, Buckman G. Semicircular flap revisited. *Arch Ophthalmol*. 1986;104:915–917.

[3] Tenzel RR, Stewart WB. Eyelid reconstruction by the semicircle flap technique. *Ophthalmology*. 1978;85:1164.

[4] Weinstein GS, Anderson RL, Tse DT, et al. The use of a periosteal strip for eyelid reconstruction. *Arch Ophthalmol*. 1985;103:357.

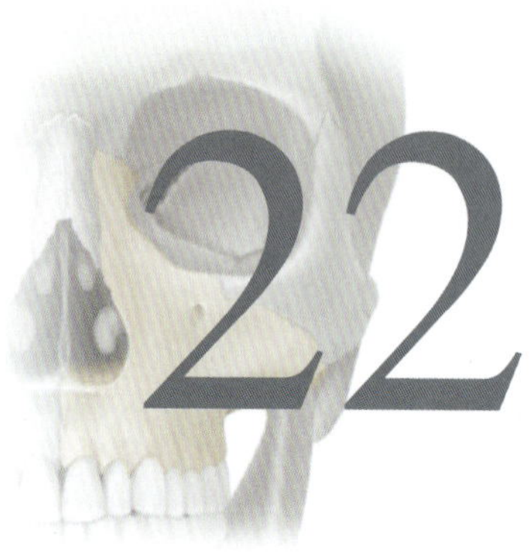

22

眼睑缺损Hughes瓣或Cutler-Beard瓣移植修复术

Eyelid Reconstruction With the Hughes Flap or Cutler-Beard Flap

Larissa Habib and Brian P. Marr

概述

- Hughes瓣在1937年被首次提出，经改良后提高了手术效果并减少了术后并发症的发生率。
  - 这是一种在垂直方向共用眼睑组织的有效方法，对于创伤或肿瘤切除引起的面积大于50%的下睑缺损具有良好的修复效果。
  - 它包含睑板结膜推进瓣，可用于重建下睑后层结构。
  - 下睑前层可通过全厚皮片移植或局部皮瓣移植修复[1]。
- Cutler-Beard瓣是一种下睑皮肤结膜推进皮瓣，用于修复上睑大范围（超过70%）缺损。
  - 适应证包括肿瘤切除术后、创伤和先天性缺损。
  - 手术目标是重建眼睑，保护眼球，并达到良好的外观及活动度[2]。

相关解剖

- 上下眼睑在内眦、外眦处汇合，外眦点较内眦点高2～4mm（**图22-1**）。
  - 睑裂长28～30mm，高9～10mm。
  - 眼睑从解剖角度可以分为前层和后层。
- 眼睑前层包括皮肤和眼轮匝肌。
  - 眼睑皮肤是全身最薄的皮肤（厚度<1mm）。皮肤层缺少血管和淋巴管，从深层结缔组织中获得养分。眶隔前方和眶区皮下有少量脂肪组织，睑板前方的皮下缺乏脂肪组织。
  - 眼轮匝肌松散地附着于皮肤上，分为眶部和睑部。睑部进一步分为睑板前眼轮匝肌和眶隔前眼轮匝肌。睑部眼轮匝肌可条件反射性地闭眼和自主眨眼，眶部眼轮匝肌在使劲闭眼时发挥作用。
- 眼睑后层包括睑板和结膜。
  - 睑板厚约1mm，由致密的纤维结缔组织构成，为眼睑提供支撑。上睑板从内眦到外眦，长约30mm，高7～10mm，中间最高。下睑板高约3.8mm。睫缘有睑板腺开口，为泪膜提供脂质成分。睑板内外侧通过内、外眦韧带固定于眶缘。
  - 结膜是覆盖巩膜和眼睑内面的黏膜。睑结膜附着在睑板上，与眶结膜相延续，可在两者的交界平面分离Müller肌。在穹隆部，睑结膜向前反折成为球结膜。
- 上睑的收缩肌群。
  - 提上睑肌起源于眶尖区，向前走行40mm，于眶隔后10mm处形成提上睑肌腱膜。在此交界处转变为垂直方向，末端纤维腱膜向下走行，止于睑板下1/3。另有部分纤维向前走行，形成重睑皱襞。
  - Müller肌起源于提上睑肌与腱膜交界处的深层，走行于提上睑肌和结膜之间，止于睑板上缘。Müller肌由交感神经系统支配。
- 下睑缩肌是下直肌的延伸。
  - 下直肌鞘向前延伸，包裹下斜肌，汇合成下横韧带，最终形成睑囊筋膜，止于下睑板下缘。
  - 小部分下睑缩肌在下穹隆处连接Tenon囊，并在前方走行形成下睑皱襞。
- 血供来源于颈内动脉和颈外动脉。
  - 内侧：上、下睑缘动脉从眼动脉发出，滋养上下眼睑。这些动脉水平走行，在睑板周围形成睑缘动脉弓（分别位于上睑缘上4mm，下睑缘下2mm）。
  - 外侧：泪腺动脉的分支水平走行，并与睑缘动脉弓吻合，为上下眼睑提供血运。
- 颈外动脉的分支面动脉、颞浅动脉、眶下动脉均向眼睑区供血。

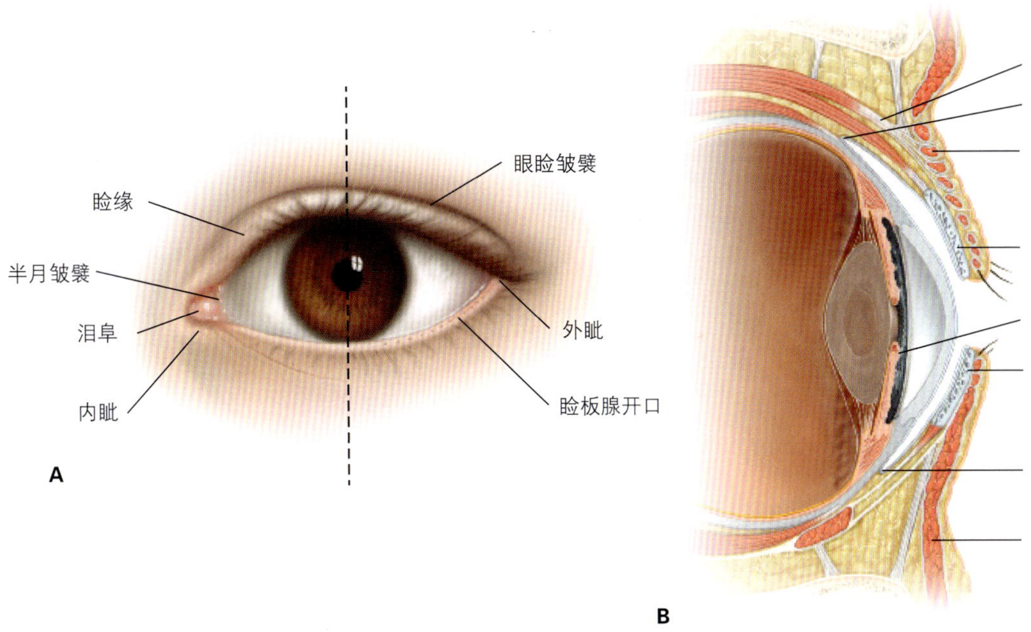

图22-1 A、B. 眼睑及周围结构的正面观和矢状位观

病史与体格检查

- 术前评估眼睑缺损程度，尤其是眼睑前后层的缺损范围。
- 观察周围邻近皮肤、对侧上睑、耳后区域、锁骨上区域能否成为潜在的皮肤供区。

影像学检查

- 术前拍照，记录缺损程度。
- 根据病因决定是否行CT或MRI检查，对于外伤病例尤其需要评估其他部位的损伤及异物存留情况。

手术过程

术前设计

- 在应用Hughes瓣前，须考虑缺损大小、位置以及对侧眼部的状况。
  - 组织瓣会暂时遮挡视线。如果对侧眼部的视力受限，应选择其他手术方案。
  - 仔细评估眼睑前后层缺损范围，预估皮瓣大小并确定供区位置。
- 在应用Cutler-Beard瓣前，须仔细评估眼睑前后层缺损范围，以评估Cutler-Beard瓣的大小。
- 应用Cutler-Beard瓣后需闭眼3周，因此术前评估对侧眼的视力非常重要。

体位

- Hughes瓣：患者取仰卧位，铺巾并暴露耳后区域和双眼。
- Cutler-Beard瓣：患者取仰卧位，铺巾并暴露双眼。

操作步骤

Hughes瓣

制备组织瓣

- 在上睑睑板前以及上睑缘上方的结膜下行局部麻醉。
- 上睑用眼睑拉钩拉开，显露结膜及睑板。
- 距睑缘4mm处做一水平切口，切口宽度与下睑后层缺损的宽度相等（**图22-2A**）。
  - 在水平方向分离睑板和结膜，在切口两旁纵向切开，延伸至上穹隆。
- 将睑板和结膜与提上睑肌腱膜分离，剥离直至Whitnall韧带水平，使该组织瓣可以在无过大张力的情况下向下牵拉以覆盖下睑缺损区（**图22-2B**）。

操作步骤

- 将组织瓣向下推进至下睑缺损处，用P-2针带5-0薇乔线将其缝合至下睑内外侧残留的睑板上（**图22-2C、D**）。
- 根据缺损大小及皮肤松弛度选择局部推进皮瓣或者游离植皮修复下睑前层缺损（**图22-2E**）。

离断组织瓣

- 术后4～6周离断组织瓣。
- 用肌肉拉钩从结膜上掀起组织瓣，采用Westcott手术剪沿下睑缘剪断组织瓣。
- 以6-0肠线将结膜与下睑缘缝合。
  - 离断时结膜高度应略高于皮肤，以便于保护角膜并改善术后睑缘外观。
- 应将Müller肌和提上睑肌腱膜与组织瓣分离，以使这些结构恢复至原位。

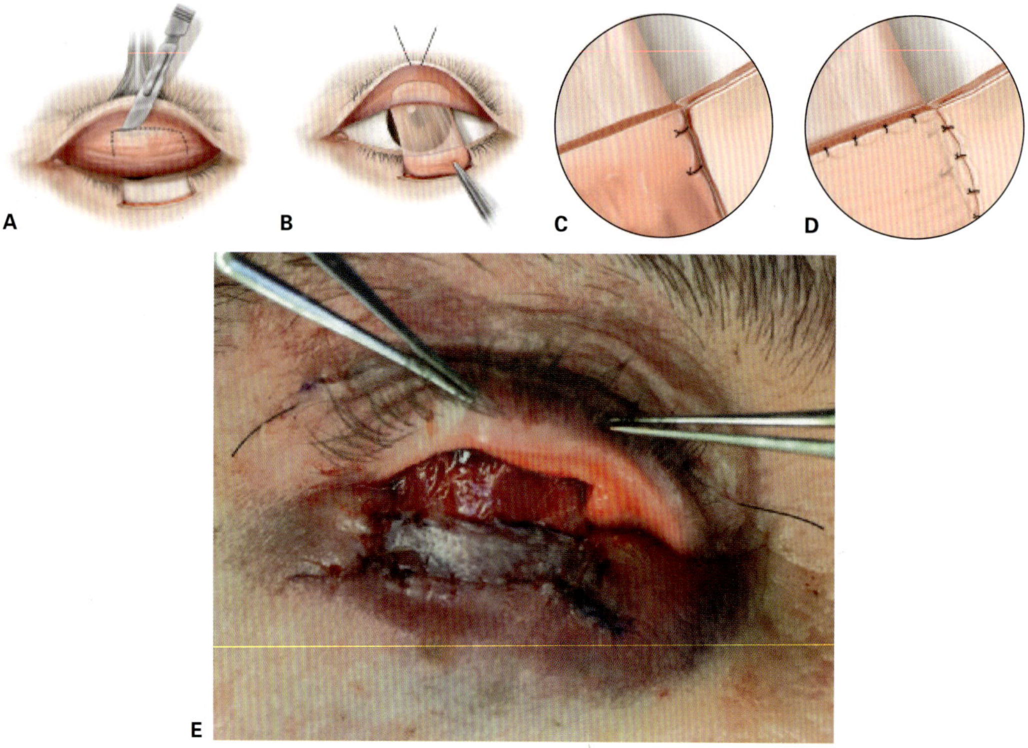

图22-2 **A.** 以Desmarres眼睑拉钩拉开上睑，距睑缘4mm处做穿过结膜和睑板的水平切口，切口宽度与下睑缺损相同。**B.** 将睑板结膜瓣与提上睑肌分离，向下缝合至下睑缺损处。**C、D.** 游离皮片缝合覆盖于这一带蒂组织瓣上。**E.** 在下睑缺损处的带蒂组织瓣表面覆盖游离皮片

Cutler-Beard瓣

制备组织瓣

- 根据上睑缺损程度，水平测量并标记下睑，在垂直方向上标记延伸至穹隆。
  - 在尽量保留组织、减少术中修剪损耗的前提下仔细设计皮瓣。
- 在上睑缺损区、下睑睑板前及结膜下行局部麻醉。
- 以15号刀片在下睑睫毛线下4～5mm做水平全层切口，保持睑缘和睑板完整性。
  - 保留睑缘动脉弓，保证下睑供血。
  - 以Westcott手术剪在内外侧做垂直切口，向下延伸至穹隆（**图22-3B**）。
- 组织瓣分为结膜囊层、眼轮匝肌层、皮肤层。
- 组织瓣穿过下睑缘桥后，将其深层与上睑缺损处残留的结膜缝合，在上方、内侧、外侧分别以7-0薇乔线缝合固定（**图22-3C**）。
- 以6-0肠线将组织瓣的眼轮匝肌层和皮肤层与上睑缺损处缝合（**图22-3D**）。

离断组织瓣

- 术后4～6周离断组织瓣。
- 用肌肉拉钩从结膜上掀起组织瓣，用Westcott手术

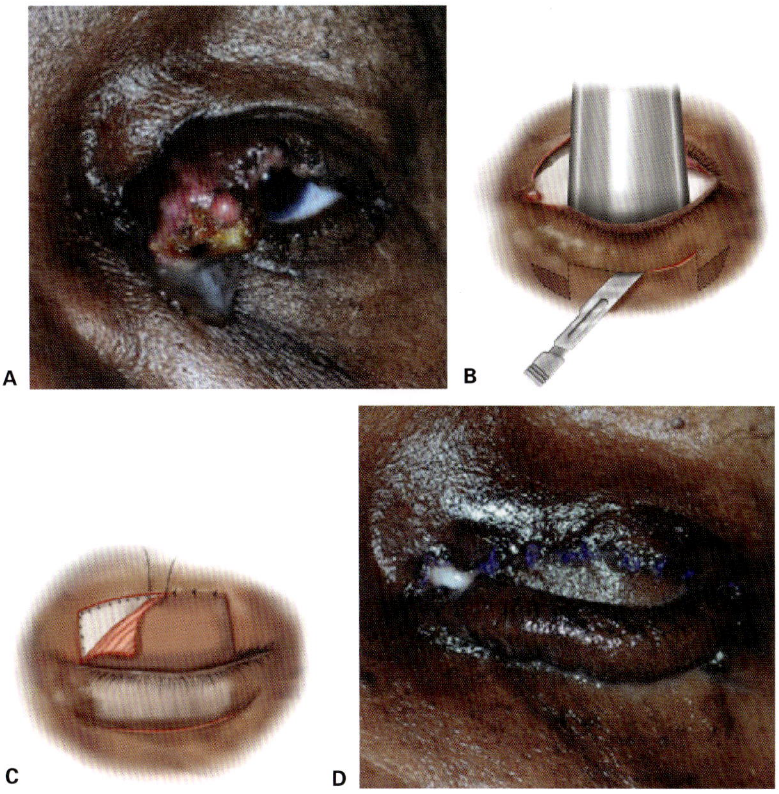

图22–3　**A.** 上睑皮脂腺细胞癌切除前外观。**B.** 在下睑做一个与上睑缺损相对应的切口。**C.** 下睑组织瓣缝合至上睑缺损处。**D.** Cutler–Beard瓣移植修复术后外观

剪沿下睑缘剪断组织瓣。

- 剪断组织瓣时结膜要额外保留1～2mm，以便于缝合后形成轻度外翻的状态。在形成新上睑缘时不致因皮肤内卷而刺激角膜，并且能够改善术后长期外观。
- 离断后，组织瓣回缩，残留部分与下睑缘桥状创缘重新缝合（**图22–4**）。

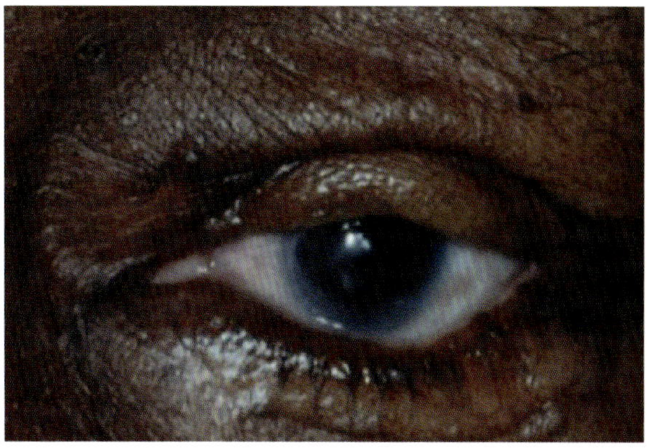

图22–4　组织瓣断蒂后的最终效果

要点与难点

Hughes瓣	
适应证	■ 下睑缺损大于50%。
手术技巧	■ 确保上睑板至少保留4mm。如果没有足够的睑板前层提供支撑，则考虑使用游离移植物。 ■ 确保组织瓣和提上睑肌之间完全分离，以防术后上睑退缩。
术后护理	■ 告知患者术后需暂时单眼视物。 ■ 二期手术断蒂时，仔细重塑残留睑缘的弧度，以获得良好的外观。

要点与难点（续）	
Cutler-Beard瓣	
适应证	■ 上睑缺损大于70%。
手术技巧	■ 在下睑睫毛缘下方4mm处做横向切口，避免损伤供区眼睑血运。 ■ 离断组织瓣时确保结膜额外留出1～2mm，以便重塑睑缘外观。 ■ 需要更多上睑支撑的患者可采用人造真皮、硬腭或耳软骨进行二次手术。 ■ 如果缺损向内或向外扩大，移植物可能不足以完全覆盖缺损，需另行内外眦修复手术。 ■ 离断组织瓣后，仔细修整组织瓣边缘，以调整内外眦角的形态和走行方向。

术后注意事项

- 术后48h内采用抗生素类固醇软膏联合加压包扎。
  - 之后每天涂抹2次软膏，持续涂抹1周。
- 一期手术后4～6周断蒂。

治疗效果

- 在一项采用Hughes瓣治疗的125例病例中，15.2%的病例在围术期有轻微的并发症，包括倒睫（9.6%）、化脓性肉芽肿（1.6%）和角膜溃疡（4%）[3]。
  - 严重的围术期并发症包括组织瓣坏死（0.8%）和组织瓣裂开（1.6%）。
  - 长期并发症包括眼刺激症状（16%，其中40%在6个月后缓解）和黏液异常分泌（2.4%）。
  - 有3例因倒睫、睑外翻和下睑退缩接受二次手术。
  - 患者对外观的满意度为88%，对眼部舒适度的满意度为80%。
- 大部分经Cutler-Beard瓣修复的患者均获得满意的眼部功能和外形。迄今为止，尚无关于手术预后的大样本病例数据。
  - Carroll提供的小样本数据显示，在10名患者中，有3名患者术后出现了瘢痕性睑内翻[4]。

并发症

- Hughes瓣：并发症分为急性和慢性。
  - 急性并发症包括：
    - 组织瓣裂开。
    - 皮肤/组织瓣坏死。
    - 倒睫或睫毛位置异常，导致睫毛朝向眼球生长，引起刺激症状。较轻的病例可局部用药治疗，直到肿胀消退。严重的病例可能需要通过激光或手术去除睫毛。
  - 慢性并发症包括：
    - 睑内翻。
    - 睑外翻。
    - 兔眼畸形。
    - 上睑退缩。
- Cutler-Beard瓣。
  - 下睑瘢痕及退缩。
  - 上睑内翻。
  - 睑缘形状不规则。
  - 睫毛缺失。
  - 桥状皮瓣坏死。
  - 下睑缘坏死。

参考文献

[1] Hughes WL. Reconstructive surgery of the eyelids. *Adv Ophthalmic Plast Reconstr Surg*. 1986;5:25–87.

[2] Cutler NL, Beard C. A method for partial and total upper lid reconstruction. *Am J Ophthalmol*. 1955;39(1):1–7.

[3] McKelvie J, Ferguson R, Ng SGJ. Eyelid reconstruction using the "Hughes" tarsoconjunctival advancement flap: long-term outcomes in 122 consecutive cases over a 13-year period. *Orbit*. 2017;36:228–233.

[4] Carroll RP. Entropion following the Cutler-Beard procedure. *Ophthalmology*. 1983;90(9):1052–1055.

23

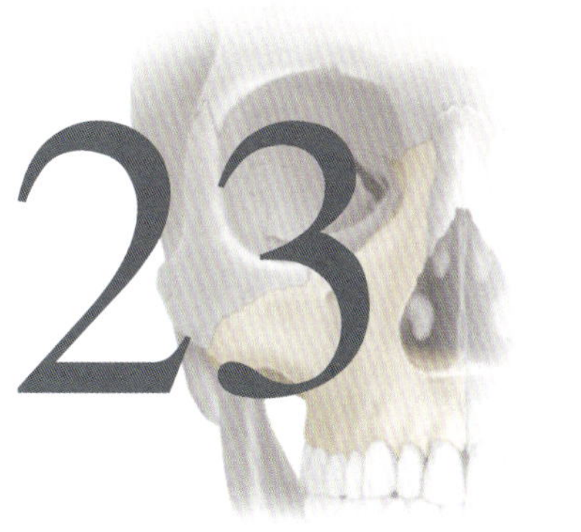

下睑缺损硬腭黏膜移植修复术

Lower Eyelid Reconstruction With Palatal Grafts

Farooq Shahzad, Babak J. Mehrara, and Aaron Fay

概述

- 在适当的病例中，硬腭黏膜移植可改善下睑缺损修复的效果。
- 采用这种方法可以同时解决横向的缺损和纵向的退缩。
- 硬腭黏膜表面存在角化，易损伤角膜，因此不适于上睑缺损的修复。

相关解剖

眼睑

- 从修复重建的角度，眼睑可以分为前、中、后3层（**图23-1**）。重睑皱襞以下只分为前、后两层。
- 眼睑前层由皮肤和眼轮匝肌构成。眼睑皮肤缺乏皮下脂肪，是全身最薄的皮肤。因此在眼睑部位移植全厚或中厚皮片后，质地和色泽的相差较大。在条件允许的情况下，应尽量从上下眼睑或对侧眼睑获取皮肤进行移植。
  - 在上睑，睫毛位于眼睑前缘，向前上方伸展。在下睑，睫毛较短小，向前下方伸展。眼睑缺损会导致睫毛下垂，并影响视力。
  - 眼轮匝肌是薄的环状横纹肌，分为3个部分：睑板前眼轮匝肌、眶隔前眼轮匝肌、眶部眼轮匝肌。睑板前眼轮匝肌一直延伸至睑缘，形成灰线并分隔眼睑前后层。灰线也被称为Riolan肌。眶隔前眼轮匝肌起于睑板缘（上睑板上缘或下睑板下缘），止于眶缘的弓状缘水平，负责眨

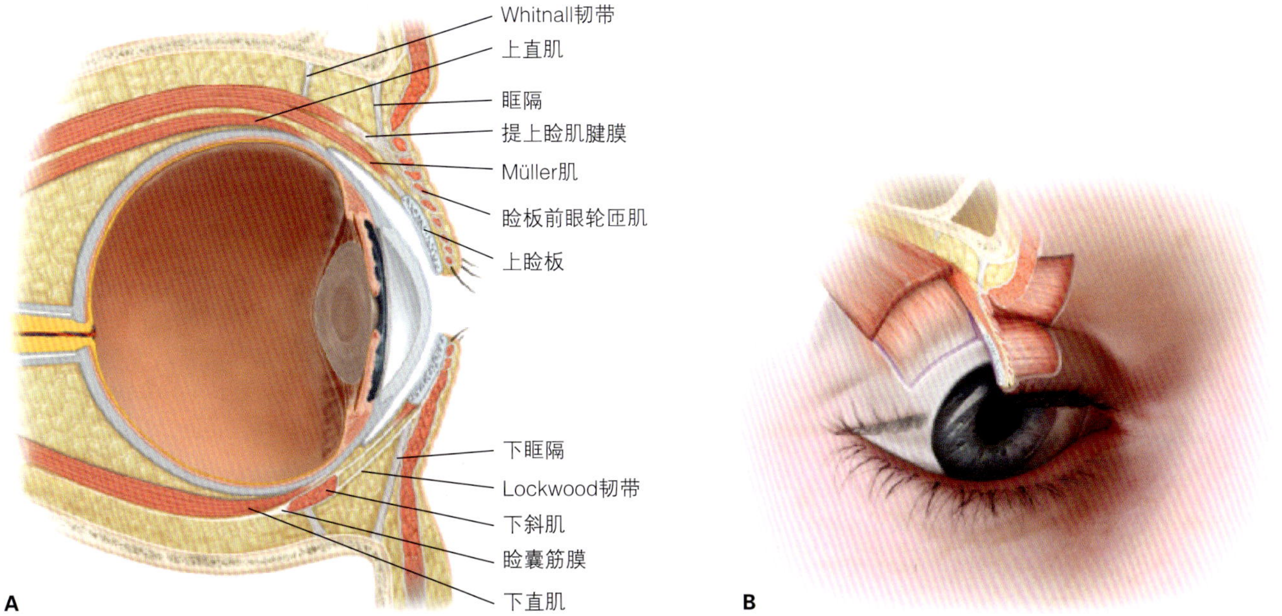

图23–1 **A.** 上睑各层次矢状面解剖示意图。重睑皱襞以下分为前、后两层：前层由皮肤和眼轮匝肌构成，后层由睑板和结膜构成。重睑皱襞以上分为3层结构：前层由皮肤和眼轮匝肌构成（额部SMAS层延伸至眼睑），中层由眶脂肪和眶隔构成，后层由结膜和提肌构成。**B.** 眼睑正面观展示了眼睑的正常外形和上下睑缘的静息位置。上下角巩膜缘分别被上下睑缘所遮盖

眼。这部分眼轮匝肌在受到刺激后会产生完全性、自主性、中等强度的闭眼动作，不产生放射状皱纹，类似于在睡眠状态下产生的眨眼动作。眶隔前眼轮匝肌收缩常伴有Bell现象（眼球上旋）。眶部眼轮匝肌从眶缘向外上方延伸，向上与额肌和皱眉肌相交织。这部分肌肉可以产生紧致有力的眼睑闭合动作，伴有眉间和外侧皱纹形成。眼轮匝肌起源于内外眦，并与内外眦处的结构相融合。

- 眼睑中层（存在于上睑重睑皱襞之上及下睑板以下）由眶隔纤维组织和眶隔脂肪组成。眶隔起源于眶上缘的弓状缘，末端止于上睑提肌腱膜远端。这个平面是眼眶的前缘。皮肤和眼轮匝肌是额部SMAS走行的终末端。眶隔后组织（提上睑肌、Müller肌、结膜）起源于眼眶深部。这些位于不同平面的组织在眶隔表面汇合，形成眼睑的"骨膜"。
- 在上睑皱襞下方，眼睑后层由结膜和睑板构成。在上睑皱襞上方，眼睑后层由结膜、睑板和收缩肌群构成。上睑提肌和Müller肌组成上睑收缩肌群。下睑的肌肉彻底融合，称为睑囊筋膜。所有上睑的结构在下睑都有与之对应的结构。由胶原结缔组织（非软骨）构成的睑板是眼睑（尤其是睑缘）的支撑性结构，提供硬度、稳定性和方向性。上下睑板中央高度分别为10mm和4mm，两侧逐渐变细并融合为内眦韧带和外眦韧带。睑板的结构尤为重要，直接缝合睑板缺损会导致错位。睑缘为修复重建提供了基准。

- 内眦韧带分为前支和后支（前脚和后脚），沿前后泪嵴固定于眶壁内侧。修复内眦韧带的关键是重建韧带后支，使靠近泪阜的眼睑紧贴眼球表面。如果内眦韧带后支缺失，会导致眼睑松弛、睑球分离。外眦韧带在弓状缘后方止于眶外侧结节（Whitnall结节）。外眦韧带修复的目的是使外侧眼睑紧贴眼球表面，这一点对于较为凹陷的眼睛较为困难，而对于较为突出的眼睛则较为容易。
- 上睑的轮廓是一个光滑连续的弧形，最高点位于瞳孔内侧。在正常情况下，上睑缘遮盖角膜上缘约2mm，下睑缘则恰好位于下角巩膜缘或略高于下角巩膜缘。要在患者头部处于中立位时进行眼睑位置关系的评估，如果颏部抬高或降低，下睑缘相对位置会发生明显改变。甲状腺性眼病的特征是上下睑缘同时远离角巩膜缘，像Walt Disney的眼睛那样。大多数人内外眦连线略向外上倾斜。重建外眦时，外眦固定位置应在两内眦连线水平上方约2mm的位置。
- 眼睑的血供来自睑缘动脉弓和眼周动脉弓，起源于颈内动脉和颈外动脉分支。在眶内侧有面动脉延续的角动脉（内眦动脉），在眶外侧有颞浅动脉，均来自颈外动脉。眶上动脉、滑车上动脉和眶下动脉分支由眼动脉发出，来自颈内动脉。

硬腭

- 硬腭是将口腔和鼻腔分开的解剖结构。前3/4由上颌骨腭突构成，后1/4由腭骨水平板构成。硬腭的前外侧边缘称为牙槽弓，后方与软腭相连。
- 硬腭的黏膜紧贴于骨膜，黏膜下是致密的纤维组织。黏膜中线区呈凸起状，称为腭中缝（**图23-2**）。
- 硬腭由腭大动脉供血，该动脉由位于第三磨牙内侧的腭大孔穿出，血管继续向前内侧走行，进入前腭部的切牙孔。腭大神经与腭大动脉伴行。

病史与体格检查

- 病史。
  - 既往视力记录可用于评估目前视力水平。详细记录干眼症等其他眼部疾病史，如有需要可请眼科医师会诊。

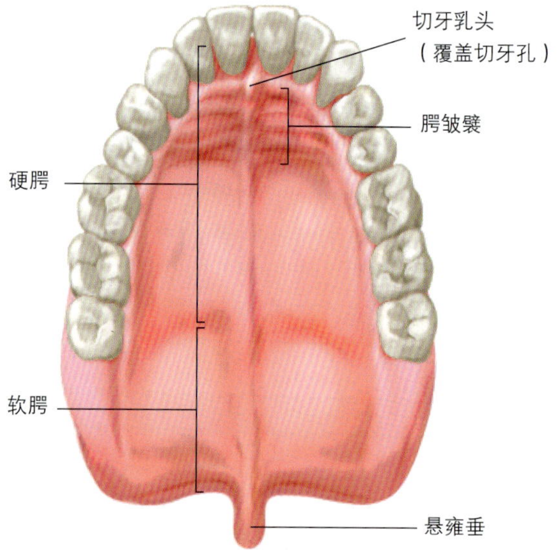

图23-2 腭部解剖

- 根据眼睑缺损的病因（如放疗、异物、恶性肿瘤残留或复发、甲状腺疾病、眼内手术史等）完善相关检查。
- 根据既往眼睑手术史或放疗史调整修复手术的方案。
- 了解既往腭裂手术史。腭裂史是相对禁忌证。

- 体格检查。
  - 眼科检查包括视力、眼外肌功能、有无Bell（贝尔）现象和眼睑功能。
  - 缺损评估包括眼睑前后层的完整性、内外眦韧带、泪器等。如果泪道系统受损，需要进一步评估同期泪道重建的可能性。
  - 评估眼睑和眶周组织是否可用于修复手术，注意既往手术瘢痕及组织松弛度。
  - 评估腭部供区组织量是否充足。

手术过程

- 硬腭黏膜移植主要用于修复下睑后层的缺损。由于移植物中含有较厚的纤维组织和黏膜，因此可以替代睑板和结膜。虽然睑板结膜组织瓣是最佳移植材料，但是受供区条件限制常难以获得。硬腭黏膜是角化上皮，在移植早期会有损伤角膜的可能，后期会化生为含有非角化上皮的黏膜。
- 由于硬腭移植物属于游离移植物，因此需要与推进/旋转肌皮瓣或临时/永久性带蒂肌瓣/筋膜瓣共同应用（如Mustarde术式）。
- 硬腭移植物植入眼睑全层缺损区后，可以修复睑板的横向长度，也可以恢复睑板的纵向连续性，后者可用于矫正眼睑退缩（更为常见）。

术前设计

- 移植物的存活依赖于受区良好的血管床。在单纯修复眼睑后层缺损时，移植物可以放置于眼轮匝肌后表面。
- 对于眼睑全层缺损，需采用带蒂皮瓣进行眼睑前层修复。
  - 修复上睑前层常用的局部皮瓣包括局部眼轮匝肌易位或旋转皮瓣、Tenzel半圆形肌皮瓣、Fricke颞部易位皮瓣、眉间易位皮瓣、额部皮瓣。
  - 修复下睑前层常用的局部皮瓣有局部眼轮匝肌推进或旋转皮瓣、Tenzel半圆形肌皮瓣、上睑肌皮瓣（单蒂的Fricke皮瓣或双蒂的Tripier皮瓣）、鼻唇沟易位皮瓣、Imre旋转皮瓣、Mustarde颊部旋转皮瓣。
- 眼轮匝肌作为前后层眼睑移植物的受床时，可采用“三明治”技术。眼轮匝肌血供稳定，并可移位至缺损部位。可以将皮肤移植物置于其前表面，将后层移植物置于其后方。

体位

- 患者取仰卧位。
- 肩部垫高，颈部拉伸，以便于硬腭部手术显露。
- 使用Dingman全口开口器显露硬腭，也可以使用单侧开口器和舌拉钩。
- 手术期间使用经充分润滑的角膜保护器来保护眼球。
- 眼睑手术和腭部手术器械应分开放置，以减少口腔分泌物对眼睑术区的污染。
- 完成腭部手术后需更换手套，之后再进行眼部手术，以减少感染的机会。

操作步骤

切取硬腭黏膜移植物

- 观察用于修复眼睑后层缺损所需的硬腭黏膜的形状并测量大小。
  - 可以根据缺损形状和大小使用橡胶手套或无菌包装纸裁剪出缺损的模片。
- 使用亚甲蓝进行标记。
  - 标记硬腭后缘和腭中线。
  - 腭大血管位于第三磨牙内侧，在血管分布区做点状标记。
- 可在中线、硬腭后缘和齿龈缘之间的区域切取硬腭黏膜移植物。注意避开腭大血管。
  - 硬腭黏膜厚度随其与牙龈缘距离的增加而增厚[1]。取材部位应位于硬腭后缘前方至少3mm处，并紧靠中线，避免意外损伤软腭和腭大神经血管束（**图23-3A**）。
  - 选择最佳位置放置缺损模片。
  - 在术后前几个月硬腭黏膜移植物会发生轻微的收缩，因此在移植物供区画线时要比实际缺损大几毫米[2]。
- 以含肾上腺素的布比卡因液行黏膜下浸润麻醉。

- 避免注射针头抵至骨面，以防止骨膜和骨面分离。
- 使用15号刀片切开硬腭黏膜。
  - 避免将刀尖触及骨面，防止损伤骨膜。
- 在黏膜下层使用成角的镰形刀片、Freer骨膜剥离器（在黏膜下层剥离）和Stevens弯剪刀分离并切取硬腭黏膜（**图23-3B**）。
- 硬腭黏膜切取后保存在抗生素溶液中（**图23-3C**）。
- 用双极电凝彻底止血。
- 如果腭大血管意外损伤，可能需要结扎。
- 可以将可吸收止血纱布覆盖在硬腭创面表面，并缝合固定，以减少伤口血液渗出和减轻术后疼痛。

A 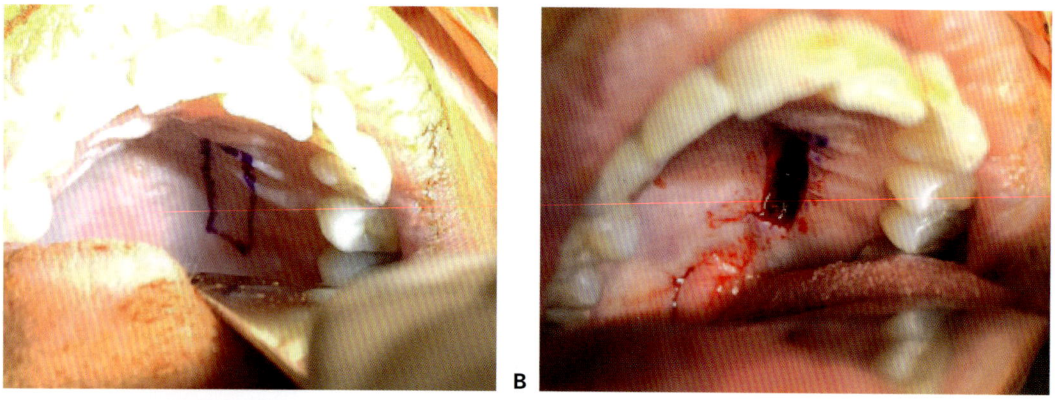 B

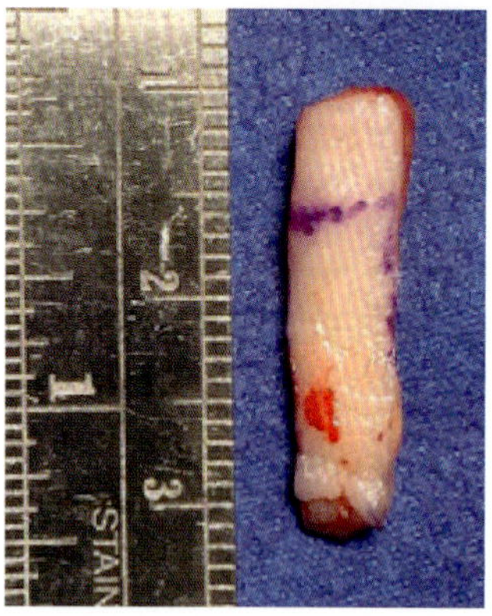

C

图23-3 切取硬腭黏膜移植物。**A.** 设计画线时尽量靠近中线，避免损伤腭部血管神经。**B.** 供区取材后可覆盖止血纱布来止血。**C.** 移植物修剪至合适的厚度，与受区睑板和结膜相匹配

硬腭黏膜移植修复眼睑后层缺损

- 检查硬腭黏膜移植物。如果过厚，须修剪至适宜的厚度。
  - 剪除移植物后表面所有可见的黏膜腺体。
- 黏膜移植物就位时，黏膜面朝后放置。
- 使用7-0可吸收线将黏膜移植物缝合固定于眼睑后层缺损区。移植物左右侧边缘与缺损内外侧残留的睑板缝合，移植物上下缘与残留的睑板或结膜缝合（**图23-4**）。
- 线结埋入移植物深层，避免损伤眼球。
- 如果眼睑有牵拉感或存在眼睑松弛，需在外眦韧带处重新进行锚着固定。
  - 对于一些情况特殊的患者，如果未进行有效的锚着固定，术后容易发生睑外翻。
- 术后可放置隐形眼镜保护角膜，尤其是在上睑后层修复术后。
- 在应用硬腭黏膜移植物修复大范围眼睑后层缺损，或矫正严重下睑退缩时，可通过缝合牵引线来悬吊下睑。
  - 术后1周拆线。

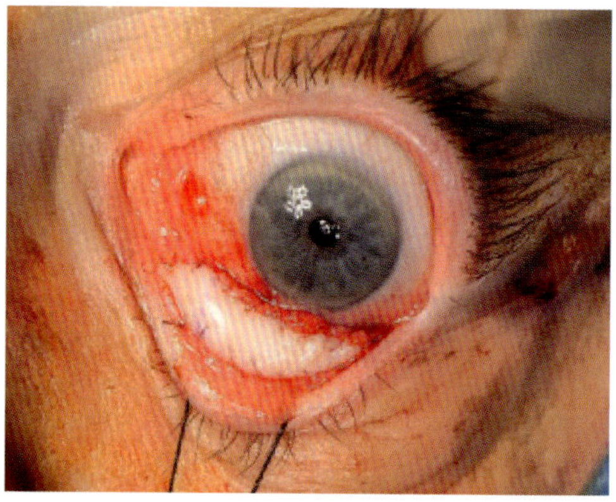

图23-4 硬腭黏膜移植物移植至缺损区后外观。在该病例中移植物用于增大下睑板面积，矫正下睑退缩

要点与难点

切取移植物	■ 在硬腭后缘前方至少3～4mm、靠近中线的区域切取硬腭黏膜移植物。避免损伤腭大血管，同时避免损伤软腭黏膜，否则将导致腭瘘。 ■ 应用缺损模片有助于在硬腭适宜的区域画线标记切取部位。术后前几个月移植物会发生轻微的收缩，因此供区设计时需比实际缺损大几毫米。
保护角膜	■ 术中使用角膜保护器保护角膜。术后可佩戴隐形眼镜防止发生角膜上皮病变，尤其是上睑修复术后。
止血	■ 手术结束前彻底止血。腭部供区可用可吸收止血材料覆盖，减少出血及减轻术后疼痛。
外眦锚着	■ 在眼睑修复时常同时进行外眦锚着术。通过适宜的硬腭黏膜移植物可以达到矫正眼睑松弛的目的，但是通常需要同期进行外眦锚着固定。

术后注意事项

- 根据情况口服抗生素24～72h。
- 加强口腔卫生。在术后7～10天内，餐后及睡前须用0.12%氯己定漱口。
- 利多卡因凝胶可用于局部镇痛。
- 如果患者术后供区严重不适，可使用膺复体覆盖创面，防止刺激伤口引起的疼痛。

并发症

- 硬腭供区黏膜在数周内自行愈合。愈合时间与创面大小有关。
  - 感染可能导致愈合延迟。
- 出血是硬腭手术最常见的并发症，发生率可高达10%[3]。
  - 如果局部压迫止血无效，需采用电凝止血或结扎止血。
- 其他并发症包括术后早期受区出现角质碎屑[4]、眼睑或腭部感染、腭瘘、部分移植物裂开和移植物坏死。
- 晚期并发症包括下睑退缩、外翻、内翻和角膜损伤。

参考文献

[1] Studer SP, Allen EP, Rees TC, et al. The thickness of masticatory mucosa in the human hard palate and tuberosity as potential donor sites for ridge augmentation procedures. *J Periodontol.* 1997;68:145–151.

[2] Siegel RJ. Palatal grafts for eyelid reconstruction. *Plast Reconstr Surg.* 1985;76(3):411–414.

[3] Wearne MJ, Sandy C, Rose GE, et al. Autogenous hard palate mucosa: the ideal lower eyelid spacer? *Br J Ophthalmol.* 2001; 85(10):1183–1187.

[4] Swamy BM, Benger R, Taylor S. Cicatricial entropion repair with hard palate mucous membrane graft: surgical technique and outcomes. *Clin Exp Ophthalmol.* 2008;36(4):348–352.

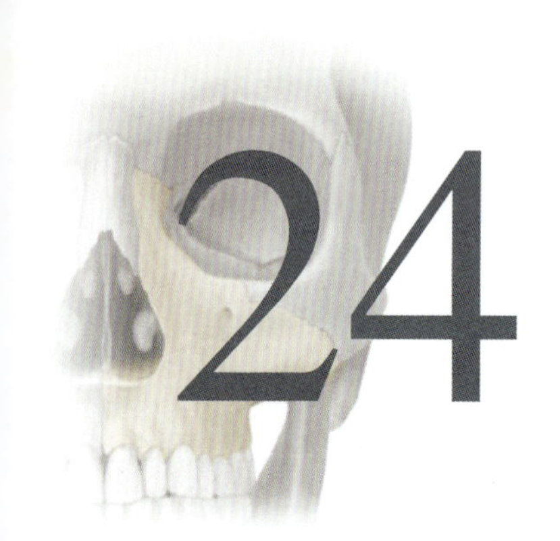

24

外侧睑板条悬吊外眦成形术

Lateral Tarsal Strip Canthoplasty

Richard H. Caesar

概述

- 下睑松弛或下睑外翻会引起睑球分离，导致溢泪、眼部不适，并影响美观。
- 收紧下睑是治疗各种原因引起的下睑外翻的关键。
- 导致各类下睑内翻的众多原因都包括下睑松弛。外侧睑板条悬吊外眦成形术通过重新固定下睑缩肌，可以解决下睑松弛的问题。
- 外侧睑板条悬吊外眦成形术是一种非常有效的收紧下睑的手术[1]。

相关解剖

- 外眦韧带与外侧睑板相连接，并附着于Whitnall结节，该结节位于由颧骨所构成的眶外侧缘的后方2mm处。
- 睑部眼轮匝肌和睑板前眼轮匝肌纤维均起自外眦韧带，这些肌纤维向内走行，并与内眦韧带相连接。

发病机制

- 后天性睑外翻的常见原因是老化性松弛和瘢痕性外翻（由医源性因素、创伤或烧伤所引起）。
- 麻痹性睑外翻是由于眼轮匝肌和面部提肌失去神经支配。
- 机械性睑外翻由外力（如睑部肿瘤）引起，较为少见。

自然转归

- 大多数情况下后天性睑外翻必须通过手术进行矫正。
- 可以完全自行恢复的睑外翻有：暂时性麻痹性睑外翻、由于皮肤干燥或皮炎继发的轻度瘢痕性睑外翻。使用润肤剂、抗生素药物和按摩等进行针对性治疗，睑外翻有时可以完全恢复。
- 后天性睑内翻后，睫毛会摩擦损伤结膜及角膜，通常需要进行手术治疗才能彻底解决。

病史与体格检查

- 重要的病史和体格检查项目包括评估眼睑外观、溢泪、疼痛及不适情况。
- 评估下睑松弛度、睑缘外翻程度和结膜暴露程度。
- 评估继发性炎症和睑缘增厚的情况。
- 排除皮肤、下睑缩肌以及结膜的牵拉性或瘢痕性改变。排除机械性原因和麻痹性原因。

影像学检查

- 通常无须进行影像学检查，但眶部MRI检查有利于判断下睑缩肌异常瘢痕性改变的原因。

非手术治疗

- 对于麻痹性睑外翻及轻度瘢痕性睑外翻，有可能通过非手术治疗得到治愈。
- 如果患者不接受手术治疗或者不适合进行手术治疗，可早晚坚持使用眼部润滑剂以保持眼部舒适。建议日间使用无防腐剂的透明质酸眼部润滑液，夜间使用白色软凡士林眼膏。
- 可以在下睑眼轮匝肌处注射肉毒毒素治疗下睑内翻[2]。

手术过程

- 下睑松弛、睑外翻、睑内翻修复的主要目的是收紧下睑。可通过多种手术方式达到这一目的，例如楔形切除、保留皮肤的楔形切除、外眦固定术和外侧睑板条悬吊等。

- 可能需要同期行下睑袋成形术、植皮、眼睑交叉瓣、内侧缩肌修复、中央缩肌修复或内眦韧带手术。
- 外侧睑板条悬吊术是收紧下睑的最有效方法之一。

术前设计

- 术前须设计切口的位置、缩短眼睑的程度、睑板条在眶缘处深部固定的角度和位置。
- 同时确定是否进行其他手术操作。
- 绝大多数患者均能够耐受局麻手术，也可以根据需要采用镇静麻醉或全身麻醉。

体位

- 患者取仰卧位，在头部和膝部衬垫使患者保持舒适。
  - 必要时可以在坐位完成手术。
- 术者坐在患者的一侧进行手术。

操作步骤

画线和麻醉

- 从外眦处沿最深的皱纹向外下方向标记10～12mm长的切口线（**图24-1A**）。
- 标记所需的睑板条长度。
- 根据下睑弧度标记睑板条向眶后缘固定的角度。
- 向结膜穹隆内滴加含表麻药的滴眼液（奥布卡因或丁卡因）。
- 在外眦上下注射含1∶200 000肾上腺素的2%利多卡因2mL（**图24-1B**），避免注入睑缘动脉弓。
- 以聚维酮碘消毒，术区铺巾。

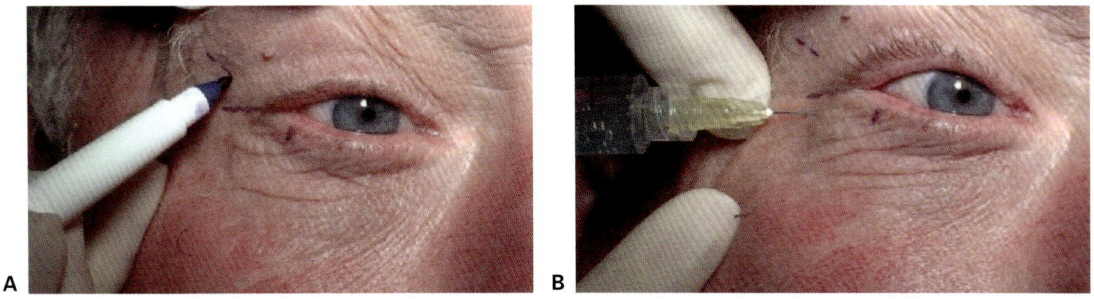

图24-1 **A.** 标记皮肤切口线、睑板条长度及眶缘固定的位置。**B.** 在位于睑缘动脉弓上方和下方的外眦周围注射局麻药

切取睑板条

- 以15号刀片做皮肤切口，切开外眦，以钝头Westcott剪分离至眼眶边缘（**图24-2A**）。
- 钝性分离并暴露眶缘。
- 以齿镊钳夹睑板外侧缘，以剪刀在睑板和眼轮匝肌间分离出袋状间隙。
- 沿睑板下缘剪开、松解结膜和眶隔。
- 沿灰线将眼睑前后层分离至预先标记的睑板条范围。
- 剪去下睑外侧一小条睑上缘组织（**图24-2B**）。

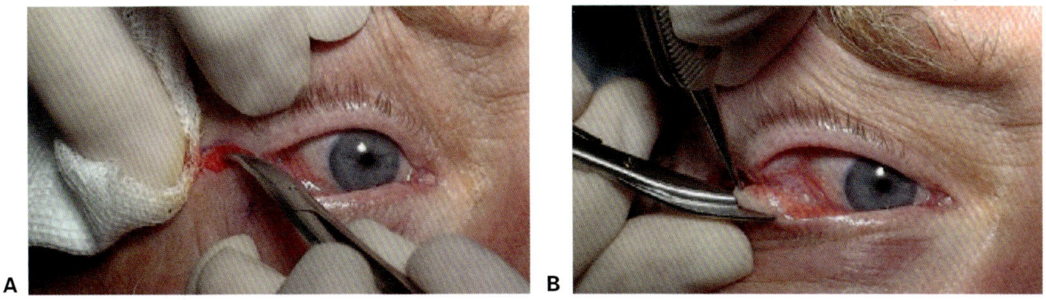

图24-2 **A.** 切开皮肤，以钝头Westcott剪分离至眼眶边缘。**B.** 以剪刀剪出睑板条

操作步骤

- 三角形去除多余的下睑外侧前层组织。
- 以双极电刀去除睑板条内侧及后侧结膜（**图24-2C**）。按压睑板，排出睑板腺内容物。
- 修剪睑板最外侧部分，充分显露外侧睑板条。

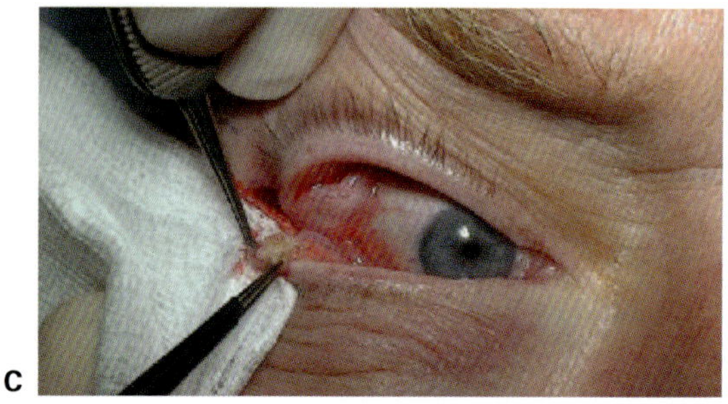

图24-2（续） **C.** 以电刀去除睑板条内侧面的结膜组织

固定睑板条

- 使用双针5-0 Prolene缝线或双针5-0 Vicryl缝线或类似缝线进行缝合固定（**图24-3A**）[3]。
- 首先，沿垂直于睑缘的方向，将缝线从上至下穿过睑板。
- 然后，一侧缝针在睑板条下缘从后向前穿出。另一侧缝针在睑板条上缘从后向前穿出。
    - 从后向前穿过睑板条的缝线可以将睑板条固定在眶外侧缘内面的最佳解剖位置上。
- 将携带上方缝线的缝针穿过眶缘处骨膜。穿过眶缘处骨膜时缝针一般较容易操作，然后将针尖向后经眶外侧缘内面的骨膜后穿出，使睑板条末端位于眶缘内面。
- 检查眼睑和外眦的位置。如果位置不佳，可以调整在眶缘处缝合的垂直向高度。
- 穿过睑板下方的第2针进针位置应低于第1针约2mm（**图24-3B**）。
- 如果使用5-0 Prolene缝线，应带针打5个结。再将针线经过线结外后方的骨膜穿出，将线尾埋入深部组织（**图24-3C**）。在出针处剪断缝线。
- 如果使用5-0 Vicryl缝线，则常规打结、剪线。
- 根据情况必要时以6-0 Vicryl缝线在深层缝合眼轮匝肌。
- 以6-0 Vicryl缝线间断缝合2～3针，闭合外眦和皮肤切口（**图24-3D**）。

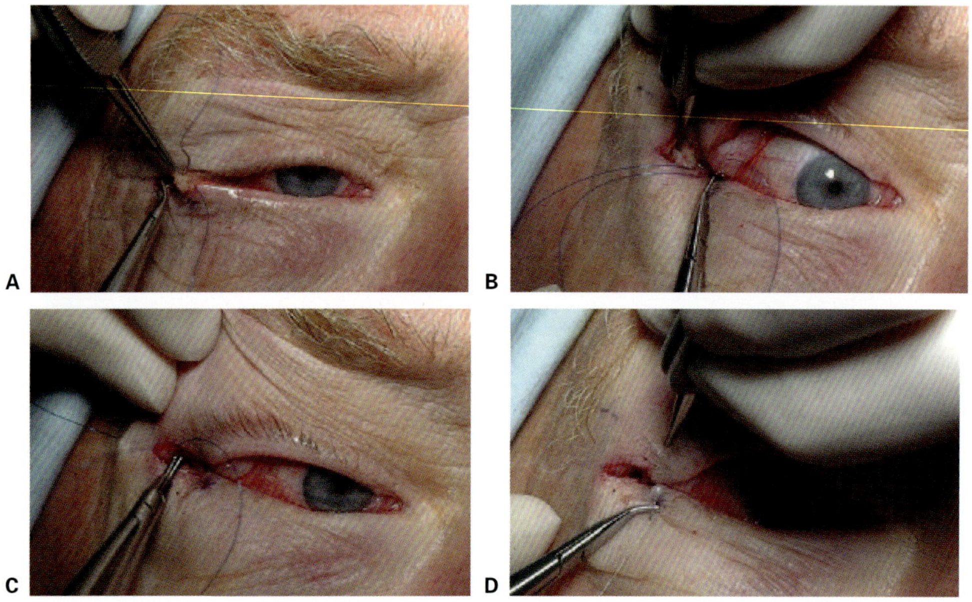

图24-3 **A.** 采用双针带线在睑板条处由后向前穿出。**B.** 打结后将睑板条固定于眶外侧缘内面。**C.** 将线尾埋入深部组织。**D.** 间断缝合外眦和皮肤切口

要点与难点	
防止肉芽肿形成	■ 注意排出睑板条内的睑板腺分泌物。
防止淤青	■ 注射局麻药时应避开睑缘动脉弓，并彻底止血。
防止深部线结引发刺痛	■ 带针打结，用针将缝线末端平直地向后带出。
防止不对称	■ 术前仔细画线标记，术中及时调整缝线固定于眶缘的位置。
注意观察有无由于眼球因素过度向下牵拉下睑	■ 注意呈负向的突眼患者（眼球突出于眶下缘）。

术后注意事项

- 拆线前每天在眼部和缝线处涂抹抗生素软膏。
- 术后24～28h冰敷，减轻炎症反应。

治疗效果

- 患者对于手术效果的满意率为87%～96%[4,5]。

并发症

- 感染。
- 结膜水肿。
- 淤青。
- 瘢痕。
- 两侧不对称。
- 缝线肉芽肿。
- 深部缝线处长期压痛。

参考文献

[1] Anderson RL, Gordy DD. The tarsal strip procedure. *Arch Ophthalmol.* 1979;97(11):2192–2196.

[2] Carruthers J, Carruthers A. Botox: beyond wrinkles. *Clin Dermatol.* 2004;22(1):89–93.

[3] Hsuan J, Selva D. The use of a polyglactin suture in the lateral tarsal strip procedure. *Am J Ophthalmol.* 2004;138(4):588–591.

[4] Kam KY, Cole CJ, Bunce C, et al. The lateral tarsal strip in ectropion surgery: is it effective when performed in isolation? *Eye (Lond).* 2012;26(6):827–832.

[5] Lee H, Park M, Chang M, et al. Clinical characteristics and effectiveness of the lateral tarsal strip and medial spindle procedure. *Ann Plast Surg.* 2015;75(4):369.

25

第8部分　颊部

颊部缺损内侧或外侧蒂面颈部皮瓣移植修复术

Cheek Reconstruction With Laterally or Medially Based Cervicofacial Flap

Sammy Sinno and Barry M. Zide

概述

- 修复颊部缺损最理想的供区是邻近的颊部和上颈部。颏下皮瓣、胸锁乳突肌皮瓣等其他部位皮瓣也有大量报道[1,2]。
- 修复轻度或中度前颊部及下颊部皮肤全层缺损时，采用外侧蒂（或称后侧蒂）面颈部皮瓣最为有效。颈部松弛的皮肤为覆盖缺损提供了大量的组织。应用该方法可以动员侧面部、颈部甚至是胸部软组织参与缺损的修复。同时，可以避免切口位于眼睑下方，防止下睑受到牵拉发生变形。但是当皮瓣越过下颌前缘时，需行Z成形术（**图25-1**）。
- 对于中度前颊部及上颊部皮肤全层缺损的修复，内侧蒂（或称前侧蒂）面颈部皮瓣同样有效。该皮瓣组织来源于耳前及颈部的松弛皮肤，并且可以避免下颌部有切口。

相关解剖

- 颊部由浅至深依次为皮肤、皮下组织和表浅肌肉腱膜系统（SMAS）。其深层为面神经、腮腺、颊脂垫及下颌骨。
- 颊部动脉供应主要来自颈外动脉发出的面动脉、颞浅动脉及面横动脉。静脉多与动脉伴行，但常有解剖变异（**图25-2**）。
- 在深层次进行组织分离或应用组织扩张术均有助于改善皮瓣的血供，增加皮瓣移植的可靠性[2–5]。
- 为了针对颊部病变进行分类并制订相应的修复方案，可以将其细分为3个互有重叠的区域（**图25-3**）。

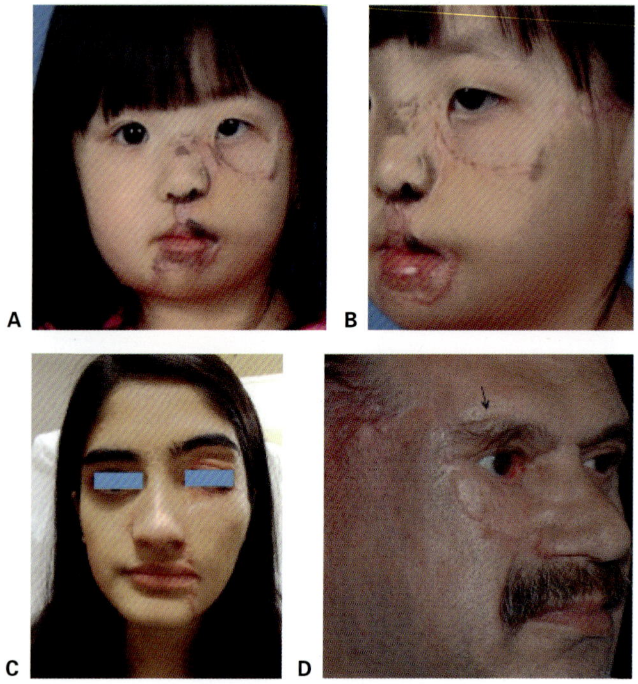

图25-1　内侧或外侧蒂面颈部皮瓣移植修复术后外观

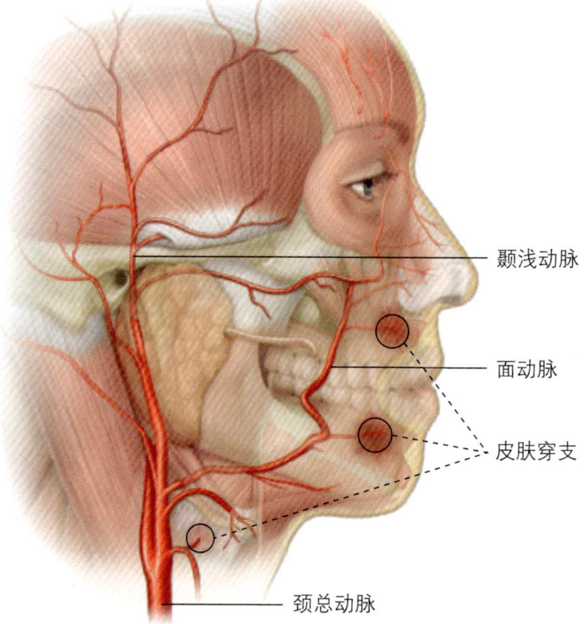

图25-2　颊部的动脉供应

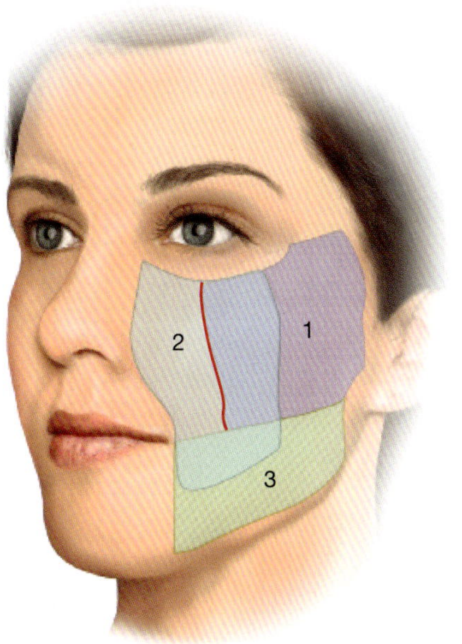

图25-3 为了便于颊部缺损修复而制订的颊部3个分区。过瞳孔中点向下作垂线，形成1区和2区分界线（红色）。1区，外颊部；2区，中颊部；3区，内下颊部。外侧（后侧）蒂皮瓣最适合修复3区的缺损，内侧（前侧）蒂皮瓣最适合修复1区和2区的缺损

病史与体格检查

- 颊部为暴露部位，容易受到外伤和日光的侵害。因此颊部缺损修复在临床上较为常见。
  - 需要仔细评估缺损的大小、深度、部位以及周围皮肤的颜色、质地、张力等。
  - 须注意发际线的位置，尤其对于女性患者。在设计皮瓣时要考虑鬓角的位置，避免术后颊部出现毛发。
- 吸烟可能增加皮瓣远端坏死的风险，因此应建议患者戒烟。
- 对于恶性肿瘤患者，在确认切缘病理检查阴性后，方可行修复重建手术。对于术后需行放疗的患者，要考虑到放疗对术区的影响。
- 观察面颈部瘢痕的位置，确保面部相关动脉供血状况良好。
  - 特别要评估面动脉和颞浅动脉的走行区域。对于面颊部前哨淋巴结活检术后瘢痕亦要特别关注。

影像学检查

- 除必要的术前检查，无须行特殊的影像学检查。

手术过程

术前设计

- 较小的面颈部皮瓣手术可在局部麻醉或静脉麻醉下进行。
- 术前需评估缺损周围皮肤的活动度及松弛程度，避免皮瓣转移术后出现相应供区的变形。
- 尽可能将瘢痕隐藏在较为隐蔽的部位，例如鼻面交界部、鼻唇沟、眶下缘等，也可将术后瘢痕设计在发际线处。这样做有可能需要额外切除一定量的组织。
  - 如果瘢痕无法隐藏在较为隐蔽的部位，则需沿皮肤张力松弛线设计切口，尽可能减轻瘢痕（在颊部皮肤张力松弛线为弧形）。

体位

- 患者仰卧位，头偏向健侧，以充分显露面部缺损区。
- 手术消毒区域包括缺损同侧的面部、颈部和胸部。一般也包括健侧面部，以便术中进行两侧对比。

入路

- 根据缺损的大小和部位，在术前须确定术中分离的平面（皮下或SMAS下）、切开的范围（耳前、耳后或胸部），以及是否需要术前组织扩张等。
  - 如果拟在SMAS下分离，需要进行斜向分离，以便将面神经保留于深层。
  - 对于老年患者行后侧蒂皮瓣手术时，很少做SMAS下分离。
- 切口可沿鼻唇沟延伸至颏下。
  - 较大的缺损可能需将切口向后延伸至胸锁乳突肌。
- 缺损较小或皮肤较为松弛，可在张力较小的情况下缝合缺损的患者（尤其是不吸烟者），适合进行皮下分离。
- 缺损较大、皮肤弹性/质地差，或有吸烟史的患者，需行组织扩张或在深层分离面颈部皮瓣以减少皮瓣远端坏死的风险。
- 较深的缺损应采用深层平面下分离的皮瓣（在颈部包括颈阔肌），以增加皮瓣组织量，防止缺损处出现凹陷畸形。如果仅以皮肤和皮下组织覆盖，有可能出现局部凹陷。

操作步骤

外侧蒂面颈部皮瓣

- 标记缺损的轮廓，设计皮瓣，将切口设计于美学亚结构的交界处以隐藏术后瘢痕（**图25-4A**）。
- 皮瓣设计完成后，以含1：200 000肾上腺素的0.5%利多卡因行局部皮下浸润麻醉。
- 锐钝结合进行分离，在皮下层分离皮瓣（**图25-4B**）。
- 可使用缝线将皮瓣锚着固定于骨膜、内眦韧带等结构上，使皮瓣更为稳固。
- 彻底止血后，向前向上旋转皮瓣前端，以5-0 PDS线在皮下缝合固定皮瓣前端。
- 将皮瓣整体向前上方移位，在移位关键点皮下以5-0 PDS线缝合定位。
- 修剪“猫耳”状多余皮肤。在切口越过下颌缘时，在下颌下方常需行Z成形术或W成形术。
- 缝合切口时，应保持鼻唇沟区无过度张力。
- 常规放置引流。
- 以6-0 Prolene线连续或间断缝合皮肤切口。

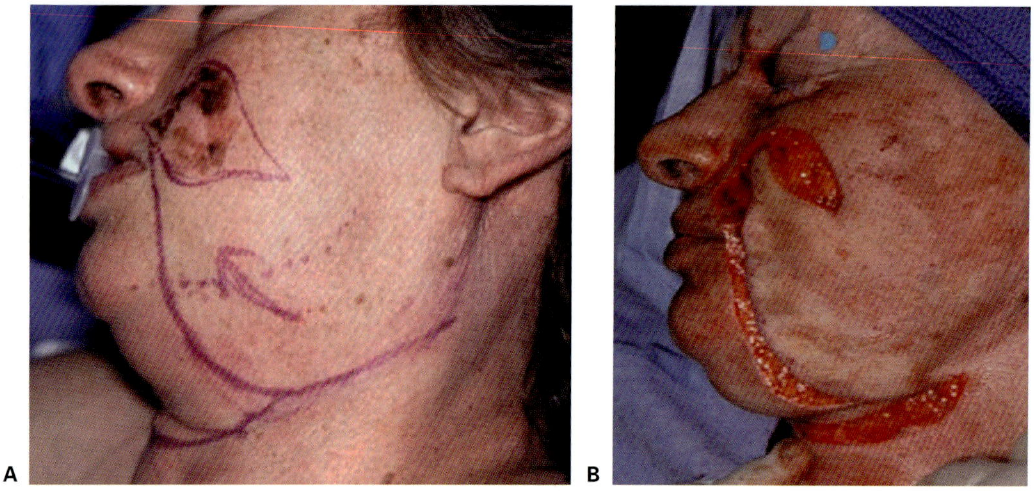

图25-4 **A.** 标记皮肤缺损区和皮瓣区。在该病例中，切口沿鼻唇沟向后方走行，下方切口为根据术中实际进行设计。**B.** 在皮下层分离皮瓣。在皮瓣缺血风险较大时，可以在更深层进行分离

内侧蒂面颈部皮瓣

制备皮瓣

- 与外侧蒂皮瓣相似，标记出颊部缺损范围，并将术后瘢痕隐藏在美学亚结构的交界处（**图25-5A**）。
- 从上缘和外侧缘开始标记缺损区。如果条件允许，尽量将上界置于下睑与颊部交界区内。在一些病例中（**图25-5B**），可能需要切除部分下睑皮肤，皮瓣上界最后位于下睑区域内。
  - 需要注意，切口线越接近睑缘，术后发生睑外翻的可能性越大。
- 皮瓣外上顶点需超出外眦1cm，以便于将颊部皮瓣悬吊于外眦上方，从而降低睑外翻的风险。
- 按照上述的标记线，在皮瓣边缘以含肾上腺素的利多卡因稀释溶液行局部浸润麻醉。
- 做皮肤切口，在皮下层分离皮瓣。
  - 分离过浅可能增加皮瓣坏死的风险。
  - 分离太深可能损伤面神经。
- 分离皮瓣时，可使用10号刀片或低功率（15W）的针式电刀。
  - 向内侧分离皮瓣，直至缺损区。
  - 在缺损的内侧和下方也进行皮下分离。
- 向下分离皮瓣至颈部，分离过程中注意保护在胸锁乳突肌表面走行的耳大神经（**图25-5C**）。
- 皮瓣分离的范围取决于患者皮肤的松弛程度以及颈部多余皮肤的量。术中可多次向缺损方向轻拉皮瓣，以实时判断皮瓣修复缺损的张力大小。
- 使用双极电凝彻底止血。

转移皮瓣

- 在充分分离皮瓣后，可于皮瓣后方做减张辅助切口以松解皮瓣张力。
- 将患者头颈部尽量外偏以延长皮瓣长度，降低切口

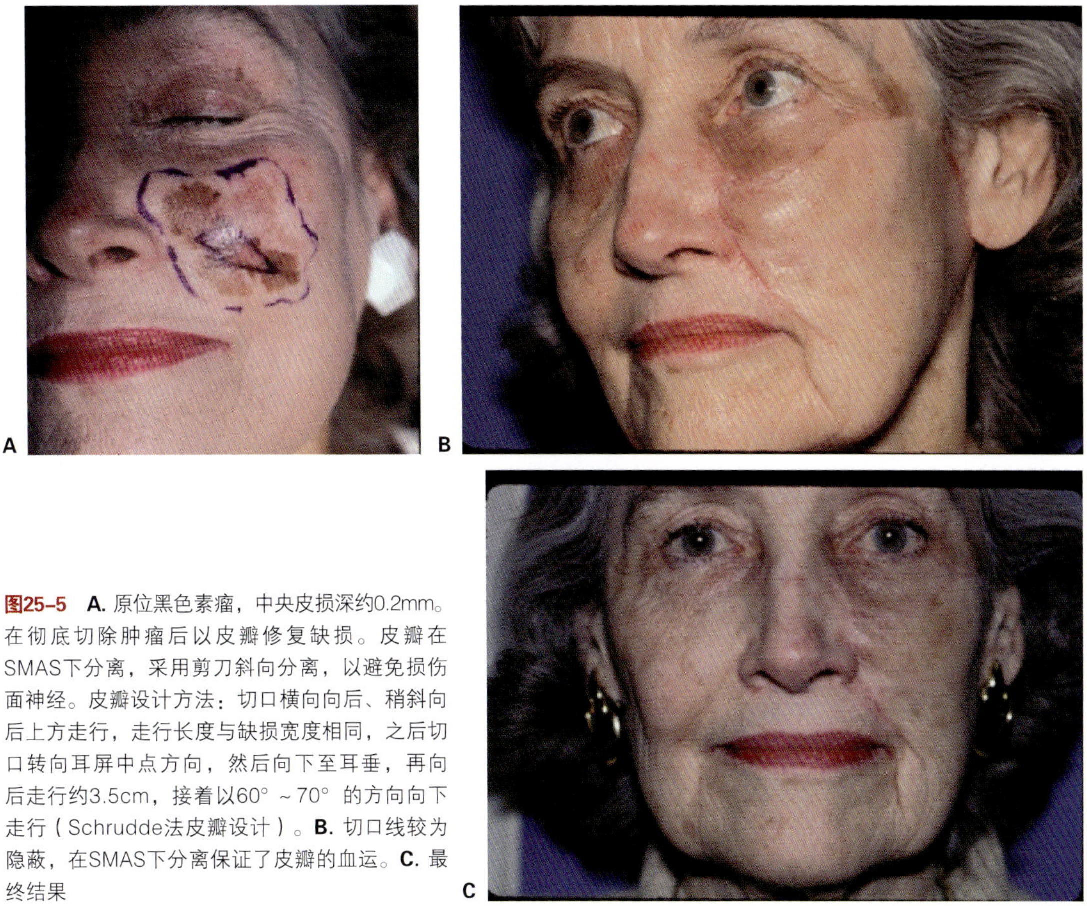

图25-5　A. 原位黑色素瘤，中央皮损深约0.2mm。在彻底切除肿瘤后以皮瓣修复缺损。皮瓣在SMAS下分离，采用剪刀斜向分离，以避免损伤面神经。皮瓣设计方法：切口横向向后、稍斜向后上方走行，走行长度与缺损宽度相同，之后切口转向耳屏中点方向，然后向下至耳垂，再向后走行约3.5cm，接着以60°～70° 的方向向下走行（Schrudde法皮瓣设计）。**B.** 切口线较为隐蔽，在SMAS下分离保证了皮瓣的血运。**C.** 最终结果

张力。在切口张力最大处（一般位于缺损外上方）可临时缝合固定，降低其张力。

- 转移皮瓣剩余部分，其间也可以进行临时缝合固定，以降低皮瓣张力。
  - 需要特别注意的是，如果在耳前区强行缝合，可能会造成皮瓣张力过大。在这种情况下，可在耳前保留三角形缺损，此处采用全厚植皮修复（皮片取自多余的皮瓣组织）。
- 皮瓣旋转后，其内下方常会出现“猫耳”状皮肤过多。
  - 切除“猫耳”状皮肤时需注意避免缩窄皮瓣蒂部宽度（**图25-6**）。
  - 在一些病例有可能需要待二次手术时再切除“猫耳”状皮肤。

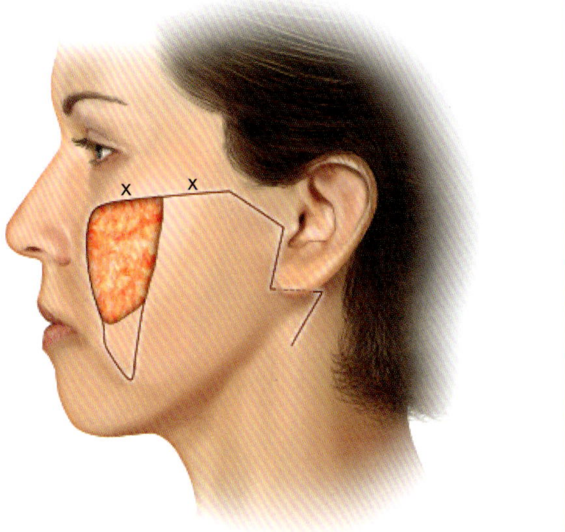

图25-6　切除皮瓣内下方的“猫耳”状皮肤。注意猫耳的角度，避免缩窄皮瓣蒂部宽度（箭头）

要点与难点

切口选择	■ 切口尽可能隐藏在美学亚结构的交界处，为此可能需要额外切除更多的缺损周围的组织。 ■ 避免在外眦垂线（Z线）内侧的颊部中央区做纵向切口。 ■ “猫耳”一旦出现，并不会随着时间推移而消失。所以在术中就要保证皮瓣的平整。如果修整“猫耳”会影响皮瓣存活，则需在术前充分告知患者出现“猫耳”畸形的可能性。 ■ 修整“猫耳”时避免损伤皮瓣蒂部。
皮瓣的选择	■ 在外侧蒂面颈部皮瓣中，面动脉和颞浅动脉的横向分支均得以保留，因此其较内侧蒂面颈部皮瓣更容易存活。
皮肤恶性肿瘤彻底切除	■ 在保证肿瘤切缘的组织病理学检查均为阴性后，方可考虑行修复手术。
皮瓣悬吊	■ 越大的缺损，需要越长的切口和越大的剥离范围。修复较大的皮瓣时，颊部切口的张力也较大，皮瓣远端的血运更容易受到影响，而且皮瓣更容易下垂。 ■ 必要时可将皮瓣悬吊固定于内眦韧带。 ■ 必要时可将“猫耳”状过多皮肤留待二期修整。
再次推进皮瓣修复	■ 与其他部位的旋转皮瓣相似，在需要多次切除、肿瘤切缘阳性，或皮瓣部分坏死时，可能需要进行再次推进皮瓣修复。

术后注意事项

- 患者术后前几日需要保持头高位。
- 术后5～10天拆线。
- 皮瓣面积较大，特别是向颈部分离范围较大时，需要放置负压引流。
- 术后无须常规使用抗生素。

治疗效果

- 外侧蒂和内侧蒂面颈部皮瓣具有良好的颜色和质地，术后瘢痕也不明显。
  - 正确选择适应证、合理设计皮瓣、术中轻柔操作、彻底止血等，均有助于减少并发症的发生（图25-7、图25-8）。
- 面颈部皮瓣的两个主要不足：一是无法准确预计皮瓣远端的血运状况，二是在皮瓣前部有“猫耳”形状的过多皮肤，需要加以切除。
  - 有学者报道皮瓣远端坏死的发生率为14.5%，通过在SMAS下分离可以降低坏死的发生率[6]。

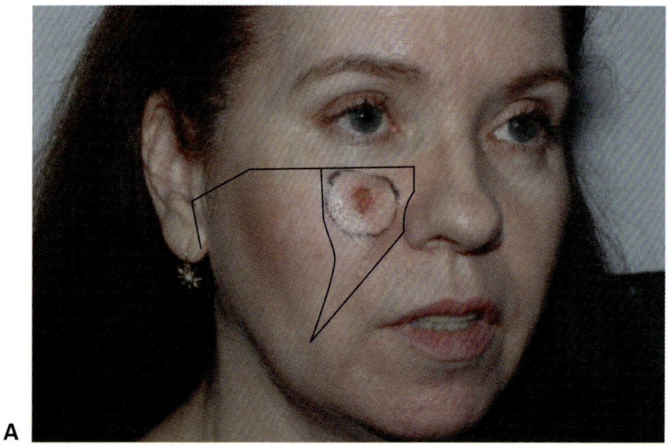

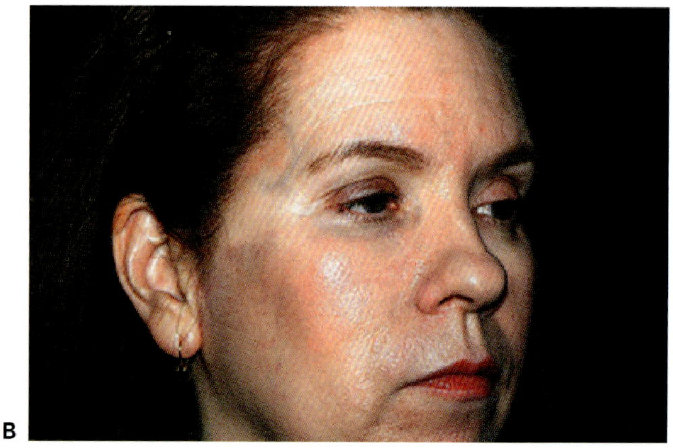

图25-7 **A.** 面部黑色素瘤，浸润深度约1mm，行全层切除。前方切口沿鼻颊沟移行至鼻唇沟。采用Schrudde法设计皮瓣，在SMAS下斜向分离皮瓣，注意保留面神经。皮瓣向后走行的距离等同于病灶的宽度及其到鼻颊沟的距离，再下行至耳屏中点。耳后皮瓣约呈70°角。缝合完毕后，耳垂因皮瓣转位而保持其正常外观。**B.** 最终效果较满意。不需要在缺损的后方向上提拉皮瓣，因为在应用Schrudde皮瓣后已经达到了良好的效果。耳垂位置正常

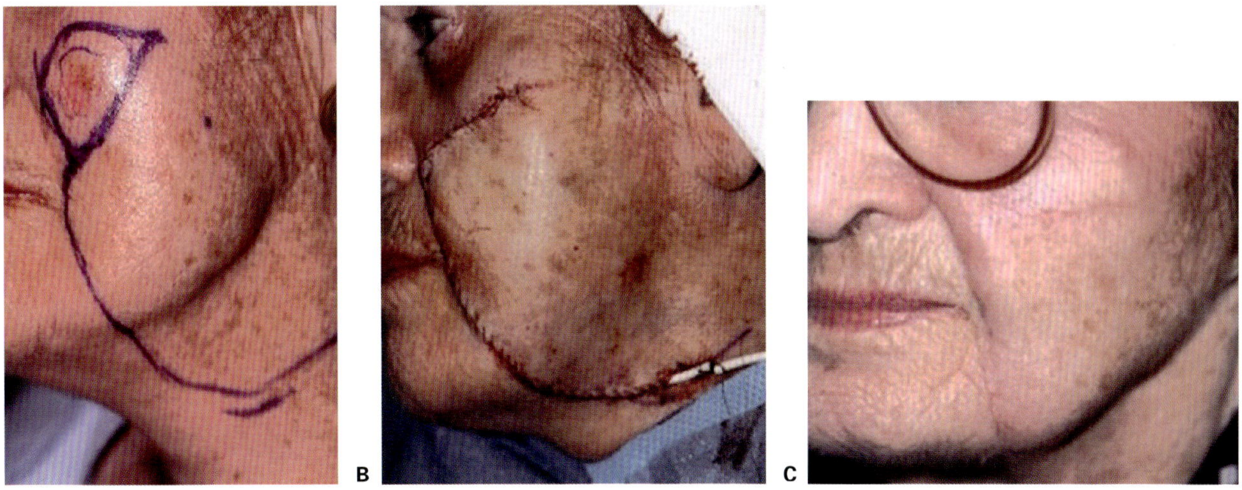

图25-8 **A.** 接受外侧蒂面颈部皮瓣移植修复术患者，术前外观。**B.** 术后即刻外观。**C.** 术后12个月外观

并发症

- 如前所述，皮瓣远端坏死是较为严重的并发症。减少该并发症发生的主要方法有：避免皮瓣张力过大、避免皮下组织分离过薄、必要时在肌肉下分离皮瓣、彻底止血等。
- 较大和较深的缺损修复后易出现外观畸形、“猫耳”畸形、瘢痕形成等，有时可能需行二期修整手术，例如瘢痕修整术、“猫耳”畸形切除术等。
- 由于面部血供丰富，在除皱和颊部皮瓣手术后常出现血肿。因而术中必须彻底止血。
  - 如果是全麻手术，在拔管时应保持镇静状态，并避免高血压。
- 术后感染较为少见，但是一旦出现，则需积极治疗。
- 面神经损伤较为少见。但是在较瘦的患者或者术中在肌肉下层分离皮瓣时有可能发生。

参考文献

[1] Patel UA, Bayles SW, Hayden RE. The submental flap: a modified technique for resident training. *Laryngoscope*. 2007;117(1):186–189.

[2] Avery CM. The sternocleidomastoid perforator flap. *Br J Oral Maxillofac Surg*. 2011;49(7):573–575.

[3] Boutros S, Zide BM. Cheek and eyelid reconstruction: the resurrection of the angle rotation flap. *Plast Reconstr Surg*. 2005;116: 1425–1429.

[4] Kroll SS, Reece GP, Robb G, Black J. Deep-plane cervicofacial rotation-advancement flap for reconstruction of large cheek defects. *Plast Reconstr Surg*. 1994;94:88–93.

[5] Roth DA, Longaker MT, Zide BM. Cheek surface reconstruction: best choices according to zones. *Oper Tech Plast Reconstr Surg*. 1998;5:26–36.

[6] Sakellariou A, Salama A. The use of cervicofacial flap in maxillofacial reconstruction. *Oral Maxillofac Surg Clin North Am*. 2014;26:389–400.

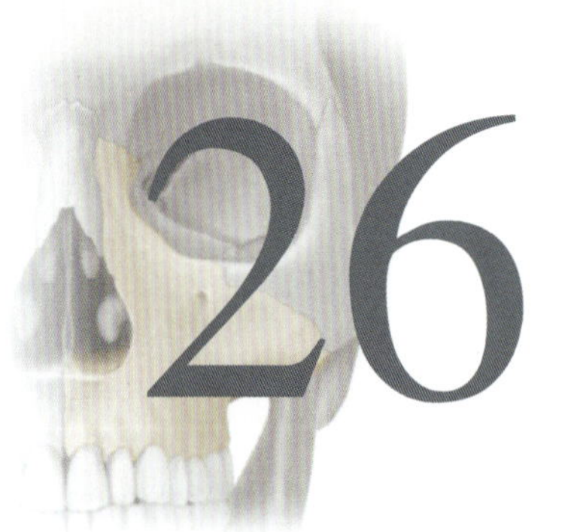

26 颊部缺损组织扩张法修复术

Cheek Reconstruction With Tissue Expanders

John T. Stranix and Barry M. Zide

概述

- 在修复面部缺损时，如果局部组织不足以覆盖缺损，则可以使用组织扩张术，以获得更多的皮肤组织用于修复缺损。
  - 缺损附近的组织经扩张后，可以得到更多颜色、质地均与受区相近的组织，并且不会造成新的供区缺损。
- 组织扩张术是通过在皮下埋置扩张器，通过注射壶逐渐向扩张器内部注入生理盐水，以达到扩张组织的目的。
  - 随着注入生理盐水体积的增加，扩张器逐渐增大，并逐渐拉伸表面的皮肤组织而达到组织扩张的效果。

相关解剖

- 皮肤扩张的效果是由机械效应（细胞拉伸）和生物学效应（刺激细胞增殖）共同作用而产生的。
- 在扩张过程中，表皮增厚，真皮变薄，胶原纤维重新排列。
- 组织扩张后引起局部缺血，进而促进血管再生。扩张组织中的血管数量增加，管径增大。这与皮瓣延迟过程中发生的血管再生过程相似，因此扩张皮瓣也可以看作是一种延迟皮瓣。
- 颈前外侧的皮肤在颜色、质地、皮肤附属器等方面均与颊部皮肤相似，因此通过组织扩张法修复颊部的理想供区。

病史与体格检查

- 组织扩张过程通常需要3～4个月的时间完成，其间每5～7天要复查一次。因此，需要患者和家属有较强烈的意愿接受组织扩张治疗，充分了解该方法的利弊，从而保证有较好的依从性。有时也可行每周两次的快速扩张。
- 经过正确的指导后，患者和（或）家属也可自行进行注入生理盐水操作。
- 组织扩张技术在儿童患者中并发症发生率高于成年人[1]。吸烟会增加并发症的发生率[2]。
- 面部组织扩张需要综合考虑缺损的部位、大小、形状、病因（痣、烧伤、创伤、肿瘤等）。
- 不应扩张瘢痕或放疗后的组织。
- 任何可能涉及的面部美学亚单位、可能引起的邻近部位的破坏及扭曲、皮肤的质地、已经存在的瘢痕、其他需要修复重建的部位等，均需要全面考虑。
- 供区的情况决定了扩张器的大小和形状，因此需要仔细评估。

手术过程

- 颊部外侧和颈部经扩张后的皮肤组织血管数量增加，因此可以设计单纯推进皮瓣、旋转皮瓣或易位皮瓣修复颊部缺损。
- 应用组织扩张技术修复颊部缺损时有3种常用方法：
  - 直接扩张缺损邻近的组织（会使皮肤变薄）。
  - 面颈部皮瓣扩张或颈部皮瓣扩张，以覆盖面颈部皮瓣的供区。
  - 直接于病损下方扩张，切除病损并一期缝合。
- 与紧邻缺损处埋置扩张器不同，在上颈部埋置扩张器很少引起皮肤变薄，因此效果更佳。
- 扩张部位的透光实验可帮助医生确定扩张皮瓣主要血管的位置，使皮瓣切口设计更为准确。
- 带三角形瓣的旋转皮瓣（Schrudde瓣）适用于颈部扩

张。该皮瓣包含一个耳廓后下方的三角形皮瓣。当皮瓣整体向前上移位后，该三角形皮瓣可用于修复耳前部缺损。

- 需要置入扩张器的大小可以根据缺损的长度和宽度进行估计。当置入单个扩张器时，扩张器的长度须等于或者大于病损的最长轴。扩张器的宽度在符合解剖原则的前提下应尽可能宽。
- 注水的总量及时间需要根据皮肤的质地而确定。同样，在扩张完成后，皮瓣转移的时机也取决于扩张总量和扩张皮肤的情况。通常情况下，在充分扩张后1～2周行皮瓣转移术较为安全。

术前设计

- 设计切口时，须在考虑成功埋置扩张器的同时尽量使切口线沿美容单位的边缘走行。
- 扩张器较大时，可能需要做多个切口以保证充分分离，形成足够大的腔隙。常用切口包括耳前切口、头皮“V”形切口或沿耳廓下方走行的Schrudde切口。
- 在分次切除病损时，可能需要进行二次扩张及二次推进皮瓣修复。此时需要认真选择和设计皮瓣。多次接续扩张有可能增加扩张器外露的风险[3]。作者很少在面部进行多次接续扩张。
- 准确测量或估计缺损大小，以确定所需扩张器的大小、数目及位置。注射壶应远离扩张器的埋置部位，并可靠固定。
- 供区的选择非常重要，以保证术后软组织的颜色、质地、外形均得到良好的匹配。对于颊部缺损的修复，颊外侧及颈部是较理想的供区。

体位

- 患者取仰卧位，采用带监护的镇静麻醉或全身麻醉。
- 头部转向健侧以显露术区，消毒的术区包括同侧的面部、颈部及胸部。
- 在手术切开前30～60min预防性使用抗生素。

方法选择

- 扩张器的大小、形状及数目。
  - 如前所述，当置入单个扩张器时，扩张器的长度需大于病损的最长轴。扩张器的宽度要大约等于缺损的宽度，在符合解剖学原则的前提下应尽可能宽。
  - 在供区解剖条件允许的情况下尽量选择大的扩张器，可减少扩张器的最终使用数量。
  - 与扩张器埋置部位相比，其容量并不是非常重要，因为一般扩张器最多可扩张至其出厂标明容量的10倍[4]。
  - 条件允许时可埋置多个扩张器。这样不仅可以实现更快的扩张，而且并发症发生率也比单个扩张器要少[2]。
  - 柔软、平坦、边缘光滑的矩形硅胶扩张器较适合头颈部组织扩张。在面颈部应避免使用过大的扩张器，以防出现局部突出及外露。
- 注射壶的位置。
  - 头颈部的注射壶应远离扩张器，一般放置于耳后头皮区或颈部。
  - 对于儿童患者推荐采用注射壶外置，同时需注意妥善处理注射壶连接导管在皮肤的出口处。既要方便引流扩张器周围的渗出液，又要远离扩张器（至少6cm），否则会增加感染风险[5]。
  - 注射壶需可靠固定，避免移位。
- 切口位置。
  - 埋置扩张器的切口应不影响后期的皮瓣推进手术及扩张组织的血运。较为理想的切口可结合后期的皮瓣来设计（如Schrudde耳下“V”形瓣），也可以位于后期要切除的组织内，或在头皮内远离术区。
  - 切口应远离扩张区域（至少2～3cm），并且不能与扩张器边缘平行，否则将增加扩张器外露的风险。切口需垂直于扩张器设计，或采用“V”形或“W”形，基底部较宽，朝向扩张器。
- 扩张皮瓣切取及组织转位设计。
  - 如果仅将扩张皮瓣沿拟推进方向的边缘切开，则并未充分利用扩张皮瓣。
  - 采用以下设计方法可充分利用扩张组织：
    - 对于三角形缺损，可在扩张皮瓣后方做单侧回切辅助切口。单侧回切可保证皮瓣更好地推进或转位。皮瓣可按缺损的形状再进行进一步的修剪。
    - 对于圆形或矩形缺损，可做双侧回切的辅助切口。采用这种方法可以保证软组织最大限度地向前推进。对于需要分次切除的病损，这种方法还有利于进行再次扩张。

- 超量推进皮瓣可以更方便地计算出可获得的皮瓣软组织量。这种推进皮瓣主要适用于修复方形缺损，且扩张器总量明显大于缺损面积。采用这种方法要牺牲扩张器两边邻近的部分正常组织，皮瓣推进后会出现“猫耳”畸形，对其修剪后会使皮瓣变窄。

- 扩张的面颈部皮瓣。
  - 面颈部软组织扩张后行旋转（推进）皮瓣修复是治疗颊部较大缺损（大于3cm）的有效方法。
  - 面颈部扩张皮瓣的优势如下：
    - 皮瓣血运好，无须再经SMAS下分离皮瓣。
    - 向上可达颞部，向内及向下也可修复更远的区域。
    - 有助于无张力缝合切口。
    - 透光实验可明确主要供应血管的走行，可以更好地设计回切辅助切口，以充分旋转（推进）皮瓣。
    - 扩张器远离缺损区，降低外露的风险。埋置切口可与皮瓣切取切口共同设计。
- 直接扩张及闭合。
  - 对于颊部非侵袭性病变，可以直接在病变及周围区皮下组织层进行扩张，有利于病变切除后一期闭合。
  - 该方法可减少组织分离，并有助于沿皮肤张力松弛线关闭切口，从而实现线性瘢痕愈合。

操作步骤

埋置扩张器

- 在确定扩张器埋置位置和皮瓣设计后，标记切口和注射壶的位置及计划剥离的范围。
- 以含1：400 000～1：200 000肾上腺素的局麻液在标记区域行皮下浸润麻醉。
- 等待7～12min待血管收缩后，沿设计切口（通常长2～3cm）切开皮肤达皮下层。
- 采用钝性分离与锐性分离相结合，在SMAS（面部）及颈阔肌（颈部）浅层分离扩张器放置所需要的腔隙。
- 确保分离的腔隙远离切口区，扩张器应至少远离切口线2cm以上。
- 使用同样的方法，经同一切口入路，分离一个表浅的皮下小腔隙以放置注射壶。该腔隙需与扩张器放置腔隙分开。
- 彻底止血，冲洗术区。
- 在扩张器置入前，修剪注射管至合适长度以免其扭曲打折，并检查扩张器是否漏水。
- 将扩张器放入分离好的皮下腔隙后，使用16G的留置针连接注射管，完全排空扩张器，夹闭注射管。
- 在扩张器与注射管连接处以两根3-0缝线固定，以免断开。固定注射壶，以防止其移位。注射管与扩张器连接处应位于扩张器下表面。
- 确保注射壶表面的皮肤较为松弛，且注射管无扭曲、打折等情况。
- 当确定注射壶位置满意且便于触及后，以缝线在其邻近处将注射管环扎固定于皮下，确保注射壶位置固定。
- 注射管一定要可靠固定，避免后期注水时向扩张器方向移位。
- 留置一根细负压引流管，另外造口穿出。
- 使用23G针穿透皮肤达注射壶，并向扩张器内注射生理盐水（注射量约为扩张器总容积的10%）。注水的目的是舒展扩张器，消除皮下分离后形成的无效腔，并且可以检查扩张器与注射壶的连接是否牢固。
- 再次确定注射管与扩张器连接处位于扩张器下表面。
- 在注入部分生理盐水后，观察扩张器表面形态，确保其充分展开、表面平坦、无可触及的棱角。如果需要调整皮下腔隙的大小，要先取出扩张器，以避免分离过程中剪破扩张器。
- 位置调整满意后，逐层缝合切口。

扩张皮瓣掀起和转位修复

- 当充分扩张完成后，在扩张皮瓣上设计可覆盖缺损的部分，并做好标记（**图26-1A、B**）。
- 设计回切辅助切口时，以透光试验观察主要供血血管的位置，并做好标记（**图26-1C**）。
  - 该做法有助于避免切断主要供血血管，并确定可回切的最大距离。
- 以含1：400 000～1：200 000肾上腺素的局麻液在标记区域皮下行浸润麻醉。
- 沿切口线切开达真皮下层。
- 以电刀在皮下掀起皮瓣，达扩张器包膜表面。
- 电刀不会切破扩张器，从而避免扩张器漏水污染术区。
- 按切口全长将扩张器包膜切开。
- 可切除部分包膜并做皮下潜行分离以增加皮瓣移动度。
  - 注意避免过多地切除包膜，以免影响皮瓣的血运。
- 如果张力较大，可在透光试验的辅助下延长回切切口至靠近第一支供血血管处，以获得更大的旋转范围。
- 旋转皮瓣，转位修复缺损区（**图26-1D、E**）。
- 留置一根细负压引流管，在远离切口区另外造口引出（也可使用埋置扩张器时的引流管出口）。

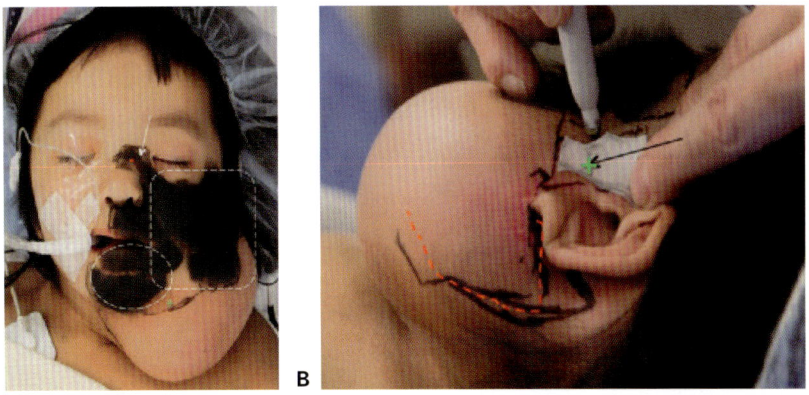

A B

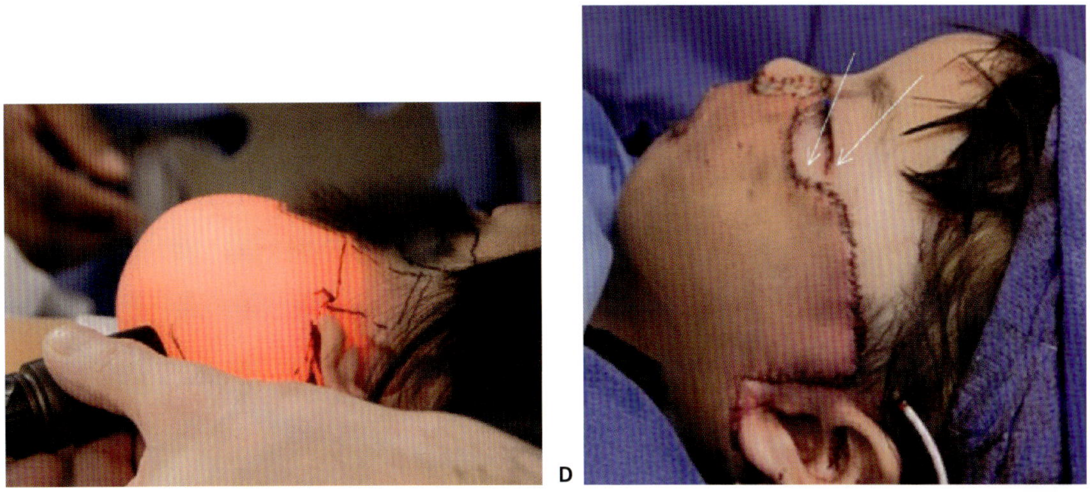

C D

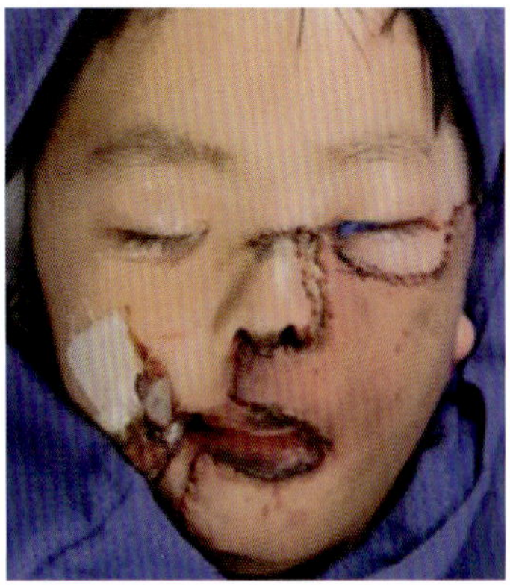

E

图26-1　A、B. 设计并标记Schrudde皮瓣切口。耳廓后下方的三角形皮瓣保证皮瓣转移修复后不会造成新的缺损。除非眼睑已行可靠的筋膜悬吊，否则皮瓣不应转移至眼睑的正下方。**C.** 对扩张皮瓣进行透光试验观察，以避免回切切口影响皮瓣的血供。在光照辅助下，很容易观察到皮瓣的供血血管。**D.** 箭头所示处的皮瓣缝合固定于骨膜或筋膜。**E.** 皮瓣转移完成后外观

操作步骤

面颈部扩张皮瓣

- 如前所述可以采用带三角形皮瓣的旋转皮瓣修复颊部缺损，面颈部扩张皮瓣的设计与之相似，区别是提前进行该部位的扩张。
- 面颈部扩张皮瓣常于颈部埋置扩张器，并且无须在SMAS下进行剥离。
- 皮下腔隙的分离要在各方向上均超出扩张器大小约1cm。扩张器由耳前切口置入，切口可以向头侧延伸，以获得更好的显露。在颏下做辅助切口也有助于腔隙的分离。
- 注射壶可放置于头皮内或耳后。
- 扩张皮瓣设计、切开及扩张器取出的方法与前述的旋转皮瓣修复颊部相同。
- 需另行皮下分离以完全掀起皮瓣。皮瓣推进、就位及向内上方悬吊操作的方法均与前述的旋转皮瓣修复颊部相同。
- 充分利用扩张后血运改善、组织量增加的皮瓣组织，尽量将切口置于面部各亚单位的交界区，必要时可去除部分颊部内侧多余的正常组织（**图26-2**）。
- 在颊部内侧常有纵向走行的“猫耳”畸形需要进行修整。
- 皮瓣转移后，除皮肤缝合固定外，对于这种较大面积的皮瓣常需要辅助悬吊固定在骨膜、骨组织或颞筋膜上。

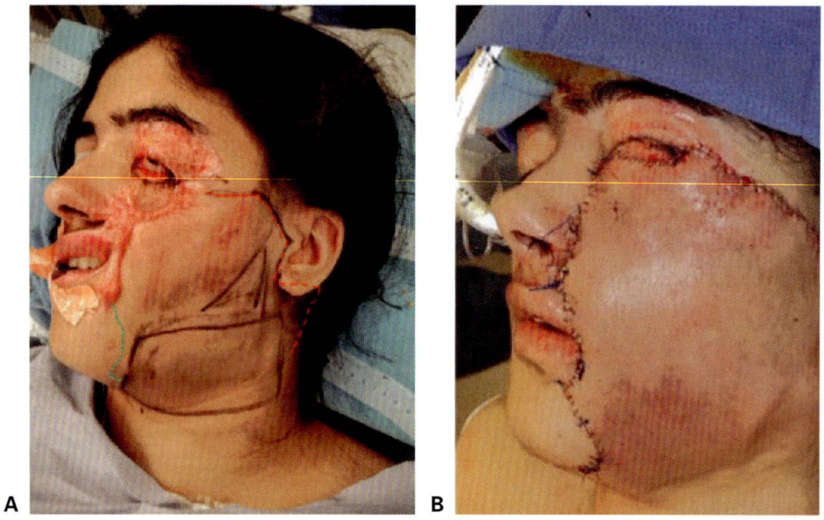

图26-2 **A.** 火焰烧伤后的女性患者。下睑所需的移植组织量较大。颊部曾埋置扩张器，后因外露而取出。红线显示放置扩张器时的切口线。绿线显示最终皮瓣的切口线。**B.** 皮瓣修复完成后外观

颈部扩张皮瓣修复大面积面颈部皮瓣转移术后供区

- 对于较大的颊部缺损，在深层分离的面颈部进行皮瓣转移修复后，可以采用颈部扩张皮瓣修复供区（**图26-3A、B**）。
  - 该方法结合了SMAS下皮瓣分离技术和组织扩张延迟技术，最大限度地保证了皮瓣的血运，并且供区可以一期缝合。
- 扩张器经下颌缘下方埋入皮下，操作方法同前述（**图26-3C**）。
- 颈部组织充分扩张后，通过透光试验确定面颈部皮瓣的主要供血血管，之后设计回切切口。
- 切除周围的瘢痕组织，并通过恰当回切切口，皮瓣可以获得最大的推进量。

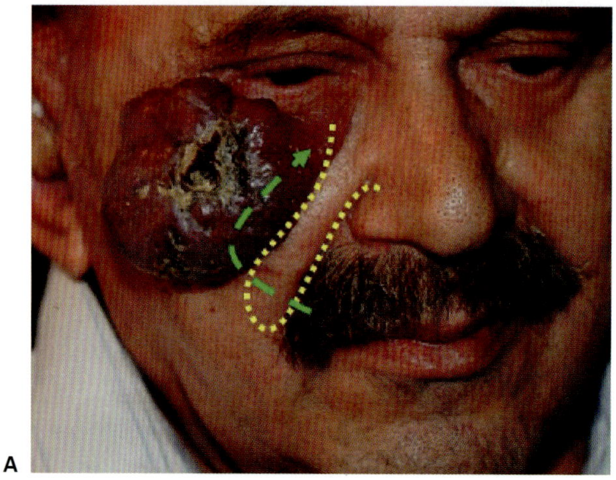

图26-3 位于颊部内上方至耳廓上方的较大动静脉畸形，切除深度需至颞深筋膜。**A.** 一狭长皮瓣（黄线所示）沿着绿色箭头所示方向由鼻唇沟转移至下睑

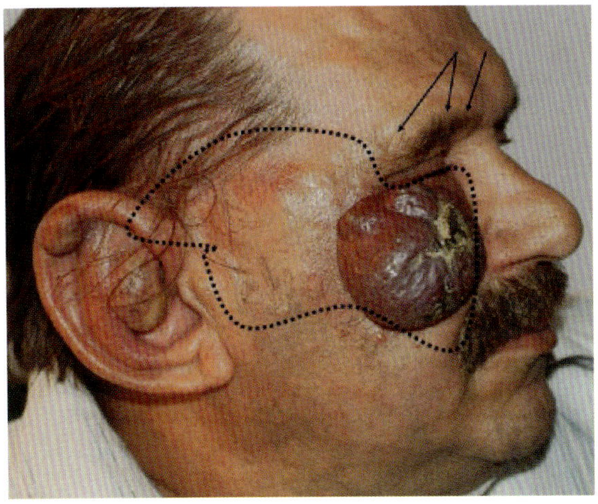

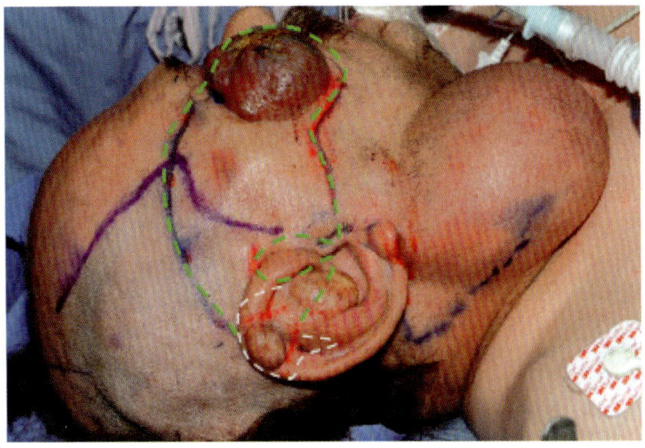

图26-3（续） **B.** 针对动静脉畸形切除深度需至颞深筋膜。部分耳廓亦需要切除。因需切除面神经额支，故该侧眉部需行悬吊固定（箭头所示）。**C.** 皮瓣设计。通过耳前切口置入颈部扩张器，设计面颈部三角形旋转瓣，并从深层掀起，供区可一期缝合

要点与难点

切口设计	■ 扩张器放置时切口距离扩张器至少2～3cm。 ■ 扩张器放置时切口可以设计为“V”形，更有利于扩张器的放置，并且术后10天即可开始扩张。但是应注意避免影响后期皮瓣的设计。 ■ 在透光试验辅助下设计回切切口，在获得最大皮瓣推进量的同时，避免影响皮瓣的血运。
扩张器选择	■ 优先选择矩形扩张器，以方便计算扩张量是否足够。 ■ 根据基底长度（稍大于缺损）选择扩张器，不要通过扩张器容积选择扩张器（扩张器均可以超量扩张）。 ■ 面颈部避免使用过硬、过软，或与注射壶一体的扩张器。 ■ 埋置多个扩张器可加快扩张速度，但同时并发症发生率会增加。使用多个扩张器时一定要根据缺损的形状、大小，以及每个扩张器能达到的扩张效果进行选择。
扩张器埋置	■ 在分离腔隙前注射含肾上腺素的肿胀液。 ■ 确保扩张器平坦放置，无局部凸起，注射管需位于扩张器下表面。 ■ 确保注射壶表面皮肤不要过紧，以免发生皮肤坏死，并确保注射壶位置固定。 ■ 留置负压引流管，引流管出口远离术区。
组织扩张	■ 具体扩张时间视情况而定，不要固定扩张时间。 ■ 在某些情况下，可以指导患者家属如何自行注入生理盐水。 ■ 在条件允许的情况下，尽可能使最终扩张总量超出修复缺损所需组织量至少20%。
扩张器外露（感染）	■ 如果确定感染，可暂时抽出扩张器内液体，充分引流扩张器周围渗出物，并应用抗生素治疗。 ■ 对于感染不严重者，可留置引流管并使用碘伏滴注冲洗数日，有时可控制感染。 ■ 对于扩张接近完成者，可以将外露部位设计为皮瓣回切切口所在位置。

术后注意事项

- 术后无须常规使用抗生素，术后24～48h拔除引流管。
- 术后7～10天进行第一次复查，同时开始注入生理盐水。
- 如果扩张可能影响切口愈合，则可延迟至术后3周开始注入生理盐水。
- 注入生理盐水前需先彻底消毒注射壶表面的皮肤。
- 尽管厂家说明书中建议可以使用21G针头，但是实际注入生理盐水时最好使用23G甚至更细的针头，以防注射壶漏水。蝶形针头可有效防止轻微活动时针头脱出。
- 对于儿童患者，在注水前20min可以外用局麻药物。
- 每隔4天至1周注入生理盐水一次，一般每次注水量为扩张器设定容积的5%，实际注水量可以根据情况

进行相应的调整。

- 注入生理盐水后的扩张器应可按压回缩1cm左右。
- 少量多次注入生理盐水的方法更容易被患者接受，一般每5天注水一次。
- 如果患者父母或亲属学会注入生理盐水操作，可以自行在家中每5天注水一次。
- 由于扩张器取出后扩张皮瓣会出现部分回缩，因此注水完成的标准是扩张后的皮肤面积大于缺损面积的20%。

治疗效果

- 随访照片如**图26-4**所示。

并发症

- 组织扩张术的并发症发生率差异较大，主要与术者的经验相关[6]。
- 大多数组织扩张术的并发症都与技术原因相关，一般不影响分期手术的完成[2]。
- 迟发性感染一般由注入生理盐水过程中的医源性污染所致。通过注射壶外置、滴注灌洗、应用抗生素等早期干预，可能控制感染，挽救扩张器。
- 扩张器外露常因表面皮肤坏死、外伤、伤口裂开、扩张器未铺平等原因引起。扩张器放置腔隙分离不足、注水过快等也可导致扩张器外露。
- 严重并发症较为少见，常有以下几种：
  - 感染。
  - 外露。
  - 皮瓣缺血及（或）坏死。
  - 血肿。
- 轻度并发症有：
  - 扩张时的暂时性疼痛。
  - 血清肿。
  - 瘢痕过宽。
  - 供区"猫耳"畸形。

参考文献

[1] Elias DL, Baird WL, Zubowicz VN. Applications and complications of tissue expansion in pediatric patients. *J Pediatr Surg*. 1991;26:15–21.

[2] Zide BM, Karp NS. Maximizing gain from rectangular tissue expanders. *Plast Reconstr Surg*. 1992;90:500–504.

[3] Hudson DA, Lazarus D, Silfen R. The use of serial tissue expansion in pediatric plastic surgery. *Ann Plast Surg*. 2000;45:589–593.

[4] Hallock GG. Safety of clinical overinflation of tissue expanders. *Plast Reconstr Surg*. 1995;96:153–157.

[5] Lozano S, Drucker M. Use of tissue expanders with external ports. *Ann Plast Surg*. 2000;44:14–17.

[6] Manders EK, Schenden MJ, Furrey JA, et al. Soft-tissue expansion: concepts and complications. *Plast Reconstr Surg*. 1984;74:493–507.

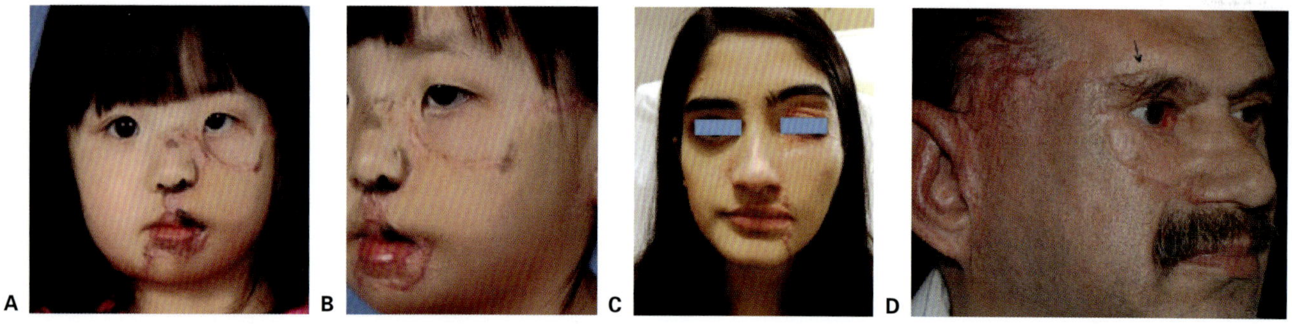

图26-4 **A、B.** 展示病例的随访结果。患者尚需要行再次手术解决内眦赘皮、唇部残留痣和口角过紧的问题。**C.** 展示病例的随访结果。因下唇缘下方设计了皮瓣插入而使下唇位置良好。皮瓣很重，如果不进行可靠固定将影响效果。口角处后期进行了再次手术修复。**D.** 展示病例的随访结果。眉部悬吊处有瘢痕（箭头所示）

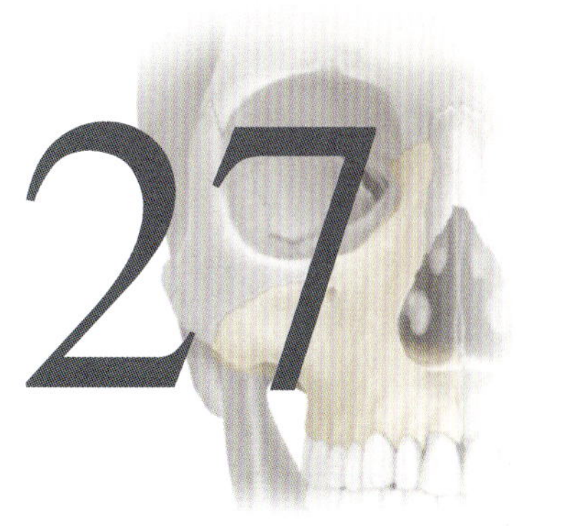

颊部缺损桡侧前臂游离皮瓣移植修复术
Cheek Reconstruction With Free Radial Forearm Flap

John G. Fernandez

概述

- 面颊部缺损常继发于外伤、烧伤、肿瘤切除术后。
- 大部分颊部缺损可以采用一期缝合、皮片移植或局部皮瓣进行修复[1]。
- 在某些情况下可能需要进行游离皮瓣移植修复缺损。采用这种方法修复的缺损通常较为复杂、面积较大，或者是累及颊部皮肤和深层组织的复合组织缺损。
    - 由于既往手术或放疗造成局部组织不足，因此需要进行游离皮瓣移植修复[2]。
    - 一些患者在行颈部淋巴清扫时结扎了面部血管，因此需要进行游离组织移植。
    - 桡侧前臂皮瓣有较长的血管蒂及薄而柔软的皮岛，并且可以采用多皮岛的形式进行移植，从而修复颊部洞穿性缺损。
- 股前外侧皮瓣、肩胛皮瓣、腓骨瓣、腹直肌皮瓣等也可用于修复颊部缺损。
    - 皮瓣的选择取决于多种因素，例如缺损的大小、对于功能及美观的要求等。
    - 修复方法因个体差异及缺损的情况而有所不同。
- 尚无证据表明某一种皮瓣明显优于其他皮瓣。
    - 皮瓣必须与颊部周围的软组织颜色及厚度相近，且血管管径及长度需符合要求，以提供可靠的血供。
    - 桡侧前臂皮瓣的优点在于可塑性强，可设计为筋膜皮瓣、带小段单皮质的桡骨皮瓣或带掌长肌腱的复合组织瓣（用于唇部修复）；并且可以部分去上皮并折叠后同时修复口内衬里和外部皮肤[2]。

相关解剖

- 颊部外侧界为耳前皱襞，内侧界为鼻颊交界、鼻唇沟及唇部，下界为下颌骨下缘，上界为眶颊交界处（**图27-1A**）[1]。
    - 颊部动脉供血来自颈外动脉分支，其中以面动脉供血为主。
    - 面神经分支在SMAS层深层走行。
- 桡侧前臂皮瓣的静脉回流主要依靠伴行静脉，其次回流至头静脉（**图27-1B**）[3]。
    - 桡侧前臂皮瓣的主要供血动脉为桡动脉。

病史与体格检查

- 详细询问病史，了解可能增加手术风险的危险因素，如吸烟史、高血压史、糖尿病史、肥胖史及放疗史。
    - 注意患者个人或家族史中是否有凝血障碍、脑卒中、冠状动脉疾病、脑血管意外等病史。
    - 如果有凝血障碍的个人史或家族史，应请血液科会诊，除外致血液高凝或出血倾向的因素。
- 头颈部体格检查内容包括肿瘤或外伤性缺损情况、涉及的淋巴结情况、颊部组织情况（松弛程度、瘢痕、皱纹等）、面神经功能情况等。
    - 术前需与肿瘤科医生一同制订肿瘤切除方案。
- 眶颊交界处及眶周手术可能导致眼部并发症（如睑外翻、巩膜外露、干眼、球结膜水肿等）[4]。因此，当病损位于眼睑附近时，术前和术后需行视野及眼周检查。
- 在桡侧前臂游离皮瓣移植术前，尚需明确患者的用手习惯及上肢手术史、外伤史或骨折史。
    - 须考虑患者的习惯、供区的厚度，以及手术对整体外观和功能的影响。
- 进行Allen试验，评估尺动脉和桡动脉供应手部血运的情况。同时须检查手部的运动和感觉情况。

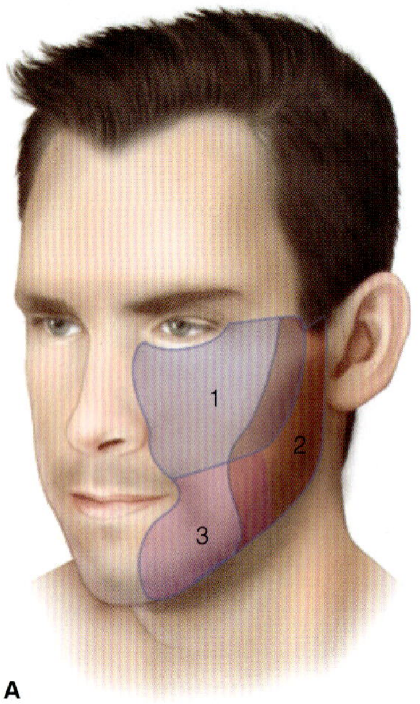

A

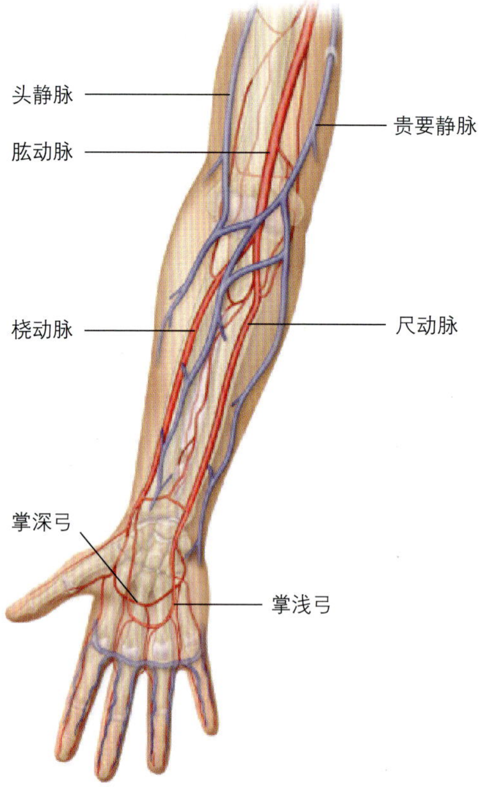

B

图27–1 **A.** 颊部各区的界限，注意各区之间存在重叠部分。**B.** 前臂的动脉和静脉解剖

- 拟行皮瓣移植一侧的前臂应避免动脉穿刺及静脉留置针等操作。

影像学检查

- 如果拟行骨皮瓣移植，则在术前需行前臂及手部的X线检查。

手术过程

- 手术治疗的目的是重建正常的面部解剖，提供软组织以覆盖缺损，保证正常的语言及吞咽功能，从而提高生活质量，改善患者外观。
- 桡侧前臂皮瓣是修复颊部缺损的良好方法，可修复颊部外侧面缺损，亦可折叠翻转后修复颊部全层缺损。

术前设计

- 术前预估缺损体积，考虑其对面部美学亚单位（眶下、耳前、颊下颌区）及口内结构的影响。
  - 上颌骨切除手术常导致眶周皮肤缺损，下颌骨切除手术、颊部肿瘤切除手术常导致颊下颌区缺损。
  - 颊黏膜单发性肿瘤或进行性（复发性）腮腺肿瘤切除手术可导致全层贯穿性缺损。
  - 颊部黑色素瘤，特别是低分化性黑色素瘤，切除手术后可导致大面积皮肤缺损，单侧颈部淋巴结清扫后，无法使用局部皮瓣（如颈面部皮瓣）进行修复。
  - 桡侧前臂游离皮瓣是修复上述情况的良好选择。
- 根据修复需要和目标确定最佳的修复方案。
- 在术前准备室或手术室再次行Allen试验，确定尺动脉供血情况。可于拇指上连接血氧仪后阻断桡动脉，以获得更为准确的结果。
- 确保非优势侧手臂上无动脉穿刺和静脉留置针（可考虑使用警示腕带）。

体位

- 患者取仰卧位，手臂外展90°，置于手桌上。
  - 术床水平调转180°，正对无影灯下方。
  - 对身体所有受压部位均进行保护，防止压疮，术前60min内预防性使用抗生素。
- 注意保护角膜，双下肢使用间歇性充气加压装置。
  - 可在眼内使用眼膏后将上下眼睑以尼龙线缝合，术后再拆除缝线。
- 手臂消毒至腋窝水平。使用无菌止血带，在气压止血的条件下切取皮瓣。

入路

- 在止血带的辅助下，由远端向近端掀起皮瓣。
- 可在筋膜上或筋膜下分离皮瓣。
  - 如果皮瓣中包含筋膜组织，在分离时需注意勿伤及肌腱的腱旁组织，以免影响后期的植皮效果。
- 皮瓣可携带浅静脉系统、深静脉系统[3]，或同时携带两者。

皮瓣设计

- 按照切除后颊黏膜及皮肤的缺损体积设计皮瓣（**图27-2A**）。
- 标记桡动脉、头静脉、掌长肌腱及桡侧腕屈肌。
- 以桡动脉及头静脉为中心设计皮岛。
  - 如果皮瓣较小，可以先不考虑头静脉而以桡静脉为中心设计皮瓣。在这些病例中，由远端向近端分离皮瓣，以确保切取的桡动脉伴行静脉的管径大小符合显微吻合的要求（**图27-2B**）。

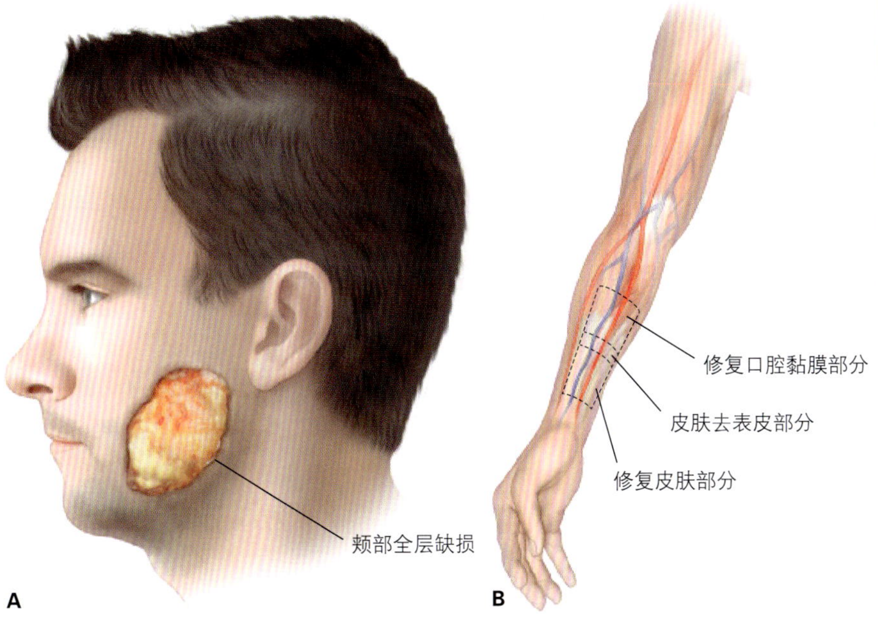

图27-2 **A.** 按照颊黏膜及皮肤的缺损体积设计皮瓣。**B.** 设计以桡动脉及头静脉为中心的皮岛

皮瓣分离

- 抬起上肢，止血带充气。
- 从周边开始切开皮瓣。
  - 在切开和分离皮瓣远端时，注意保护桡神经分支，其在靠近手腕处走行较为表浅。
  - 在切开和分离皮瓣近端时，注意勿损伤头静脉（**图27-3**）。
- 在筋膜下分离较少伤及皮瓣血管，因而可安全且快速地进行。但需注意保护桡神经浅支。
  - 避免损伤桡神经最简单的方法是先在肱桡肌下方找到桡神经主干。
  - 之后向远端分离桡神经分支，并与皮瓣分离。
  - 进入皮瓣的小分支可行锐性离断。

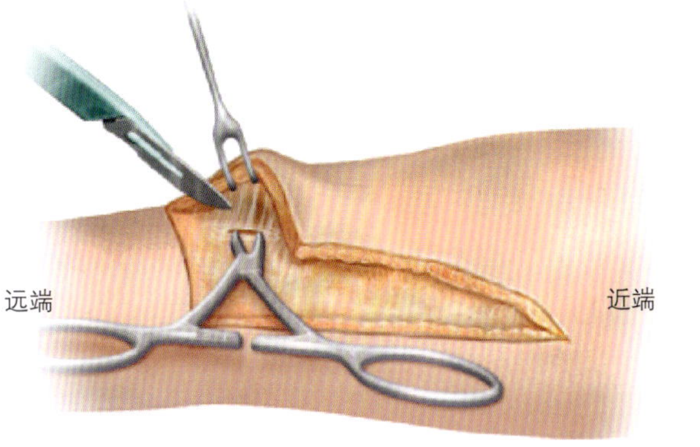

图27-3 以10号刀片切开皮瓣。切开筋膜，以拉钩牵拉皮瓣边缘。以血管钳沿神经走行方向行钝性分离

操作步骤

筋膜下分离

- 分离桡动脉及伴行静脉，在远端结扎。
- 在筋膜下层由远端向近端分离静脉，注意勿损伤其向皮肤的穿支。
  - 可使用电凝或缝线结扎进入肌肉及桡骨的小穿支（**图27-4A**）。
- 追踪血管蒂至其进入肱桡肌腱下方处（**图27-4B**）。
- 在尺桡骨之间前后来回观察，确定已完整地分离桡动脉。
  - 当分离近端时，使用钝性牵开器分开肱桡肌和桡侧腕屈肌（**图27-4C**）。
- 在近端解剖出头静脉备用。
- 最后再切开皮瓣近端皮肤，并注意保护头静脉。
- 以亚甲蓝或记号笔标记血管蒂的走行。
- 松开止血带，以双极电凝彻底止血。
- 在彻底断蒂和血管吻合之前可使皮瓣再灌注20～30min。
- 供区以游离皮片植皮覆盖。

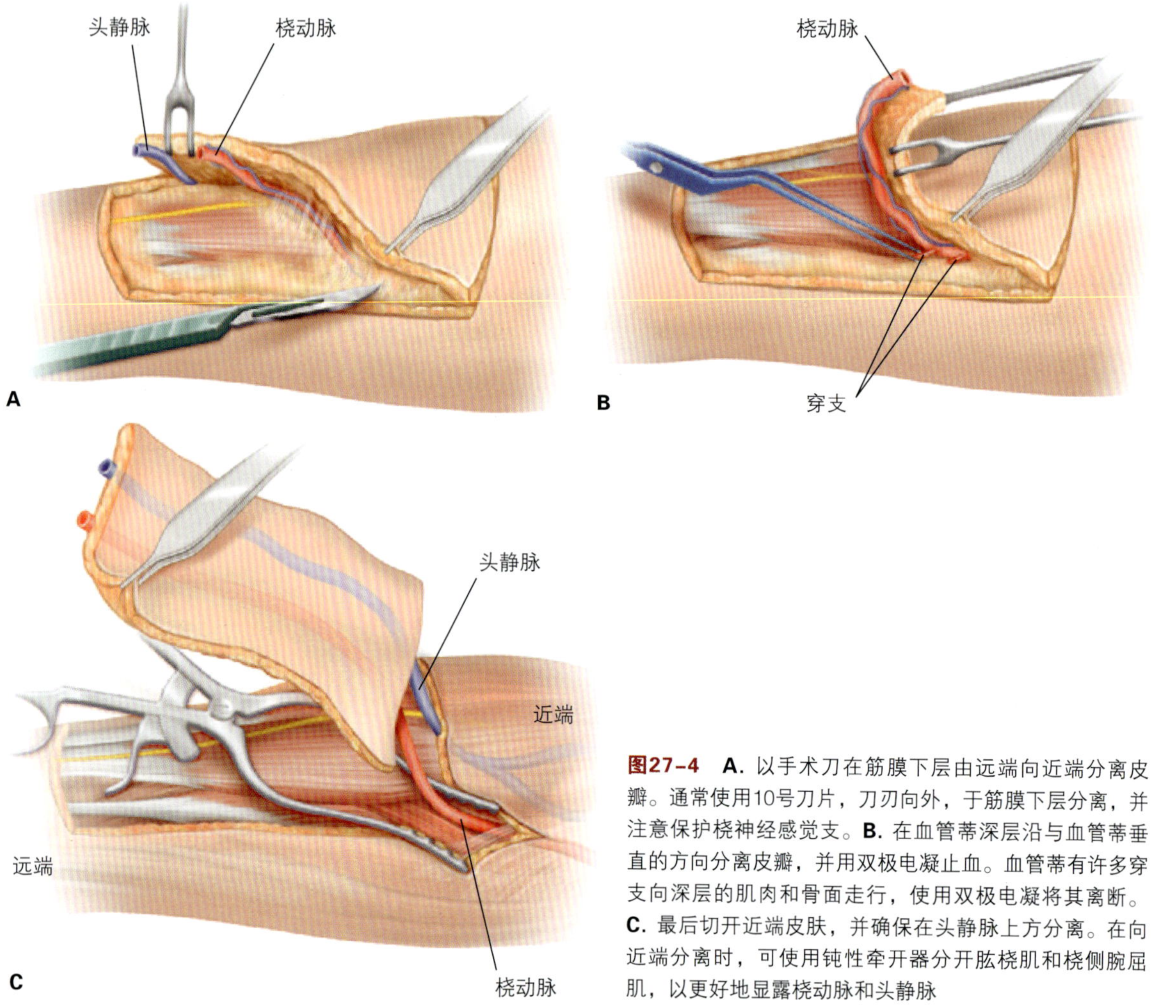

图27-4 **A.** 以手术刀在筋膜下层由远端向近端分离皮瓣。通常使用10号刀片，刀刃向外，于筋膜下层分离，并注意保护桡神经感觉支。**B.** 在血管蒂深层沿与血管蒂垂直的方向分离皮瓣，并用双极电凝止血。血管蒂有许多穿支向深层的肌肉和骨面走行，使用双极电凝将其离断。**C.** 最后切开近端皮肤，并确保在头静脉上方分离。在向近端分离时，可使用钝性牵开器分开肱桡肌和桡侧腕屈肌，以更好地显露桡动脉和头静脉

皮瓣就位

- 皮瓣断蒂，并开始计算皮瓣缺血时间。
- 将皮瓣转移至缺损区域，并做一隧道将血管蒂引至颈部。
- 调整蒂部长度合适后在关键点固定皮瓣。
  - 在修复颊部全层缺损时，先用可吸收线（如Vicryl缝线）固定口内衬里部分（**图27-5A**）。
- 以10号刀片对皮瓣折叠交界区进行去表皮处理。
- 应用显微外科技术进行血管吻合。
  - 颈部受区常用的动脉为面动脉、甲状腺上动脉或舌动脉，受区常用的静脉为颈内静脉、颈内静脉分支或面静脉（**图27-5B、C**）。

- 在颈部受区及创面修复区以温盐水或抗生素溶液冲洗，彻底止血。
- 在颈部留置引流管。
  - 注意避免引流管压迫血管蒂。可将引流管松弛地固定在胸锁乳突肌上，以避免形成血管蒂压迫。
- 分层缝合颈阔肌、颈部皮肤以及颊部皮肤。

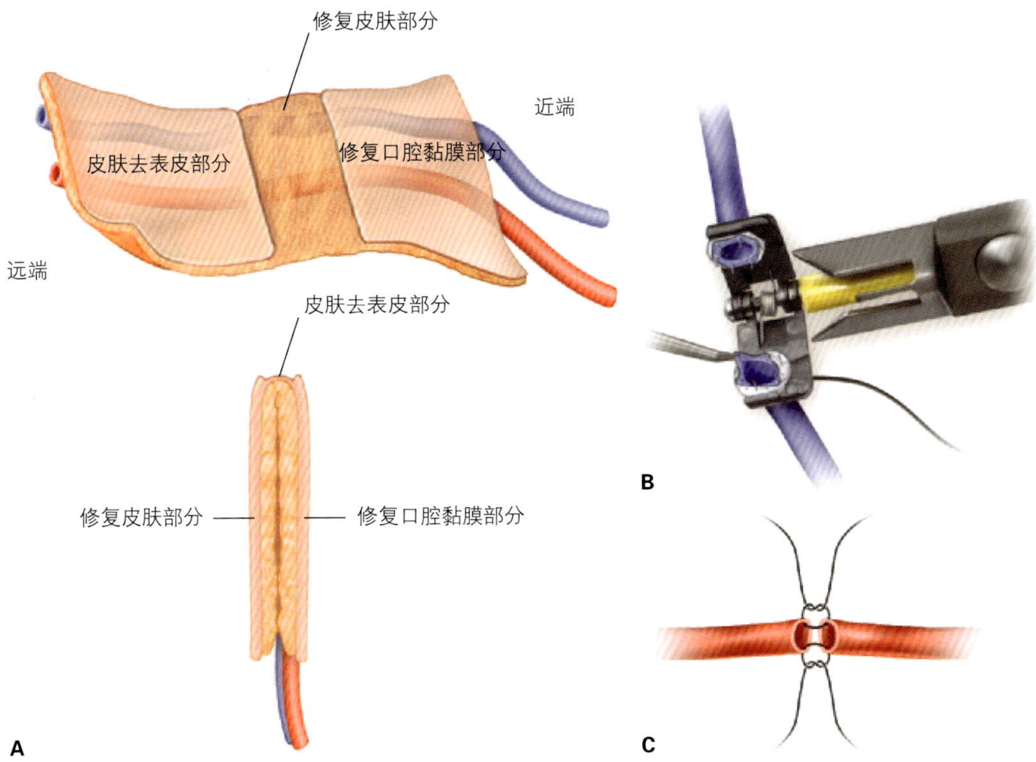

图27-5 **A.** 皮瓣转移至缺损区，将皮瓣衬里部分折叠后用可吸收缝线（如2-0 Vicryl缝线）间断缝合固定于口内，以10号刀片对皮瓣折叠交界区进行去表皮处理。以4-0 Vicryl缝线缝合皮下层，以6-0尼龙线缝合皮肤层。**B.** 使用血管吻合器或以10-0尼龙线手工吻合静脉。**C.** 以9-0尼龙线间断吻合动脉

要点与难点

适应证	■ 游离皮瓣移植适用于颊部全层洞穿性缺损，需要同时设计口内衬里和皮肤覆盖。游离皮瓣移植也适用于较大面积的颊部缺损而无法采用局部皮瓣转移或皮片移植修复者。
皮瓣选择	■ 没有证据表明哪一种皮瓣效果最好。但是皮瓣必须在颜色和厚度上与受区匹配，并且有可靠的血供和血管蒂。
术后监测	■ 头颈部游离皮瓣移植的存活率超过95%。术后早期临床观察或以多普勒仪观察皮瓣血运是非常有必要的，有助于早期发现血管危象。
供区	■ 术后以支具行腕部固定制动，并对植皮区行负压吸引5天。以绷带缠绕供区，保持患肢抬高3～6周。

术后注意事项

- 挽救皮瓣的关键是术后严密监测血运状况，并早期发现血管危象。
- 临床监测指标包括皮瓣颜色、温度、毛细血管充盈情况，多普勒超声可有效监测血管通畅情况。
  - 皮瓣监测在术后6h内需要频繁进行（一般为每小时1次），随后逐渐降低频率（每2h一次，持续4h），之后为每4h一次，持续48h。
- 术后无须常规使用抗生素，也可短期使用（5天）。
  - 术前60min内预防性使用抗生素可有效降低感染的风险。

- 下肢深静脉血栓的预防措施包括早期活动、双下肢使用间歇性充气加压装置，以及每日皮下注射依诺肝素。

治疗效果

- 桡侧前臂游离皮瓣移植可有效修复创面，还可采用折叠的方法同时修复口内衬里和皮肤的缺损。
- 面颈部游离皮瓣移植成功率超过95%。

并发症

- 供区伤口愈合不良或植皮存活不佳导致肌腱外露。
- 供区外观不佳。
- 如果供区同时切取骨瓣，术后有发生骨折的风险，可能造成功能障碍。
- 手部缺血。
- 皮瓣移植后局部或全部坏死。
- 口内瘘或窦道形成。
- 感染。

参考文献

[1] Rapstine ED, Knaus WJ II, Thorton JF. Simplifying cheek reconstruction: a review of over 400 cases. *Plast Reconstr Surg*. 2012;129:1291–1299.

[2] Cordeiro PG, Chen CM. A 15-year review of midface reconstruction and total and subtotal maxillectomy. Part 1. Algorithm and outcomes. *Plast Reconstr Surg*. 2012;129:124–136.

[3] Demirkan F, Wei FC, Lutz BS, et al. Reliability of the venae comitantes in the venous drainage of the free radial forearm flap. *Plast Reconstr Surg*. 1998;102:1544–1548.

[4] Rogers-vizena CR, Lalonde DH, Menick FJ, Bentz ML. Surgical treatment and reconstruction of nonmelanoma facial skin cancers. *Plast Reconstr Surg*. 2015;135:895–908.

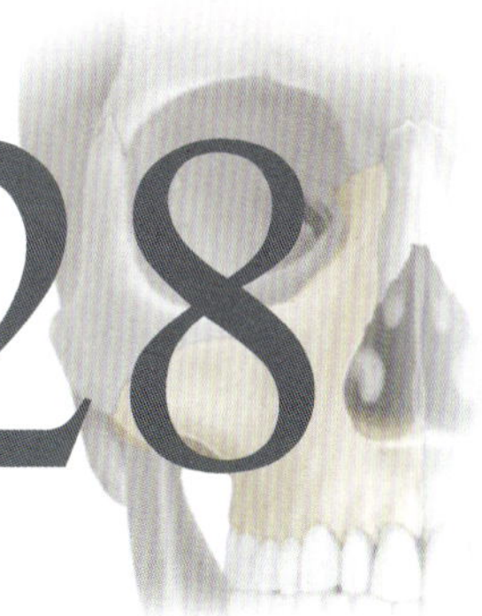

28

颊部缺损皮片移植修复术

Cheek Reconstruction With Skin Grafts

Farooq Shahzad and Babak J. Mehrara

概述

- 颊部是面部范围最大的美学单位。
  - 颊部的界限，外至耳前皱襞，内达鼻面沟、鼻唇沟及唇部，下至下颌骨下缘，上达眶下缘及外眦与耳轮脚的连线。
- 颊部可分为3个区域：眶下区、耳前区及颊下颌区（**图28–1**）[1]。
  - 可以根据缺损所在的区域设计相应的修复方案。

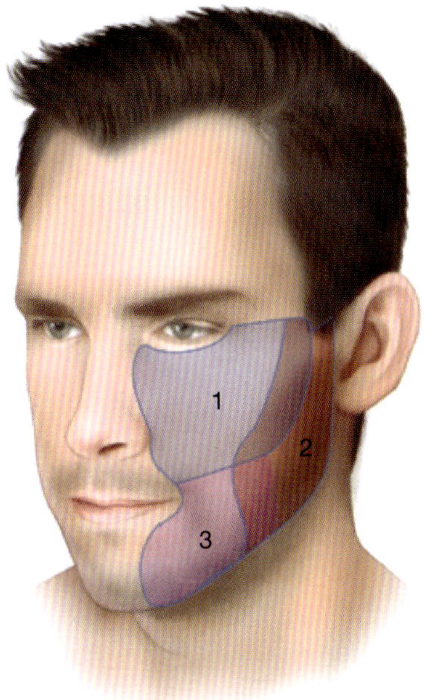

图28–1 颊部的3个美学分区：眶下区（1），耳前区（2），颊下颌区（3）

相关解剖

- 面部血运丰富，有大量相互交通的血管网。颊部的动脉血供主要来自颈外动脉系统，主要由以下3个动脉供血（**图28–2**）：
  - 面动脉及其延续而成的角动脉（内眦动脉）。
  - 面横动脉，为颞浅动脉的分支。
  - 眶下动脉，为颌内动脉的分支。
- 静脉一般与动脉伴行。
- 颊部的淋巴管一般引流至腮腺、颌下及颏下淋巴结。有部分引流至颈部淋巴结。
- 颊部的感觉受3个神经支配：
  - 三叉神经上颌支（V_1）发出的眶下神经和颧面神经。
  - 三叉神经下颌支（V_3）发出的颊神经和耳颞神经。
  - 颈丛（C_2，C_3）发出的耳大神经和颈横神经。

病史与体格检查

- 颊部缺损最常发生于皮肤恶性肿瘤切除术后，亦可继发于外伤等。
- 颊部皮肤肿瘤可采用传统方法进行手术切除，亦可以采用Mohs显微技术进行手术切除。
  - 评估切缘情况非常重要，术前须与患者充分沟通。
  - 如果术中切缘情况不明，需要再送切缘组织进行病理检查，待检查结果为阴性后，方可行修复重建手术。
- 许多外伤和肿瘤切除导致的颊部缺损可行一期直接缝合。对于某些缺损需要行局部皮瓣转移或皮片移植修复。
  - 皮片移植修复颊部缺损适用于以下情况：皮瓣转移有禁忌者，局部皮瓣血运不佳者，缺损较大无法行邻近组织移植修复者，局部皮瓣移植修复后会导致局部器官（如眼睑、鼻部等）变形者。
  - 例如，皮片移植适用于伴有较大面积颊部浅表性

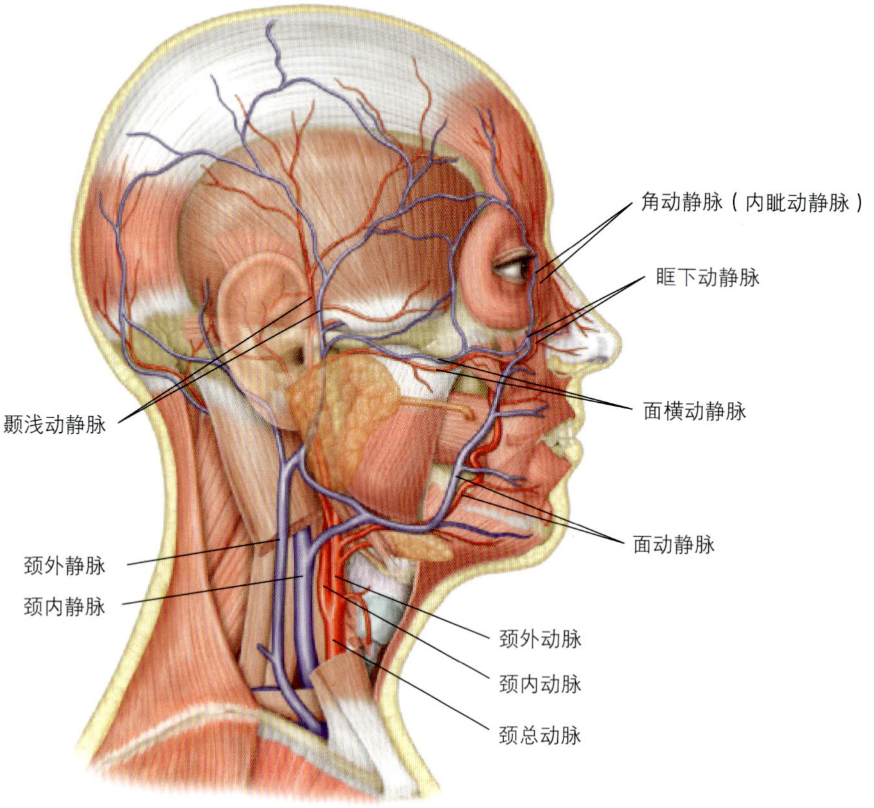

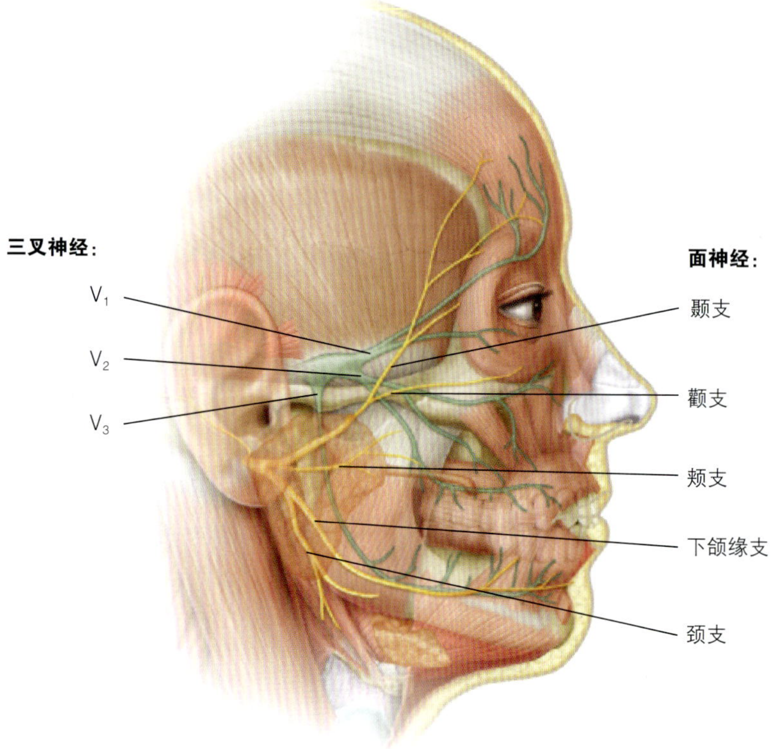

图28-2 **A.** 颊部的动静脉解剖。**B.** 面部的感觉及运动神经

皮肤缺损的年轻患者。此类患者皮肤较为紧致，没有明显的皮肤冗余，因此如果使用局部皮瓣移植修复可能导致面部轮廓或邻近结构（如眼睑）变形。

- 皮片移植亦适用于某些男性患者，此类患者如果采用局部皮瓣移植修复，可能导致生长毛发发生移位而使外观不佳。

- 在某些特殊情况下，如果肿瘤进展较快或容易复发时，为了便于观察病情变化，可以行皮片移植修复。
- 皮片移植可以与皮瓣移植联合应用，以达到增加皮瓣修复长度、松解皮瓣蒂部张力、覆盖邻近解剖区域（如眼睑）的目的。

- 根据以下几个方面评估缺损情况：
  - 缺损的部位、大小、深度。
  - 缺损涉及的深部结构（如面神经、腮腺导管、口腔黏膜）。
  - 缺损至下睑、鼻翼和口唇的距离。
  - 确定有无放疗史及有无放疗后改变。对于大剂量放疗后或血运不佳的创面进行修复时，局部皮瓣或皮片移植均不适用。此时需要行游离皮瓣移植修复，具体方法要根据创面区暴露的结构和复杂情况而定。

非手术治疗

- 位于面部凹面的缺损二期愈合后外观较好。
- 颊部为凸面，因此二期愈合后外观不佳。
- 对于较小的耳前缺损及非常小的鼻翼沟处缺损，常规换药后可获得较好的预后效果。

手术过程

- 适应证的选择如前所述。
- 由面颈部供区（由颅骨至锁骨范围）切取的全厚皮片移植存活后可获得更好的颜色和质地。
  - 常用供区包括耳前、耳后、颈部、上睑及锁骨上区域。
- 理想的修复方案是将瘢痕置于颊部边界区。
  - 但是在通常情况下很难实现该原则，亦不建议为此切除过多正常组织。在少数情况下，移植皮片的边缘可置于解剖结构边界处（如鼻唇沟或下睑颊交界处）。

术前设计

- 检查缺损区的情况。如果创口尚有污染或焦痂，需行外科清创并连续换药，直至创面符合皮片移植的要求。
- 如果条件允许，对于较深的创面应先进行一段时间的常规换药治疗，待局部肉芽组织生长后再行皮片移植，以避免局部过于凹陷。但是在临床上由于邻近结构也会随时间延长而发生挛缩和变形，因此不宜进行过长时间的换药治疗。
  - 有时可以使用脱细胞真皮或其他材料（如Integra材料）增加创面体积、促进肉芽组织形成，从而有可能避免造成面部畸形。
- 术前应停用抗凝或抗血小板聚集药物，但是这些药物停用带来的风险（如脑卒中、心肌梗死等）应与植皮失败带来的影响进行权衡，临床上需要综合考量后制订方案。
  - 在通常情况下，可以向患者的专科医生或医疗团队进行咨询。
- 需要与患者就预期的术后情况进行充分沟通。
  - 全厚皮片游离移植后，早期较为苍白，之后因血管化而颜色加深，在变为最终颜色前会有几周时间呈现粉色。通常最开始2～3个月会看起来略僵硬，而后会逐渐变柔软。如果受区情况较好，植皮时完整地保留了真皮（甚至包括部分真皮下组织），则最终效果更为满意。
  - 如果后期需行修整手术，也要提前告知患者。

体位

- 患者取仰卧位，头部靠近手术床边缘。
- 使用透明胶布（Tegaderm）粘贴眼部以进行保护。
- 术前预防性使用抗生素。

入路

- 皮片移植修复颊部缺损时可使用全厚皮片或断层皮片。
- 对于面部修复，最好使用全厚皮片，从而获得更好的颜色、质地及厚度。其后期不易收缩，因而更适用于修复邻近眼睑及口唇处缺损。
- 断层皮片成活率较高，因而适用于修复较大面积的缺损。

操作步骤

全厚皮片移植修复颊部缺损

- 手术可在全麻或局麻下进行，麻醉方式取决于创面的大小、患者的全身情况及患者本人的选择。
  - 神经阻滞可有效减轻患者的不适感。
  - 颊部通常需阻滞眶下神经、颧面神经、三叉神经下颌支（V_3）[2]。
- 对于整个面颈部，以碘伏消毒后铺无菌单。
  - 较大的术区准备范围有助于术中进行两侧对比，并且可以增加可供选择的供区。
- 准备缺损区。
  - 如果创面局部纤维化较重，则需清创直至正常组织（**图28-3A**）。较简单的方法是以一块干纱布擦拭创面以去除纤维组织及无法存活的组织。
  - 亦可使用冲洗装置（如Versajet）进行更彻底的清创。对于焦痂（如烧伤创面）可用手术刀去除。
- 使用无菌手套包装纸剪裁出与创面形状和大小相同的模片。一个简单的方法是，将无菌手套包装纸覆盖于创面上，创面的血渍会印在包装纸上。以剪刀沿血渍边缘剪裁包装纸即可形成创面模片。
- 选择合适的供区。以面颈部作为供区的皮片移植后效果更佳。
- 参照创面模片将缺损的大小和形状描记于供区（**图28-3B**）。
  - 供区局部皮下浸润注射含肾上腺素的0.25%丁哌卡因。
- 使用刀片于供区切取全层皮肤移植物。
- 供区创口两侧潜行分离后直接拉拢缝合。
- 修剪皮肤移植物。
  - 可用血管钳夹住皮片四周，将其展开置于非优势手的手指上。
  - 对于受区情况较好的病例，皮片上可保留一薄层脂肪，以达到更好的修复效果。该层脂肪可使皮片有一定活动度，并有利于在后期行脂肪移植改善面部外形。
  - 注意在修剪皮片时不要过多去除真皮而使皮片过薄，否则会导致植皮后皮片挛缩，外观不佳。
- 可使用11号刀片在皮片上切出几处裂隙状小孔。
  - 作用是在植皮术后早期排出渗液，在此期间皮片与植皮床可靠黏附非常重要。但并非所有病例都需要进行这一操作。
- 随后将皮片移植固定于创面上。
  - 沿皮片边缘各拐角处缝合打包线，以固定皮片（**图28-3C**）。
  - 皮片其余部分可使用缝线连续缝合固定。作者通常使用6–0快吸收肠线，也可以使用尼龙线缝合。
  - 使用Xeroform凡士林纱布或浸油棉球于皮片表面打包加压包扎（**图28-3D**）。

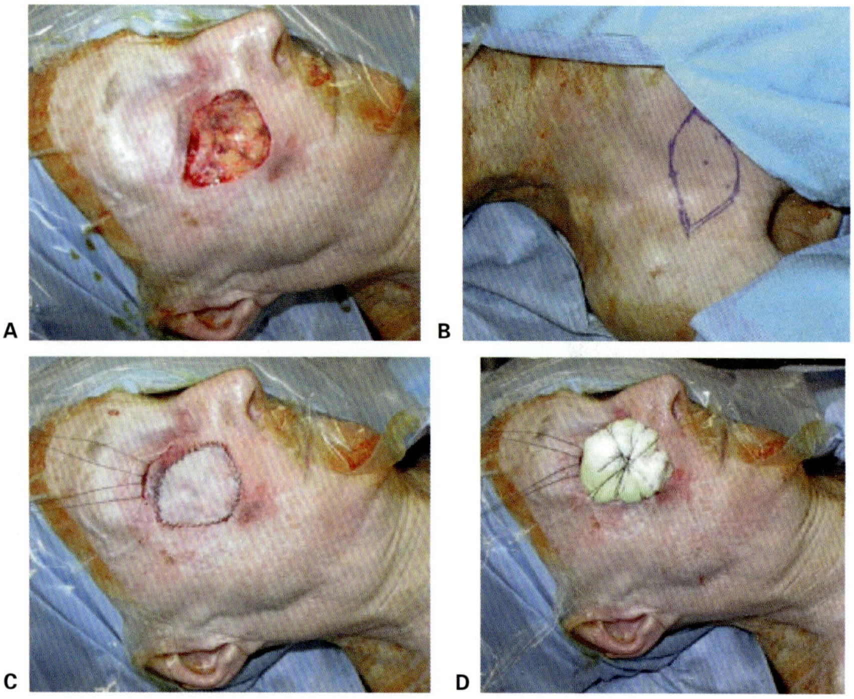

图28-3 **A.** 肿瘤切除术后颊部缺损，切缘阴性。**B.** 在锁骨下区域标记全厚皮肤移植物切取范围。**C.** 全厚皮片移植后缝合固定，并做Frost缝线辅助闭合下睑。**D.** 打包加压包扎后外观

操作步骤

刃厚皮片移植修复颊部缺损

- 刃厚皮片移植常用于全厚皮片无法获取，或者存在全厚皮片移植禁忌（如严重烧伤、供区皮量不足、合并其他禁忌证等）时。
- 面颈部消毒及铺单过程如前所述，先对缺损区创面进行彻底清创。
- 制作与创面大小和形状相同的模片，参照模片标记供区范围。
- 刃厚皮片可取自身体的任何可取皮部位。
  - 大腿取皮较为容易，因此为最常使用的供区。
  - 取自头皮的刃厚皮片在术后颜色上较为匹配。
- 供区局部皮下注射含肾上腺素的0.25%丁哌卡因液，以局部麻醉并减少出血。
- 以取皮刀切取厚度为0.30～0.35mm的皮片。
- 供区以含肾上腺素的纱布覆盖止血。
- 刃厚皮片植于面部时直接铺平植皮，无须制作成网状。网状植皮外观不佳。
  - 可用刀片在皮片上切出几处小孔，以便在植皮术后早期引流渗出的液体。
- 随后将皮片移植固定于创面上。
  - 沿皮片边缘各拐角处缝合打包线以固定皮片。
  - 皮片其余部分可使用缝线连续缝合固定。作者通常使用6-0快吸收肠线，也可以使用尼龙线缝合。
  - 使用Xeroform凡士林纱布或浸油棉球于皮片表面打包加压包扎。
- 供区以藻酸盐敷料覆盖后贴上透明贴膜状敷料（Opsite）。

要点与难点

皮片厚度	■ 面部修复时应尽量采用全厚皮片。其颜色、质地、外形和厚度等方面均优于刃厚皮片。 ■ 如果使用刃厚皮片修复创面，应避免网状植皮，否则外观不佳。
受区	■ 受区创面必须血运良好。植皮前需要去除创面局部的纤维膜及坏死组织。 ■ 受区要彻底止血，否则植皮下的出血可能影响皮片贴合而导致植皮失败。
供区	■ 取自面颈部的皮片颜色较为匹配。锁骨以下的供区则颜色匹配不佳。 ■ 取皮前须制作缺损模片，以便更为准确地切取皮片。
外观	■ 皮片移植后会呈现“补丁样”外观。这是由于供区与受区皮肤在颜色、质地及厚度方面存在差异造成的（**图28-4**）。尤其在光照后这种差别会更加明显。 ■ 选择合适的供区（尽量选择与受区颜色相近的区域）可以减轻术后“补丁样”外观（**图28-5**）。 ■ 尽量少修薄皮片（或保留薄层皮下脂肪）有助于改善远期外观（**图28-6**）。
术后护理	■ 一旦出现皮下积液，必须尽早以针头或尖刀挑破后排出。 ■ 感染可导致植皮坏死，需要早期干预。
后期修复	■ 皮肤磨削、激光治疗、真皮脂肪移植等均有助于改善修复后外观。

术后注意事项

- 植皮及打包区保持干燥，并避免外伤。
- 术后5～8天拆除加压打包。
  - 如果发现植皮区下有积液，以针头或尖刀挑破后排出积液。
  - 植皮区表面涂一薄层凡士林（Vaseline），每日2次，共应用3周。
- 全厚皮片供区：24h后可进行换药。
- 刃厚皮片供区：如果使用藻酸盐敷料，术后24～48h可予以更换。否则可于受区拆除加压打包时一并更换敷料。

治疗效果

- 皮肤磨削术可改善远期外观[3]。
  - 该治疗可于术后数月植皮完全愈合后开始，可改善术区不平整的外观。
- 植皮区域较大或患者有瘢痕增生倾向时，术后可使

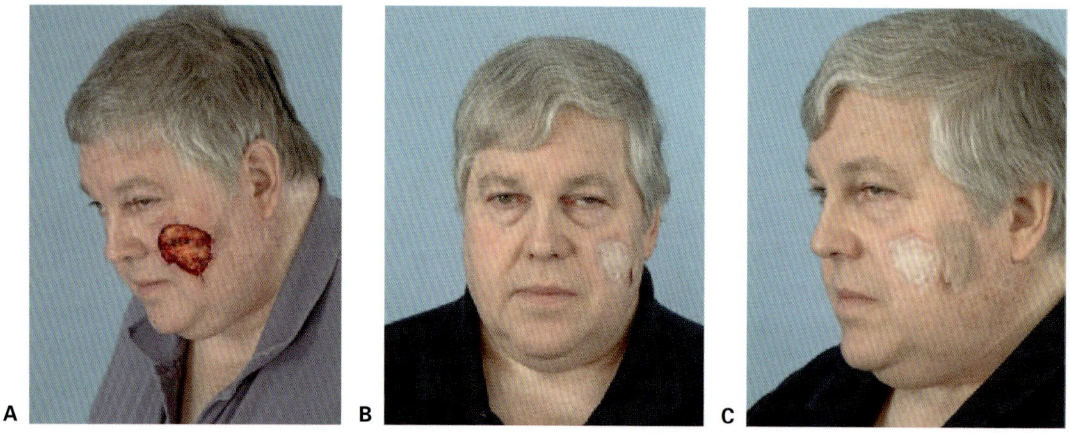

图28-4 **A.** 患者较为肥胖，伴有较多并发症，颊部缺损面积较大，因此采用刃厚皮片移植修复颊部缺损。**B.** 术后1年外观。**C.** 图中可见皮片逐渐收缩。敷料覆盖区为新取活检处

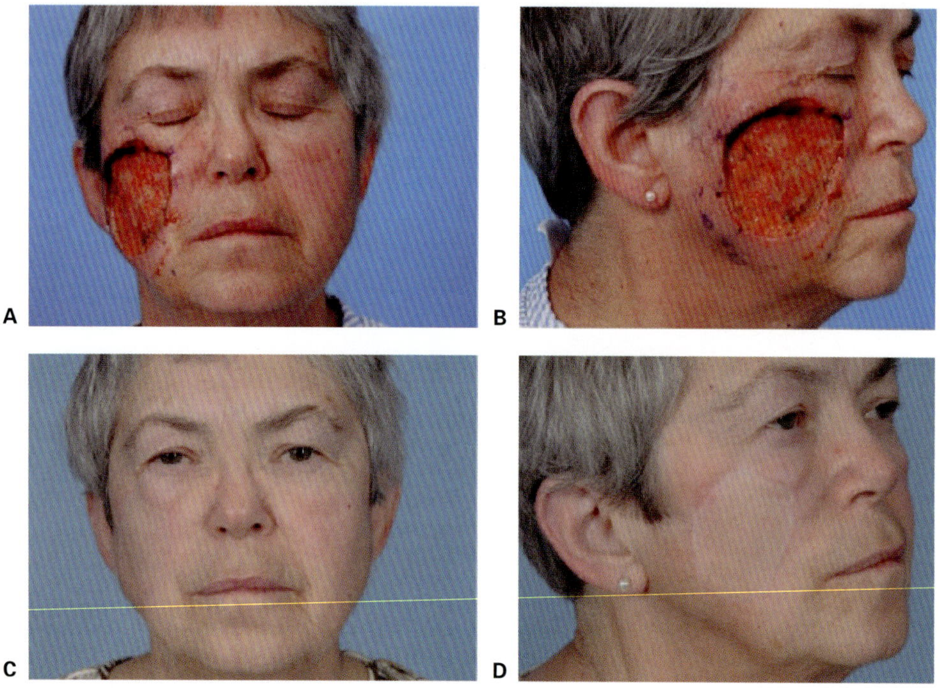

图28-5 **A、B.** 颊部缺损换药3周后肉芽组织生长良好，于颈部切取全厚皮片移植修复缺损。**C、D.** 术后面部外观良好，修复区颜色尚可接受

用面罩加压[4]。硅凝胶膜敷贴也有一定效果。

- 有证据表明，加压面罩会影响儿童面部发育，因此对于儿童患者应谨慎使用[5]。
- 激光治疗可改善面部瘢痕的外观[6]。
  - 点阵激光可改善植皮后局部的发红和增生样外观。
- 真皮脂肪移植可明显改善术后面部凹陷的外观[7]。
  - 该治疗可于术后6个月或更长时间之后进行，待皮片移植区瘢痕成熟后再进行这一治疗。
  - 真皮脂肪移植物可取自身体任何部位，通常取自已经有瘢痕的部位或下腹部。
  - 将真皮脂肪移植物置于皮片深层以改善局部外观。

并发症

- 植皮完全或部分坏死常因皮下有积液或积血或术后早期皮片移动而未贴附创面引起。
  - 植皮前创面需要彻底止血。
  - 植皮后需要打包加压，以保证皮片紧贴创面不移动。
- 植皮区及供区均可能发生感染。
  - 植皮区感染可导致皮片坏死。感染风险较高者包

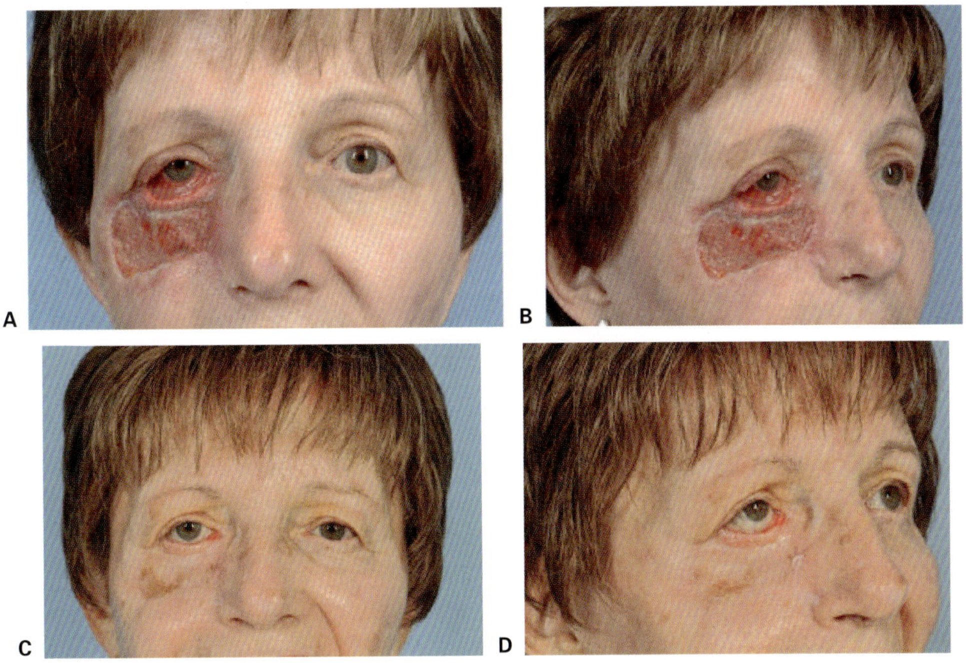

图28-6 **A、B.** 上颊部及下睑区较大缺损。先行换药治疗2.5周后使肉芽组织生长，之后于上胸部切取全厚皮片，皮肤移植物稍作修薄后修复缺损区。**C、D.** 术后外观良好，皮片无明显挛缩

括糖尿病患者、免疫功能不全者、吸烟者。

- 一旦发生感染，须尽早使用抗生素。
- 植皮区继发性挛缩可导致面部外形异常，或邻近组织牵拉变形。
  - 植皮区邻近下睑时可导致瘢痕性睑外翻。

参考文献

[1] Zide B, Longaker M. Cheek surface reconstruction: best choices according to zones. *Oper Tech Plast Reconstr Surg*. 1998;5:26.

[2] Zide BM, Swift R. How to block and tackle the face. *Plast Reconstr Surg*. *1998*;101(3):840–851.

[3] Robinson JK. Improvement of the appearance of full-thickness skin grafts with dermabrasion. *Arch Dermatol*. 1987;123(10):1340–1345.

[4] Coeugniet E, Martinot-Duquennoy V, Gottrand L, et al. Early preventive pressure therapy in extensive skin grafts on children's face, a comeback of classic methods? A retrospective study on 8 cases. *Ann Chir Plast Esthet*. 2007;52(6):561–568.

[5] Fricke NB, Omnell ML, Dutcher KD, et al. Skeletal and dental disturbances after facial burns and pressure garments. *J Burn Care Rehabil*. 1996;17(4):338–345.

[6] Sawcer D, Lee HR, Lowe NJ. Lasers and adjunctive treatments for facial scars: a review. *J Cutan Laser Ther*. 1999;1(2):77–85.

[7] Davis RE, Guida RA, Cook TA. Autologous free dermal fat graft: reconstruction of facial contour defects. *Arch Otolaryngol Head Neck Surg*. 1995;121(1):95–100.

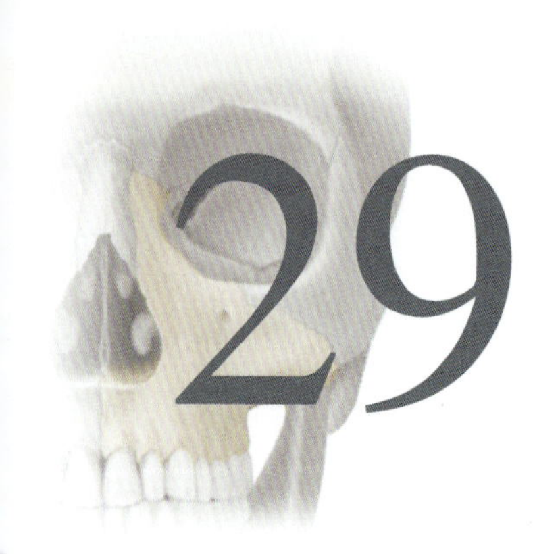

第9部分　耳廓

耳廓缺损Antia–Buch推进瓣移植修复术

Antia-Buch Flaps for Ear Reconstruction

Amir M. Ghaznavi and Brian R. Gastman

概述

- Antia–Buch推进瓣主要用于外伤或手术导致的外耳轮上1/3和中1/3缺损的修复，外耳轮缺损范围为总长度的25%～50%[1]。

相关解剖

- 耳廓由皮肤、皮下软组织、软骨支架及周围肌肉构成。
  - 耳廓的软骨结构包括耳甲、对耳轮和耳轮。
  - 耳廓周围肌肉可以分为耳内肌（起止点均位于耳部）和耳外肌（起于颅骨其他部位，止于耳部）。
- 耳内肌包括耳轮大肌、耳轮小肌、耳屏肌、对耳屏肌、横肌和斜肌。
- 耳外肌包括耳前肌、耳上肌、耳后肌。
- 耳廓的动脉供应来自耳后动脉及发自颞浅动脉的穿支。
- 耳廓的静脉通过耳后静脉回流至颈外静脉系统，也有一部分通过颞浅静脉和下颌后静脉回流。
- 耳廓的淋巴通过腮腺淋巴结、锁骨下淋巴结、乳突淋巴结和耳下颈部淋巴结回流。
- 耳廓的感觉神经来自：
  - 耳大神经（C_2～C_3）
    - 耳颞神经（V_3）。
    - 枕小神经。
    - 迷走神经耳支（Arnold神经）。

病史与体格检查

- 全面询问病史，并对头颈部进行详细的体格检查，以明确耳廓缺损的具体位置（上1/3、中1/3还是下1/3），以及是否有软骨缺损。
- 检查头颈部是否有淋巴结转移及其他继发性病变，应特别注意腮腺淋巴结和颈部淋巴结。
- 评估并处理可能影响术后伤口愈合和增加出血风险的并发症。

影像学检查

- Antia–Buch推进瓣本身不需要进行影像学检查，但在确定头颈部是否存在恶性病变转移灶时需要进行相应的影像学检查。

非手术治疗

- 软骨与软骨膜完好的单纯耳轮缘皮肤缺损可以自行二期愈合，也可进行全厚皮片移植修复。
- 在软骨完好的情况下，全厚皮片移植可以取得良好的修复效果。但是在包含软骨全层缺损的复杂情况下，自行二期愈合或皮片移植会导致耳廓的外形异常，因此需要采用更为复杂的方法进行修复。

手术过程

术前设计

- 最好在消毒前标记好耳廓的轮廓。
- 对于耳廓缺损体积较大的患者，在术前应向其告知，为了达到两侧耳廓对称的目的，后期有可能需要通过楔形切除和（或）后移等方式将健侧耳廓缩小。

体位

- 患者取仰卧位，充分显露耳廓及发际线。
- 将手术床旋转180°，使整个头部和颈部区域不受遮挡。

- 如果拟进行对侧耳廓的手术或计划术中对比评估双侧耳廓的对称性，则应将对侧耳廓同样充分显露。

手术方式

- Antia-Buch推进瓣重建耳廓有几种手术方式，包括针对“经典的”仅涉及耳轮且缺损小于耳轮总长度25%的手术方式、针对更长缺损的手术方式，以及缺损涉及耳轮、舟状窝、对耳轮的手术方式。

- 大多数医生会预防性使用抗生素，尤其是在软骨或软骨膜缺失时。
- 氟喹诺酮类药物具有良好的软骨穿透性，并且可以杀灭导致耳廓感染的常见微生物（包括铜绿假单胞菌）。
- 术后通常无须长期使用抗生素，除非伤口污染严重或患者术后感染的风险较大。

操作步骤

“经典”单纯耳轮缺损的修复[1]

- 在耳廓上标记出病变的位置和拟切除的范围（**图29-1A**）。
- 经耳轮沟切口切除病损部位，并将耳轮软骨从舟状窝上分离（**图29-1B**）。
- 延伸耳轮沟切口（向下方、上方或同时），切开前方皮肤和软骨，避免损伤耳后皮肤。
- 将耳后皮肤在软骨膜浅层剥离至颅耳沟水平，形成以耳后皮肤为蒂的软骨皮肤复合瓣（**图29-1C**）。
- 如果缺损较小（小于10%），可仅行下方耳轮瓣推进修复，必要时可切除多余的Burow三角。
- 对于中等大小的缺损（10%~25%），上方和下方耳轮瓣均需进行推进修复，以达到无张力闭合（**图29-1D**）。

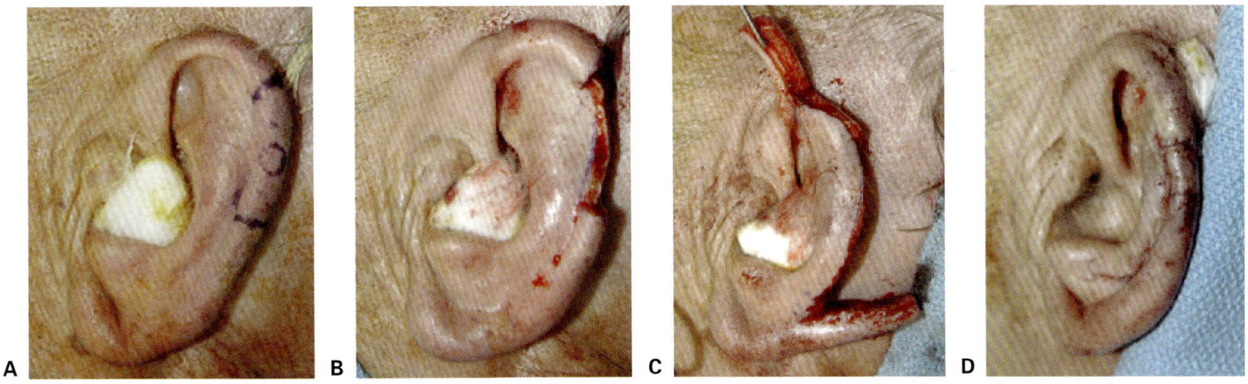

图29-1 **A.** 标记耳轮缺损。**B.** 按设计切除耳轮区皮肤和软骨。**C.** 制备上方和下方皮肤软骨复合组织瓣。**D.** 复合组织瓣推进修复缺损并闭合创口后外观

对于耳轮缺损大于25%的改良术式[1,2]

- 耳轮缺损大于25%时，需要对经典手术方式稍做调整，以达到无张力闭合。
- 按上述方法制备上方和下方皮肤软骨复合组织瓣。
- 在耳轮脚处制备V-Y推进瓣可以增加上方组织瓣的移动性，使其推进至更远的位置（**图29-2**）。
- 必要时可以楔形切除一部分舟状窝区软骨，进一步增加上方组织瓣的活动度，使其推进至更远的位置，实现创口的无张力闭合，并且避免出现杯状耳畸形。
- 另一种方法是将舟状窝上方修剪去除几毫米组织，以缩短上方瓣需要推进的距离。需要注意的是，该方法会缩短耳廓的高度。

操作步骤

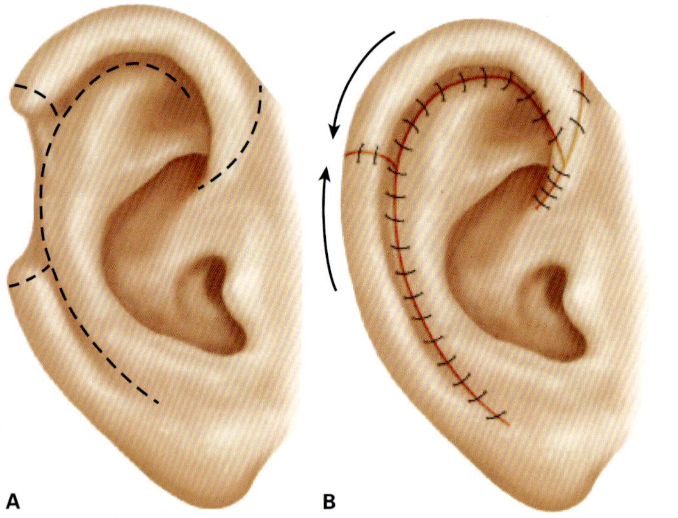

图29-2 **A.** 在耳轮脚做V形切口。**B.** 上方组织瓣推进修复缺损

对于缺损涉及耳轮和舟状窝的改良术式[3]

- 在某些病例中，肿瘤或外伤导致的缺损范围涉及耳轮和一部分舟状窝。
- 在这种情况下，可以切除耳廓前面新月形的一部分皮肤软骨复合组织，切除部分位于病损上下两侧均可（**图29-3A**）。
- 然后使用经典方式推进上方和下方皮肤软骨复合组织瓣修复缺损，必要时可辅助应用耳轮脚V-Y推进瓣（**图29-3B、C**）。

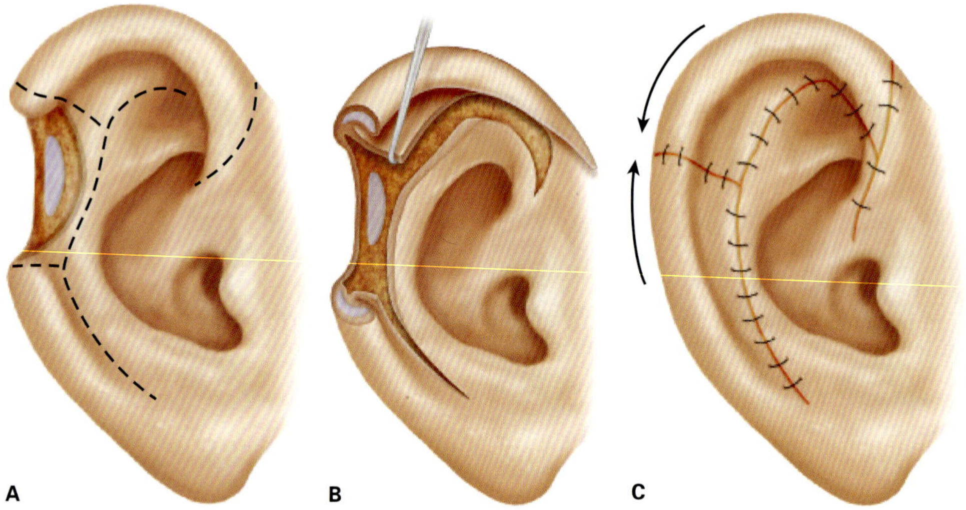

图29-3 **A.** 耳轮-舟状窝缺损。**B.** 切除耳廓前面皮肤软骨复合组织后的耳轮-舟状窝缺损。**C.** 复合组织瓣推进修复缺损

对于缺损涉及耳轮、舟状窝和对耳轮的改良术式（C）[4,5]

- 在缺损涉及耳轮、舟状窝和对耳轮时，可以采用经典Antia-Buch推进瓣的改良术式进行修复。
- 在这种情况下，需要楔形去除耳甲上极和下极前面的部分皮肤和软骨（**图29-4A**）。
- 为使上方和下方复合组织瓣无张力地进行推进，需要在耳甲区进行去皮处理（**图29-4B**）。
- 推进上方和下方皮肤软骨复合组织瓣修复缺损（**图29-4C**）。

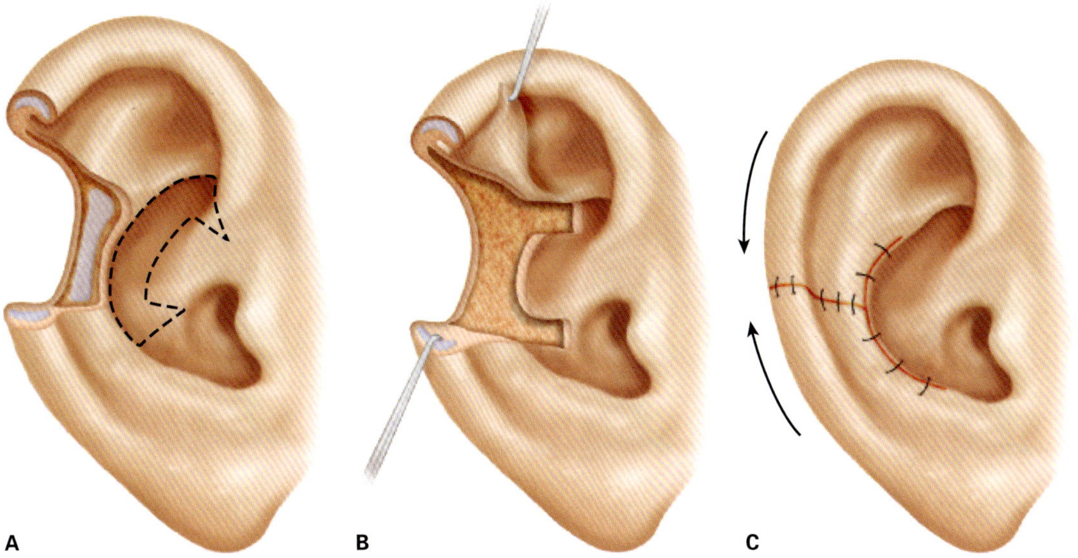

图29-4 **A.** 耳轮-舟状窝-对耳轮缺损。**B.** 耳甲区去皮和楔形切除。**C.** 上方和下方复合组织瓣推进修复缺损

要点与难点	
止血	■ 必须彻底止血。
麻醉	■ 避免在耳廓前面注射含肾上腺素的局麻液，以免发生皮肤坏死。
手术技术	■ 耳后皮瓣是皮肤软骨复合组织瓣的血供来源，因此必须注意避免损伤耳后皮瓣。 ■ 分离层次应在软骨膜浅层。

术后注意事项

- 使用非加压敷料覆盖术区，以保证局部的舒适度。
- 在去除敷料覆盖后，根据医生习惯可酌情在局部使用抗生素软膏。
- 在通常情况下术后无须预防性使用抗生素。
- 一般术后7～10天拆线。
- 应告知患者术后避免对耳廓施加压力，睡觉时避免患侧受压。
- 对于戴眼镜的患者，应建议其在伤口愈合之前不要戴眼镜，或将患侧镜架取下。
- 术后避免冰敷手术部位。

治疗效果

- Ramsey等报道了47例行Antia-Buch耳轮皮肤软骨推进瓣的患者，手术适应证为耳轮缺损，范围为25%～50%[6]。
- 未见皮肤坏死的病例。
- 两位患者发生了血肿。
- 术后达到良好的美学效果。
- Noel等回顾分析了15例行改良耳轮缘皮肤软骨推进瓣的患者[7]。
- 平均缺损大小为2.5cm。
- 上方瓣如果由推进瓣改为易位瓣，就可以不必切除舟状窝。
- 未发生皮肤坏死或血肿。

并发症

- 皮肤坏死是较为罕见的并发症，但好发于吸烟者或血肿未及时治疗者。
- 如果皮肤坏死区较为清洁，一般可以采用保守方法进行治疗。也可能需要在清创之后进行植皮修复。如果皮肤和软骨坏死较为严重，则需要采用其他方式进行修复。
- 耳部血肿较为常见，如果处理不及时可能导致许多问题发生。

- 血肿可能导致软骨生长/沉积（形成所谓的“菜花耳畸形”），如果治疗不及时，后期处理较为困难。
- 大的血肿可能导致皮肤和软骨坏死、感染。治疗血肿时可以使用针头引流，或者更为常见的做法是再次切开。很少需要放置引流管。
- 感染较为少见，且大多数感染对于口服抗生素反应良好。对于严重的病例可能需要静脉应用抗生素，并有可能需要进行切开引流。
- 长期水肿并不常见，但是一旦发生，处理较为困难。尽管其病因尚不明确，但是很可能与淋巴回流受损相关。
- 淋巴按摩与加压包扎可能有效。
- 需排除癌症复发和其他导致肿胀的原因。

参考文献

[1] Antia NH, Buch VI. Chondrocutaneous advancement flap for the marginal defect of the ear. *Plast Reconstr Surg*. 1967;39:472–477.

[2] Brent B. The acquired auricular deformity: a systematic approach to its analysis and reconstruction. *Plast Reconstr Surg*. 1977;59:475–485.

[3] Low DW. Modified chondrocutaneous advancement flap for ear reconstruction. *Plast Reconstr Surg*. 1998;102;174–177.

[4] Bialostocki A, Tan ST. Modified Antia–Buch repair for full–thickness upper pole auricular defects. *Plast Reconstr Surg*. 1999;103(5);1476–1479.

[5] Fata JJ. Composite chondrocutaneous advancement flap: a technique for the reconstruction of marginal defects of the ear. *Plast Reconstr Surg*. 1997;99:1172–1175.

[6] Ramsey ML, Marks VJ, Klingensmith MR. The chondrocutaneous helical rim advancement flap of Antia and Buch. *Dermatol Surg*. 1995;21:970–974.

[7] Noel W, Leyder P, Quilichini J. Modified Antia–Buch flap for the reconstruction of helical rim defects. *J Plast Reconstr Aesthet Surg*. 2014;67:1659–1662.

耳廓缺损耳后皮瓣移植修复术

Postauricular Flap for Ear Reconstruction

Matthew M. Hanasono

概述

- 对于创伤或肿瘤切除导致的耳廓缺损，修复重建的目标是恢复耳廓的解剖结构和自然特征，并尽可能与对侧耳廓保持协调和对称。
- 耳后皮瓣移植适用于耳廓上1/3和中1/3边缘处较大面积缺损的修复，通常与软骨移植联合应用。这些缺损因范围较大，无法采用楔形切除或Antia–Buch皮肤软骨复合组织推进瓣进行修复[1]。
- 耳后皮瓣又称为Dieffenbach皮瓣，英文为Postauricular flap或Retroauricular flap。
- 蒂部位于下方的耳后皮瓣也可用于耳垂重建。

相关解剖

- 耳廓的外侧曲线由其外缘或耳轮形成，在耳轮根处起源于面部。
  - 耳轮内侧是与之呈同心圆样排列的对耳轮，在耳廓上1/3水平分为上脚和下脚，两脚之间为三角窝。
  - 舟状窝是耳轮和对耳轮之间的舟状凹陷区。
  - 耳甲位于对耳轮内侧，是通往外耳道的结构。
  - 耳屏是外耳道的前界。
  - 耳垂位于耳廓的下1/3，其中没有软骨，英文为Lobule或Ear lobe（**图30–1A**）。
- 耳廓的血供来自耳后动脉和颞浅动脉。
- 耳后动脉走行于耳廓软骨和颞骨乳突之间的沟中。
  - 该血管供应耳廓后部皮肤和肌肉，并在三角窝、耳甲艇、耳甲腔、耳轮根部和耳垂区域发出穿支，穿过耳廓软骨，供应耳廓前部皮肤（**图30–1B**）[2,3]。
  - 耳后动脉经耳上动脉与颞浅动脉吻合。
- 耳廓的静脉通过耳后静脉回流至颈外静脉系统，并

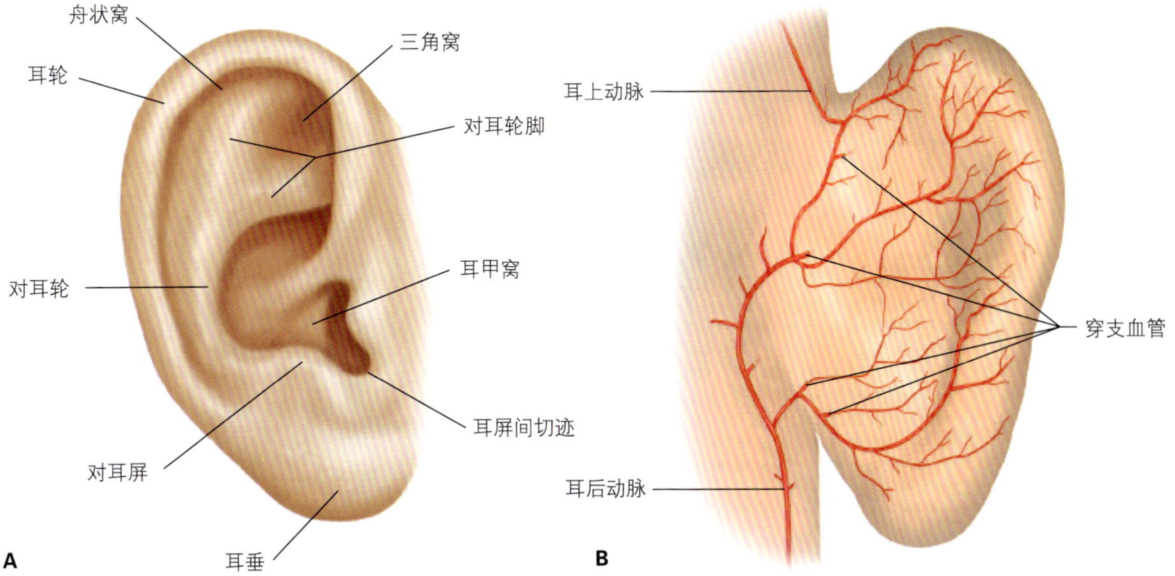

图30–1 **A.** 耳廓表面解剖。**B.** 耳后动脉解剖（右耳）。耳后动脉为耳后皮瓣供血，该动脉通过耳上动脉与颞浅动脉相交通

可以通过颞浅静脉和下颌后静脉回流。

- 丰富的血管交通网络是耳后皮瓣的基础。

病史与体格检查

- 术前应仔细询问病史并进行详细的体格检查，注意一些重要的并发症，了解吸烟史、耳部手术史及耳后瘢痕增生情况，询问是否正在服用可能增加出血倾向的药物。
- 对佩戴眼镜的患者在术前告知有关术后注意事项与切口保护的知识。
  - 在切口愈合之前，应将手术侧眼镜支架摘掉，待切口愈合后再重新装回。
- 在修复肿瘤切除引起的缺损之前，应确保边界处肿瘤切除干净，或采用Mohs法进行肿瘤切除。

影像学检查

- 对于侵袭性皮肤恶性肿瘤患者，需要进行影像学检查，以确定肿瘤分期，并排除肿瘤转移。

手术过程

- 在应用耳后皮瓣修复耳廓缺损时，蒂部可以位于耳后区上部、中部或下部，以及乳突区[2]。
- 耳后皮瓣最早由Dieffenbach提出，通过分期手术重建耳廓边缘的软组织结构，结合软骨移植物支撑形成耳轮（**图30–2**）。

术前设计

- 术前应详细评估缺损的范围。
  - 对于耳廓外缘缺损范围为1/4～1/3的患者，建议优先选择耳后皮瓣，而不是楔形切除后直接缝合。
  - 应将缺损体积与耳后可以应用的皮肤体积进行比对。
- 在缺损修复之前，须通过病理检查确认切缘阴性。
  - 对于黑色素瘤和鳞状细胞癌患者，确认前哨淋巴结阴性也非常重要。
- 如果患者正在服用抗凝药物，最好在术前停用，以免增加血肿发生的风险。
  - 如果不能停用抗凝药物，应告知患者并使其理解，术后出血和发生血肿的风险会有所增加。

体位

- 术中合适的体位可以使术者获得最好的视野与操作空间，对于手术成功至关重要。
- 患者取仰卧位，手术床可以旋转180°以显露双侧

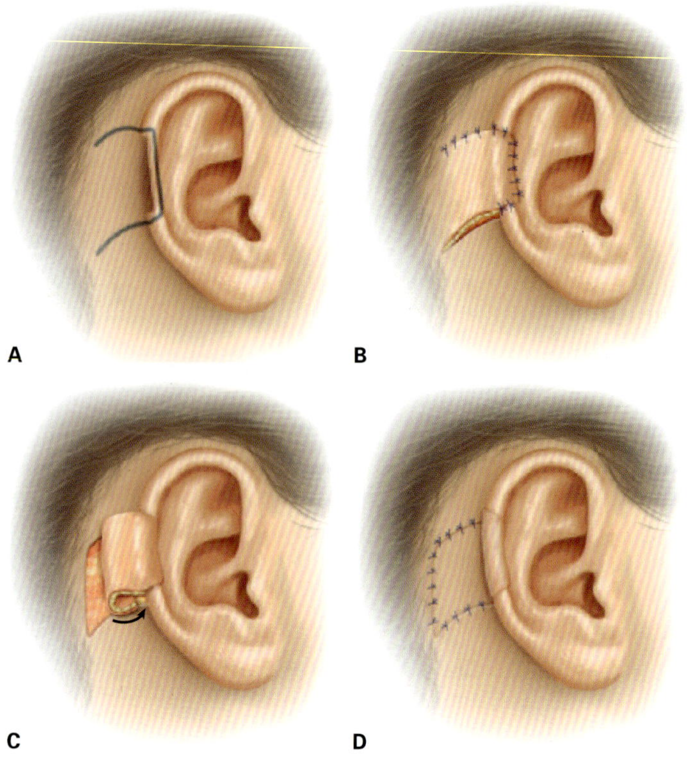

图30–2 Dieffenbach最初提出的耳后皮瓣修复耳廓边缘缺损的手术方法。分离并掀起耳后皮瓣（**A**），然后将其从耳后转移至耳前（**B**）。为了保持耳廓的形状并形成轮廓清晰的耳轮结构，建议进行软骨移植。在Dieffenbach最初关于手术方法的介绍中未提及软骨移植。二期手术时，皮瓣断蒂（**C**），供区植皮修复（**D**）

耳廓。

- 对整个头部进行消毒、铺巾，以便于显露双侧耳廓。
- 尽管有文献报道，局部麻醉液中添加肾上腺素有可能增加耳部缺血的风险，但是这种局麻方法在临床上较为常用。

操作步骤

耳后皮瓣移植修复耳廓边缘缺损

一期手术

- 耳后皮瓣可用于修复包括耳轮在内的耳廓边缘缺损，手术分两期进行（**图30-3A**）。
- 在一期手术时，将耳后皮瓣分离、掀起后，向前水平拉至耳前（**图30-3B**）。
  - 皮瓣应包含皮下脂肪，但不包含骨膜。
  - 虽然Butler等介绍过一种带有毛发的扩展型耳后推进皮瓣[4]，但是大多数耳后皮瓣的蒂部均位于乳突区，并且应尽量不切断耳后动脉。
- Dieffenbach最初介绍的手术方式只包含皮瓣移植，但是最好同期行软骨移植，目的是使耳轮的轮廓更清晰，并防止皮瓣愈合后发生收缩，使耳轮外形出现塌陷。
  - 对侧耳甲窝处软骨具有自然的弧度，是良好的软骨移植物供区。
  - 切取软骨时可以在耳后做切口（**图30-3C**），也可以在耳前对耳轮皱褶内侧做切口。
- 耳后皮瓣的远端用于修复耳廓缺损的前表面（**图30-3D、E**）。
  - 在耳轮边缘处采用褥式缝合，通过使皮肤外翻来避免形成切迹样凹痕。
  - 皮瓣会把耳廓向后固定在乳突区。

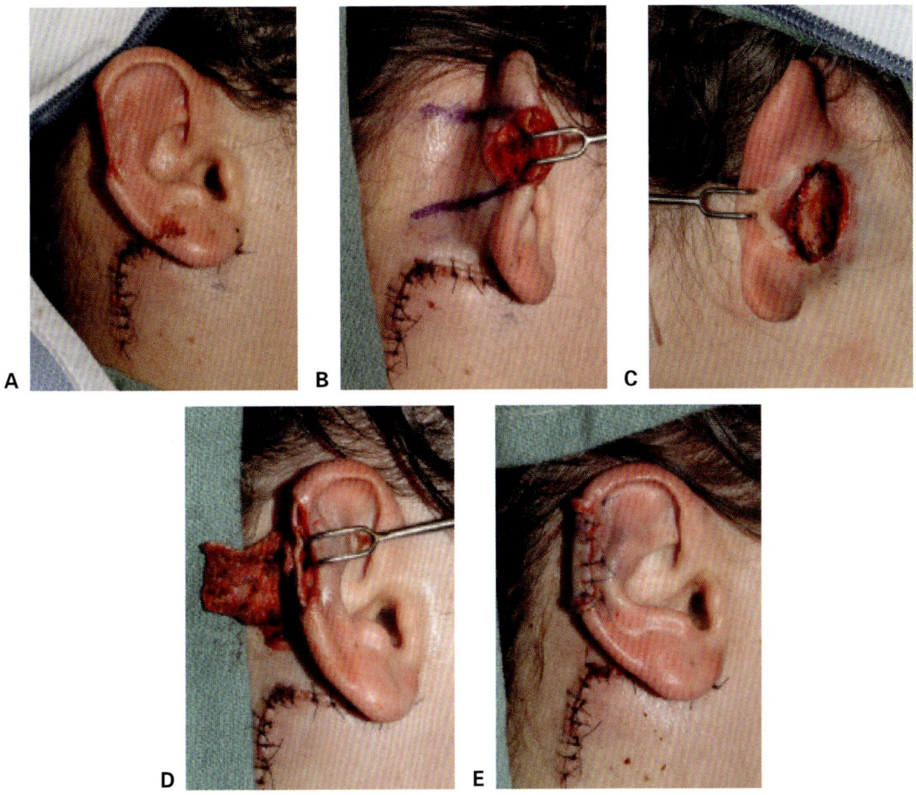

图30-3 **A.** 位于中1/3处的耳轮缺损。下方为前哨淋巴结活检术后已缝合的切口。**B.** 设计耳后皮瓣，其长度达到颅耳沟，但不切断耳后动脉。**C.** 切取对侧耳甲软骨，用以支撑耳轮。可以采用耳前入路或耳后入路切取软骨，此病例中使用了耳后入路。**D.** 使用不可吸收或长效可吸收缝线固定耳甲软骨移植物。掀起耳后皮瓣，分离层面为耳廓区软骨膜浅层和乳突区骨膜浅层。**E.** 完成皮瓣移植。耳缘处皮瓣缝合时需要使皮肤外翻，以防止在耳轮缘处形成切迹样凹痕

操作步骤

二期手术

- 一期手术后4～6周，受区血管长入皮瓣中，即可进行皮瓣断蒂。
- 断蒂后耳廓即可抬起，将皮瓣向后翻折后覆盖耳廓后表面，完成缺损的修复。
- 乳突供区骨膜完好，行全厚皮片移植修复，打包固定5天（**图30-4A**）。
- **图30-4B**为修复完成后的效果。
- 对于缺损涉及部分耳垂的耳廓下1/3缺损，可以采用蒂部位置更低的耳后皮瓣进行修复（**图30-5**）。

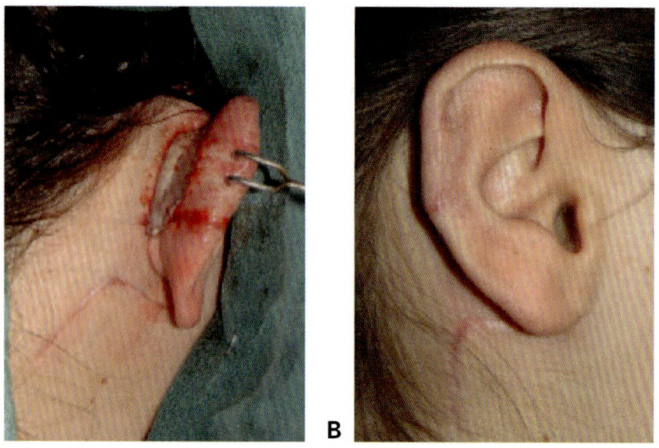

图30-4 **A.** 一期手术后4～6周进行二期手术，切断皮瓣蒂部，将皮瓣近端翻折至耳后区。在乳突区骨膜上行全厚皮片移植，并打包固定。**B.** 耳轮中1/3缺损患者行耳后皮瓣及耳甲软骨移植修复后的效果

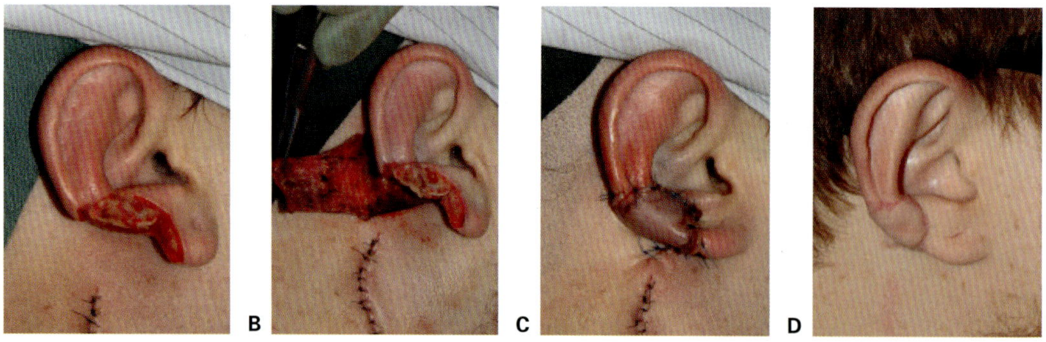

图30-5 **A.**手术切除之后耳廓边缘下1/3缺损，耳软骨无缺损。**B.** 掀起耳后皮瓣，皮瓣包括耳后区皮肤和皮下组织，供区软骨膜和骨膜保留完好。**C.** 耳后皮瓣移植完成。**D.** 耳廓下1/3缺损修复后的效果（修复方法为一期耳后皮瓣移植、二期断蒂和供区皮片移植）

要点与难点

术前麻醉	■ 含有肾上腺素的局部麻醉液可以用于耳后皮瓣移植手术。
手术技术	■ 需准确评估缺损情况，以确保耳后皮瓣有效修复缺损而不产生更为严重的耳廓畸形和扭曲变形。 ■ 为保证耳廓的形状不变，须行软骨移植。如果未进行软骨移植，术后早期效果良好，但是由于没有支撑结构，皮瓣会逐渐收缩，导致耳廓变形。
止血	■ 术中彻底止血对于手术成功非常重要。血肿会影响软骨成活，使深部结构变形，最终影响术后的美学效果。
术后护理	■ 避免修复侧耳廓受压或受到损伤，修复侧不可挂眼镜支架，睡觉时修复侧不可受压。

术后注意事项

- 由于缝合皮肤层使用的是不可吸收缝线，因此需要在术后7～10天拆线。
- 使用肥皂水和清水交替清洁切口区，避免局部受压或受到损伤。
- 术后避免加压包扎。
- 局部外用抗生素软膏（根据医生习惯而定）。

- 睡觉时避免侧向耳廓重建侧。
- 患者不应佩戴眼镜。
  - 如果患者无法接受隐形眼镜，而又不得不佩戴框架眼镜时，应将重建侧眼镜支架取下，以防止对修复侧耳廓造成损伤。

并发症

- 耳廓和软骨感染是严重的并发症，可能导致软骨进一步缺失和组织坏死，使缺损比原来更大。
  - 尽管并不常规推荐延长预防性抗生素的疗程，但是围术期如果选用抗生素，氟喹诺酮类药物是较好的选择。该药物具有良好的组织和软骨穿透性，并且可以消灭绿脓杆菌。
- 出血可以导致严重的耳廓和软骨变形，因此术中必须彻底止血。
- 耳轮处形成切迹样凹痕是耳廓边缘修复后常见的并发症。
  - 在术后几个月待软骨愈合良好、组织水肿消退后进行修复手术，通常可以取得较为满意的效果。

参考文献

[1] Masson JK. A simple island flap for reconstruction of concha–helix defects. *Br J Plast Surg*. 1972;25:399–403.

[2] Cordova A, D'Arpa S, Pirello R, et al. Retroauricular skin: a flaps bank for ear reconstruction. *J Plast Reconstr Aesthet Surg*. 2008;61: 544–551.

[3] Yotsuyanagi T, Watanabe Y, Yamashita K, et al. Retroauricular flap: its clinical application and safety. *Br J Plast Surg*. 2001;54:12–19.

[4] Butler CE. Extended retroauricular advancement flap reconstruction of a full–thickness auricular defect including posteromedial and retroauricular skin. *Ann Plast Surg*. 2002;49(3):317–321.

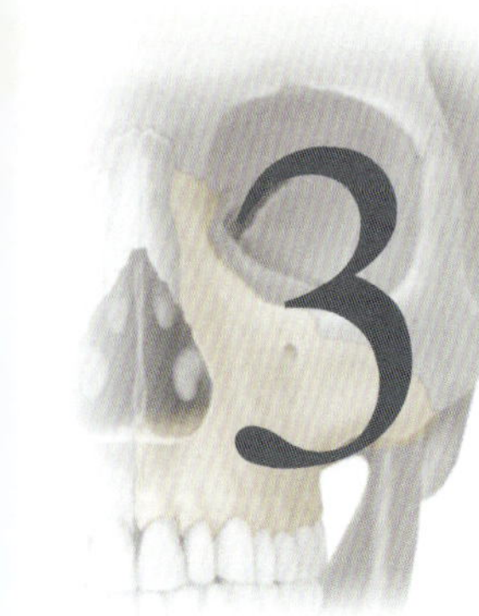

31 耳垂再造术

Reconstruction of the Ear Lobe

Matthew M. Hanasono

概述

- 创伤或皮肤恶性肿瘤切除后可能导致耳垂缺损。
- 因皮肤癌切除造成的耳垂缺损，最易于修复的类型是耳垂横断术后缺损。该手术可以沿曲线进行以接近耳垂下缘的弧度。大多数手术会导致耳垂体积的缩小或高度的下降（下垂）。
- 由于耳垂所具有的特征性突起是由纤维脂肪组织而非软骨形成的，因此耳垂再造具有一定的难度。
- 文献中介绍了许多用于耳垂再造的方法[1-8]。
  - 大多数再造方法均需要行多期手术。

相关解剖

- 耳垂（Ear lobes或Ear lobules）位于耳廓下1/3。由蜂窝组织和纤维脂肪组织组成，无软骨结构。
- 耳垂通常长约2cm，可以不同角度附着在脸颊上，其外观受遗传因素影响。
- 耳垂大致与鼻翼位置平齐，并通常位于眼部与颏部垂直向距离的中点位置。

病史与体格检查

- 在进行任何手术前，均应详细地询问病史，并进行全面的体格检查，重点关注严重的并发症。需要特别注意吸烟史、手术史，以及可能影响耳前和耳后皮瓣设计的瘢痕情况。
- 应评估耳前和耳后皮肤松弛程度，以便于决定设计单个折叠皮瓣或是两个反向皮瓣。
  - 对于年轻患者或曾行面部除皱术的患者，可能没有足够松弛的耳前皮肤用于设计皮瓣，无法一期关闭耳前皮瓣供区。前哨淋巴结活检和颈部淋巴结清扫所进行的切口也会影响一些局部皮瓣的设计和应用。

影像学检查

- 已经接受皮肤恶性肿瘤切除术的患者，如黑色素瘤和鳞状细胞癌患者，可能需要进行影像学检查，目的是确定临床分期，并排除肿瘤转移。

手术过程

- 文献中介绍了许多耳垂再造的方法，这些方法均基于单个或成对的局部皮瓣。
- 根据耳前和耳后组织的移动性，可以使用单个折叠皮瓣或两个反向皮瓣进行耳垂再造。
  - 单个皮瓣常是折叠使用，可以设计成双叶皮瓣。
- 采用蒂在前的横向折叠瓣称为“Gavello法耳垂再造术”[3]。
  - 该手术的优点是通常可一期完成手术，可以辅助应用软骨移植物以提供支撑并防止挛缩，一般可以通过植皮关闭供区。
  - 该手术的缺点是皮瓣较长，供区瘢痕较为明显（**图31-1A**）。
- 耳前或耳后折叠皮瓣通常需要应用薄的软骨移植物，以维持耳垂高度（**图31-1B**）。
- 采用耳前和耳后皮瓣进行双皮瓣耳垂再造通常不需要应用软骨移植物（**图31-1C、D**）[6]。
- 作者首选的技术是使用耳前和耳后反向双皮瓣进行耳垂重建。

术前设计

- 在耳垂再造之前应进行病理学检查，以确认切缘无癌细胞残留。对于黑色素瘤，须确认前哨淋巴结呈阴性。

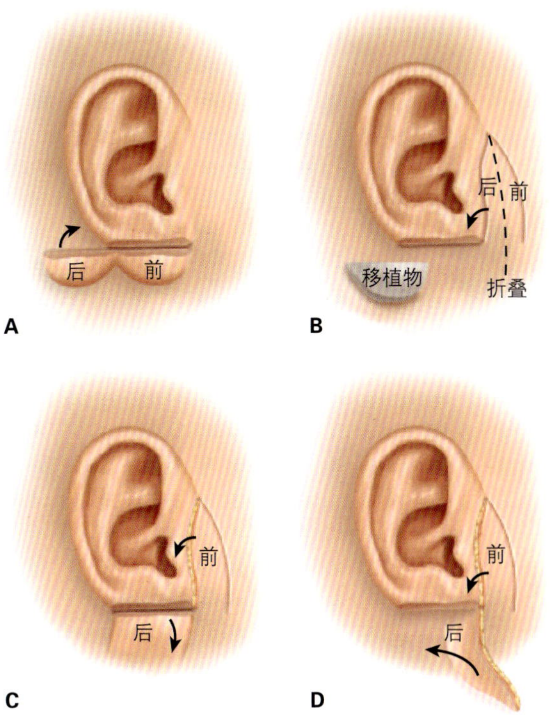

图31-1 采用局部皮瓣进行耳垂再造的一些方法。**A.** 最初由Gavello提出的横向双叶瓣。**B.** 蒂在下的耳前皮瓣，修复时沿纵向进行折叠。采用此方法需要辅助应用软骨移植物，以维持耳垂的高度。**C.** 反向双皮瓣耳垂再造。耳后皮瓣移植后作为耳垂的后表面，耳前皮瓣作为耳垂的前表面。通常不需要软骨移植物。二期手术时在耳后皮瓣基底部将其断开，使其从耳后（乳突）区释放耳垂，供区二期行皮片移植。**D.** 双对偶皮瓣法技术。其中蒂在上的耳后（耳廓下）皮瓣作为耳垂的后表面，耳前皮瓣作为前表面。供区可直接关闭，一般无须二期手术，必要时可采用二期手术修整耳垂的前部附着处

- 术前应评估耳垂缺损的程度。耳垂部分缺损可以采用单个皮瓣进行再造，并且可能无须辅助应用软骨移植物以维持耳垂高度。
- 如果在术后需要佩戴耳环，并且术中使用了软骨移植物，则医生需要在软骨移植物上打孔。
- 如果再造耳垂的高度与对侧耳垂不匹配，可以将对侧耳垂部分切除，或将其后方皮肤进行横向楔形切除以降低其高度。
- 对于需要软骨移植物的单个耳垂再造，可以采用鼻中隔软骨或耳甲软骨。

体位

- 患者取仰卧位，双耳廓区均应进行消毒和铺巾，并充分显露耳廓区。
- 如果需要切除鼻中隔软骨，则应对鼻部进行消毒和铺巾，并充分显露。
- 虽然有学者认为，局麻药中加入肾上腺素有可能导致耳廓局部缺血，但是在临床实践中，含肾上腺素的局麻药仍然较为常用。在切取鼻中隔软骨时，先将浸有4%可卡因的纱条置于鼻中隔黏膜处，之后在软骨膜下平面注射含肾上腺素的局麻药。

操作步骤

耳前和耳后对偶皮瓣

一期手术

- 虽然有关于蒂在上向耳下颈部延伸的耳后皮瓣的报道，但是采用蒂在下的耳后皮瓣重建耳垂后表面更为可靠（**图31-2A**）。
  - 将皮瓣从颞骨的乳突上掀起，保留骨膜。
- 同时设计蒂在下的耳前皮瓣（**图31-2B**）。
  - 该皮瓣宽度应与拟再造耳垂的高度一致。
  - 略矫枉过正，术后皮瓣会轻微挛缩，尽量将瘢痕隐藏在后方。
  - 皮瓣应包括皮下脂肪组织，并在腮腺筋膜上方掀起皮瓣。
- 两个皮瓣应彼此相对设计。
- 采用对偶皮瓣再造耳垂时，无须使用软骨移植物防止挛缩，软骨移植物会使耳垂出现不自然的僵硬和臃肿。
  - 一期术后耳后皮瓣仍然与乳突区皮肤相连，因此再造耳垂向后与颞部相连，需要行二期断蒂修复。

操作步骤

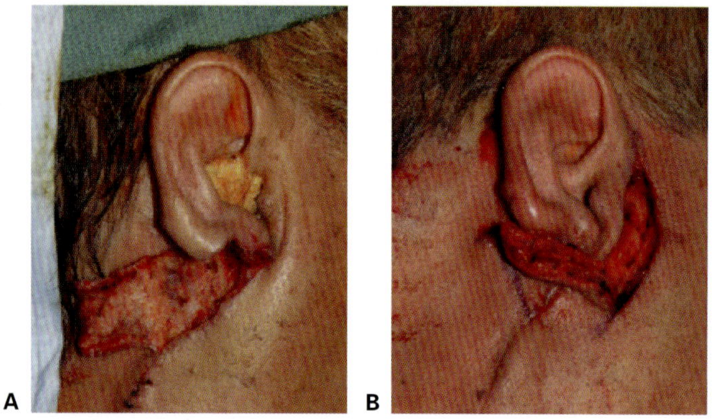

图31-2 **A.** 对偶耳前和耳后皮瓣重建右耳垂缺损。掀起耳后皮瓣，保留乳突骨膜。**B.** 掀起耳前皮瓣，保持腮腺筋膜完整。该皮瓣宽度应与拟再造耳垂的高度一致

二期手术

- 在二期手术中，将耳后皮瓣断蒂，使再造耳垂与乳突区分离（**图31-3A**）。
- 耳后供区植皮覆盖。
- 必要时修整耳前皮瓣的蒂部。
- 术后效果见**图31-3B**。

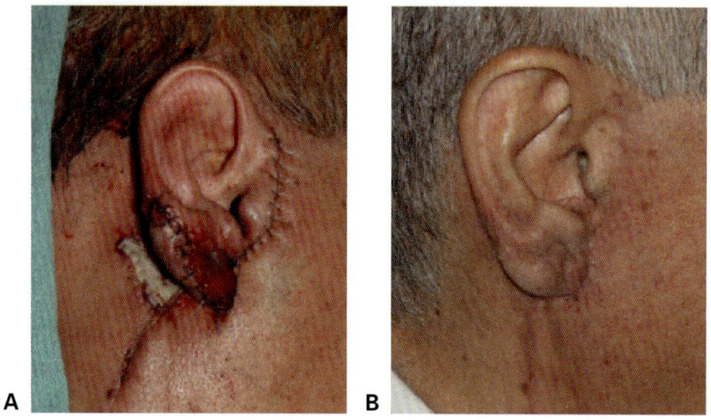

图31-3 **A.** 耳前和耳后皮瓣已缝合。在行二期手术时耳后皮瓣断蒂，松解皮瓣近端，修整皮瓣外观。供区全厚植皮修复。**B.** 术后外观显示，耳垂高度和外形满意

要点与难点

术前准备	■ 在耳垂再造手术中，局部麻药中加入肾上腺素并非禁忌，加入肾上腺素后可以减少电凝的使用。
手术技术	■ 皮瓣的选择取决于耳前和耳后皮肤的松弛度。 ■ 单个纵向皮瓣转移后经常由于挛缩而不能维持足够的高度（下垂度），因此皮瓣必须保证足够的宽度，并且可以通过使用软骨移植物以保持耳垂的形状。 ■ 使用对偶皮瓣时即使未使用软骨移植物，也不易发生皮瓣挛缩。 ■ 如果再造的耳垂与对侧不匹配或不能匹配，则可考虑缩短对侧耳垂。 ■ 不使用单个纵向皮瓣转移法或采用前侧和后侧对偶皮瓣，可以避免耳垂高度的降低（**图31-4**）。 　■ 也可以采用单个纵向皮瓣转移法联合非解剖性软骨移植物植入的方法来避免耳垂高度的降低。
术后护理	■ 避免对重建的耳垂施加压力或造成创伤，包括戴眼镜和向患侧侧卧。

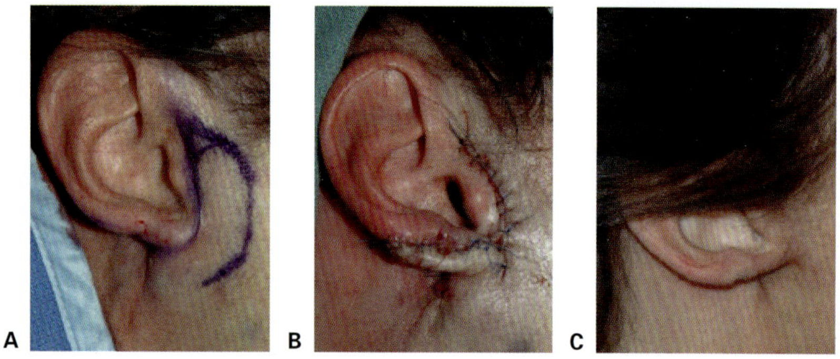

图31-4 **A.** 单个纵向皮瓣转移法再造耳垂。**B.** 虽然术后早期耳垂外观良好，但是由于未植入软骨移植物，皮瓣发生了挛缩。**C.** 术后长期外观显示，耳垂高度明显丧失

术后注意事项

- 皮肤缝合采用不可吸收缝线，一般术后7～10天拆线。
  - 及时清洗切口，避免耳垂受压或受到损伤。
  - 术后不建议加压包扎，以避免影响皮瓣的血供。
- 避免向患侧侧卧。

并发症

- 如果缝合时张力过大，则存在切口裂开的风险。
  - 在术后恢复早期，避免耳廓创伤或移位，以避免切口区产生过大的张力。
- 为了减少部分或全部皮瓣坏死的风险，需要注意保持皮瓣的厚度，最大限度地保留血供，并避免在张力下进行缝合。
  - 必要时拆除过紧的缝线，之后有可能需要进行二次手术，或者伤口有可能发生延迟愈合。
  - 医用水蛭可用于治疗皮瓣静脉瘀血。

参考文献

[1] Brent B. Earlobe reconstruction with an auriculomastoid flap. *Plast Reconstr Surg*. 1976;57:389.
[2] Clevens RA, Baker SR. Plastic and reconstructive surgery of the earlobe. *Facial Plast Surg*. 1995;11:301–309.
[3] Emiroglu M, Al–Saedi M. Gavello’s procedure: an old earlobe reconstruction method, revisited and touched up. Aesthetic Plast Surg. 2001;25:187–188.
[4] Okada E, Maruyama Y. A simple method for ear lobe reconstruction. *Plast Reconstr Surg*. 1998;101:162–166.
[5] Sclafani AP, Mashkevich G. Aesthetic reconstruction of the auricle. *Facial Plast Surg Clin North Am*. 2006;14(2):103–116.
[6] Sleilati F. Immediate ear lobe reconstruction with double–crossed skin flaps. *J Plast Reconstr Aesthet Surg*. 2006;59:1003–1005.
[7] Van Geertruyden JP. Earlobe reconstruction with a reverse–flow chondrocutaneous flap. *Br J Plast Surg*. 2002;55(3):253–255.
[8] Yotsuyanagi T, Yamashita K, Sawada Y. Reconstruction of congenital and acquired earlobe deformity. *Clin Plast Surg*. 2002;29(2):249–255.

32

耳廓部分缺损楔形切除修复术

Wedge Reconstruction of Partial Auriculectomy Defects

Edward I. Chang and Matthew M. Hanasono

概述

- 耳廓部分缺损常见于皮肤恶性肿瘤切除术后，也可能由创伤造成。
- 楔形切除修复术适用于位于耳廓上2/3且面积小于1/3的缺损。
- 对于这种缺损的修复旨在恢复耳廓的自然解剖标志和结构，理想的修复效果是与对侧耳廓保持平衡和对称[1–3]。

相关解剖

- 耳廓是面部美学平衡和听觉功能的重要组成部分。耳廓将声音汇集到外耳道中，并且可以选择性地放大人类语音频率范围内的声音。
- 耳的解剖学标志由软骨支架决定，在楔形切除修复时应尽可能恢复软骨支架的轮廓。
- 耳廓的外缘称为耳轮，构成了外耳的轮廓，耳轮的根部起于面部（**图32–1**）。
  - 对耳轮是与耳轮同心的结构，其在耳廓上1/3处分成两个独立的“脚”，两脚之间形成三角窝。
  - 舟状窝是耳轮和对耳轮之间的沟窝状结构。
  - 耳甲位于对耳轮内侧，与外耳道相连。
  - 外耳道的前缘是耳屏。耳垂位于耳廓的下1/3，不含软骨[3–5]。
- 耳廓的理想比例随年龄和性别而有所不同。
  - 耳廓的长度约为宽度的2倍，通常突出头部1.5～2cm[4]。
  - 耳廓通常位于中面部，其最上部通常位于眉部水平，或与眶上缘齐平。
  - 耳垂通常位于鼻翼水平，并且处于眼部与颏部之间的中间位置。

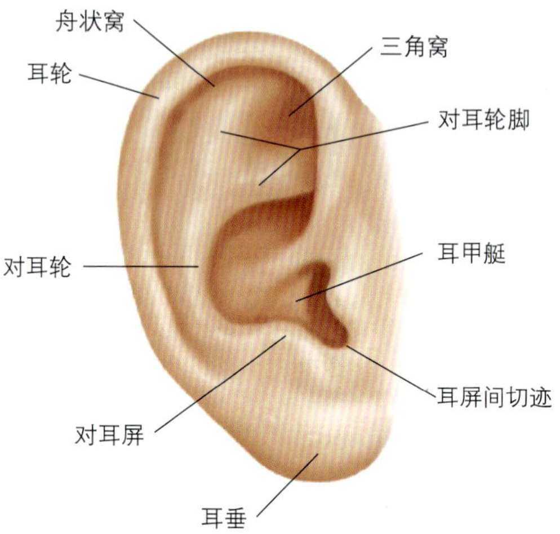

图32–1 耳廓的解剖。在楔形切除修复时需要对耳廓的解剖学标志进行良好的重建

病史与体格检查

- 在任何手术之前都应该详细询问病史，并进行细致的体格检查，密切关注重要的并发症、吸烟史、既往手术史，需要观察是否有影响楔形切除区域手术设计的瘢痕，并了解可能引起出血倾向的用药史。
- 对于佩戴眼镜的患者告知术后伤口护理要点和保护切口的注意事项。
  - 需要去除重建侧眼镜的支架，直到切口完全愈合。
- 肿瘤切除术后缺损在修复前应该明确切缘阴性或已经行Mohs手术。

影像学检查

- 接受皮肤恶性肿瘤（如黑色素瘤和鳞状细胞癌）切除术的患者，可能需要进行影像学检查，以进行肿瘤分期，排除肿瘤转移。

手术过程

- 应用楔形切除法进行耳廓重建术后两侧耳廓可能出

现不对称[6,7]。

- 与正常侧耳廓相比，修复后的耳廓较小，并且突度略大。
- 在使用该技术进行修复之前，应该就术后预期的效果与患者进行充分沟通。

- 在修复创伤性缺损前，必须彻底清除所有坏死组织。
- 磺胺米隆可穿透软骨起效，局部使用有助于预防术后软骨炎。
- 肿瘤患者切口完全愈合后，如果随访效果满意，无肿瘤复发，可以行对侧耳廓楔形切除修复，以实现两侧耳廓对称。

术前设计

- 应在修复手术之前评估缺损的程度。
  - 楔形切除技术适用于小于外耳廓周长1/3的缺损。
  - 较大的缺损采用这种方法修复后会导致明显的耳廓前突和杯状畸形。
- 完善病理学检查，在修复之前确定切缘呈阴性。在黑色素瘤和鳞状细胞癌中，确认前哨淋巴结呈阴性也很重要。
- 尽管有报道称在局部麻醉时使用肾上腺素可能诱发耳廓缺血，但是临床上仍然常规使用这种方法。

体位

- 正确的体位对于修复过程非常重要，可以更好地显露耳廓结构，便于术者操作。
- 患者取仰卧位，手术床可以旋转180°，以便对双侧耳廓进行操作。
- 对整个头部进行消毒、铺巾，显露双侧耳廓。

操作步骤

耳轮楔形切除修复术

- 测量缺失耳轮的曲线长度，用镊子使缺损两侧靠拢，观察楔形切除是否将产生不可接受的畸形、不对称或不良的美学效果。
- 标记耳轮和对耳轮的边缘，以确保这些解剖结构的精确对齐。
- 注射局麻药，等待几分钟以达到所需的止血效果。
- 标记楔形切除范围，切口延伸至耳舟和对耳轮，可以根据缺损的大小选择是否延伸至耳甲。
- 在耳廓上行全层楔形切开[8,9]。
- 先用角针和单丝缝线修复耳软骨缘。
- 耳廓上1/3和中1/3缺损楔形切除修复的临床实例见**图32-2**。

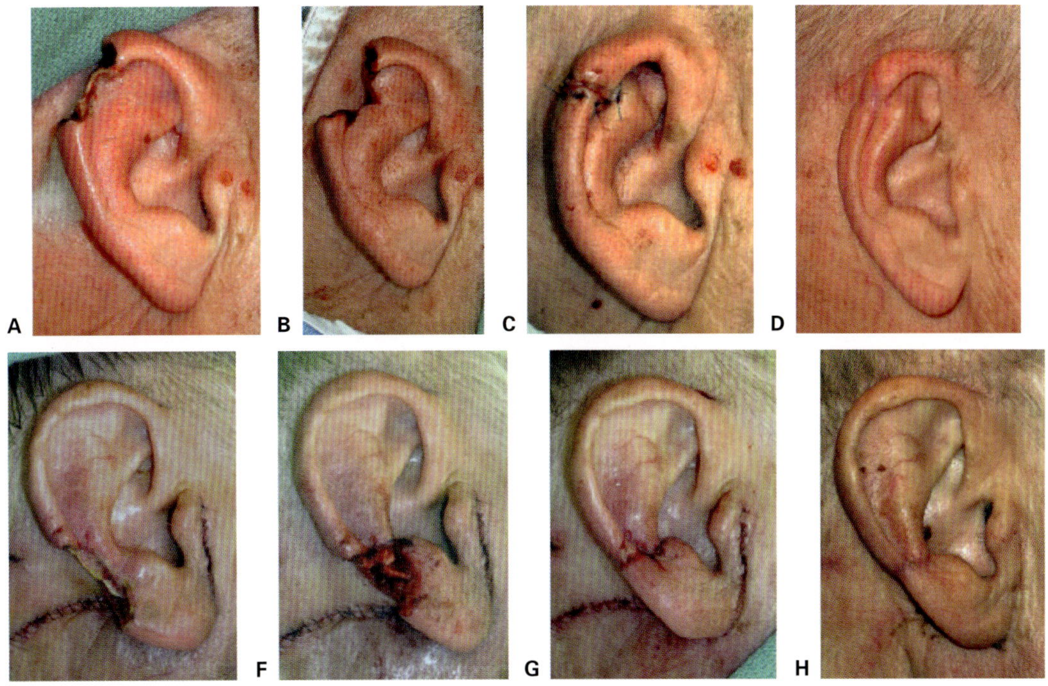

图32-2 皮肤癌切除后的部分耳廓缺损采用楔形切除修复。上1/3耳廓缺损修复（A～D）和中1/3耳廓缺损修复（E～H）

操作步骤

楔形切除修复的变化术式

- 楔形切除后缝合通常会在楔形切除的顶点附近产生小的软骨冗余，并导致耳廓呈现杯状外观。
  - 可以采用“钥匙孔形”软骨切除（图32-3）。
  - 其他楔形切除方法如图32-4所示。
- 采用不可吸收线缝合皮肤，尽可能使皮缘外翻。
  - 可以采用褥式缝合以使皮缘最大限度地外翻。根据手术设计重新恢复解剖标志。
- 以相同方法采用不可吸收线缝合耳后皮肤，也尽可能使皮缘外翻。

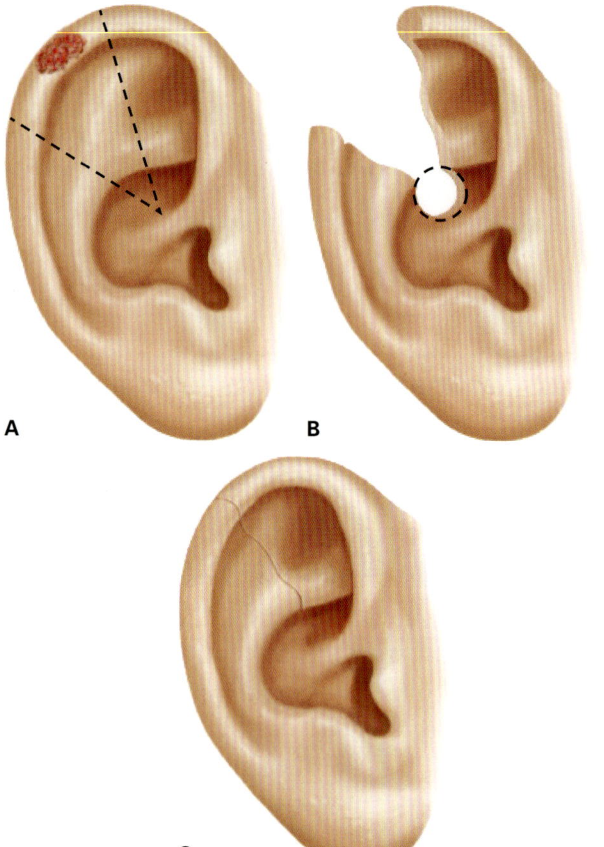

图32-3 使用“钥匙孔形”软骨切除进行全层楔形切除和耳廓修复，以防止楔形切口顶端的软骨冗余。切口设计（A）、“钥匙孔形”切除（B）和最终效果（C）

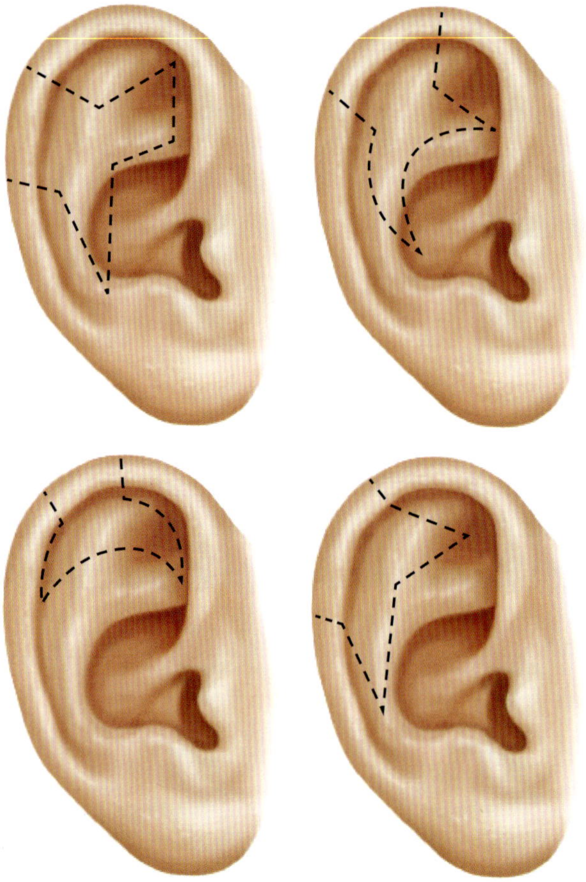

图32-4 软骨楔形切除修复的改良术式，目的是避免楔形切除顶点处的软骨冗余，并避免重建后耳廓的杯状畸形

要点与难点

术前麻醉	■ 局麻液中加入肾上腺素在耳廓修复中并不是禁忌。
手术技术	■ 准确评估耳廓的缺损程度，以确定楔形切除是否可行，确保该技术不会产生更大的畸形或耳廓变形。 ■ 耳廓的解剖结构应该准确地进行调整，缝合时尽量使皮缘外翻，以避免局部凹陷和不良的美学效果。 ■ 在楔形切口顶点处行“钥匙孔形”切除或其他改良的楔形切除有助于避免杯状畸形。
止血	■ 确切止血非常重要，因为血肿会严重影响软骨的活力，引起结构变形，从而影响最终的美学效果。
术后护理	■ 避免修复侧耳廓受压或受到外伤，避免患侧耳廓佩戴眼镜或向患侧侧卧。

术后注意事项

- 由于采用不可吸收线缝合皮肤，因此需要在术后7~10天拆线。
  - 定期用肥皂水或生理盐水清洗切口，注意避免耳廓受压或受到意外损伤。
  - 术后不建议使用加压包扎。
  - 术后酌情局部使用抗生素软膏。
- 避免向患侧侧睡，以免压迫修复后的耳廓。患侧避免佩戴眼镜。
  - 如果患者不愿使用隐形眼镜，而又必须佩戴框架式眼镜时，则建议去除修复侧眼镜支架，以避免修复侧耳廓受压。

并发症

- 如果缝合切口时有明显的张力，则存在切口裂开的风险。在术后早期恢复期间避免对耳廓造成任何损伤，或引起耳廓过度移位，以避免对切口施加任何不适当的张力。
- 耳廓或软骨感染是严重的并发症，可导致额外的软骨损失和组织坏死。
  - 其后果是引起更大范围的耳廓缺损，缺损范围超过术前。
  - 通常不建议延长预防性抗生素的使用时间。由于氟喹诺酮具有良好的软骨组织穿透性，并且对治疗铜绿假单胞菌感染有效，因此是围术期较为适合的抗生素。
- 出血可导致耳廓和软骨明显变形，因此术中必须彻底止血。
- 采用楔形切除耳廓修复后，耳轮处凹痕是常见的并发症。
  - 形成原因与缝合时张力过大、皮缘外翻不佳等有关。通常在术后几个月，软骨初步愈合、组织水肿消退后可以进行二次修整手术，一般术后效果较佳。

参考文献

[1] Sclafani AP, Mashkevich G. Aesthetic reconstruction of the auricle. *Facial Plast Surg Clin North Am*. 2006;14(2):103–116.

[2] Taylor JM, Rajan R, Dickson JK, Mahajan AL. Maintaining ear aesthetics in helical rim reconstruction. *Ann Plast Surg*. 2014;72(3): 318–322.

[3] Tolleth H. Artistic anatomy, dimensions, and proportions of the external ear. *Clin Plast Surg*. 1978;5(3):337–345.

[4] Ferrario VF, Sforza C, Ciusa V, et al. Morphometry of the normal human ear: a cross-sectional study from adolescence to mid-adulthood. *J Craniofac Genet Dev Biol*. 1999;19(4):226–233.

[5] Mohamed K, Christian J, Jeyapalan K, et al. Identifying position, visibility, dimensions, and angulation of the ear. *J Rehabil Res Dev*. 2014;51(4):599–608.

[6] Brodland DG. Advanced reconstruction of the ear: a framework for successful wound closure. *Dermatol Surg*. 2014;40(suppl 9):S71–S85.

[7] Fata JJ. Composite chondrocutaneous advancement flap: a technique for the reconstruction of marginal defects of the ear. *Plast Reconstr Surg*. 1997;99(4):1172–1175.

[8] Ghassemi A, Modabber A, Talebzadeh M, et al. Surgical management of auricular defect depending on the size, location, and tissue involved. *J Oral Maxillofac Surg*. 2013;71(8):e232–e242.

[9] Krunic AL, Weitzul S, Taylor RS. Chondrocutaneous advancement flap for reconstruction of helical rim defects in dermatologic surgery. *Australas J Dermatol*. 2006;47(4):296–299.

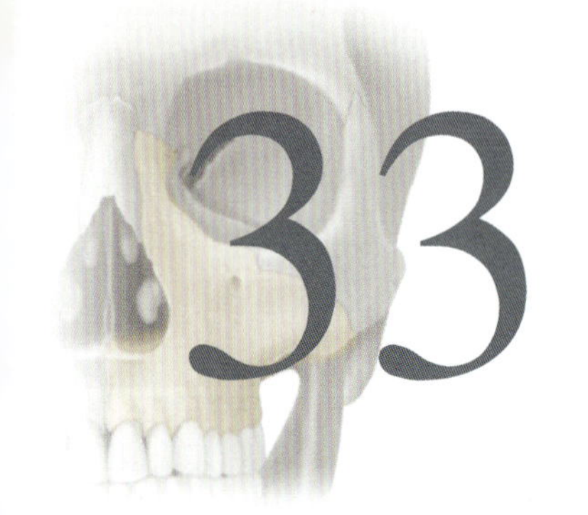

33

第10部分　鼻

鼻部缺损旗形（Banner）瓣、双叶瓣和鼻唇沟瓣移植修复术

Nasal Reconstruction With Banner Flaps, Bilobed Flaps, and Nasolabial Flaps

Michael V. Chiodo and Pierre Saadeh

概述

- 旗形（Banner）瓣和双叶瓣属于局部旋转易位皮瓣，适用于修复面积较小的鼻部缺损。旗形瓣修复范围为0.7～1.2cm，双叶瓣修复范围为0.5～1.5cm。皮瓣色泽和质地与周围皮肤匹配良好。
  - 与旗形瓣或单叶易位皮瓣相比，双叶瓣或双易位瓣可跨越更远的距离将鼻上部组织转移至鼻尖处。
- 虽然全厚植皮可用于修复鼻上2/3的小缺损，但其厚度较薄，难以模拟鼻尖处的自然轮廓。
- 鼻唇沟是重要的面部美学分界之一，该结构是颊部与唇部、颊部与鼻部的分界。
  - 由于鼻唇沟邻近鼻部和唇部，因此该区域的皮瓣在鼻部和上唇皮肤的重建中具有重要的作用。
- 鼻唇沟瓣实际上是一种颊部皮瓣，切取范围位于鼻唇沟外侧、伴有颊脂肪突起的条形部分。
  - 该皮瓣适用于修复中小范围的鼻翼部、鼻侧壁尾侧，以及上唇部的皮肤缺损。
  - 该皮瓣利用鼻唇沟处丰富的皮肤以及深层可靠的血供来实现较大面积的皮瓣转移，供区缺损可行一期缝合，术后切口瘢痕位于不同美学单位的交界处。
- 鼻唇沟瓣大体上可分为易位皮瓣、推进皮瓣和嵌入皮瓣3种形式。由于嵌入皮瓣的基底部与缺损区不直接相连，其蒂部须从表面或深层跨过中间的组织。因此，嵌入皮瓣通常需要进行二期手术断蒂，并对皮瓣蒂部进行修整，而易位皮瓣和推进皮瓣则可一期手术完成。

相关解剖

- 鼻部可分为9个美学亚单位，包括3个成对的亚单位（鼻翼基底、鼻翼侧壁、鼻背侧壁），以及3个中央亚单位（鼻尖、鼻小柱和鼻背）（**图33-1A**）。
  - 不同亚单位的皮肤质地和厚度不同，亚单位之间由皮肤轮廓线分隔。
- 鼻部还可按骨性支架分为3个部分：近端1/3由鼻骨支撑，中间1/3由上外侧软骨支撑，远端1/3由下外侧软骨支撑（**图33-1B**）。
- 鼻部由3层结构构成：最外层是皮肤和肌肉（鼻肌），中间层是骨和软骨支撑，最内层是黏膜衬里。
- 旗形瓣和双叶瓣是靠真皮下血管网供血的任意皮瓣。
- 这些皮瓣中常包含鼻肌，该肌肉由横向部分和位于鼻侧壁上的翼部构成，有腱膜组织延伸至鼻背部。
- 有关前鼻唇沟的解剖结构尚有争议。目前流行两种理论：肌肉理论和筋膜理论。
  - 肌肉理论认为，“肌肉折叠”来自提上唇肌，在通过鼻唇沟至上唇红唇部的沿途发生折叠。
  - 筋膜理论认为，鼻唇沟并非由肌肉附着所产生，而是由于浅表肌肉腱膜系统（Superficial musculo-aponeurotic system，SMAS）止于上下唇与颊部交界处的皮肤所形成。
- 鼻唇沟外侧部位有丰富的皮下脂肪，形成了鼻唇沟处的厚度差异。该部位的颊部皮肤与深层筋膜组织连接疏松，有很好的移动性[1,2]。
- 该颊部区域由面动脉和内眦动脉的穿支供血。
  - 静脉与动脉伴行。
  - 该区域血供丰富，可以形成蒂在上方或蒂在下方的皮瓣。

病史与体格检查

- 鼻部处于面部最突出的位置，容易受到创伤，并且容易受到光损伤，导致皮肤恶变，因此常需要进行

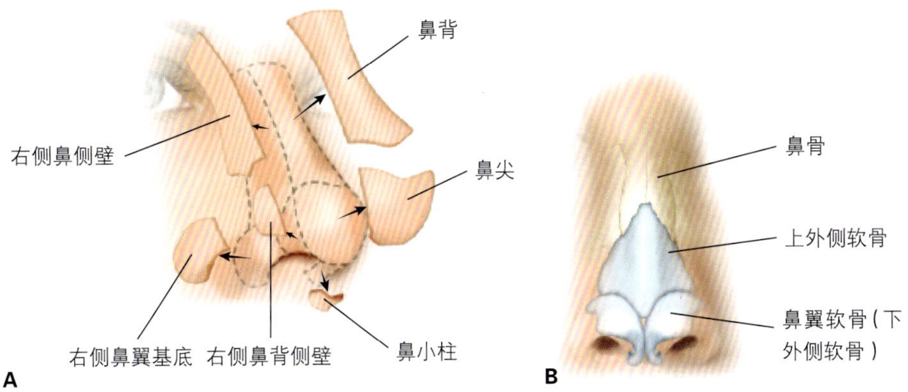

图33-1 **A.** 鼻部美学亚单位。**B.** 鼻部的“三部分支撑”

缺损的修复重建。

- 术前需要评估缺损的大小、深度、构成（皮肤、骨性支架、衬里）、位置或预期的位置等，还需要评估缺损周围皮肤的质量、色泽和质地等。
- 肿瘤切除时通常需要进行Mohs显微识别手术。一旦冰冻病理显示切缘呈阴性，即可在手术当日进行缺损的修复。
- 患者之前的鼻部手术史、瘢痕情况、放疗后组织情况等，均需予以考虑。

手术过程

术前设计

- 在作者的临床实践中，在局部麻醉下进行的鼻部旗形瓣、双叶瓣、鼻唇沟瓣数量最多。具体麻醉方式需征求患者的同意。
- 术前须评估缺损周围皮肤的活动度和松弛程度。鼻部头侧皮肤比尾侧皮肤薄，且活动度大。在设计皮瓣类型和方向时必须考虑这一特点。
- 如果鼻唇沟瓣设计合理，术后瘢痕会保留在鼻唇沟内。
- 鼻翼面沟是重要的面部美学分界，体现出鼻部、颊部与上唇之间的凸面关系。
  - 在皮瓣设计时保留该分界形态非常重要，它是设计鼻唇沟瓣时首要的关注点。
  - 应尽量避免在该区域行二期调整，因为再造此凸面形态难度较大[1]。

体位

- 患者取仰卧位，使其头部偏向缺损的对侧。有时采取反Trendelenburg体位，同时颈部轻度伸展，有助于减少静脉性出血。
- 要显露整个中面部，以便于在术中评估对称性。

手术方法选择

- 旗形瓣和双叶瓣。
  - 具体选择旗形瓣还是双叶瓣主要取决于缺损的大小和位置。
    - 鼻背部和鼻部上方侧壁位置直径为0.5～1.0cm的小缺损通常更适合采用旗形瓣修复。供区瘢痕较小，也可以避免引起内眦牵拉变形。但是旗形瓣如果用在鼻尖修复时，会导致皮肤厚度不匹配，引起外观不自然。过大的旗形瓣需要进行较大范围的解剖和潜行分离，会使鼻部变形，并在旋转点附近形成明显的“猫耳”畸形。
    - 双叶瓣术后瘢痕较为明显，但是该方法通过精确的几何设计可以牵拉鼻背中部和侧壁的皮肤，从而实现更大范围的皮瓣旋转。双叶瓣与周围皮肤厚度匹配较好，皮瓣旋转点附近鼻部轮廓变形较少，“猫耳”畸形少见。该皮瓣更适合修复较大的缺损（直径为1.0～1.5cm），尤其适用于鼻尖中央或侧面缺损、鼻翼缺损或鼻侧壁尾侧端缺损。鼻上半部分的缺损通常不适于采用双叶瓣修复，因为有可能引起内眦牵拉变形。
  - 旗形瓣和双叶瓣内所包含的组织成分包括皮肤、皮下脂肪和鼻肌，可以从软骨膜或骨膜表面掀起。鼻肌使旗形瓣和双叶瓣内包含了肌性成分，增加了皮瓣血供的可靠性。
  - 大于1.5cm或2cm的鼻部皮肤缺损最好使用其他方法修复（额部皮瓣、鼻背皮瓣、鼻唇沟瓣等）。过大的旗形瓣或双叶瓣留下的瘢痕会导致多个美学亚单位的破坏，并会引起鼻部轮廓变形。

- 鼻唇沟瓣。
  - 根据缺损的大小和位置确定皮瓣掀起的层次（皮肤层、皮下层或筋膜层），并且考虑是否需要在鼻翼处增加软骨支撑[1]。
  - 该皮瓣可以在皮肤层分离，设计为半岛状皮瓣，或在皮下层掀起，形成岛状皮瓣。
  - 作者倾向于在皮下层或筋膜层进行分离，这样可利用面动脉和内眦动脉分布在该区域丰富的穿支血管网。

操作步骤

旗形瓣

- 标记缺损范围和需要去除的区域，尽可能使瘢痕留在美学亚单位的边界处。
- 最常见的设计方法是将旗形瓣的下界设计为与缺损区上界呈相切的关系，并横向走行跨过鼻背。
- **图33–2**中a点与c点之间的距离决定了皮瓣蒂部的宽度，可设计为较缺损的直径略小1～2mm（**图33–2**）。
- b点为皮瓣的尖端，尽量将此点置于美学亚单位的边界处，以便于隐藏供区瘢痕。
- 掀起组织的长度（ab）要长于缺损区，使皮瓣形成狭长的三角形，以便于供区一期闭合。
- 皮瓣设计完成后，以含1：200 000肾上腺素的0.5%利多卡因行皮下浸润麻醉。
- 在鼻肌与软骨膜/骨膜之间的蜂窝组织间隙内掀起皮瓣。
- 在与皮瓣相同的蜂窝组织平面潜行分离缺损区软组织，以便无张力闭合切口。
- 先以6–0尼龙线缝合关闭皮瓣供区，然后再将皮瓣转移到缺损处。
- 观察旋转点处的“猫耳”畸形，并将其去除。通常在a点处切除一个小的Burow三角形皮肤，之后关闭切口，可以避免轮廓畸形。
- 修剪皮瓣以精确适应缺损的形态，然后以6–0尼龙线间断缝合。
- 术后在切口处涂抹薄层抗菌肽软膏，每天2次，术后5～7天拆线。
  - 拆线后，可继续使用减张胶带（Steri–Strips）1周。

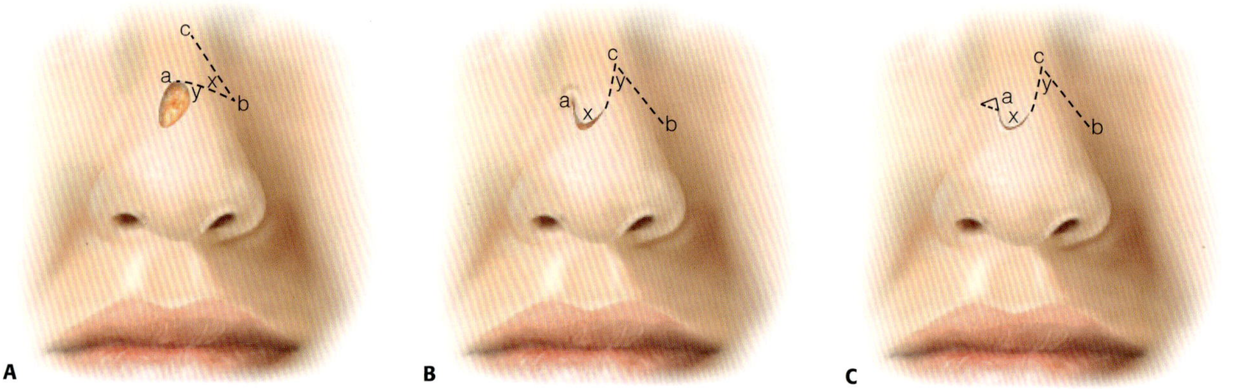

图33–2 **A.** 紧邻缺损处（a）标记皮瓣。a与c之间的距离决定了皮瓣的宽度或蒂部，使其略小于缺损的直径，因为缺损在缝合后会变小。b点代表了皮瓣的尖端，尽可能使该点位于鼻翼沟，以便于隐藏供区瘢痕。掀起的组织瓣长度（ab）要大于缺损区，使皮瓣（x）形成一狭长的三角（b），便于一期闭合供区切口。**B.** 将x瓣从鼻肌下层掀起，转移至缺损处，并适当修剪。**C.** 可在旋转点a处切除一小的Burow三角形皮肤，便于闭合切口

双叶瓣

- 虽然双叶瓣最初设计为旋转180°后修复缺损，但是这样会在旋转点处形成较大的“猫耳”畸形。
- Zitelli改良双叶瓣的总旋转度不超过90°～110°，减少了“猫耳”畸形和“针垫”畸形形成的风险。
- 双叶皮瓣包括a瓣和b瓣，分别用于覆盖缺损和关闭供区。a瓣与缺损等宽，b瓣可略窄，因为近端鼻部组织活动度更好且更柔软。
  - 第二瓣的高度较第一瓣要高出1.5～2.0cm。
- 术前设计和标记对于手术完成和术后效果至关重要。

- 先标记缺损区，通常标记为圆形。
- 在距缺损边缘约等于缺损半径的位置设计皮瓣旋转点。旋转点离缺损越远意味着皮瓣越大，如果皮瓣超出鼻部范围，旋转后可能导致睑部或颊部变形。
  - 尽可能将皮瓣的蒂部设计在鼻侧面，这样血供更好，并且可以避免在鼻背留下瘢痕。
- 建议设计两个旋转点一致的同心圆：外圈的大圆半径为缺损半径的3倍，内圈的小圆半径为缺损半径的2倍（**图33–3A**）。
  - 打印预制出不同大小的双叶瓣模板可以使双叶瓣的设计更为可靠、简单和迅速。
- 将缺损的模板制备好后放置于紧邻缺损处的外圈内侧，标记a瓣。
- b瓣呈三角形，与a瓣相邻，距离缺损最远，三角形的蒂部位于内圈的外侧，距离圆形缺损约1倍半径。
- a瓣可略弯曲远离缺损区，其设计时还包括一个小的Burow三角，以避免在旋转点处形成猫耳畸形。
- 皮瓣设计完成后，以含1∶200 000肾上腺素的0.5%利多卡因行皮下浸润麻醉。
- 沿设计线切开，在软骨膜或骨膜上蜂窝组织平面分离皮瓣，将鼻肌包含在皮瓣内以改善皮瓣血供，并与缺损区保持相同的组织厚度。
  - 潜行分离的范围需超过蒂部和旋转点，以提高皮瓣的活动度。
  - 在与皮瓣相同的蜂窝组织平面潜行分离缺损区周围皮肤，以便无张力闭合切口。
- 缝合时先闭合b瓣供区。
- 然后将a瓣旋转45°～50°至缺损区并缝合（**图33–3B～E**）。
- 去除旋转点处的“猫耳”畸形，关闭切口。
- 最后将三角形b瓣旋转至a瓣供区，适当修剪后缝合。皮肤切口均以6–0尼龙线间断缝合。
- 术后在切口处涂抹薄层抗菌肽软膏，每天2次，术后5～7天拆线。
  - 拆线后，可继续使用减张胶带（Steri–Strips）1周。

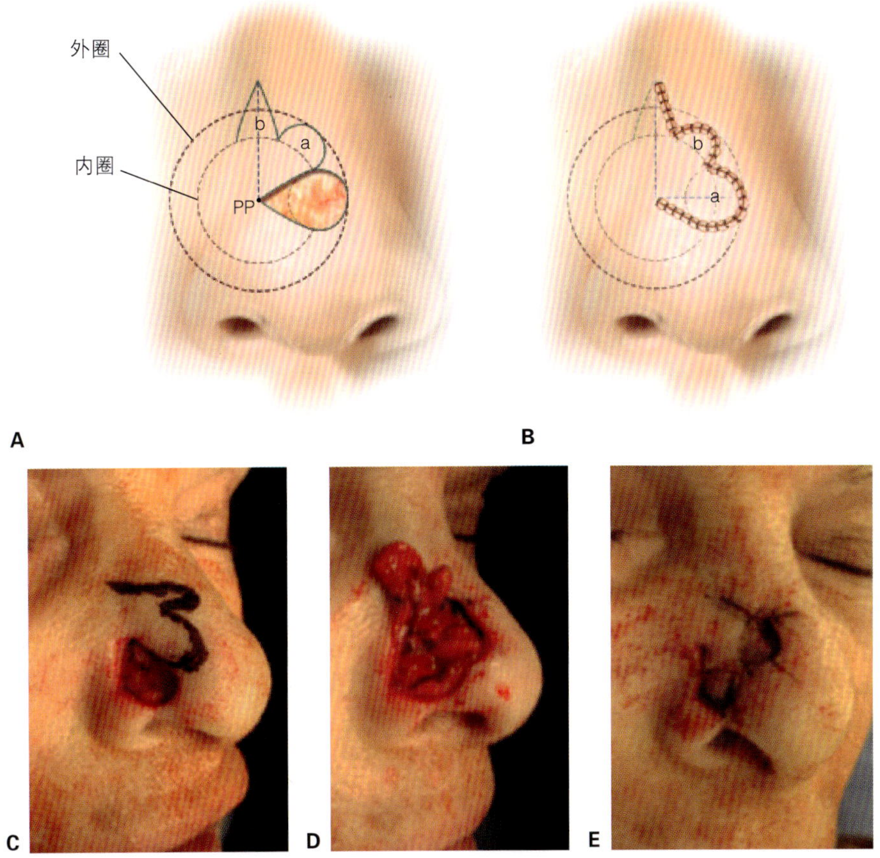

图33–3 **A.** 设计两个旋转点一致的同心圆：外圈的大圆半径为缺损半径的3倍，内圈的小圆半径为缺损半径的2倍。**B.** 在肌肉下层广泛潜行分离，范围超过蒂部和皮瓣旋转点，尽量避免破坏邻近的美学亚单位。将a瓣旋转45°～50°至缺损区并缝合，然后将三角形b瓣旋转至a瓣供区。术中照片显示了一个蒂在侧面的双叶瓣修复鼻翼缺损的病例（**C**），皮瓣从鼻肌下层掀起（**D**），缝合后无张力，修复后没有鼻部亚单位的变形（**E**）

操作步骤

一期法：上蒂鼻唇沟推进皮瓣

- 标记缺损范围和需要去除的区域，尽可能使瘢痕留在美学亚单位的边界处。
- 皮瓣设计时始于创面外侧缘中部。
  - 平行于鼻唇沟设计切口线，皮瓣宽度应和缺损宽度一致。
  - 皮瓣外侧缘止于缺损上极水平。
  - 在缺损上方应去除一约30° 的Burow三角，以防止“猫耳”形成（**图33-4A**）。
- 皮瓣设计完成后，以含1∶200 000肾上腺素的0.5%利多卡因行皮下浸润麻醉。
- 以15号刀片沿设计线切开至皮下层（**图33-4B**）。
- 采用锐性分离，在皮下层将整个皮瓣掀起。皮瓣应广泛潜行分离，防止形成“天窗样”畸形。
- 在皮下层深度去除蒂上的Burow三角。
- 彻底止血后，皮瓣掀起后，以5-0 PDS线在真皮深层行埋没缝合。第1针将颊部皮肤缝合至鼻面沟处的骨膜上。然后将供区创缘的最上外侧缝合至鼻翼沟上方，从而重新形成鼻唇沟。
- 皮瓣就位后，将皮瓣修薄以满足鼻部的弧度。
- 以5-0 PDS线真皮深层埋没缝合的方式，将皮瓣中央部缝合至鼻翼沟中间部位，以重建鼻翼沟。
- 修剪皮瓣远端以适应缺损形态（**图33-4C、D**），一般超出鼻翼缘5mm左右。
- 皮瓣远端并不缝合至缺损处，而是将其旷置，使其愈合后在鼻翼下缘形成皮管状。
- 剩余切口常规缝合。作者通常以Monocryl线行真皮深层缝合，然后以不可吸收线连续缝合皮肤。

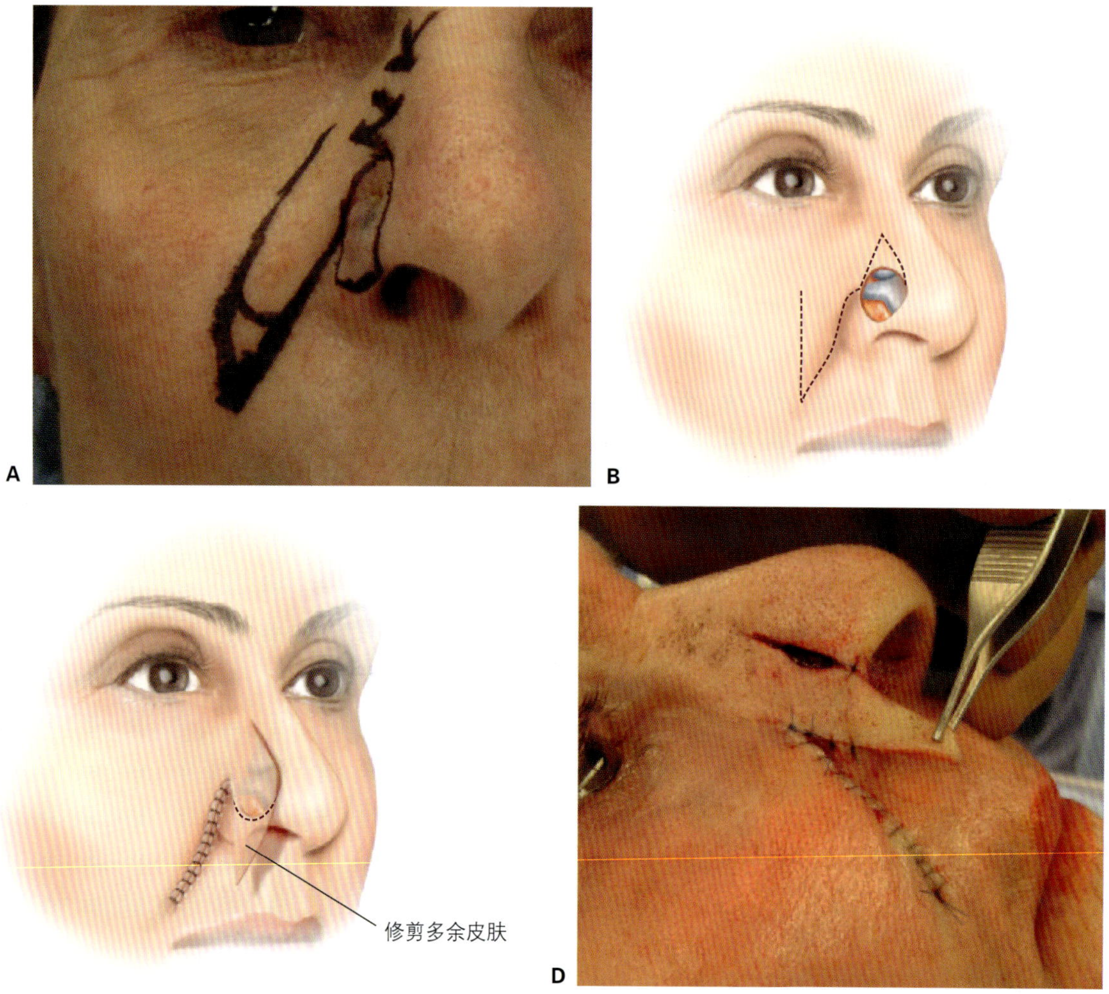

图33-4 **A、B.** 一期法鼻唇沟推进皮瓣的切口设计。**C.** 将分离后的鼻唇沟瓣转移至缺损区域。修剪皮瓣远端以适应缺损的形态（虚线），一般超出鼻翼缘5mm左右。皮瓣远端并不缝合至缺损处，而是将其旷置，使其愈合后在鼻翼下缘形成皮管状。**D.** 以Prolene线将皮瓣部分缝合。闭合鼻唇沟切口和皮瓣修复缺损后切口

二期法：鼻唇沟嵌入皮瓣

- 对于鼻侧壁或鼻翼次全缺损，最好采用锡箔等柔韧的材料制作缺损模板。
  - 如果拟进行全鼻翼重建，应按照健侧鼻部制作精确的亚单位模板。
- 将模板翻转后放置于同侧口角水平上方的鼻唇沟处。
  - 模板内侧界应位于鼻唇沟，确保缝合后瘢痕位于鼻唇沟内（**图33-5A**）。
  - 供区大小应超出缺损区1mm左右，以补偿皮瓣后期的收缩。
- 供区切除一三角形猫耳状皮肤，以便行一期缝合。皮瓣内侧面应沿鼻唇沟向远端延伸，以确保供区瘢痕隐蔽。
- 皮瓣设计完成后，以含1：200 000肾上腺素的0.5%利多卡因行皮下浸润麻醉。
- 以15号刀片沿设计线切开皮肤及皮下组织。
- 采用锐性分离，在皮下层将整个皮瓣掀起（**图33-5B、C**）。皮瓣及其受区应进行广泛的潜行分离，以防止形成“天窗样”畸形。
- 为了便于皮瓣移位，皮瓣近端皮肤可以略窄，但应注意包含一较宽的皮下蒂，以保留穿支血供。
- 必要时可分离切断部分皮下纤维条索，以便使皮瓣有足够的活动度。
- 彻底止血后，开始行皮瓣转移（**图33-5D**）。皮瓣最远端以细的不可吸收线行间断缝合。

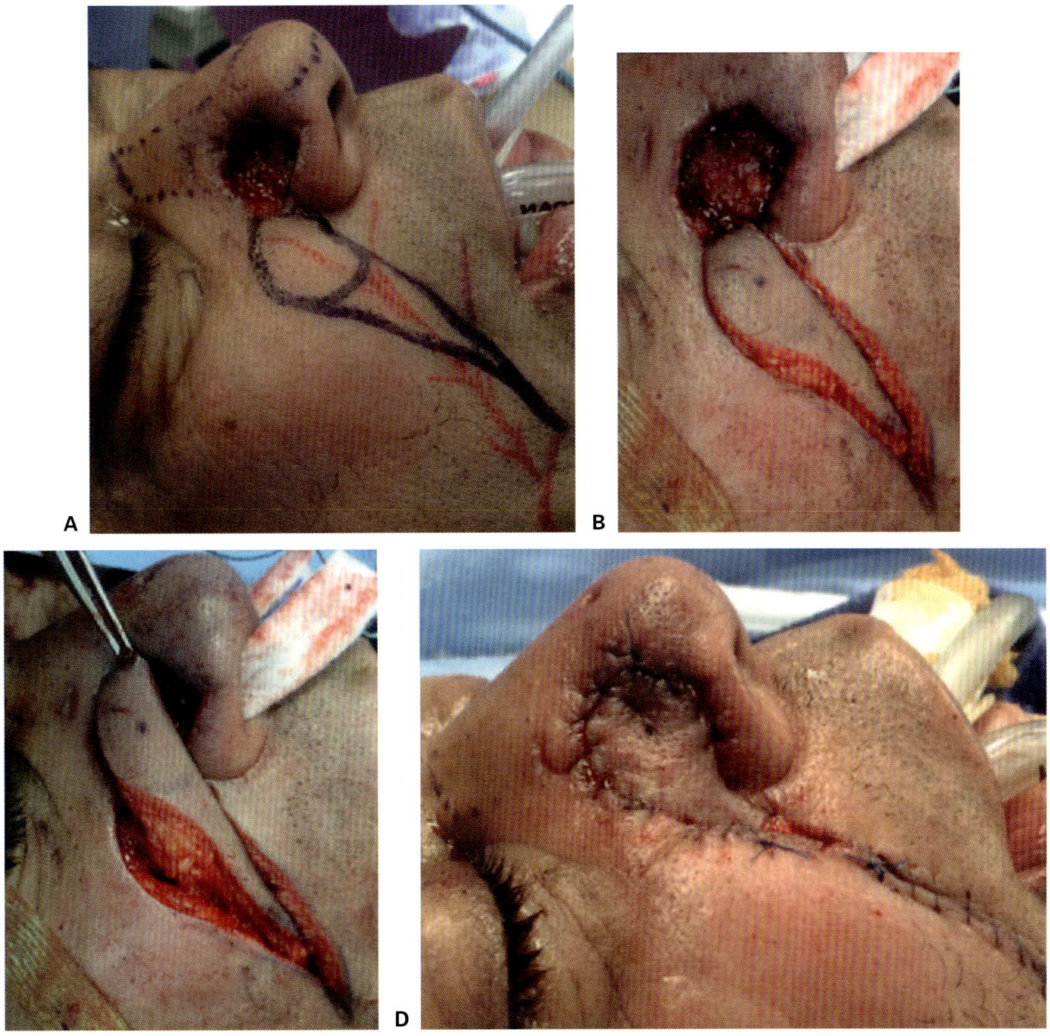

图33-5 **A.** 鼻侧壁远端及鼻翼上方缺损，沿鼻唇沟设计皮瓣，同时行三角形皮肤切除，避免“猫耳”形成，术前标记邻近的鼻部亚单位和血液供应。**B.** 沿设计线切开。**C.** 在筋膜层锐性分离皮瓣，并将皮瓣向缺损处推进。**D.** 将皮瓣缝合至缺损处，修剪皮瓣远端，以使供区能够沿鼻唇沟一期缝合

操作步骤

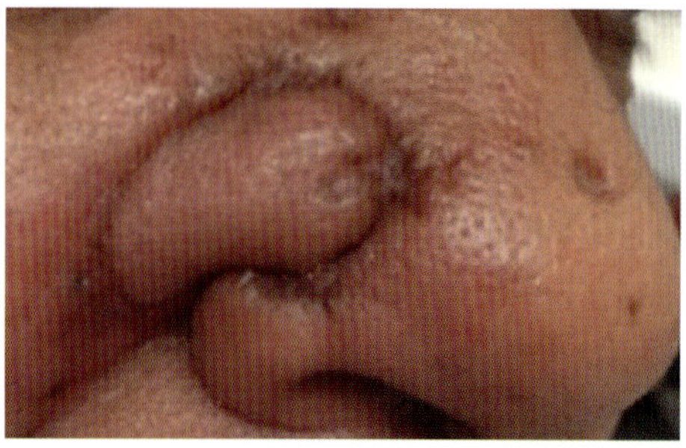
E

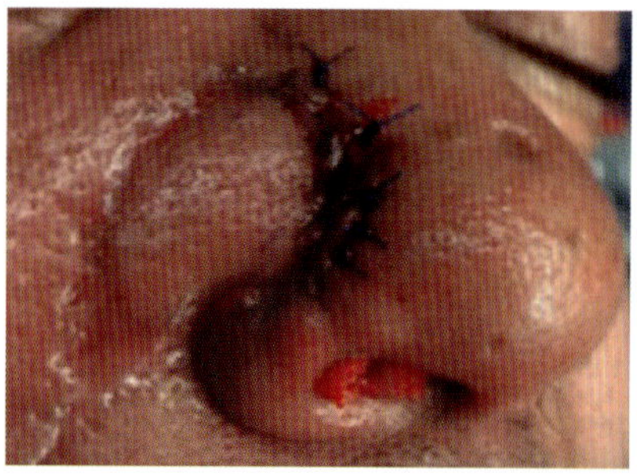
F

图33-5（续） E. 患者术后3周复诊。F. 修薄皮瓣并重新缝合使外形更佳。由于皮瓣设计方向良好，因此该例患者不需要进行皮瓣断蒂

- 供区广泛潜行分离，有助于供区无张力闭合。供区以细的不可吸收线行连续缝合。
- 一期手术后3周，行二期手术，进行断蒂和皮瓣修整（**图33-5E、F**）。
  - 首先，以15号刀片将蒂部梭形切开，然后闭合供区。作者更倾向于使用这种方法，而不是将蒂部近端缝合至供区，因为采用这种方法可以使供区近端切口形成一条线性瘢痕，而不是V形瘢痕。
  - 然后将皮瓣保守性修薄处理后，以细的不可吸收线行间断缝合。

要点与难点

切口选择	■ 注意不要形成"猫耳"畸形。在保证皮瓣血运的前提下，尽可能使皮瓣平整。
皮瓣设计	■ 选择旗形瓣还是双叶瓣取决于缺损的位置和大小。旗形瓣更适合1.0cm以下的头侧鼻部缺损。双叶瓣修复鼻部尾侧1.5cm以下的缺损效果更佳。 ■ 跨越鼻背中线的旗形瓣使双侧发生对称性形变，鼻部外形改变更不明显。 ■ 完全在一侧设计旗形瓣会使鼻翼变形，可能导致鼻前庭狭窄。 ■ 旗形瓣和双叶瓣均应完全位于鼻部，皮瓣过大会使眼睑、颊部或唇部变形。 ■ 适合鼻唇沟瓣修复的创面一般直径在2.5cm以内，同时与患者颊部松弛程度有关。 ■ 鼻翼面沟的凸度在面部美学轮廓中非常重要。如果皮瓣需要跨越该区域，则须采用二期断蒂的嵌入皮瓣。跨越该区域的推进皮瓣会使其凸度下降，造成难以修复的畸形。
皮瓣的局限性	■ 鼻唇沟瓣最适于修复鼻翼和鼻侧壁尾侧的缺损。鼻唇沟瓣不适于修复鼻尖，否则容易导致鼻尖坏死和严重的"天窗样"畸形。
皮肤磨削术	■ 术后进行皮肤磨削可以去除缝线处一些小的凹凸不平，改善瘢痕外观。
皮肤癌	■ 可以采用延期修复，须在病理学证实切缘呈阴性后才进行修复手术。

术后注意事项

- 术后最初几天患者休息时应保持头部抬高。
- 所有面部缝线均应在术后5天拆除。
- 术后24～48h去除引流管。
- 术后无须常规使用抗生素。

治疗效果

- 在Elliott等报道的70例皮瓣中，仅有1例部分坏死，对于该病例进行了小的修整后成功治愈[3]。
- Zitelli等报道，在应用鼻部双叶瓣治疗的20例患者中，皮瓣术后颜色和质地良好，只有2例患者出现表皮坏死[4]。
- "猫耳"畸形、"针垫"畸形或供区凹陷是术后美学形态欠佳的主要原因。
- 鼻唇沟瓣是修复鼻翼和鼻侧壁尾侧缺损的良好选择。鼻唇沟皮肤及皮下组织的颜色和质地适合隐藏面部美学分界处的瘢痕。选择合适的患者，恰当地设计皮瓣，轻柔地操作组织，以及仔细止血可将并发症发生率降到最低[5,6]。
- 对于包含半个以上鼻翼亚单位的缺损，采用二期法鼻唇沟嵌入皮瓣可使患者术后效果接近正常。全亚

单位重建可使瘢痕隐藏在亚单位的边缘[7]。

- 鼻唇沟瓣的缺点是，在一些情况下需要进行二期手术。选择合适的患者尤为重要。
- 在作者的临床实践中，需要进行修整手术的病例很少，但是仍然需要在初次手术时向患者交代二次手术的可能性。如果皮瓣无血运问题，“猫耳”在初次手术时就应当切除。如果皮瓣确实存在血运问题，那么需要择期行“猫耳”切除手术。在某些情况下，缺损破坏了鼻翼沟，需行二期手术重建鼻翼沟。

并发症

- 皮瓣坏死。
- 轮廓畸形、“猫耳”畸形、“针垫”畸形、瘢痕形成。
- 供区凹陷。
- 血肿。
- 感染。

参考文献

[1] Masson JK, Mendelson BC. The banner flap. *Am J Surg*. 1977;134:419.
[2] McGregor JC, Soutar DS. A critical assessment of the bilobed flap. *Br J Plast Surg*. 1981;34:197.
[3] Elliott RA Jr. Rotation flaps of the nose. *Plast Reconstr Surg*. 1969;44:147.
[4] Zitelli JA. The bilobed flap for nasal reconstruction. *Arch Dermatol*. 1989;125:957.
[5] Fazio MJ, Zitelli JA. The single-stage nasolabial flap. *Oper Tech Plast Reconstr Surg*. 1998;5:50–58.
[6] Rubin LR, Mishriki Y, Lee G. Anatomy of the nasolabial fold: the keystone of the smiling mechanism. *Plast Reconst Surg*. 1989;83(1): 1–10.
[7] Menick FJ. The two-stage nasolabial flap for subunit reconstruction of the ala. *Oper Tech Plast Reconstr Surg*. 1998;5:59–64.

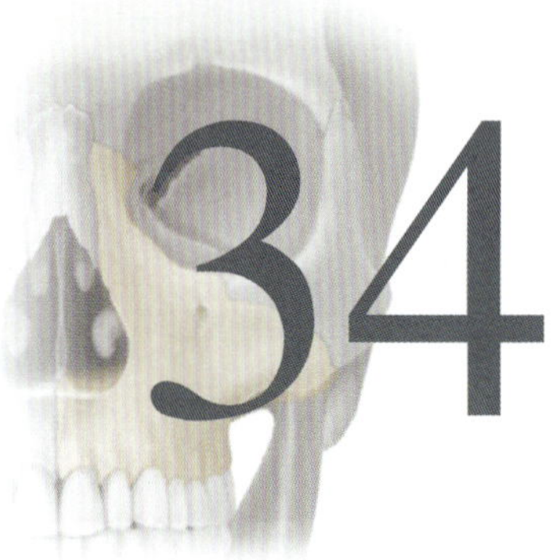

鼻部缺损额部旁正中皮瓣移植修复术

Nasal Reconstruction With Paramedian Forehead Flap

Robert D. Wallace and Petros Konofaos

概述

- 鼻缺损常见病因包括创伤（包括烧伤）、皮肤癌切除或放射治疗。鼻缺损可以是部分缺损或全层缺损，全层缺损包含鼻部全部3层结构的缺损。
- 对于鼻部缺损常采用自体组织进行移植修复。
  - 所有受累或缺损的部分均需要进行修复，以重建鼻部美学（正常外观）和功能（正常呼吸）。
- 额部旁正中皮瓣（Paramedian forehead flap，PMFF）是一种轴型嵌入皮瓣，蒂部主要来自滑车上血管神经系统，适合修复鼻部复合缺损。
  - 该皮瓣颜色和质地非常适合鼻部缺损的修复。

相关解剖

鼻部

- 鼻部包括一对鼻骨，鼻骨由额骨向下延伸，尾侧与鼻中隔背部融合，形成延伸于整个鼻背的支持结构（**图34-1A**）。
  - 鼻骨尾侧端覆盖上外侧软骨头侧2～4mm。
- 上外侧软骨构成鼻侧壁远端，一直延伸至鼻尖（**图34-1B**）。
  - 上外侧软骨尾侧游离缘被下外侧软骨的头侧部分所覆盖。
  - 下外侧软骨为鼻下1/3的软组织提供支撑。
- 鼻中隔由3种结构构成：后方和头侧的筛骨垂直板、后方和尾侧的犁骨，以及前方菱形的鼻中隔软骨（**图34-1A**）。
  - 鼻中隔是鼻部中间的支持结构，也构成了内鼻阀的内侧部分。
- 鼻背血供来自鼻背动脉和筛前动脉（**图34-1C**）。
  - 鼻外侧动脉是内眦动脉的分支，负责鼻侧壁、鼻背尾侧端以及鼻尖的血供。上唇动脉的鼻小柱分支与鼻外侧动脉的远端分支一起从下方为鼻尖提

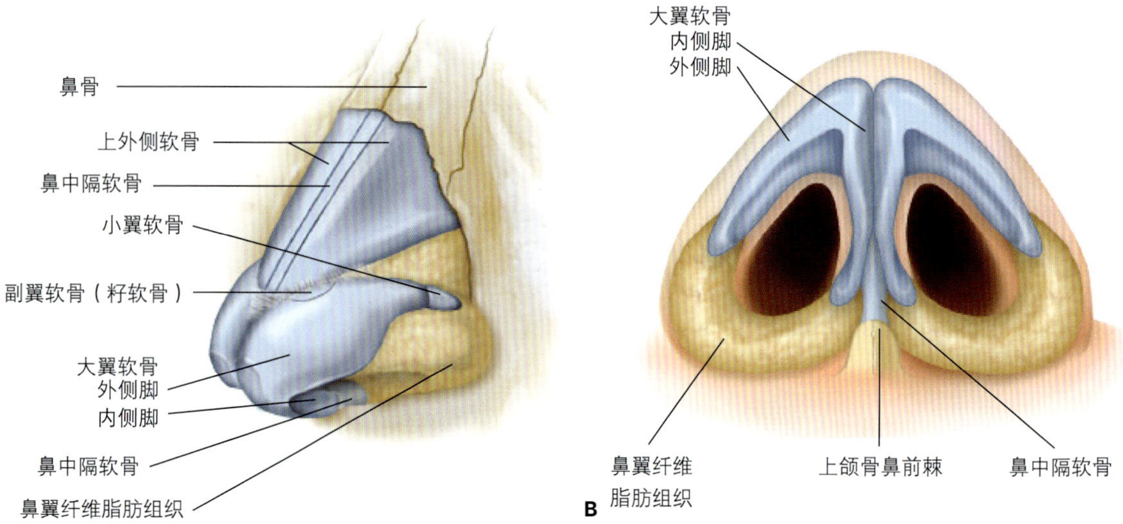

图34-1 A、B. 鼻部解剖

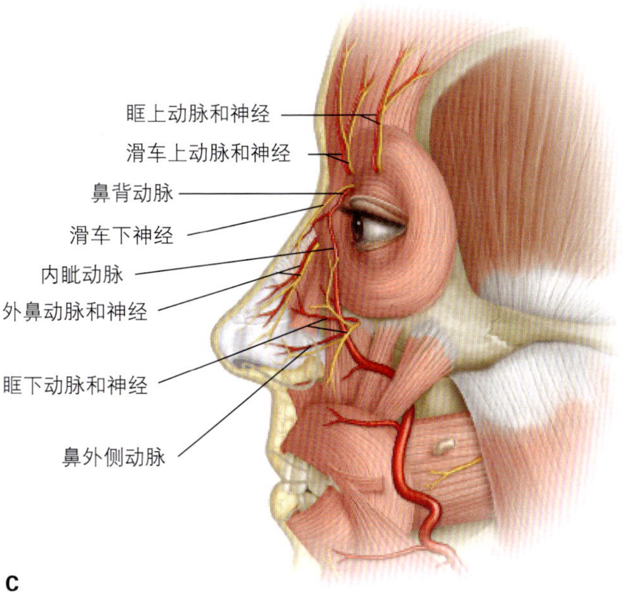

C

图34-1（续） C. 鼻部解剖

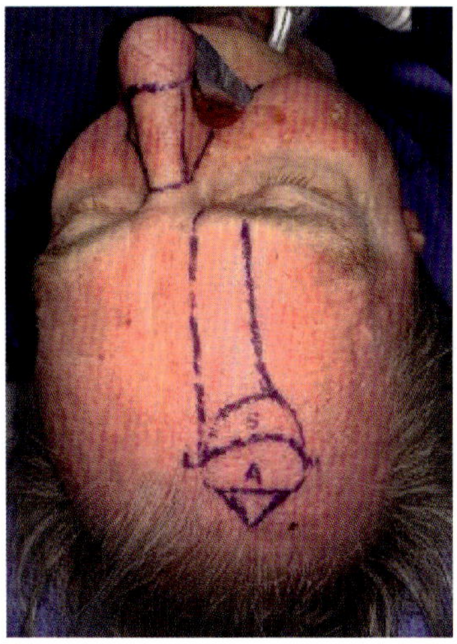

图34-2 额部旁正中皮瓣的设计。M：皮瓣内侧；L：缺损外侧；A：鼻翼；S：多余的皮肤

供血供。
- 鼻中隔的血供来自筛前动脉、筛后动脉、蝶腭动脉和鼻中隔后动脉。
- 鼻部感觉受第Ⅴ颅神经三叉神经的眼支（V_1）（鼻上半部分）和上颌支（V_2）（鼻下半部分）支配。鼻部运动由面神经支配（Ⅶ）。
- 鼻穹隆有3种：
  - 骨性穹隆包括成对的鼻骨和向上方走行的上颌骨额突。
  - 上软骨穹隆由成对的上外侧软骨构成。
  - 下软骨穹隆由下外侧软骨构成。
- 鼻上2/3的皮肤厚度薄，组织疏松，移动性好，皮脂腺少。
  - 鼻下1/3的皮肤厚，移动性较差，常见异常分布的皮脂腺。

额部旁正中皮瓣（PMFF）

- 额部皮肤与鼻部皮肤在色泽和质地上匹配度良好。
- PMFF是一种轴型嵌入皮瓣，以同侧或对侧滑车上血管神经束为蒂，该血管神经束在中线外侧1.7 ~ 2.2cm处由眶上缘穿出，之后纵向走行于眼轮匝肌深层和皱眉肌上方（**图34-2**）。
  - 动脉在眉弓上方1cm处时走行于肌肉下层、额肌深层，而在额部中间位置时位于更为浅表的皮下层。
- 大部分PMFF包含额肌、皮下脂肪和皮肤，在皮瓣远端部分则去除脂肪和额肌。

病史与体格检查

- 在采集患者病史和手术史的过程中，应着重以下几个方面：
  - 鼻部外伤史、疾病缓解情况、肿瘤根治情况。
  - 吸烟和饮酒情况。
  - 既往鼻部、中面部和额部手术史。
  - 放疗和/或化疗史。
  - 一般健康状况，特别是有可能影响伤口愈合和皮瓣血运的特殊情况。
  - 患者的种族。
  - 正在服用的药物。
- 体格检查。
  - 检查中面部和额部的瘢痕和既往手术切口情况。
  - 检查鼻部气道是否有狭窄和/或肥厚组织阻塞情况，是否存在鼻侧壁塌陷，是否存在外鼻阀功能异常。
  - 确定鼻部和额部是否存在解剖变异。
  - 评估缺损情况[1]：
    - 创面范围、形态和位置。
    - 确认鼻部和/或面部亚单位受累情况。
    - 检查创面感染、收缩和其他畸形情况。
    - 了解缺损内涉及的组织情况，鼻部复杂性缺损通常包括鼻衬里、支架结构和皮肤的缺失。
- 可通过触诊和/或便携式多普勒超声确定滑车上动脉的位置。
- 术前拍摄照片对于记录缺损非常重要，便于观察和比较术后效果，并且可以针对手术治疗方案进行患者教育。

影像学检查

- 一般不需要特殊的放射影像学检查。
- 面部X线片、计算机断层扫描或磁共振检查有时会用于复发风险较高的肿瘤病例，或伴有中面部骨或软组织损伤的病例。

手术过程

- 对于适合的患者在皮肤肿瘤根治性切除后进行即刻鼻缺损修复是安全可行的。
    - 如果切缘病理结果尚不确定，或肿瘤侵袭性较强，已侵犯周围神经或深部骨组织，则有可能需要先进行放射治疗，之后择期进行二期修复。
- 鼻缺损修复时需要考虑的因素包括：供区损伤程度、面部瘢痕情况、有可能影响周围组织血运的并发症发生情况等。
    - 功能和外形均是非常重要的。现代鼻整形理念强调，要尽可能恢复鼻部正常的外形和功能，而不仅仅是修复创面。
- Millard提出，面部应视为由“单位”构成，并主张以具有相似颜色和质地的组织进行整体替换，而不是像补丁似的进行修复。
- Burget和Menick根据皮肤质地、分界线、各部位的3D轮廓，将鼻部分为多个亚单位[2]（**图34-3**）。
- 他们提出鼻部亚单位修复的一个原则，即当缺损范围超过亚单位面积50%时，最好去除亚单位内缺损周围的正常组织，重建整个亚单位，而非仅仅“补洞”式修复。根据创面的实际情况，调整创面的大小、形态和深度，以便重建整个亚单位。
    - 亚单位修复原则在鼻尖和鼻翼缺损修复时尤其适用。这些亚单位常有一定的凸度，皮瓣转移修复后可能产生“天窗样”外观，进而使亚单位凸出得更为明显。
    - 鼻背和鼻侧壁的缺损不适合亚单位原则，因为这些部位相对扁平，亚单位界限较为模糊。

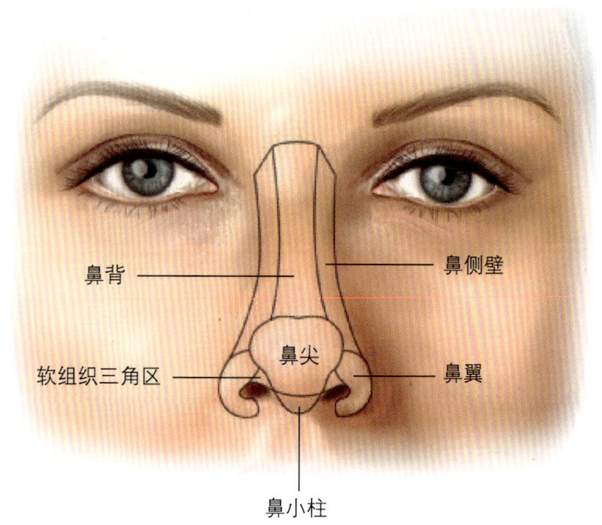

图34-3 鼻部美学单位

- 理想的鼻缺损修复原则包括：
    - 对缺损组织的大小、厚度和外形进行精确的修复。
    - 以对侧亚单位为模板进行修复。
    - 一期或延期采用软骨和骨移植物建立支架结构。
    - 皮瓣边缘要融入受区。
    - 边界区的瘢痕有软骨支撑。
    - 对皮下组织进行精细的修整。
- 向患者介绍修复缺损所需的大致步骤非常重要。此外，在设计修复方案时还需要考虑患者的需求和偏好。

术前设计

- 术前设计应该在区域美学单位重建的原则下进行。为了达到最好的效果，需要对创面的大小、形态、深度或位置进行适当的调整。确定缺损位置和层次后，可将缺损修复分为几个部分进行，每个部分各有侧重。
- 成功修复的标准包括：皮肤薄，顺应性好，并且在色泽和质地上与鼻部匹配；衬里组织薄，血供好，柔软，不阻塞气道；良好的硬组织结构，提供支持和外形，并为软组织对抗重力、张力和瘢痕挛缩提供支撑。
- 在设计皮瓣时，要注意防止引起周围结构的扭曲变形，并避免皮瓣过小。如果缺损累及鼻部的3层结构，则修复过程会变得更加复杂，结果也更加难以预测。
- PMFF是多种类型鼻部缺损修复的常用方法。
    - 对于全鼻缺损或次全鼻缺损，需采用三期法全厚PMFF移植（包括部分皮瓣用作衬里或联合应用鼻中隔黏膜瓣），并移植鼻中隔软骨或耳软骨支架。
  - 二期法PMFF移植最适于无须重塑鼻部轮廓、无须复杂的支架移植、无须修复衬里的鼻部小缺损的修复。每期手术均在全麻下进行。
- 位于中间层的鼻支架结构如果有缺损，则必须进行修复，以防止鼻部塌陷。
  - 如果存在血供良好的衬里组织或可以用鼻内黏膜瓣重建衬里，则可一期置入支架移植物。
  - 如果衬里组织血运不佳，则可在PMFF移植二期手术时置入支架。
  - 软骨支架移植物来源包括鼻中隔软骨和耳廓软骨，骨移植物来源包括颅骨和肋骨。
  - 鼻中隔软骨可用作单层或多层的覆盖式鼻背部移植物、鼻尖移植物、鼻侧壁移植物或鼻小柱支撑移植物。耳廓软骨常用于鼻尖和鼻翼的修复。
- 如果内层衬里缺损不能一期闭合，则有以下重建方法：
  - 如果创面旷置，则会发生延期愈合，伴随显著的创面收缩、鼻翼扭转和鼻道阻塞。
  - 点状缺损一般可以行一期关闭，较大面积的缺损则需要进行皮瓣移植修复。
  - 最常见的修复方法是折叠的PMFF、同侧鼻中隔黏膜瓣和全厚植皮。
- 如果确认有组织缺血，应在分界清楚后进行彻底的清创。
  - 污染或感染的创面应进行清创，并在修复前使用抗生素控制感染。
  - 在组织水肿明显、伤口张力过大时，需要等待一段时间，待其缓解后再行手术治疗。
- 如果缺损延伸至或包括唇和（或）颊部，则必须先修复唇颊区，之后再修复鼻部缺损。
  - 根据缺损的大小和（或）深度，可选择的方法有：颊部推进皮瓣修复颊部和（或）唇部缺损，可以延伸至鼻唇沟区；Abbe瓣（伴有上唇全层缺损时）；游离皮瓣。

体位

- 患者取仰卧位，呈20°～30°角的反Trendelenburg位。
  - 该体位可减少静脉回流，减少术中失血，并减轻皮瓣瘀血。
- 在眼球表面涂抹眼药膏。使患者闭眼，并用透明薄膜保护患者眼睛。
- 消毒全面部和头皮，消毒范围从头顶到颏下区（消毒液根据术者习惯而定）。
  - 头部铺无菌洞巾，全身常规铺无菌单。
- 气管插管全麻成功后，旋转手术台，使麻醉医师位于患者右髋部对应的位置。
  - 在上肢压力点衬垫保护垫，在患者膝盖下方放置垫枕。
  - 在下肢放置交替气压防血栓装置。

操作步骤

标记与模拟

- 在各期手术时均使用记号笔标记发际线、眉部、鼻和上唇的亚单位、陈旧性瘢痕区、移植物供区、皮瓣区、血管蒂位置、软组织冗余或不足处以及面部标志点（**图34-4A、B**）。
- 可以通过多普勒超声确定滑车上动脉的位置，并进行标记，但是作者通常不进行这一操作。
  - 蒂部基底通常以同侧滑车上动脉为中心，在大多数患者中该处位于眉部内侧缘。
  - PMFF蒂部最窄可为1.5cm，窄的蒂部有利于一期闭合皮瓣下方（**图34-4C**）。
- 根据正常侧位置和大小制作鼻修复模板，这一步骤对于确定修复缺损所需组织的大小、边界和轮廓尤为重要。
  - 以对侧正常组织为参考，使用缝线包装常用的箔片制作模板，银色面朝外（**图34-4D**）。
  - 然后将模板翻转过来，调整方向置于缺损处，有色的一面朝外（**图34-4E**）。
  - 可保留该模板箔片，重新消毒以备下次手术时使用。
- 使用模板辅助设计额部皮瓣。
  - 将模板的上缘置于额部发际处，患者有发际线后退或额部秃发除外。
  - 如果采用PMFF修复衬里缺损，则在覆盖用皮瓣远端需要延伸设计出衬里用皮瓣，覆盖用皮瓣和衬里用皮瓣之间要为折叠多留出几毫米的距离。

操作步骤

- 必要时衬里用皮瓣可以携带一些毛囊（**图34-2**）。
- 用缝线或纱布从模板远端到眉部内侧测量蒂部长度。
  - 在眉部处固定缝线/纱布，在冠状面上将其朝中线方向旋转180°，直到鼻部最远端的受区。
    - 该步骤对确定模板在额部的准确位置非常重要。
  - 使用记号笔在额部按照模板的形状精确描画出皮瓣的外形（**图34-4F**）。

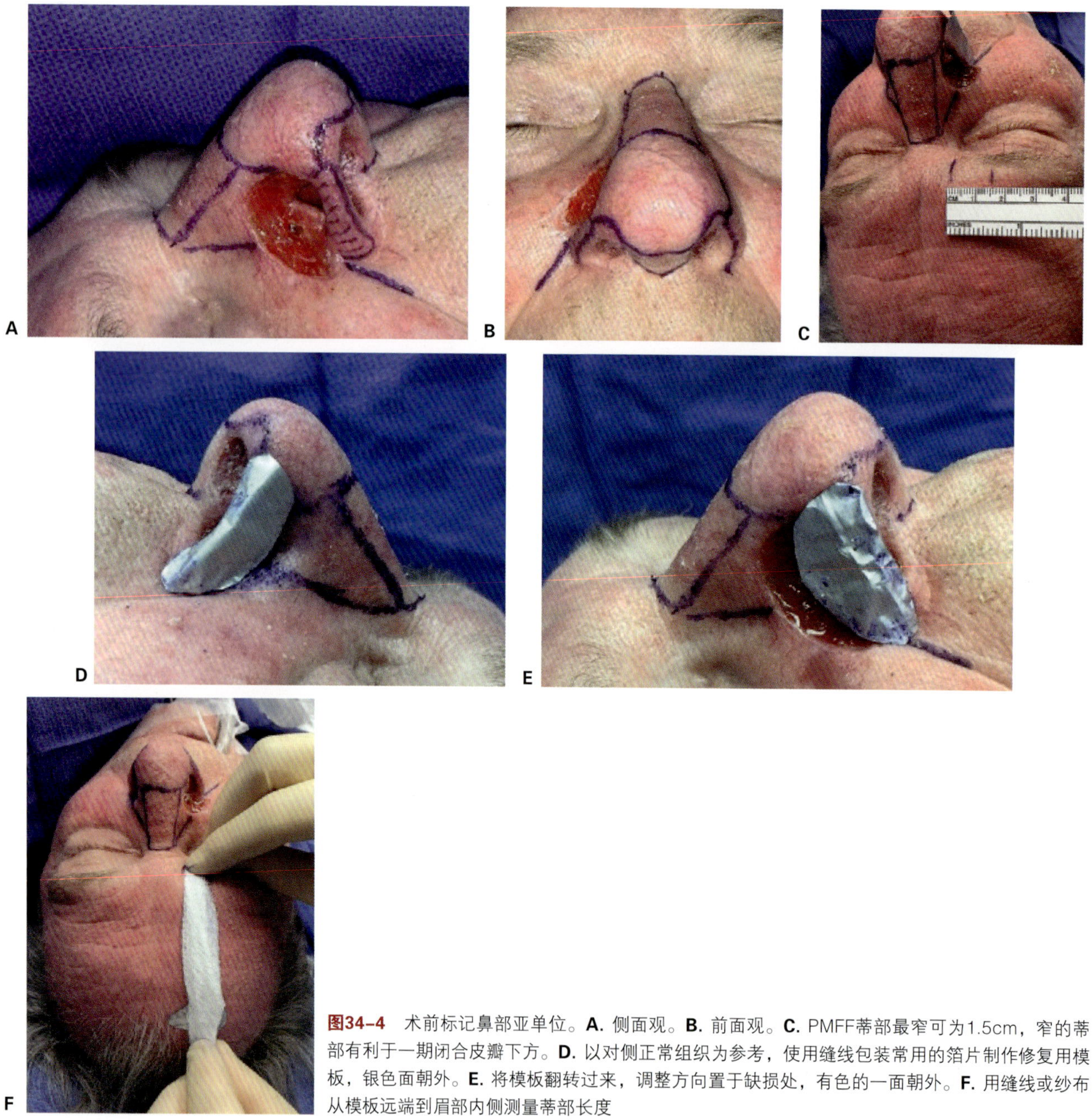

图34-4 术前标记鼻部亚单位。**A.** 侧面观。**B.** 前面观。**C.** PMFF蒂部最窄可为1.5cm，窄的蒂部有利于一期闭合皮瓣下方。**D.** 以对侧正常组织为参考，使用缝线包装常用的箔片制作修复用模板，银色面朝外。**E.** 将模板翻转过来，调整方向置于缺损处，有色的一面朝外。**F.** 用缝线或纱布从模板远端到眉部内侧测量蒂部长度

一期手术：皮瓣的分离和转移

- 全麻效果满意后，画线标记，在设计切口线周围注射局麻药（1%利多卡因+1：100 000肾上腺素），皮瓣下方及蒂部避免加入肾上腺素。
  - 根据医生的习惯，静脉预防性应用抗生素。

修复鼻衬里

- 如果鼻内衬里有缺损，需在转移PMFF前进行修复。
- 如果鼻衬里缺损不能一期闭合，可采用同侧鼻中隔黏膜瓣[3]或PMFF折叠修复。
- 同侧鼻中隔黏膜瓣由上唇动脉鼻中隔支供血。

- 在鼻中隔黏膜注射局麻药（1%利多卡因+1：100 000肾上腺素），使用装于延长刀柄上的刀片由前向后在鼻黏膜处做两个水平切口，长度沿鼻中隔全长，深度达在软骨膜下平面。
- 两个切口均应该尽量往后延伸（约在鼻中隔骨-软骨交界处后方2cm）。
- 然后在鼻中隔切口末端由背侧向下方做垂直切口。
- 在软骨膜下平面沿上方向鼻基底方向由后向前解剖分离黏膜瓣。
- 然后将其向侧方和下方旋转以衬垫前庭和侧壁，黏膜面朝向鼻道，缝合修补鼻衬里缺损。
- 显露的鼻中隔软骨可使其自行愈合或取下作为软骨移植物（**图34-5**）。

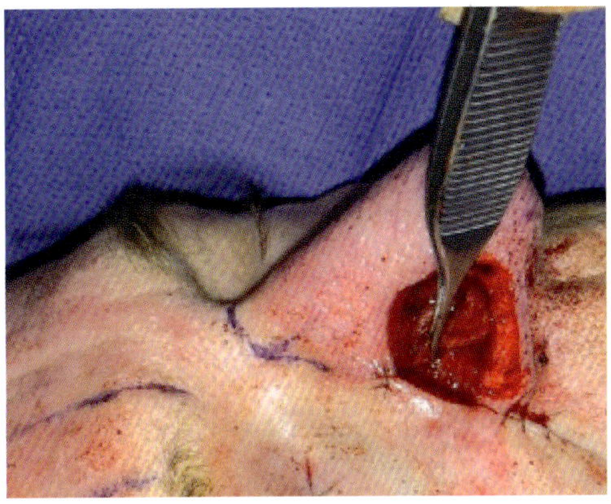

图34-5 修复鼻衬里。掀起同侧鼻黏膜瓣后，将其向侧方和下方旋转以衬垫前庭和侧壁

- 如果采用PMFF折叠修复衬里，则将PMFF远端延伸的衬里部分向内折叠，以5-0快薇乔线（Vicryl Rapide）在缺损缘与残存的黏膜衬里间断缝合。
  - 在该步骤中折叠瓣处不放置软骨支撑物。

鼻翼软骨移植

- 鼻衬里修复后，采用软骨移植物修复缺失的鼻支架结构。
- 在鼻翼软骨移植时，通常经耳廓前部切口切取耳甲软骨。
  - 该切口位于对耳轮区域内，较为隐蔽，易于显露，可以切取足够体积的软骨。在多数情况下，可以切取全部耳甲软骨（**图34-6A、B**）。
  - 以5-0快薇乔线间断缝合该切口。
  - 采用褥式缝合使耳廓前部和后部皮肤贴紧（**图34-6C**）。
- 根据缺损的大小和形态，将软骨移植物修整为适合的外形和大小。
  - 以5-0铬线将软骨移植物间断缝合固定于残留的正常软骨支架和深层的衬里组织上（**图34-6D**）。

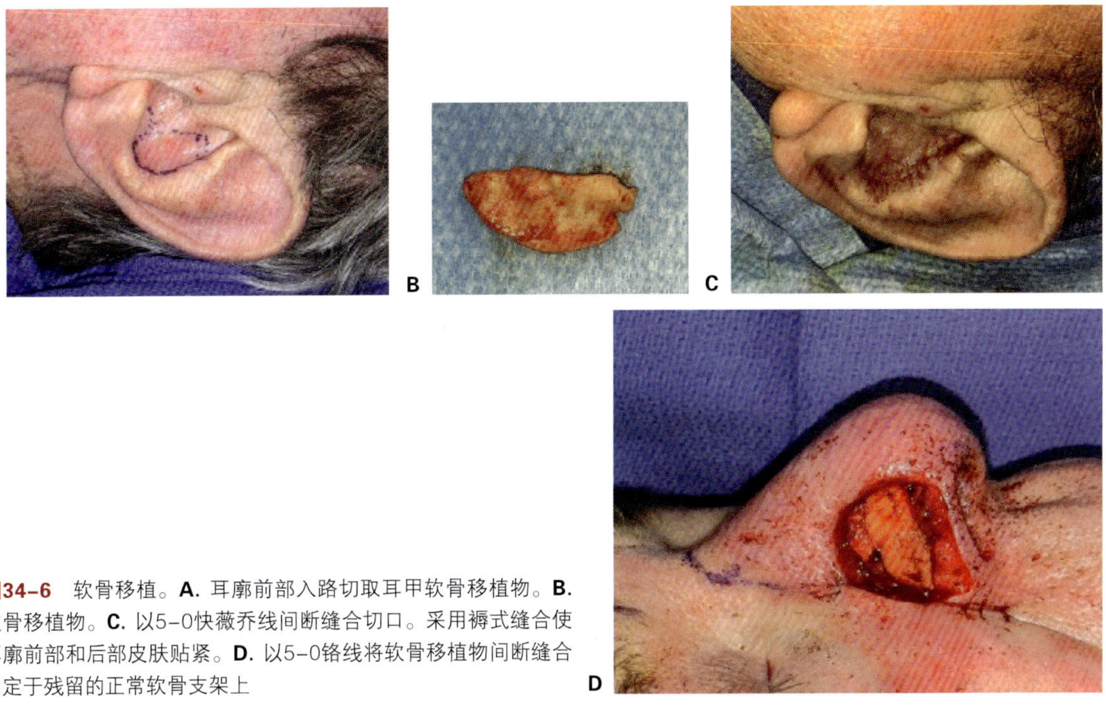

A B C D

图34-6 软骨移植。**A.** 耳廓前部入路切取耳甲软骨移植物。**B.** 软骨移植物。**C.** 以5-0快薇乔线间断缝合切口。采用褥式缝合使耳廓前部和后部皮肤贴紧。**D.** 以5-0铬线将软骨移植物间断缝合固定于残留的正常软骨支架上

操作步骤

皮瓣掀起和供区闭合

- 切开皮肤、皮下组织、肌肉和筋膜，制备PMFF。
- 在筋膜下、骨膜上，层次由上至下进行钝性分离，掀起皮瓣。
  - 遇到皱眉肌时，在骨膜下进行钝性分离，使蒂部的活动度更大。
  - 在该部位有时可在额肌深层看到滑车上动脉从皱眉肌上方或中间穿出。
- 如果蒂部长度不够，可以将切口延伸至眉部下方，在此处切开皮肤和皮下组织。
  - 采用钝性分离将蒂部与内侧眶骨分开。
- 皮瓣掀起后，在皮瓣边缘采用电凝仔细止血。
  - 在供区皮缘外1cm范围内，于帽状腱膜下层潜行分离减张，然后分层缝合供区。
  - 在闭合供区切口时，在上方尖端处会形成头皮组织“猫耳”畸形。可向切口上方头皮处充分延长切口，将“猫耳”组织完全去除。
- 将额部肌肉和帽状腱膜以3-0可吸收线（Monocryl）缝合。
  - 皮肤切口以5-0或6-0尼龙线缝合。无须放置引流管。
  - 无法拉拢缝合的部位可使其二期愈合，完合愈合需要6～8周的时间。

缺损准备

- 确定制备完成的PMFF有足够的旋转度和良好的血供后，再次修整鼻缺损。在与凸度有关的亚单位（鼻尖或鼻翼）缺损范围超过一半时，需切除亚单位内残余的皮肤和瘢痕组织。
  - 鼻背和鼻侧壁缺损不适于采用此方法进行修复。
- 如果有去除残存亚单位皮肤的指征，则在软骨膜或骨膜上方去除软组织。
  - 鼻缺损周围的皮肤在肌肉层下潜行分离1cm，有助于皮瓣就位，并且可以防止“天窗样”畸形。

处理额部旁正中皮瓣蒂部

- 通过去除肌肉和大部分皮下脂肪将PMFF远端修薄，使皮瓣足够薄，并且质地柔软，有助于皮瓣更好地贴附于鼻支架表面，从而更好地显示出鼻部的轮廓。
  - 在二期和三期手术时，可以将PMFF进一步修薄。
- 皮瓣修薄后，将其旋转至缺损处，以5-0尼龙线间断缝合固定，注意皮缘精准对合。
  - 沿蒂部创缘全长电凝止血，防止术后出血。出血在术后12h内较为常见。
- 一些学者建议在蒂部创面行全厚植皮以防止术后出血。
  - 作者认为无须进行植皮，仅在蒂部创面上使用Xeroform纱布和抗生素油膏即可，从而避免不必要的植皮和供区损伤（**图34-7**）。

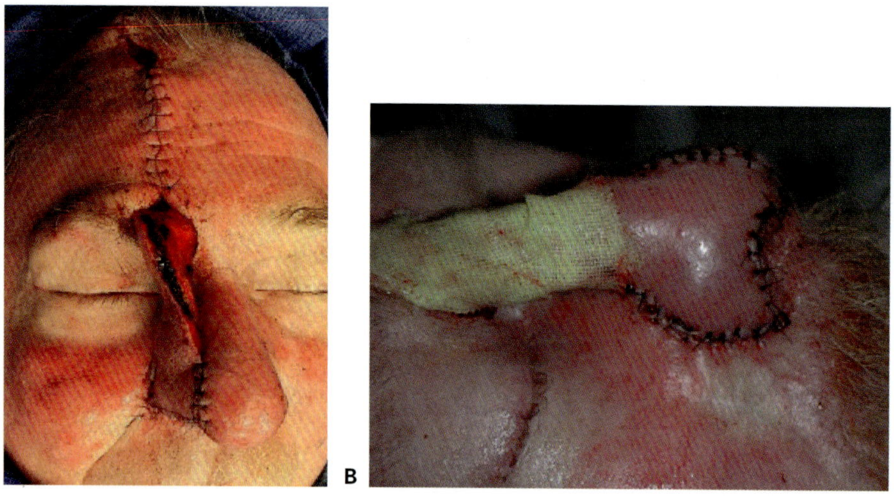

图34-7 **A.** 将额部旁正中皮瓣旋转移植至缺损处。**B.** 沿蒂部创缘全长电凝止血，防止术后出血，然后在蒂部创面上使用Xeroform纱布和抗生素油膏

二期手术：鼻缺损修复后的塑形

- PMFF转移至鼻缺损后3～4周，可以进行鼻缺损修复后的塑形（**图34-8A**）。
  - 该手术在全麻下进行，避免注射局麻药物引起的组织变形或肾上腺素所致的皮肤血运受限。
  - 在使用PMFF折叠的病例中，还需要在此次手术中放置软骨移植物。
- 标记鼻部及周围的美学单位、PMMF边缘瘢痕区、理想的鼻孔缘和鼻孔位置、皮瓣多余部分等。
  - 根据对侧鼻翼模板标记拟重建鼻翼的外形和鼻翼的位置（**图34-8B**）。
- 沿右侧鼻翼缘做切口。
  - 很容易掀起额部皮瓣区，可以携带2～3mm的皮下脂肪。
  - 根据软组织缺损的范围、软骨移植物的大小确定所需皮瓣的大小。
  - 去除皮瓣外层与内层之间多余的软组织（**图34-8C**）。
- 额部皮瓣远端经修剪后与鼻翼形态贴合，厚度与鼻部皮肤相近，之后将其重新缝合至受区。
  - 用5-0尼龙线间断缝合皮瓣移植区皮肤。
  - 用5-0快薇乔线在鼻翼沟处做褥式缝合，以更好地进行鼻翼上缘塑形（**图34-8D**）。

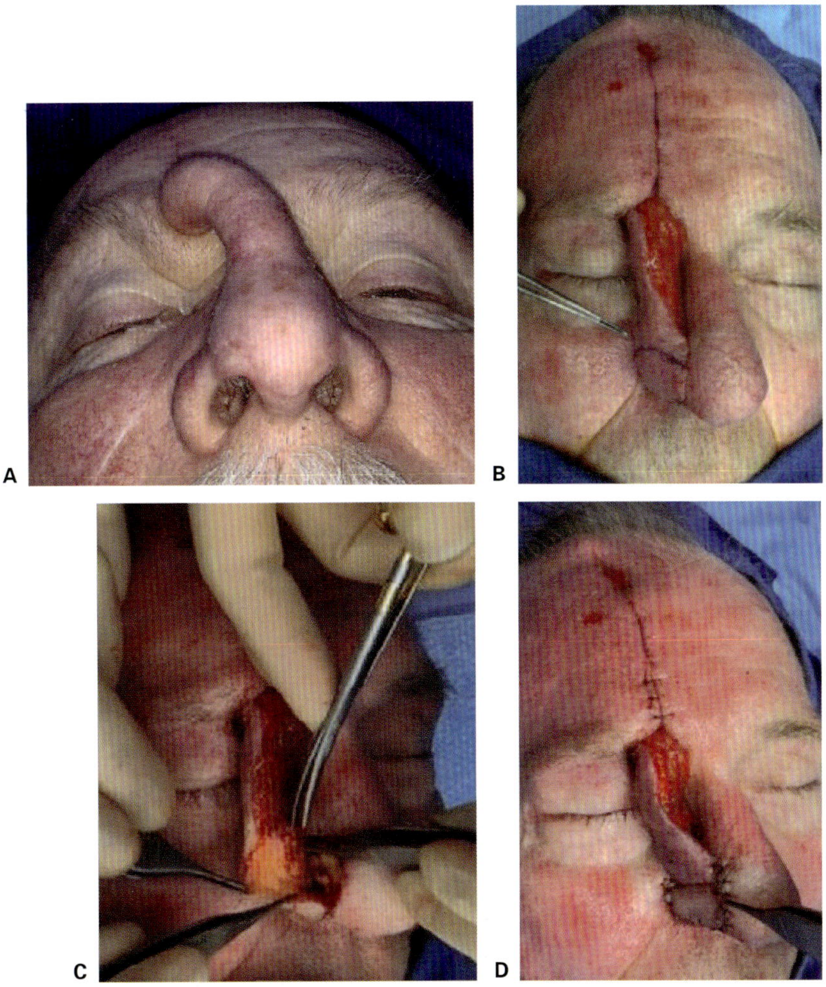

图34-8 **A.** 一期手术蒂部创面未进行植皮，术后2周完全上皮化愈合。**B.** 根据对侧正常鼻翼的模板，标记拟重建鼻翼缘的位置和轮廓。**C.** 去除皮瓣外层与内层之间多余的软组织。**D.** 用5-0尼龙线间断缝合皮瓣移植区皮肤。用5-0快薇乔线在鼻翼沟处做褥式缝合，以更好地进行鼻翼上缘塑形

操作步骤

三期手术：断蒂

- 在二期手术后3～4周（一期皮瓣转移手术后6～8周），进行皮瓣断蒂。
- 将含有肾上腺素的1%利多卡因注射至蒂部基底和与鼻部相连的皮瓣周围区域，然后常规消毒铺单。
- 用手术刀将蒂部从鼻部缺损的上缘切开。
  - 可以在蒂部任意一侧皮瓣和相邻鼻部皮肤之间做切口，将皮瓣头侧端与鼻部分离。适当修薄和修剪皮瓣，可以改善鼻部修复后的外观。
  - 用5-0尼龙线间断缝合切口。
- 梭形去除多余的蒂部组织。
- 沿PMFF闭合线方向闭合供区缺损，注意使眉部恢复至正常的解剖位置。

要点与难点

适应证	■ 适用于修复因创伤或肿瘤切除所导致的复杂性鼻部缺损畸形。
禁忌证	■ 额部存在软组织缺损、手术史、外伤史或放疗史。 ■ 患者不愿意或不能耐受多期手术。
术前设计	■ 额部旁正中皮瓣是一种岛状皮瓣，术后外观良好，瘢痕不明显，还可以在同一患者中制备两个PMFF。 ■ 皮瓣蒂部较窄，易于旋转，不易发生蒂部扭转影响血运。 ■ 对于容易发生血液循环障碍的患者，例如动脉粥样硬化、糖尿病、有长期吸烟史等，建议对PMFF进行延迟处理（**图34-9**）。
手术操作	■ 可在一期手术或二期手术时将皮瓣最远端大幅修薄，直至真皮下血管网层。 ■ 对于鼻部全层缺损，在一期手术时须解决鼻衬里和支撑结构的问题。 ■ 在断蒂时，再次切除瘢痕组织，仔细对合皮瓣边缘，这些操作对于形成鼻部良好的外观均非常重要。

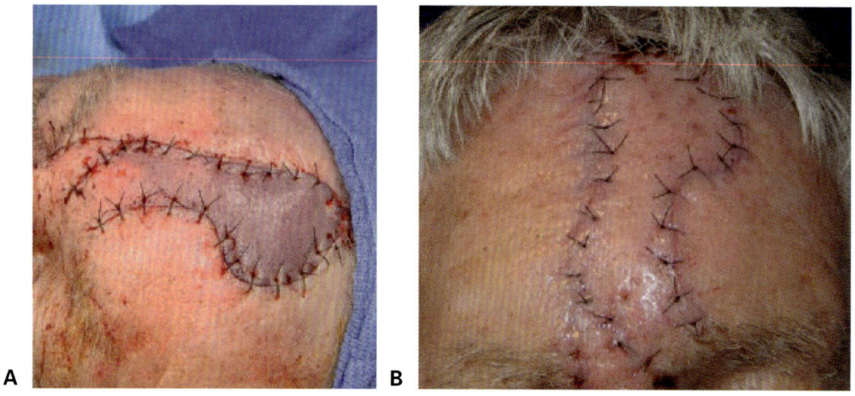

图34-9 **A.** 一位长期吸烟患者进行手术时，掀起额部旁正中皮瓣后出现血液障碍表现，采取皮瓣延迟处理。**B.** 3天后皮瓣血运状况明显好转

术后注意事项

- 术后采用皂液和生理盐水清洗缝线区，术后3天内切口区每日两次使用抗生素油膏。术后7～10天拆除缝线。
- 术后6个月内建议患者额部和面部防晒，避免瘢痕形成和色素沉着。此外，过热或过冷会使受区皮瓣颜色发生暂时性改变，最好在几个月内避免发生这些情况。
- 术后3～5天将蒂部创面的Xeroform纱条去除。此后外涂抗生素油膏，直至创面完全上皮化。
- PMFF的供区如果不能一期闭合，则可以使用Xeroform纱条、抗生素油膏和眼贴覆盖，术后3～5天去除。

治疗效果

- **图34-10**展示了两个典型案例。
- Little等[4]展示了使用PMFF进行鼻部缺损修复的

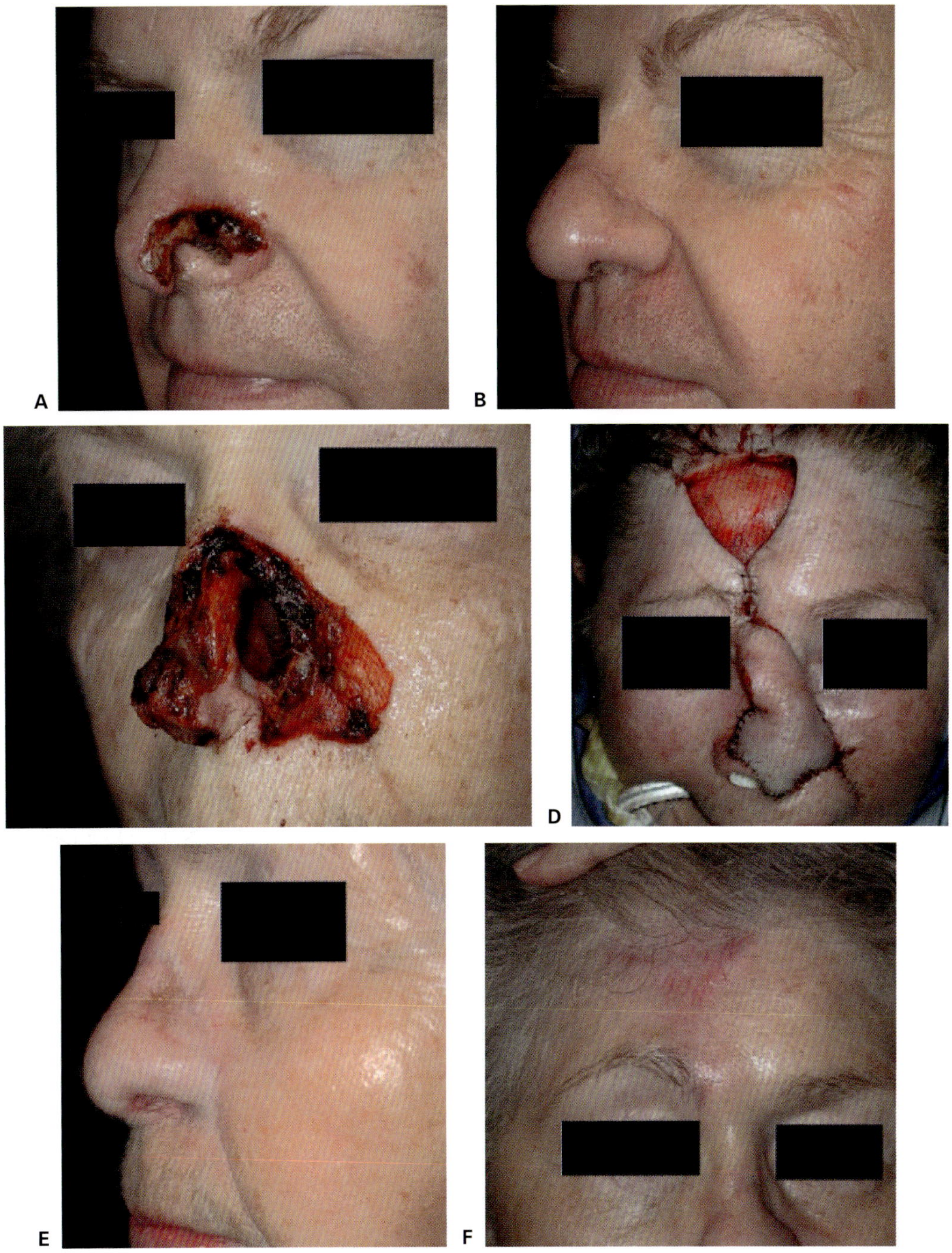

图34–10 **A.** 白人男性患者，在Mohs肿瘤切除术后遗留左侧鼻翼缺损。**B.** PMFF两期手术后的远期效果（术后3年）。**C.** 白人女性患者，在Mohs肿瘤切除术后遗留鼻下半部分缺损，包括左侧鼻翼、鼻尖、鼻背下部。**D.** 行额部旁正中皮瓣一期修复术后外观。供区缺损二期修复。**E**、**F.** PMFF三期手术后的远期效果（术后1年）

经验。

- 临床应用结果显示，并发症发生率为16.1%。鼻部全层缺损和吸烟史与严重并发症发生显著相关。
- 年龄、血管疾病、糖尿病与并发症发生无明显相关性。

- Paddack等[5]通过回顾性研究探讨了PMFF鼻缺损修复治疗失败的相关因素。其研究共纳入82位接受两期法PMFF鼻缺损修复的患者。
  - 总失败率为6%。
  - 虽然83%的失败案例为吸烟者，但是未发现某个单一因素对手术失败率有显著影响。
- Kendler等[6]针对老年非黑色素瘤性皮肤癌患者，评估了PMFF的美学效果、功能效果和并发症发生情况。该研究共纳入28名患者，平均年龄为81岁（年龄范围为75～95岁）。
  - 虽然有7例患者出现与治疗相关的并发症，但是作者认为，对于年龄在75岁及以上的复杂性鼻部缺损患者，PMFF手术是一种安全、低风险的手术。

- Rohrich等[7]在1334例鼻缺损修复患者中进行了一项回顾性研究，81%的患者进行了三期法或两期法鼻缺损修复术。
  - 翻修率为1.2%。
  - 作者建议使用诸如PMFF这样的轴型皮瓣分两期修复直径大于1.5cm或2.0cm的鼻部缺损。

并发症

- PMFF并发症发生率较低。最常见的并发症为血肿、皮瓣部分或全部坏死、术后外形不佳等。
- 皮瓣远端形成小血肿是PMFF最常见的并发症。一期皮瓣转移时血供丰富，所以容易形成血肿，并且在皮瓣转移时其肌肉和皮下脂肪常被修薄，皮瓣内表面容易在术后出血。
  - 为了避免血肿形成，整个皮瓣修薄部分的内表面均需进行仔细止血。
- 皮瓣部分或全部坏死主要是由于静脉瘀血。在高危患者中采取前述的预防方法设计皮瓣，必要时进行皮瓣延迟。
  - 其他PMFF坏死的补救措施包括清创后再转移第二个皮瓣或移植物。
- 外观不佳包括额部瘢痕形成、鼻翼沟形态不佳、鼻孔缘肥厚、鼻孔过小、组织臃肿等。
  - 术后4～6个月时，创面完全愈合，可采用直接切除软组织的方法进行鼻唇沟塑形。
  - 如果有鼻孔缘悬垂，可进行修剪塑形。
  - 通过局部软组织切除、局部衬里调整、复合组织移植等方法可以扩大鼻孔区。
  - 额部供区瘢痕可通过切除和推进皮瓣的方法进行修整，可以采用这种方法去除二期愈合所致的瘢痕增生区域。

参考文献

[1] Oo KK, Park SS. The midline forehead flap in nasal reconstruction. *Facial Plast Surg Clin North Am.* 2011;19(1):141-155.
[2] Burget GC, Menick FJ. The subunit principle in nasal reconstruction. *Plast Reconstr Surg.* 1985;76(2):239-247.
[3] Burget GC, Menick FJ. Nasal support and lining: the marriage of beauty and blood supply. *Plast Reconstr Surg.* 1989;84:189-203.
[4] Little S, Hughley BB, Park SS. Complications with forehead flaps in nasal reconstruction. *Laryngoscope.* 2009;119:1093-1099.
[5] Paddack AC, Frank RW, Spencer HJ, et al. Outcomes of paramedian forehead and nasolabial interpolation flaps in nasal reconstruction. *Arch Otolaryngol Head Neck Surg.* 2012;138(4):367-371.
[6] Kendler M, Averbeck M, Wetzig T. Reconstruction of nasal defects with forehead flaps in patients older than 75 years of age. *J Eur Acad Dermatol Venereol.* 2014;28(5):662-666.
[7] Rohrich RJ, Griffin JR, Ansari M, et al. Nasal reconstruction—beyond aesthetic subunits: a 15-year review of 1334 cases. *Plast Reconstr Surg.* 2004;114(6):1405-1416.

35

鼻衬里缺损鼻中隔瓣移植修复术

Septal Flaps for Nasal Lining

Jordan D. Frey, John T. Stranix, and Pierre Saadeh

概述

- 鼻缺损可根据受累的解剖层次分为3类：外表面或皮肤缺损、骨或软骨支架缺损、内层衬里缺损。
- 鼻衬里修复在鼻整形中较为常见，临床上具有较大的难度[1]。
  - 鼻衬里修复不当会导致鼻内瘢痕和挛缩，从而影响原有或再造鼻部表面皮肤和鼻支架结构，进而影响鼻部的美学形态和功能。
- 鼻中隔瓣适用于修复鼻衬里，可以为软骨支架提供厚度较薄且血供可靠的被覆盖组织，从而保证鼻部获得良好的支撑[2,3]。

相关解剖

- 鼻衬里结构在鼻翼和鼻小柱处为复层鳞状上皮，在鼻中隔处为黏软骨膜，在鼻穹隆处为黏膜[4]。
- 在外侧鼻黏膜由面动脉和内眦动脉供血。
- 鼻中隔黏软骨膜由成对的上唇动脉鼻中隔支和成对的筛前动脉供血[5,6]（**图35-1**）。
  - 上唇动脉鼻中隔支在鼻小柱基底处、前鼻棘外侧向前上方走行，穿过口轮匝肌。
  - 筛前动脉从后方穿过鼻骨下方供应背侧鼻中隔。
- 应用这些血管蒂可设计多种鼻中隔瓣修复鼻衬里缺损。

病因

- 鼻衬里缺损常见的病因为：创伤、肿瘤、感染、自身免疫性疾病、医源性、药物源性等[3-5,7]。
- 肿瘤切除和创伤可导致局部组织的缺损，而自身免疫性疾病和感染常引起黏膜广泛受累[4]。
- 黏膜缺损可以单独出现，也可以伴有鼻支架或皮肤缺损，甚至形成鼻部全层缺损。

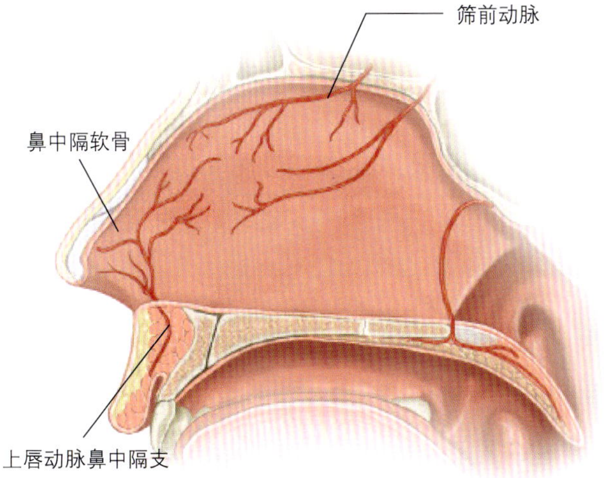

图35-1 鼻中隔黏软骨膜主要由前方成对的上唇动脉鼻中隔支和后背侧成对的筛前动脉供血

- 鼻中隔瓣可用于修复原发性鼻衬里缺损，也可用于覆盖其他鼻内瓣移植修复一期鼻衬里缺损后形成的继发性缺损。

自然病程

- 严重的鼻衬里缺损最终会导致瘢痕挛缩，进而引起周围的中穹隆和鼻底结构异常[4]。
- 随后会出现软骨和骨坏死，导致中穹隆失去支撑、鼻尖旋转、中面部向梨状孔塌陷[4]。
  - 由于有鼻骨的支撑，因此不会出现骨性鼻穹隆的塌陷[4]。
- 如果鼻部外层皮肤血供也丧失，则会形成鼻部全层坏死[4]。
- 根据缺损的原因，在瘢痕挛缩形成前尽早进行鼻衬里缺损的修复，对于达到理想的美学和功能效果极为重要。

病史与体格检查

- 在诊疗过程中必须明确鼻衬里缺损发生的原因。
- 在无法明确病因或存在明显的其他病症时，应进行适当的诊断性活检、微生物培养、实验室检查，必要时转诊至其他医疗机构。
  - 在进行任何修复前，必须先了解造成缺损的原因，以免持续存在的病理因素影响最终修复的效果。
- 询问病史和体格检查时应注意患者是否存在鼻塞症状，因为鼻中隔瓣可能导致患者鼻塞加重。
- 针对鼻衬里缺损的位置、大小和程度，以及是否存在鼻支架或皮肤缺损等问题进行全面的鼻外和鼻内检查，以帮助确定所需的鼻中隔瓣。
  - 采用Burget和Menick等提出的亚单位原则来划分鼻部皮肤缺损，并指导外鼻的修复重建[8]。
- 确定鼻中隔黏软骨膜是否完整，确定其血供是否可靠；沿前鼻棘的损伤可能伴有上唇动脉的损伤，沿鼻中隔后部的损伤可能伴有筛前动脉的损伤。

影像学检查

- 当计划以鼻中隔瓣行衬里修复时，通常不需要进行放射影像学检查。
- 术前全面的标准化摄影是进行手术设计和术后效果评估的必要条件。

鉴别诊断

- 创伤（面部骨折、异物）。
- 肿瘤（基底细胞癌、鳞状细胞癌、黑色素瘤、淋巴瘤）。
- 感染性疾病（梅毒、结核）。
- 自身免疫性疾病（Wegener肉芽肿）。
- 医源性损伤（鼻中隔成形术、气管插管导致压迫坏死）。
- 鼻内药物滥用（可卡因）。

手术过程

- 根据鼻衬里缺损的大小、位置，以及可供使用的鼻中隔黏软骨膜情况确定鼻中隔瓣的设计方法，还要综合考虑缺损原因、鼻部皮肤和鼻支架状况等因素。
- 必要时可切取鼻中隔移植物作为鼻部支架，注意保留足够宽度的L形支架以防止鼻背部塌陷。

术前设计

- 术前对患者进行全面体格检查和拍照有助于确定鼻部缺损的程度和鼻衬里的情况，从而制订全面的手术治疗方案。
- 不管采用哪种修复方法，均应在术前告知患者鼻修复过程较为复杂，通常需进行多期手术治疗，术后还可能需要进行多次小范围的调整。
- 前期手术包括在最终修复手术的同时或手术前进行清除坏死或感染组织、松解粘连的瘢痕等操作。
  - 根据修复要求，前期手术也可以在皮瓣延迟、预置或预构时进行。

体位

- 患者取仰卧位，垫肩，颈部略伸展以便于进行鼻部手术。
- 采取轻度的反Trendelenburg体位有助于降低静脉压，减少出血。
- 根据需要，可将耳廓或胸部置于消毒术区，以便切取耳甲软骨或肋软骨制备鼻支架。

入路

- 如果不是单独进行鼻衬里修复，则应在鼻支架重塑和外部皮肤修复之前进行。
- 鼻衬里缺损时应重新切开以建立新鲜的缺损缘，松解所有残留的瘢痕，以精确评估修复所需的组织量。
- 如果鼻衬里修复需要包括鼻中隔瓣在内的多个组织瓣，则应优先进行大小确定、供区损伤较小的局部铰链型瓣或前庭双蒂瓣。
  - 目的是尽量切取小的鼻中隔瓣，并且可以提供足够的组织修复衬里缺损。

■ 同侧鼻中隔黏软骨膜瓣

- 同侧鼻中隔黏软骨膜瓣由成对的上唇动脉鼻中隔支中的一支供血。
- 该瓣宽度可达3cm，长度可达3cm，可以向外侧转移修复同侧鼻前庭和鼻下侧壁衬里缺损。
- 该瓣可上达内眦，下至鼻底。
- 在鼻棘前方，向上朝鼻背方向做直线切口切取组织瓣（**图35-2A**）。
- 将该切口向后方延伸，在鼻背下方6～8mm水平、平行于鼻背和鼻骨走行，然后呈直角转向下方至鼻底。
- 该切口由后方垂直切口的下方向前朝鼻棘方向延伸，在蒂部周围保留一些组织。
  - 需保留10～15mm宽的L形软骨支架（**图35-2B**）。
- 将黏软骨膜瓣小心从鼻中隔上分离。
- 然后将该组织瓣转移至侧面，无张力缝合至缺损缘（**图35-2C～E**）。

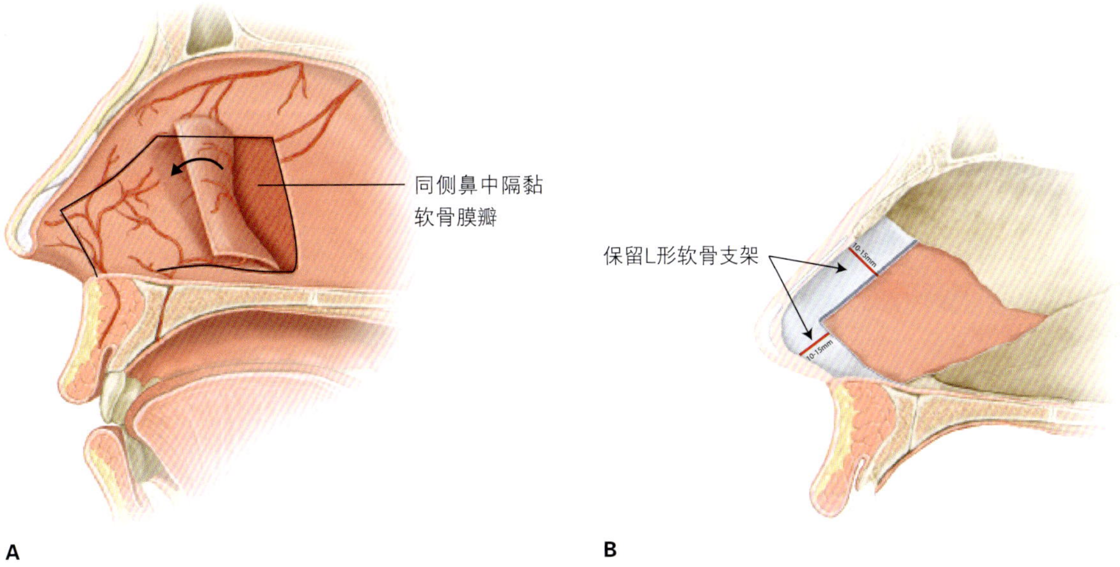

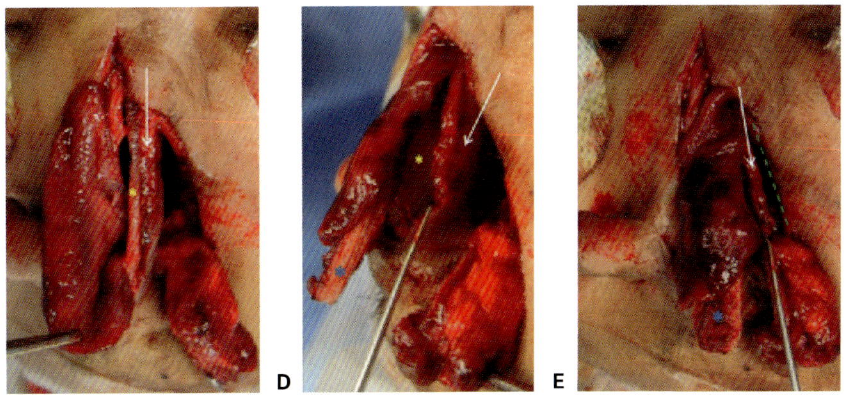

图35-2 **A.** 制备同侧鼻中隔黏软骨膜瓣，由前鼻棘向鼻背做直线切口，切口线平行于鼻背和鼻骨向后走行，再向下转90° 延伸至鼻底。然后切口线继续向前朝鼻棘延伸，在蒂部周围保留一些组织。该瓣由上唇动脉鼻中隔支供血。**B.** 需注意保留10～15mm宽L形软骨支架，防止破坏支架结构完整性。**C～E.** 该复合鼻缺损需要进行分期手术修复。左侧鼻衬里以同侧鼻中隔黏软骨膜瓣（箭头）修复，该瓣由鼻中隔（黄色星号）上掀起，然后向外侧转移修复黏膜缺损（图**E**中的绿线）。以骨移植物（蓝色星号）重建鼻背，最后以额部旁正中皮瓣修复外层皮肤

操作步骤

对侧鼻中隔黏软骨膜瓣

- 对侧鼻中隔黏软骨膜瓣可用于修复同侧鼻中隔瓣不足以修复的、中等大小的中穹隆外侧壁衬里缺损。
- 该组织瓣由背侧成对的筛前动脉的一支供血。
- 先设计一个宽度与覆盖缺损垂直高度相等的对侧黏膜瓣。必要时其宽度可达整个鼻背区。
- 画两条与该瓣宽度相近的垂线，由鼻背延伸至鼻底。
- 在腹侧画一条连接上述垂线的水平线，完成黏膜瓣设计。在鼻背侧无切口。
- 对侧黏膜瓣设计完成后，在距离鼻背6～8mm的同侧黏软骨膜上做水平切口。
- 将同侧黏膜从鼻中隔上掀起，切取鼻中隔软骨，注意保留足够的L形支架，并保护对侧黏软骨膜瓣。
- 切开对侧黏软骨膜瓣，将其从同侧黏膜切口处穿过，转移并缝合至对侧鼻衬里缺损处（**图35-3**）。
- 可分别切除或横断同侧鼻骨或下外侧软骨中间脚，以便向上或向下转移黏膜瓣。
- 对侧黏软骨膜瓣可延伸至鼻底，使该组织瓣修复范围可达到缺损侧的外侧梨状孔附近。
- 必须注意保护同侧鼻中隔黏软骨膜，以防止出现严重的鼻中隔瘘。

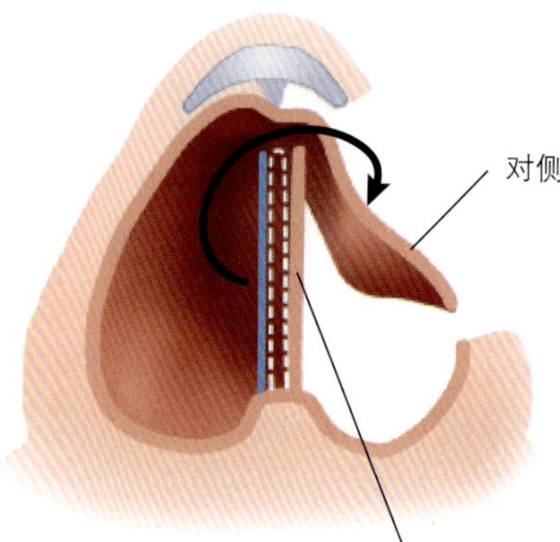

图35-3 对侧鼻中隔黏软骨膜瓣与同侧鼻中隔瓣设计方法相同。沿鼻背在同侧鼻中隔黏膜做切口，然后小心地将黏骨膜从鼻中隔上分离。可根据需要切取鼻中隔软骨用于鼻支架重建。然后切开对侧鼻中隔瓣，经同侧鼻中隔黏膜处切口穿过，转移至缺损处。该瓣由背侧筛前动脉供血

修复中央部鼻衬里缺损的复合鼻中隔铰链（合叶）型或转轴型瓣

- 需要中央部鼻衬里缺损修复的患者多伴有次全或全鼻软组织缺损，同时伴有鼻中隔前部和鼻骨缺损。
- 在这些情况下，可以采用双侧上唇动脉为蒂，掀起全部或残留的鼻中隔复合组织，以"铰链"或"转轴"的方式向前转移，为缺损提供支架和衬里。
- 在鼻中隔上方距离鼻背约1cm处和下方沿鼻底走行线之间做全层切开，形成复合组织瓣。
- 在邻近鼻棘和上唇部位保留部分蒂部软组织。
- 在后方垂直切开，使上方和下方切口线相连接（**图35-4**）。
- 将靠近鼻棘的双侧黏软骨膜从鼻中隔上分离，切除一小块软骨和骨组织以便于该瓣向前方转移。
- 将转移后的鼻中隔上缘固定于残留的上外侧软骨或鼻骨上。
  - 在修复无软骨和骨性支撑的全鼻缺损时，在固定复合鼻中隔瓣之前需要先进行额骨鼻突处植骨或其他方式的重建。
- 可即刻或延迟制备蒂在下的双侧鼻中隔黏软骨膜瓣，以为中穹隆和上穹隆提供衬里。
- 在修复全鼻缺损时，鼻中隔黏软骨膜瓣无法达到下方或侧方远端，因此不能完全覆盖鼻前庭中间和上部，对此需要采用其他方法进行修复。

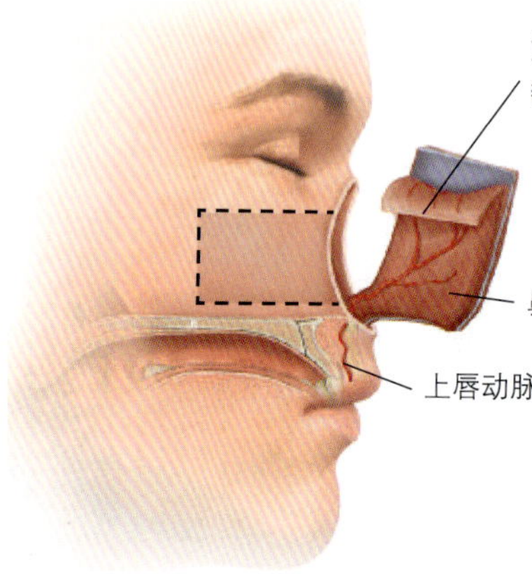

图35-4 在鼻中隔上方距离鼻背约1cm处和下方沿鼻底走行线之间做全层切开，形成复合鼻中隔铰链（合叶）型或转轴型瓣。与同侧鼻中隔瓣类似，需保留部分蒂部软组织。在后方垂直切开，使上方和下方切口线相连接。可在双侧掀起蒂在下的鼻中隔黏软骨膜瓣，为缺损提供衬里

要点与难点

病史	■ 所有患者均应询问其吸烟史，吸烟会降低鼻中隔瓣的可靠性。
术前设计	■ 松解所有瘢痕后，术中制作鼻衬里缺损模板，有利于合理地设计鼻中隔瓣。
切取技术	■ 为了保护上唇动脉鼻中隔支或筛前动脉的血供，应在软骨膜下层掀起鼻中隔瓣。
蒂在前鼻中隔瓣的蒂部保护	■ 在同侧鼻中隔瓣和复合铰链型瓣或转轴型瓣中，均应在前鼻棘区域保留约1.2cm的软组织，以保护上唇动脉血管蒂。
同侧与对侧联合鼻中隔黏软骨膜瓣	■ 对于同侧鼻衬里缺损由鼻槛延伸至鼻骨的病例，可以采用同侧与对侧鼻中隔瓣联合修复鼻衬里。 ■ 同侧瓣修复下方前庭缺损，对侧瓣修复中穹隆和上穹隆缺损。 ■ 同侧鼻中隔瓣的蒂部可能会阻塞外鼻阀，可在该瓣愈合后行二期断蒂。
中央部鼻衬里缺损	■ 由于中穹隆和上穹隆具有高度拱形的特点，因此该部位小的衬里缺损可以通过转移内侧鼻中隔黏膜或外侧壁黏膜实现一期闭合。
并发症	■ 有严重瘢痕者、既往曾接受多次鼻部手术者、曾患有鼻部感染者、有吸烟史者，行鼻中隔瓣衬里修复时容易发生并发症。

术后注意事项

- 单纯行鼻中隔瓣衬里修复的患者可在术后当日离院。
- 鼻中隔瓣联合其他局部或游离皮瓣进行较为复杂的鼻修复时，需要住院治疗。
- 出院后最初的1周内，需保持头部处于抬高的位置（包括夜间）。
- 手术结束后可放置鼻托，通常需要佩戴至术后3～4周[9]。
- 患者应避免擤鼻，可使用湿润的棉签轻轻擦拭清洁鼻腔。
- 应告知患者，术后早期会有流鼻涕的情况，修复完成后6个月内会有不同程度的鼻塞情况。
- 患者一般可短期内回归正常的生活（具体时间长短由修复的范围决定）。同时应告知患者，避免任何可能引起面部损伤的活动，睡觉时应特别小心，注意防止对鼻部造成意外的损伤。
- 吸烟者必须在术前1个月严格戒烟，戒烟时间要持续至修复完成。
- 应向患者强调，大部分鼻修复手术均需分期进行。

治疗效果

- 总体上，作为鼻整体修复的一部分，患者对鼻中隔黏软骨膜瓣修复术后的鼻部外形满意度较高（$>$80%）[1,4,6,7]。
- 鼻中隔瓣衬里修复术后患者主观和客观的鼻塞率为0～31%[1,5,7]。
- 单纯修复鼻衬里缺损很少出现鼻部功能损害[4]。
- 在此类患者中，需行鼻腔填塞的术后早期鼻出血发生率高达66%[5]。
- 鼻中隔瓣衬里修复术后远期鼻黏膜结痂和出血的发生率分别为0～36%和0～6%[1,5,7]。
- 术后感染、黏膜瓣全部或部分坏死较为少见[1,5,7]。

并发症

- 术后早期并发症包括鼻出血、结痂和鼻塞[3,5]。
- 鼻出血和结痂可能会长期存在[3,5,7]。
- 同侧或对侧鼻中隔瓣术后可能形成持续性医源性鼻中隔瘘，瘘面积较小时会出现哨鸣音[1]。
- 复合鼻中隔铰链型瓣或转轴型瓣术后形成较大的鼻中隔瘘主要与鼻中隔瓣设计原理有关，患者通常能够接受[3]。
- 鼻中隔黏软骨膜瓣本身的支撑力较差，如果缺乏支架结构，晚期瘢痕和挛缩可导致鼻部变形、狭窄和阻塞。
- 由于面部血供丰富，鼻中隔瓣感染或坏死较为少见[1,5,7]。
- 如果坏死面积较为局限，软骨无外露，可行保守治疗，待其二期愈合。
- 如果出现软骨外露，则可能需要清创治疗，避免感染和局部组织坏死。

参考文献

[1] Westerveld GJ, Middelweerd RJ, Leemans CR. The hinged-door composite septal flap as structural support and lining of nasal reconstruction by a forehead flap. *Rhinology*. 2001;39(1):5–8.

[2] Burget GC, Menick FJ. Nasal support and lining: the marriage of beauty and blood supply. *Plast Reconstr Surg*. 1989;84(2):189–202.

[3] Collins JB, Czerwinski M. Contralateral dorsally based septal mucoperichondrial page flap, for nasal lining reconstruction. *J Craniofac Surg*. 2015;26(4):1352–1354.

[4] Menick FJ, Salibian A. Primary intranasal lining injury cause, deformities, and treatment plan. *Plast Reconstr Surg*. 2014;134(5): 1045–1056.

[5] Aneeshkumar MK, Chueng K, Hart R, et al. Pivoted composite nasal septal flap for reconstruction of the nose. *Eur Arch Otorhinolaryngol*. 2013;270(9):2445–2450.

[6] Quetz J. Update on the septal pivot flap. *Facial Plast Surg*. 2014;30(3):300–305.

[7] Mureau MA, Moolenburgh SE, Levendag PC, Hofer SO. Aesthetic and functional outcome following nasal reconstruction. *Plast Reconstr Surg*. 2007;120(5):1217–1227.

[8] Burget GC, Menick FJ. The subunit principle in nasal reconstruction. *Plast Reconstr Surg*. 1985;76(2):239–247.

[9] Nour YA, Foad H. Swinging door flap technique for endoscopic transeptal repair of bilateral choanal atresia. *Eur Arch Otorhinolaryngol*. 2008;265(11):1341–1347.

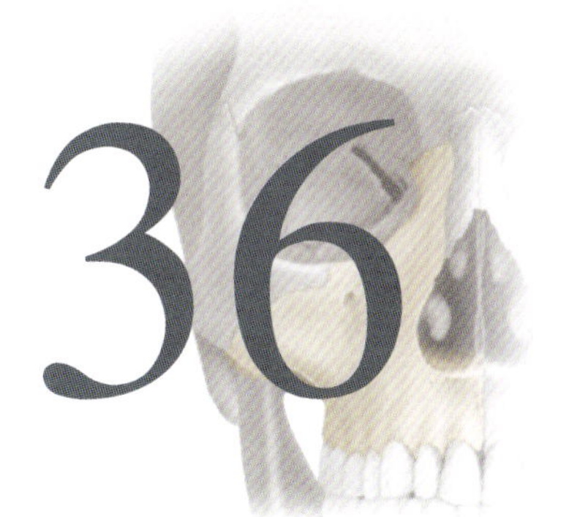

36

鼻衬里缺损前臂桡侧皮瓣修复术

Radial Forearm Flap for Nasal Lining Reconstruction

Robert L. Walton and Brenton R. Robinson

概述

- 前臂桡侧皮瓣由杨果凡等于1978年首次提出，是修复鼻缺损最常用的皮瓣之一[1]。
  - 该方法提供了厚度薄且血运良好的组织，易于获取，同时供区并发症较少。
  - 前臂桡侧游离皮瓣（RFFF）可分离出单独的皮岛，用于修复鼻衬里结构，如鼻前庭、鼻底和鼻小柱[2]。
- 前臂桡侧游离皮瓣是以桡动脉及其伴行静脉（venae comitantes，VCs）为蒂的筋膜皮瓣。
  - 前臂皮神经的1～2个分支（前臂尺侧、正中或外侧皮神经）可为皮瓣提供感觉[3]。
  - 从腕掌侧横纹至前臂肘窝处的前臂皮肤和筋膜均可纳入皮瓣。

相关解剖

血管解剖

- 关于前臂桡侧皮瓣血管解剖的规律已进行了大量的研究[4]。皮瓣血供来自桡动脉及其伴行静脉（**图36–1A**）。静脉血主要通过桡动脉的伴行静脉回流，同时前臂的贵要静脉和头静脉通常也包括在皮瓣内[4]。前臂桡侧皮瓣鼻再造术的优点是其有较长的血管蒂（8～12cm）和恒定的解剖结构。

桡动脉

- 桡动脉起自肱二头肌腱膜远端，在此处肱动脉分为桡动脉和尺动脉。在前臂近端，桡动脉位于肱桡肌深层，向手掌方向走行时逐渐浅出。桡动脉在第一骨间背侧肌两个头之间走行，形成掌深弓，供应拇指和食指的鱼际侧。随着桡动脉在前臂远端变得越来越表浅，它会向皮下发出小的穿支来供应筋膜和皮肤，这些穿支血管构成了前臂桡侧皮肤的主要血供来源[4]。Saint Cyr等的研究发现，前臂大约有24.6个桡动脉穿支，多数位于远端，其中50%以上呈放射状分布[4]。在桡动脉的远端和近端1/3处有两个主要的血管集中区，这一特点方便了皮瓣的设计与切取[4]。
- 尽管桡动脉的解剖变异较为少见，但是仍需在手术前通过Allen试验确定桡动脉与尺动脉在手部交通的情况。掌深弓最常见的类型是A型，由桡动脉的掌深支和尺动脉的下深支吻合形成。A型掌浅弓由桡动脉的掌浅支与尺动脉的末端吻合形成[5]。
- 前臂桡侧游离皮瓣有两个静脉回流系统：一个是桡动脉的两个伴行静脉组成的深静脉系统，另一个是头静脉和一系列皮下静脉组成的浅静脉系统。由肘深静脉连接两个静脉系统（**图36–1B**）[6]。浅静脉回流以头静脉和一系列弯曲的皮下小静脉为基础[7]。浅静脉通常走行恒定，管径3～6mm，适合进行后续的血管吻合[6]。头静脉在前臂桡侧缘走行，沿着前臂腹侧向上延伸至肘窝前部，并与贵要静脉汇合。头静脉收集手背桡侧的静脉血。深静脉回流由成对的伴行静脉完成，它们沿着桡动脉的两侧走行，并发出交通支。在桡动脉的每个分支处，伴行静脉均发出成对的分支，构成三通型血管结构[7]。
- 虽然相关研究很多，但静脉吻合采用单支还是双支仍存在争议。根据已发表的文献，前臂桡侧游离皮瓣的成功率接近95%，然而一系列复杂因素仍然可能导致术后出现无法预测的静脉问题。Selber等[7]在一项370例前臂桡侧游离皮瓣的回顾性队列研究中，对比分析了深、浅静脉回流系统，发现当使用

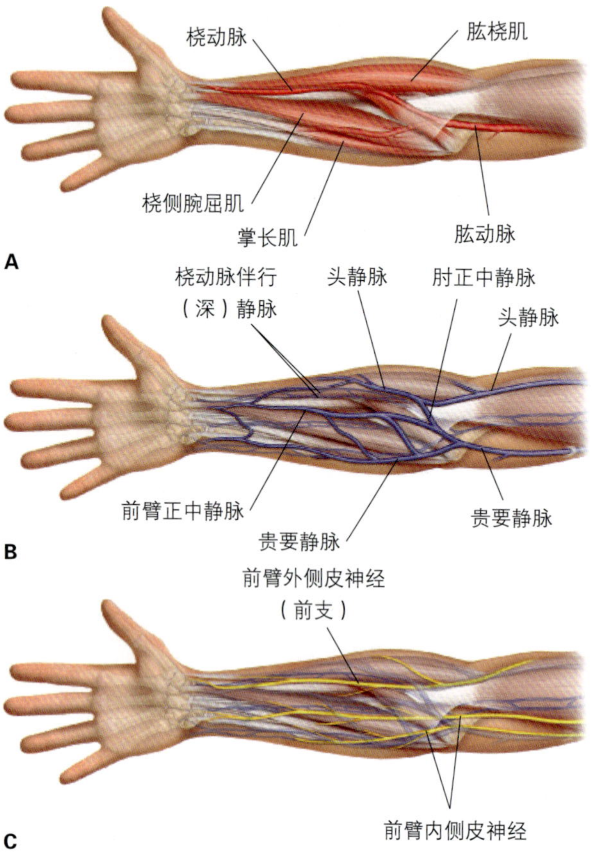

图36-1 前臂桡侧皮瓣的动脉（A）、静脉（B）和神经（C）解剖

头静脉作为回流静脉时，更容易出现静脉回流不足的情况。因此作者主张当血管直径足够大时（>1mm），仅使用桡动脉的伴行静脉作为回流静脉。

- Gottlieb等[9]研究发现，桡动脉伴行静脉在肱动脉分叉处汇合成一条静脉。肘深静脉在肘窝处连接伴行静脉和头静脉。在解剖这个汇聚点近端的头静脉后，可以通过吻合较大管径的血管实现深静脉系统和浅静脉系统的回流。采用该方法的优点在于可以改善大面积前臂桡侧皮瓣的静脉回流状况。由于血管较粗，静脉吻合较为容易，并且通过单一血管吻合即可回流前臂近端的深浅静脉系统，更有利于血管蒂静脉部分的设计[9]。这种方法适用切取范围包括前臂桡侧远端，并延伸至手腕部的较大面积的皮瓣。

神经支配

- 前臂内侧和外侧皮神经支配前臂桡侧和掌侧皮肤的感觉（**图36-1C**）。肌皮神经源自$C_5 \sim C_7$神经根和臂丛外侧束，然后延续为前臂外侧皮神经。前臂外侧皮神经走行于肱二头肌和肱肌之间，支配皮瓣3个神经区域的大部分[9]。其在肘窝从肱二头肌腱膜桡侧穿过筋膜，经过头静脉下方，分为前后两支。较大的前支与头静脉伴行进入前臂，支配前臂前表面至大鱼际的桡侧皮肤。较小的后支支配前臂的桡侧缘和后表面至腕部的皮肤。前臂内侧皮神经源自$C_8 \sim T_1$神经根。该神经在前臂的中间和远端1/3的交界处穿出前臂筋膜，与贵要静脉伴行，分为前支和尺侧支。前支支配前臂至腕部的前内侧表面的皮肤；尺侧支经过内上髁前方，支配前臂后内侧面的皮肤。
- 前臂桡侧游离皮瓣的一个重要特点是可以作为有神经支配的带感觉的筋膜皮瓣，重建局部感觉。有关修复皮瓣感觉的长期研究显示，与无神经支配的皮瓣相比，有神经支配的皮瓣具有更好的感觉和功能效果[10]。前臂外侧皮神经是前臂桡侧皮瓣的主要神经，为超过62%的皮瓣区域提供感觉，最常用于修复皮瓣的感觉神经[10]。
- 在桡侧缘分离皮瓣时，需要特别注意保护桡神经浅支（Superficial branch of the radial nerve，SBRN）（**图36-1C**）。这些分支在分离皮瓣时非常容易受损，因此需要特别仔细地解剖这一部位。桡神经浅支走行于肱桡肌的深层，在桡骨茎突的近端走行于桡侧腕长伸肌腱之间[11]。在向上掀起皮瓣时，须注意头静脉和桡神经浅支之间的密切关系。在切取皮瓣时，如果需要获取头静脉，那么了解桡神经浅支与桡动脉，以及头静脉之间精确的解剖关系对于避免神经损伤非常重要[11]。Grinsell和Thiele（2005）统计了供区桡神经浅支损伤的并发症，其发病率为9%～18%。发病率取决于头静脉或桡动脉伴行静脉是否包括在掀起的皮瓣中，分离头静脉会增加桡神经浅支损伤的风险[12]。

病史与体格检查

- 如果Allen试验呈阳性，但是对桡动脉的通畅性仍然不够确定，则可以采用上肢动脉造影进行进一步评估。
  - 在一项650具尸体手臂的解剖研究中，桡动脉与尺动脉之间无交通的发生率为3.2%，掌深弓不完整的发生率为3%[13]。
  - 如果以上两种变异同时存在，拇指的血供仅来自桡动脉（发生率约为1/1100）[13]。在这样的病例中，必须进行静脉移植修复血管。
  - 采集病史时需要注意患者的优势手。通常优先选择非优势上肢作为切取皮瓣的供区。
- 另外，出于美学因素考虑，前臂的毛发生长特点也很重要，可能影响后续的皮瓣设计和外观。

- 使用前臂桡侧游离皮瓣的一个关键问题是既往的桡动脉置管史。
  - 动脉导管置入后会损伤血管内膜，破坏穿支血管，影响前臂桡侧皮瓣的血流灌注，可能导致皮瓣部分或全部坏死。
  - 即使桡动脉搏动明显且Allen试验呈阳性，皮瓣灌注仍可能受损。
  - 接受过动脉置管的患者，应该考虑使用对侧上肢的前臂桡侧皮瓣或其他皮瓣。

影像学检查

- 术前可以使用增强血管造影技术来识别从桡动脉蒂到皮岛的血管穿支。但是作者认为此项检测意义不大，因为会有大量细小的穿支血管从前臂远端的桡动脉发出。
  - 作者的临床经验证实，这些血管穿支在前臂远端分布较为恒定，可以为超过100个连续病例的多叶岛状皮瓣提供足够的血供，无一例发生血液灌注问题。

手术过程

术前设计

- 全鼻再造术和次全鼻再造术的第一阶段是修复鼻衬里和由邻近颊部和上唇构成的鼻基底结构[14]。
- 之后通过显微外科方法移植前臂桡侧皮瓣，以避免损伤中面部的局部结构，并保持气道通畅。
- 鼻衬里由鼻底、鼻前庭和鼻中隔膜部组成，这些结构对于修复鼻小柱和鼻中隔均非常重要。

操作步骤

模板和皮瓣设计

- 首先解剖分离鼻部，去除残余的瘢痕和植皮区，恢复缺损原始大小（**图36-2A、B**）。
- 可以使用手术缝线包装里的锡箔纸制作鼻衬里和相邻唇颊部缺损的模板。
  - 注意分离足够大小的皮岛，以保证恢复鼻部的三维结构和解剖学形态。
  - 作者采用一个很实用的方法，先用锡箔纸分别制作各缺损区的模板，然后保持模板处于鼻部正确位置，用纸胶带将缺损模板连接在一起，这样既可以确定皮岛的最佳外形，又可以满足皮岛的解剖学位置，避免血管蒂扭转（**图36-2C**）。
- 然后将连接后的皮瓣模板转移到前臂区，围绕桡血管蒂设计各皮岛的位置（**图36-2D**）。
  - 作者发现，在修复鼻前庭衬里时，将血管蒂置于头侧边缘，更便于在鼻尖和鼻前庭处放置皮岛，植入软骨支撑移植物，同时不损伤血管蒂。
- 位于皮岛近端的血管蒂至少应保持8～10cm的长度，使其可从鼻缺损部位引出，与位于下颌下缘的面动脉和面静脉相吻合。
  - 术中应准确测量血管蒂长度，以便在切取皮瓣时保证血管蒂具有足够的长度。虽然理论上可以在

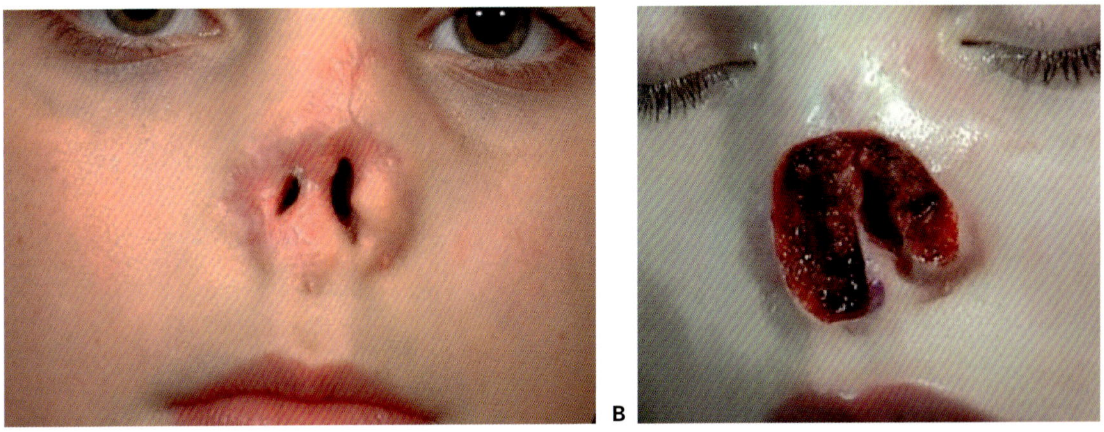
A B

图36-2 **A.** 一名11岁的女孩被狗咬伤鼻部，造成次全鼻缺损。**B.** 鼻再造时首先切除所有瘢痕组织，还原鼻部缺损的原始大小

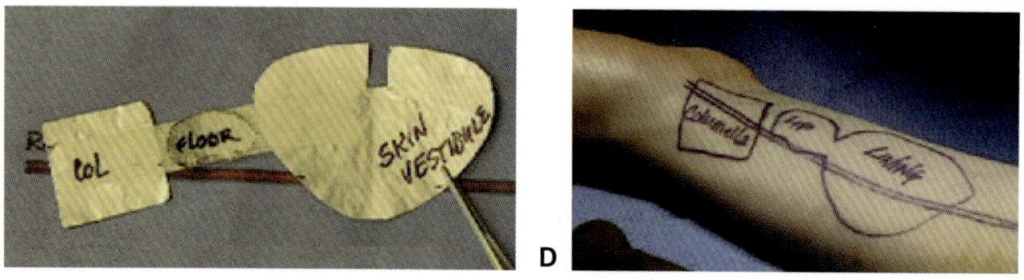

C D

图36-2（续） **C、D.** 将缺失的鼻部单位模板用纸胶带连接，然后在前臂掌侧沿桡动脉走行排列（经许可引自Walton RL, Burget GC Beahm EK. Microsurgical reconstruction of the nasal platform and lining. In: Nelligan PC, Wei FC, eds. Microsurgical Reconstruction of the Head & Neck. New York: Thieme Publishers, 2010:547–589）

更靠近鼻部的位置行血管吻合，但是此处静脉的大小和位置变异较多，增加血管分离和吻合的难度，因此常采用解剖恒定的下颌缘下方的面部血管系统作为受区血管。

皮瓣切取

前臂桡侧皮瓣解剖分离

- 术前行Allen试验，确保尺动脉可以保证手部的血液供应。
- 在气压止血后，解剖分离1～3个岛状前臂桡侧皮瓣。
- 在此阶段，皮岛保持相互连接，便于后期掀起皮瓣。
- 在尺侧缘切开，之后在前臂筋膜浅层分离皮瓣（**图36-3A**）
- 分离止于桡侧腕屈肌腱处，之后改为筋膜下平面解剖分离。
- 桡动脉血管蒂发出细小血管分支到皮瓣表面皮肤，很容易识别这些分支，需仔细加以保护（**图36-3B**）。
- 继续解剖皮瓣桡侧的皮下组织，直到掌侧面和肱桡肌腱的尺侧缘（**图36-3C**）。
  - 注意识别和保护桡神经背侧感觉支和肌皮神经。
- 偶尔可以发现1～2个桡神经感觉支的近端小分支进入前臂桡侧皮瓣。
  - 应将这些小分支切断，并将近端残端埋在邻近的肱桡肌中，以避免形成痛性神经瘤。
- 然后向深层解剖桡血管蒂，会遇到血管蒂向背侧发出的几个相对较大的分支。
  - 使用6-0 PDS可吸收缝合线将其结扎并切断。
- 松开止血带，观察皮瓣血液灌注情况。
  - 在极少的情况下，皮岛灌注缓慢或受损，应放弃或推迟进一步分离皮瓣。此时桡动脉及其伴行静脉尚未分离，所以影响较小。

完成前臂桡侧皮瓣的解剖，掀起皮瓣

- 如果皮岛的血液灌注良好，则重新上止血带直至皮瓣解剖完成。
- 在皮岛的远端解剖桡动脉及两个伴行静脉，使用5-0 PDS可吸收缝合线结扎并离断血管（**图36-4A**）。

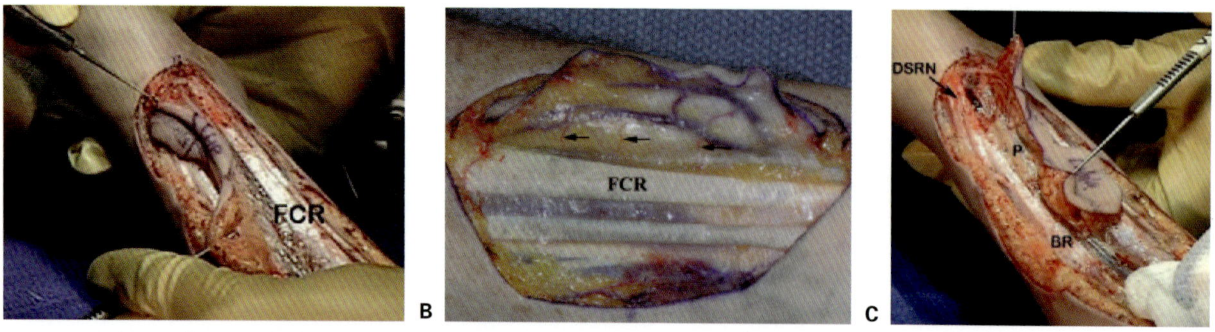

A B C

图36-3 **A.** 解剖始于皮瓣的尺侧缘，掀起浅筋膜，显露深筋膜。在桡侧腕屈肌（FCR）的桡侧缘，向深部解剖桡动脉和伴行静脉。**B.** 保留从桡血管蒂到表面皮肤的细小穿支血管（箭头所示）。**C.** 对皮瓣桡侧的皮下组织进行钝性解剖，识别并保留桡神经的背侧感觉支（DSRN）和肌皮神经（MCN）的远端感觉支。向肱桡肌腱（BR）尺侧缘深面解剖，包括桡动脉及其伴行静脉（P）的深层（经许可引自Walton RL, Burget GC, Beahm EK. Microsurgical reconstruction of the nasal platform and lining. In: Nelligan PC, Wei FC, eds. Microsurgical Reconstruction of the Head & Neck. New York:Thieme Publishers, 2010:547–589）

- 在前臂沿桡血管蒂近端做切口，分离血管蒂至足够的长度，分离、结扎并切断桡动脉的多个肌支（**图36-4B**）。
  - 在某些情况下，两条伴行静脉在肘深静脉进入头静脉处的近端汇合，可以解剖此汇合点，以简化显微吻合操作。
- 将皮瓣解剖至桡血管蒂，并将血管蒂游离一定长度后，松开止血带，使皮瓣再灌注。
  - 在手术放大镜下检查血管蒂和皮岛，观察血液灌注情况，并进行最后的止血（小血管分支可以使用显微双极电凝或细线结扎）。
- 然后行皮岛的分离和皮瓣修薄。
  - 在放大镜下解剖皮岛，小心地保留从血管蒂延伸至每个皮岛的细小血管分支。
  - 在手术放大镜下修薄皮瓣（尤其在修复前庭亚单位的皮瓣区）（**图36-4C**）。切开脂肪小叶间的纤维间质，轻柔地分开并吸除脂肪组织，这一过程可以称为“微吸脂操作”。作者发现采用这种方法进行皮瓣修薄非常有效，并且不会影响皮瓣血供。

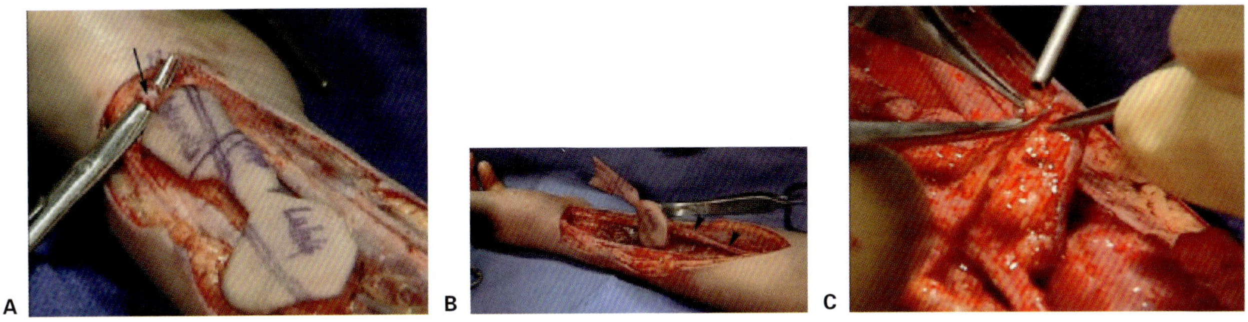

图36-4 **A.** 将桡动脉及其伴行静脉分别用细线结扎，确认皮瓣灌注足够后将其离断。**B.** 向近端解剖血管蒂，结扎并离断多个肌支。**C.** 在手术放大镜下选择性切除血管蒂周围的脂肪小叶，修薄皮瓣

解剖和显露面动脉与面静脉

- 用于显露面动脉和面静脉的面部切口长约2cm，位置位于下颌下缘面动脉搏动点或超声定位点下方，与下颌下缘平行（**图36-5A、B**）。
- 纵向分开颈阔肌纤维，显露面动脉和面静脉。
  - 注意识别并保护面神经下颌缘支。
- 使用Hegar颈部牵开器逐步行钝性分离，建立SMAS下隧道，连接鼻部缺损部位和面动静脉。
- 使用32F胸腔引流管维持皮下隧道空间。将引流管置于牵开器末端处，由下颌切口区穿过SMAS下层，直至鼻缺损区。之后可用于传递血管蒂（**图36-5C**）。

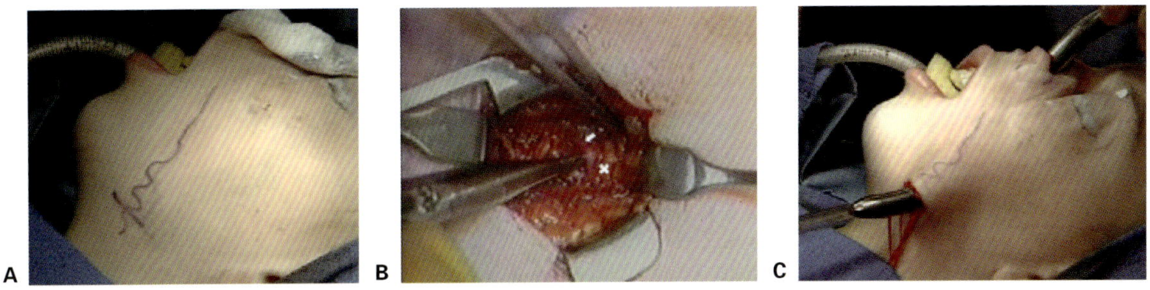

图36-5 **A.** 在下颌骨下缘1～2cm处做切口显露面动脉和面静脉。**B.** 解剖分离深达颈阔肌深层，识别并保护面神经下颌缘支。在该水平可见较粗的面静脉（外径3～4mm，图中X）和面动脉（外径2～3mm，图中箭头）。有时可见一个体积较大的淋巴结，位于面静脉表面，影响血管的解剖分离，可以将其切除后进一步解剖分离面静脉。**C.** 分离面动脉和面静脉后，在SMAS下层行钝性分离，建立隧道使血管蒂可由此通过。使用颈部牵开器逐步扩开形成SMAS下通道，采用32Fr胸腔引流管逆行通过牵开器后方以保持隧道空间（经许可引自Walton RL, Burget GC, Beahm EK. Microsurgical reconstruction of the nasal platform and lining. In: Nelligan PC, Wei FC, eds. Microsurgical Reconstruction of the Head & Neck. New York: Thieme Publishers, 2010:547–589）

操作步骤

转移皮瓣到面部

- 断蒂，将皮瓣转移到鼻部。用预置的32F胸腔引流管作为导引，轻柔地引导血管蒂通过颊部的皮下通道（**图36-6**）。
- 轻柔使用吸引装置，连续滴注乳酸林格氏溶液进行润滑，以辅助血管蒂通过皮下隧道，注意避免任何血管分支的结扎撕脱或意外扭曲。
- 血管蒂穿过颊部引导至面动静脉部位之后，抽出引流管，使软组织附着在血管蒂周围。
- 用4–0丝线将皮瓣暂时缝合固定在鼻部。

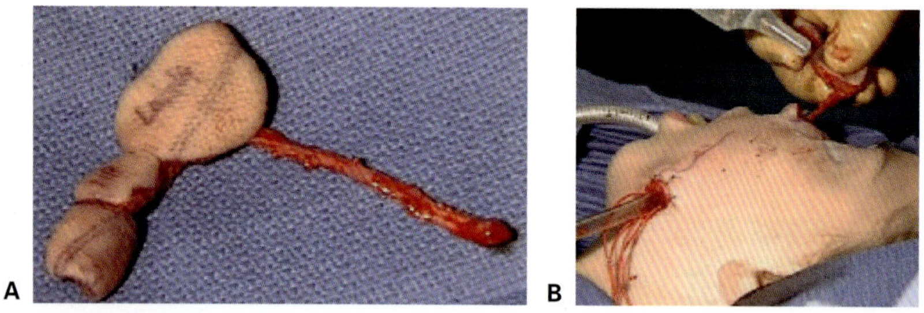

图36-6 **A.** 皮瓣断蒂，准备转移至鼻部。**B.** 皮瓣血管蒂在预置的胸腔引流管辅助下穿过颊部皮下隧道。使用生理盐水作为润滑剂，轻柔使用吸引装置，目的是保证将血管蒂顺利地引导至吻合部位。使用这种方法可以准确引导血管蒂就位，同时使侧支血管扭曲或结扎线滑脱的风险最小（经许可引自Walton RL, Burget GC, Beahm EK. Microsurgical reconstruction of the nasal platform and lining. In: Nelligan PC, Wei FC, eds. Microsurgical Reconstruction of the Head & Neck. New York: Thieme Publishers, 2010:547–589）

皮瓣就位

- 将血管端端吻合至面动脉和面静脉。作者一般不使用全身抗凝，仅在行血管吻合时常规采用高浓度肝素局部滴注（50 000单位肝素/100mL乳酸林格氏液）。
  - 术中和术后21天内给予阿司匹林（81mg），目的是发挥其抗前列环素和抗血小板的作用。
- 血流重建满意后，将皮岛放置于鼻部缺损相对应的位置，以可吸收细线缝合固定（**图36-7A**）。
- 在鼻中线和沿鼻前庭尾侧缘放置小块异体软骨移植物支撑鼻前庭，采用6–0 PDS线缝合固定。采用这种方法可以避免鼻前庭内部挛缩（**图36-7B、C**）。
- 此时鼻前庭皮瓣的下表面暴露在外，可以采用腹股沟区全厚皮片移植关闭创面（**图36-7D、E**）。
  - 全厚皮片具有良好的存活能力，皮片覆盖在异体软骨支撑物上不会影响其存活。
- 如果植皮面积较大，可以在植皮区深层放置22G头皮针作为小吸引装置，辅助皮片黏附，并促进组织液引流。
- 将凡士林纱布/莫匹罗星敷料覆盖于植皮后的鼻前庭区域。
  - 鼻腔内不使用填塞物或支撑物。

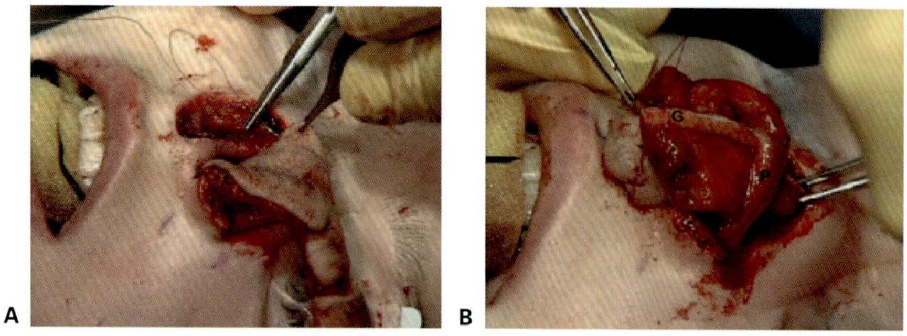

图36-7 **A.** 血流重建满意后，将皮岛放置于鼻部缺损相对应的位置，以可吸收细线缝合固定。**B.** 在前庭部位使用异体软骨暂时性支撑，防止在鼻衬里皮瓣游离移植后，在永久性支撑物（自体软骨移植物）和额部皮瓣移植修复前的这段时间里出现挛缩。图示异体软骨（G）骑跨在鼻前庭部位上，位于血管蒂（P）的深层

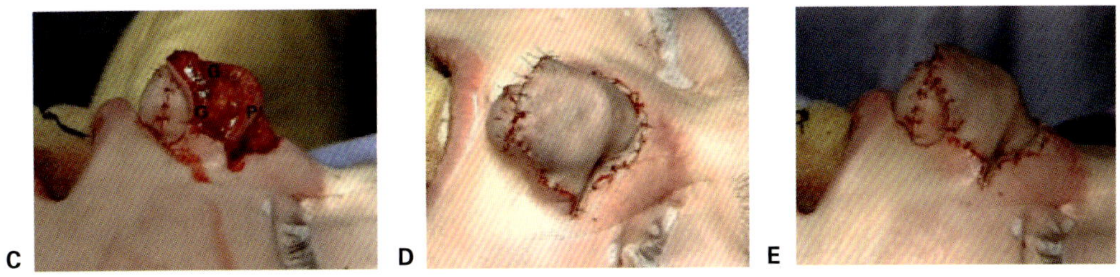

图36-7（续） **C.** 异体软骨（G）沿着鼻前庭长轴和鼻孔缘放置，并用6-0 PDS线缝合固定。**D、E.** 皮瓣就位后，皮瓣的下表面用全厚植皮关闭。全厚皮片不容易挛缩，适合覆盖异体软骨支架。在二期重建时，将皮片和异体软骨去除（经许可引自Walton RL, Burget GC, Beahm EK. Microsurgical reconstruction of the nasal platform and lining. In: Nelligan PC, Wei FC, eds. Microsurgical Reconstruction of the Head & Neck. New York: Thieme Publishers, 2010:547–589）

闭合前臂供区

- 从腹股沟区切取全厚皮片，覆盖于前臂掌侧远端供区。
  - 皮片质地柔韧，术后有可能发生微小的挛缩，在外观上可以接受（**图36-8**）。
- 将前臂缺损的模板转移到腹股沟区域，根据模板设计椭圆形切口，长轴与腹股沟褶皱一致。
- 对于较大的缺损，可以将上述椭圆形皮片拼接后修复。
- 使用4-0丝线缝合，并打包固定。用绷带将前臂和手部轻度加压包扎。这种绷带由Kerlix绒毛、Reston泡沫、Kling带构成，并采用U形钉固定。

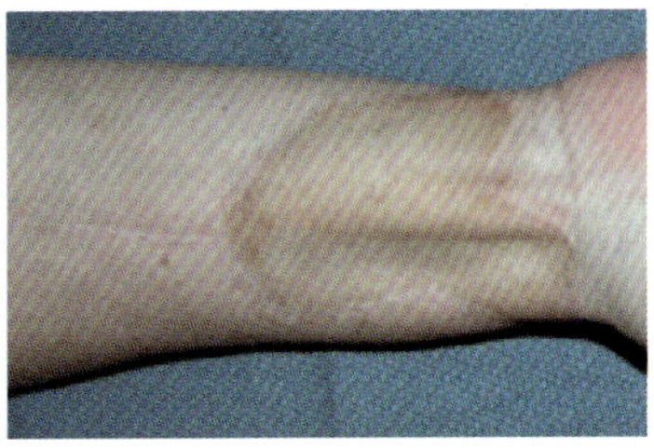

图36-8 全厚皮片移植修复前臂供区。图为植皮术后一年的前臂供区外观

要点与难点	
时机	■ 对于形状复杂的皮瓣，可以对前臂桡侧皮瓣进行延迟术，有利于增加皮瓣的血流灌注。通常在转移皮瓣前10～14天将皮瓣沿四周切开，根据皮岛的大小和形状，在前臂筋膜上将皮瓣不同程度地掀起。如果仅修复鼻衬里的缺损，应间隔3～4周分别进行两次皮瓣延迟。
保护肌腱	■ 切开皮肤之前，须在腕掌侧识别并向近端追踪肱桡肌和桡侧腕屈肌腱。这些结构形成“安全”边界，可以作为桡血管蒂及皮肤穿支分离范围的界限。在多数情况下，应当在浅筋膜层次切取皮瓣，保留覆盖屈肌腱和神经的深筋膜。这样可以降低供区并发症，并且可以根据需要选择性地修薄皮瓣来重建鼻衬里。
血管穿支	■ 在切取多个皮岛时须在放大镜或手术显微镜辅助下识别每个皮岛的桡侧穿支。在解剖分离皮岛后，必须小心保护每个皮岛的穿支血管免受损伤，避免血管穿支受到任何剪切力或扭转力。
皮瓣厚度	■ 即使皮瓣在原位已明显削薄，但移植后仍有可能过厚，尤其是将皮瓣转移到面部重建鼻衬里或外部皮肤时。手术中使用放大镜来识别脂肪球，使其破裂后小心地进行抽吸，避免损伤桡血管蒂的穿支和皮下血管丛，采用这种方式可以有效地减少皮瓣移植前的体积。对于肥胖患者来说，移植皮瓣前修薄或行皮瓣延迟操作可以避免由于较厚的皮下组织引起的“肉球”样外观。 ■ 在部分情况下，可以卷曲皮瓣重建鼻小柱，其要点是避免在张力下缝合皮瓣相对的边缘，否则会影响皮瓣的血供。正确的做法是在皮瓣的折叠边缘之间植入小的全厚皮片来缓解张力。采用这种方法可以取得良好的效果，但是需要注意在覆盖皮片前充分止血。必要时在皮瓣移植后6～8周行皮瓣修薄和塑形时，可以切除这些减张用的皮片。

术后注意事项

- 皮瓣在术后48h达到肿胀高峰。
- 密切观察术后肿胀情况，确保皮瓣血液灌注未受影响，尤其在使用多个皮岛的情况下。
- 如果肿胀影响皮瓣血液灌注，可以拆除若干缝合

线，缓解皮瓣张力，改善血液灌注状况。

- 肿胀通常在3~4天内消退，消退后可以重新缝合。

- 皮瓣转移到面部后，必须注意避免使用冷雾面罩或氧气面罩，否则可能导致皮瓣过度冷却，引起血管痉挛和继发血栓形成。
  - 为了防止发生以上并发症，应对所有氧气辅助设备使用温蒸汽加湿，并且必须亲自检查，确保没有冷气接触皮瓣。
- 前臂供区的绷带加压保持1周。一般不使用手臂吊带，因为手臂吊带会导致肩部僵硬，尤其对于老年患者更为严重。在术后第1天应当指导患者带着打绷带的手臂站立，尽量将肘部抬高到头顶做拉伸动作。
- 术后1周去除打包敷料，评估皮片存活情况。然后采用凡士林油纱、轻薄的纱布和绷带重新包扎。
  - 术后10天拆除缝合线，并涂抹保湿霜。
  - 前臂供区持续用绷带或Coban弹力绷带包扎6周，抑制瘢痕增生，促进前臂供区轮廓的恢复。

治疗效果

- 使用前臂桡侧皮瓣重建鼻衬里是一种非常可靠的方法，可用于修复较为困难的全鼻再造和次全鼻部再造。
  - 作者在应用超过150例病例中，仅发生1例皮瓣完全坏死和6例皮瓣部分坏死。发生皮瓣完全坏死的病例是C蛋白缺乏的Wegener肉芽肿患者，该患者血管虽然有正常的多普勒信号，但是在术后第4天皮瓣完全坏死。3例皮瓣部分坏死的病例均有既往桡动脉置管史。

并发症

- 游离前臂桡侧皮瓣血流非常可靠，血管管径大，有多种组合和应用方式，术后并发症较少。
- 如上所述，如果既往行桡动脉置管术，即使Allen试验证明桡动脉和尺动脉间存在侧支循环，也要谨慎应用前臂桡侧皮瓣。当皮瓣周围有坚硬的结构时，尤其在皮瓣肿胀的情况下，血管蒂可能迅速闭塞。
  - 在这种情况下，要将血管蒂远离任何坚硬的结构或骨移植物，否则会增加术后出现血管危象需要急诊探查的风险。如果血管蒂朝向皮瓣的边缘，采用皮瓣延迟将有助于确保皮岛的充分灌注。
- 如果患者的前臂既往受过创伤，掌侧面有明显的瘢痕，则应警惕术后可能出现血流灌注问题。在这种情况下，应当行皮瓣延迟或选择不同的皮瓣，也可以选择对侧上肢作为供区。
- 在临床上曾遇到几例因皮瓣接触面罩或头部呼吸治疗装置的湿冷空气而引发血管痉挛的病例。
  - 面积较小的衬里皮瓣更容易受到环境空气温度的影响。
  - 如果患者术后需要吸氧治疗，必须保证氧气温暖湿润，避免温度异常引起血管痉挛。
- 已有经验表明，带有文身的前臂皮瓣存在血供不足和部分皮瓣坏死的风险。
  - 设计皮瓣时应尽可能避开前臂掌侧文身区域。
- 在皮瓣愈合后，二期鼻再造手术操作包括去除移植皮片、修薄前庭衬里、放置自体软骨移植物、应用额部旁正中皮瓣进行外覆盖等。
  - 在此阶段必须小心操作，避免鼻前庭内的皮瓣穿孔，导致与鼻腔气道相通，增加感染风险。
  - 如果在解剖分离过程中前臂桡侧皮瓣受损，必须修复受损区域。可以采用小的真皮移植物覆盖皮瓣受损部位，用于保证修复效果。

参考文献

[1] Yang GF, Chen B, Gao Y. Forearm free skin flap transplantation. *Natl Med J China*. 1981;61:139–142.

[2] Burget GC, Walton RL. Optimal use of microvascular free flaps, cartilage grafts, and a paramedian forehead flap for aesthetic reconstruction of the nose and adjacent facial units. *Plast Reconstr Surg* 2007;120:1171.

[3] Mulhbauer W, Herndl E, Stock W. The forearm flap. *Plast Reconstr Surg*. 1982;70:336.

[4] Saint-Cyr M, Mujadzic M, Wong C, et al. The radial artery pedicle perforator flap: vascular analysis and clinical implications. *Plast Reconstr Surg*. 2010;125:1469–1478.

[5] Gellman H, Botte MJ, Shankwiler J, Gelberman RH. Arterial patterns of the deep and superficial palmar arches. *Clin Orthop Relat Res*. 2001;(383):41–46.

[6] Liu Y, Jiang X, Huang J, et al. Reliability of the superficial venous drainage of the radial forearm free flaps in oral and maxillofacial reconstruction. *Microsurgery*. 2008;28:243–247.

[7] Selber JC, Sanders E, Lin H, Yu P. Venous drainage of the radial forearm free flap comparison of the deep and superficial systems. *Ann Plast Surg*. 2011;66(4):347–350.

[8] Bai S, Xu ZF, Duan WY, et al. Single superficial versus dual systems venous anastomoses in radial forearm free flap: a meta analysis. *PLoS One*. 2015;10(8):e0134805.

[9] Gottlieb LJ, Tachmes L, Pielet RW. Improved venous drainage of the radial artery forearm free flap: use of the profundus cubitalis vein. *J Reconstr Microsurg*. 1993;9(4):281–284.

[10] Boutros S, Yuksel E, Weinfeld AB, et al. Neural anatomy of the radial forearm flap. *Ann Plast Surg*. 2000;44(4):375–380.

[11] Robson AJ, See MS, Ellis H. Applied anatomy of the superficial branch of the radial nerve. *Clin Anat*. 2008;21(1):38–45.

[12] Grinsell D, Theile D. Radial nerve morbidity in radial artery free flaps: harvest of cephalic vein versus venae comitantes. *ANZ J Surg*. 2005;75(7):542–545.

[13] Coleman SS, Anson BJ. Arterial patterns in the hand based upon a study of 650 specimens. *Suvr Med (Sofiia)*. 1961;113:409.

[14] Walton RL, Burget GC, Beahm EK. Microsurgical reconstruction of the nasal lining. *Plast Reconstr Surg*. 2005;115:1812–1829.

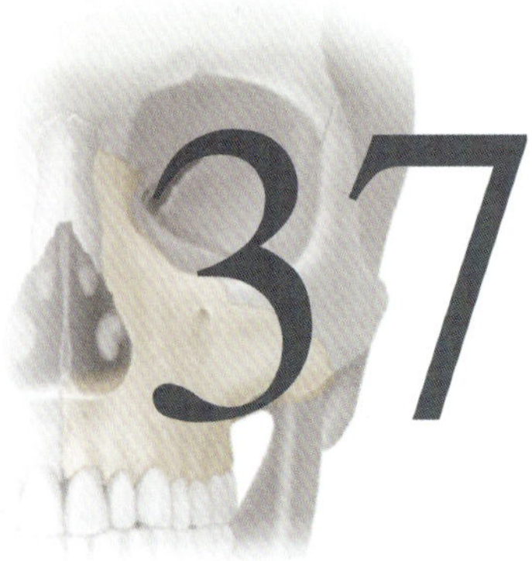

37 鼻部缺损皮片和复合组织移植修复术

Nasal Reconstruction With Skin Grafts and Composite Grafts

Steven M. Levine and Daniel C. Baker

概述

- 鼻部缺损如果伴有深部软骨结构变形或鼻尖和鼻翼的明显移位，则通常无法直接缝合[1]。
- 鼻部缺损通常采用局部皮瓣或局部区域皮瓣进行修复。
- 理想的方案是应用具有相似颜色、厚度和质地的皮肤进行修复。
- 对于患者和外科医生来说，一期修复通常是最受欢迎的治疗方案。
- 本节介绍的全厚皮肤移植物包括表皮、真皮和部分脂肪组织。
- 复合组织移植物包括皮肤和软骨。

相关解剖

- 鼻部解剖通常划分为几个美学亚单位。
  - 虽然这些美学亚单位具有一定的指导意义，但是在使用全厚皮片或复合组织移植物进行鼻缺损修复时通常可以忽略。
- 当使用全厚皮片或复合组织移植物时，如何使移植物获得最大面积的成活是最需要关注的问题。

病史与体格检查

- 在通常情况下，可以采用全厚皮片修复鼻部皮肤和皮下缺损。在伴有软骨缺损或需要额外进行软骨重建（如鼻翼或鼻尖修复）时，应考虑采用复合移植物。
- 缺损部位必须有良好的受床以保证移植物成活。
  - 如果在切除手术时创口已被电凝灼伤，则应进行清创和局部伤口换药，直至受区适合移植物移植。
  - 如果缺损区被污染，如犬咬伤或机动车事故伤，也应进行清创和局部伤口换药，直至受区清洁。
- 须注意缺损的长度、宽度和深度。

手术过程

- 全厚皮片或复合组织移植的麻醉方式可根据医生习惯和患者的要求，采用局部麻醉、强化局麻（镇静麻醉）或全身麻醉。

术前设计

- 术前设计的要点是确定缺损的程度，并选择合适的供区。
- 在通常情况下，选择在解剖上邻近鼻部的部位作为供区，例如耳廓或耳前皮肤。
  - 取自这些部位的移植物在颜色和质地上与鼻部较为匹配。
- 耳前部位是较为理想的供区，通常切取后不遗留明显的瘢痕。尽管有学者认为耳后皮肤更为隐蔽，但是耳前供区在临床上更为常用。
- 锁骨上区皮肤的颜色和质地也适合修复鼻部缺损。
- 为了达到最佳的修复效果，术者须确定所需修复的组织成分。
  - 在通常情况下，应在移植物中保留一薄层脂肪组织，以确保供区的组织厚度与受区相匹配。
  - 注意避免全厚皮片过薄，防止后期挛缩或出现难以解决的“鹅卵石”样外观。
- 用于修复鼻缺损的复合组织移植物有两个最常见的供区：耳轮前缘（可以同时在耳前切取一长条形皮肤）和耳甲艇（可以同时切取耳甲皮肤或耳后皮肤）。

体位

- 如果采用强化局麻或全身麻醉，患者取仰卧位。如果采用局部麻醉，患者取仰卧位或斜侧卧位。

入路

- 皮瓣的切取和移植方法因人而异。但是在切取组织或是将组织固定到受区时，均需要注意精细操作。

操作步骤

供区准备和移植物获取

- 用酒精清洁供区和受区，之后用碘伏消毒。
- 眼部涂眼药膏，在操作过程中保护双眼。
- 首先处理受区。清除受区内所有无法存活的组织，并使用锋利的刀片将边缘修整为斜面（**图37-1**）。
  - 压迫止血，避免受区电凝止血，防止因局部血运受损影响移植物成活。
  - 在必须使用电凝时要非常谨慎小心。
- 受区准备完成后，制作缺损区模板，并将其转移到供区。
- 在修复伴有超过8mm衬里缺失的鼻翼缺损时，通常采用翻转皮瓣修复衬里。
- 作者常采用邻近的鼻侧壁皮肤设计翻转皮瓣，并采用5-0可吸收线缝合固定。
- 其他医生也采用鼻中隔合页式组织瓣，但是作者发现该组织瓣较为脆弱，效果常难以控制。
- 用刀片切取皮片，并将其边缘切成斜面。
- 如果是带有软骨的复合组织移植物，需要注意保持软骨与周围附着的皮肤相连。

移植

- 在进行鼻翼修复时，常采用榫卯法（舌槽法，tongue in groove）将复合组织移植物移植到鼻翼缘受区。具体方法是使复合组织移植物中的软骨超出皮肤，并将这些软骨超出部分插入两侧受区。
- 使用6-0丝线将移植物与受区深部组织缝合，以最大程度消灭无效腔。
- 通常使用6-0尼龙线将移植物缝合至受区（**图37-2**）。
- 在手术完成之前，使用20G血管留置针和生理盐水冲洗皮瓣深部。
- 如果要打包固定，应采用胶带固定，而不采用缝合固定。
- 在闭合供区时，注意分离周围组织以减小切口张力。

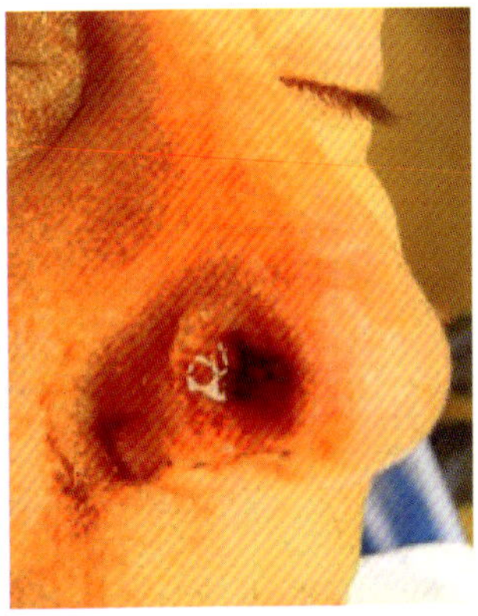

图37-1 受区准备完成后外观

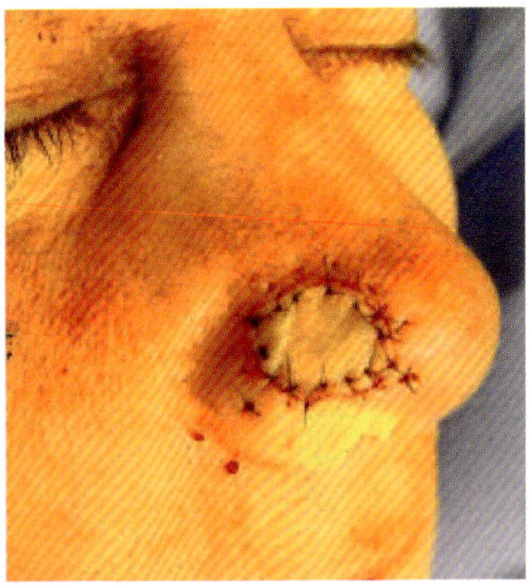

图37-2 复合组织移植物与缺损区精细缝合就位。由耳甲区切取皮肤和软骨后移植，防止鼻翼出现凹槽畸形

要点与难点

仔细切取移植物	■ 在切取移植物时避免使用电凝。不要直接在移植物上注射局麻药，而应该在其周围进行注射。
受区状况决定皮片的成活	■ 要耐心等待移植的最佳时机。例如Mohs手术中常使用电凝，术后会形成焦痂，不适于即刻作为受区。必须经过一段时间换药治疗，在获得健康的供区组织后再行皮片或复合组织移植。
采用6–0单丝线缝合，减少无效腔	■ 使用细针进行单丝线贯穿缝合可以有效减少无效腔。
移植后的细致护理	■ 术后几天内要密切观察。发现问题，及时处理，避免移植物坏死。皮片深层出现积液时要及时排出。磺胺嘧啶银可以用于移植后状况不佳的区域。表皮上的水疱通常可自行恢复。

术后注意事项

- 作者已不采用经典的缝合后打包固定。在移植物面积<1cm时，一般不进行打包固定。对于较大的移植物，通常采用Xeroform敷料覆盖，其表面采用非黏性纱布和胶带固定。
- 冰袋有助于缓解肿胀。有文献报道，冰袋还可以通过降低移植组织的代谢率而提高成活率。
- 指导患者在术后12h内进行冷敷和加压。
- 术后第2天复诊，去除皮瓣上的所有敷料，并用棉签在皮瓣上滚动压迫排除积液，促进皮瓣成活。术后2～3天时再重复一次。
- 在移植物状况欠佳的区域，可以使用磺胺嘧啶银，每日3次。

治疗效果

- 外科医生应该密切关注最初治疗的几例移植病例，充分了解皮片的愈合过程。以便于掌握移植过程中的基本规律，更好地与患者进行沟通。
- 对于复合组织移植物或具有较多脂肪组织的全厚皮片移植物，通常在移植后第1天看起来较为苍白，第2～3天变为蓝色（瘀血），在蓝色中有少量的粉红色，在第5～6天会变为粉红色（**图37–3～图37–6**）。

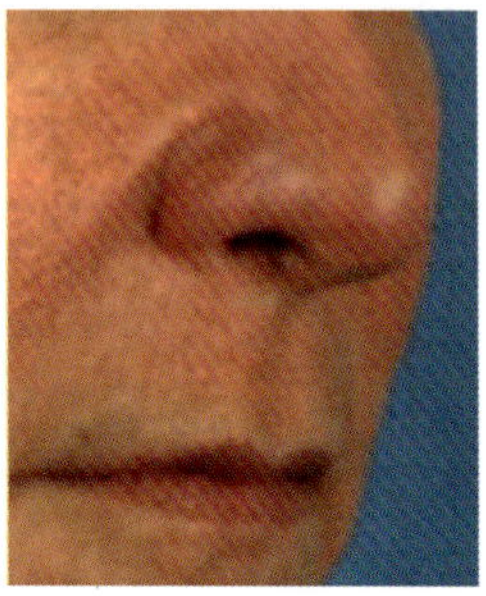

图37–3 图37–1和图37–2患者在鼻翼缺损修复1年后外观

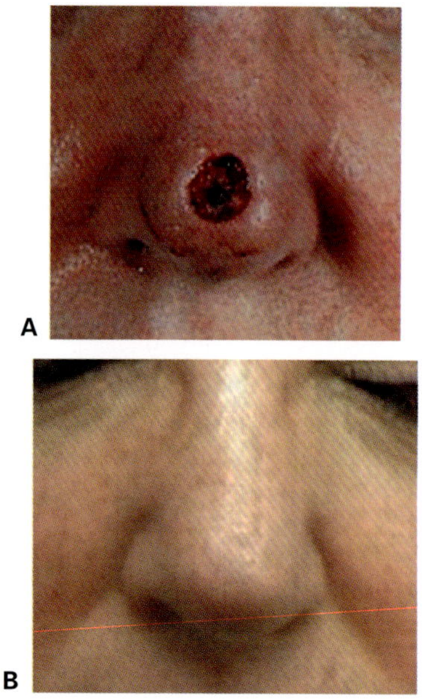

图37–4 带有部分脂肪组织的全厚皮片移植修复鼻尖缺损。**A.** 术前外观。**B.** 手术后11个月外观

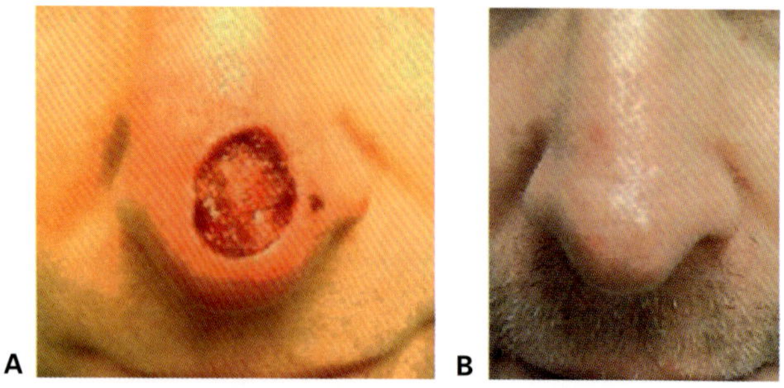

图37–5 带有部分脂肪组织的全厚皮片移植修复鼻尖缺损。**A.** 术前外观。**B.** 手术后11个月外观

- 移植物至少需要1年的愈合时间，应在此之后才考虑进行再次修整治疗。

并发症

- 最严重的并发症是移植物完全坏死，临床上极为罕见。

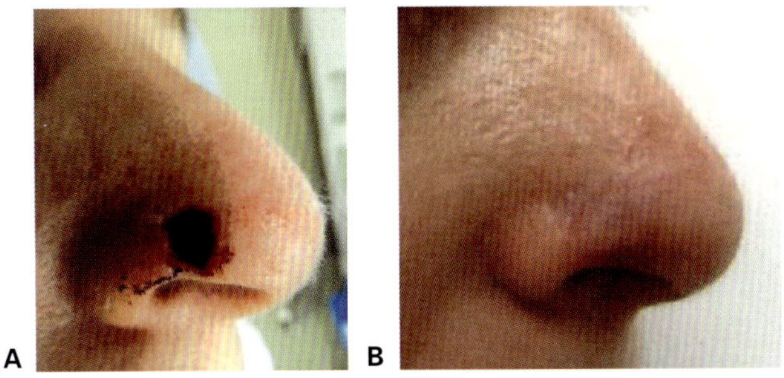

图37-6 复合组织移植修复鼻翼缺损。由耳甲处切取皮肤和软骨移植物修复鼻翼缺损，以避免鼻翼出现凹槽畸形。**A.** 术前外观。**B.** 手术后5个月外观

- 移植物部分坏死也可能发生，其原因通常是受区准备不佳或皮片深层积液。
- 如果移植物和皮片边缘的斜面修整不佳，会导致皮片和受区皮肤组织之间形成台阶。
- 有可能发生感染，应严格进行无菌操作，可以将其发生率降低至最低。术后并不常规使用抗生素。
- 控制血压对于防止受区出血和移植物坏死非常重要。

参考文献

[1] Casson PR, Baker DC. Reconstruction of defects following Mohs' surgery. *J Dermatol Surg Oncol*. 1981;7(10):811-817.

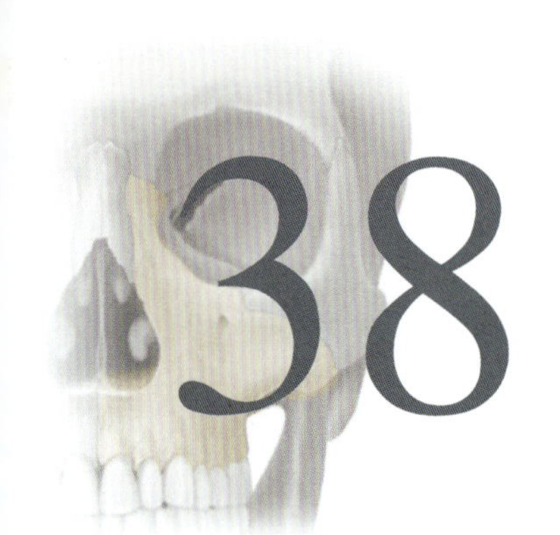

38 鼻部缺损V–Y推进皮瓣修复术

V-Y Advancement Flaps for Nasal Reconstruction

Julian J. Pribaz and Simon G. Talbot

概述

- V–Y皮瓣有多种不同的类型，在鼻部缺损修复时需要根据这些不同类型皮瓣的特点进行选择。准确应用各种类型的V–Y皮瓣才能保证成功地修复各种鼻部缺损。
  - 经典V–Y皮瓣是一种三角形岛状皮瓣，缺损的边缘处设计成V形，V形尖端位于缺损的远端（**图38–1A**）。
    - 该皮瓣具有可移动的皮下蒂。
    - 当三角形皮瓣推进到缺损处后，可以一期闭合供区，形成Y形瘢痕。
    - 皮下脂肪组织必须足够，并且具有良好的活动度，以保证皮瓣顺利的推进[1,2]。
  - 扩展型V–Y皮瓣是V–Y推进皮瓣的一种改良技术，是在经典V–Y皮瓣的边缘增加了一个延伸臂（**图38–1B**）。
    - 延伸臂位于需要重建的区域附近，将其掀起后，可以作为皮瓣的一部分在V–Y皮瓣的末端向前推进，以关闭缺损的最远端。
    - 双扩展型V–Y皮瓣面积更大，在缺损的两侧都有延伸臂，两臂均可以转位到V–Y皮瓣推进边缘。这种皮瓣需要移动性更佳的皮下蒂。
  - V–Y穿支皮瓣是一个完全不同的概念，与上述方法唯一的相似之处在于供区闭合后由V形变为Y形。
    - 与经典V–Y皮瓣不同，穿支皮瓣虽然没有可大范围移动的皮下蒂，但具有可移动并保证皮瓣顺利移动的特定穿支血管。

相关解剖

- 鼻部皮肤的解剖层次并不完全一致。

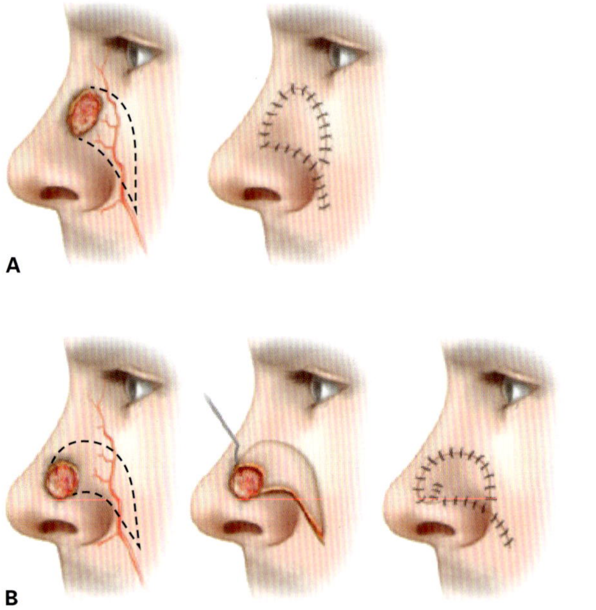

图38–1 以内眦动脉为蒂的V–Y穿支皮瓣。**A.** 适用于修复垂直向缺损的经典V–Y皮瓣设计；**B.** 适用于修复靠内侧圆形缺损的扩展型V–Y皮瓣设计

  - 鼻部的上半部分皮肤较薄，皮下脂肪含量不一，鼻梁上方与眉间下方活动度最大。
  - 鼻部的下半部分缺乏皮下脂肪，皮肤较厚，皮脂腺较多，附着力强，活动度较小。
- 鼻部血液供应丰富，来自成对的内眦动脉及其伴行静脉。
  - 内眦动脉是面动脉的延续，始于鼻翼底部，在鼻侧壁和颊部交界处走行。其与同侧眶下动脉、滑车下动脉、鼻背动脉吻合。此外，还横跨鼻背中线与对侧内眦动脉吻合。内眦动脉发出多个小的穿支血管，在内侧穿过鼻部，在外侧穿过颊部（**图38–2**）[4]。
- 血管蒂周围有许多相对疏松的结缔组织和脂肪，使皮瓣具有良好的活动度。

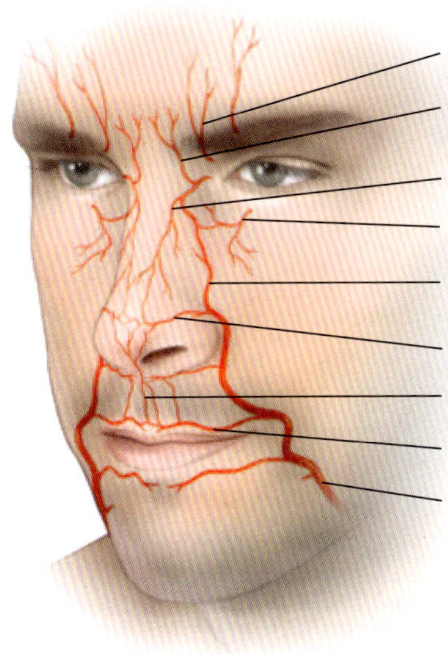

图38-2 鼻部的血供。内眦动脉作为面动脉的延续，始于鼻翼基底，在鼻侧壁与颊部之间的沟内走行。其与眶下动脉、滑车下动脉、鼻背动脉吻合，并跨中线与对侧内眦血管相吻合

- V-Y皮瓣移植修复是否成功取决于鼻部缺损的位置。

病史与体格检查

- 鼻部缺损通常见于肿瘤切除术后，虽然面积较小，但是修复常具有一定的难度。
  - 在许多情况下，这些患者都接受过Mohs手术，即完全切除肿瘤且显微镜下切缘呈阴性，对于此类缺损进行即刻修复是安全的。
- 具体修复方法取决于缺损的位置、大小、形状和方向。
- 鼻部修复的目标是使其尽可能恢复到接近正常的水平，尤其是在修复后的外形方面，尽量避免破坏鼻部原有的标志。
  - 任何手术都会产生瘢痕，但是瘢痕会随着时间逐渐淡化，因此修复后的外形更为重要。
  - 在理想的情况下，使用相邻的局部组织进行修复可以确保修复后的颜色和质地最佳。
- 使用V-Y推进皮瓣符合局部修复的“相似性原则”，并将局部变形程度降到最小。
- 具体采用哪种V-Y皮瓣类型取决于缺损的位置。
  - 经典V-Y皮瓣仅适用于修复鼻部近端缺损，此处皮下组织较多，皮瓣可横向推进，方便且有效。
  - V-Y穿支皮瓣适用于修复鼻部远端缺损。可以将其进行单扩展或双扩展，从而修复更远处的缺损（**图38-1**）。
  - 对于垂直向缺损，采用V-Y穿支皮瓣即可修复，无须进行扩展。
  - 对于圆形、横向或靠近内侧的缺损，需要采用扩展型V-Y穿支皮瓣。

手术过程

术前设计

- 对于横跨鼻梁的经典V-Y皮瓣，除了确定软组织的活动性和设计横向V-Y皮瓣切口外，不需要其他特殊的设计。
- 对于鼻部远端缺损，初学者可以在术前进行多普勒超声检查，确定内眦动脉及其穿支的位置。但是由于内眦动脉的多个穿支一般位置恒定，因此有经验的医生通常不进行血管超声定位检查。
- 皮瓣设计应位于邻近缺损处的外侧，其V形切口延伸部分应位于鼻颊交界处，以包含穿支血管。
  - 皮瓣的方向可略微向下倾斜，这样皮瓣转移到缺损处后会完全位于鼻部，而不会跨过鼻颊交界处。

体位

- 手术时间较短，通常为局部麻醉下的日间手术，患者取仰卧位。
- 手术也可以在静脉麻醉或全身麻醉下进行。
- 最好在铺巾之前注射局部麻醉药，以使麻醉药和肾上腺素充分起效。
  - 肾上腺素与局部麻醉药联合使用未出现任何不良反应。

入路

- 如上所述，根据不同V-Y皮瓣类型进行相应的操作。
- 可以在手术放大镜辅助下进行穿支皮瓣的解剖，这种方法对于缺乏经验的术者将有极大的帮助。

操作步骤

经典V-Y皮瓣修复鼻部近端缺损

- 缺损通常位于鼻梁外侧和内眦附近。
- 设计横向V-Y皮瓣，局部浸润麻醉。
- 麻醉生效后，切开皮肤和皮下组织，小范围钝性分离，使皮瓣具有足够的活动度，皮瓣推进修复缺损（**图38-3**）。

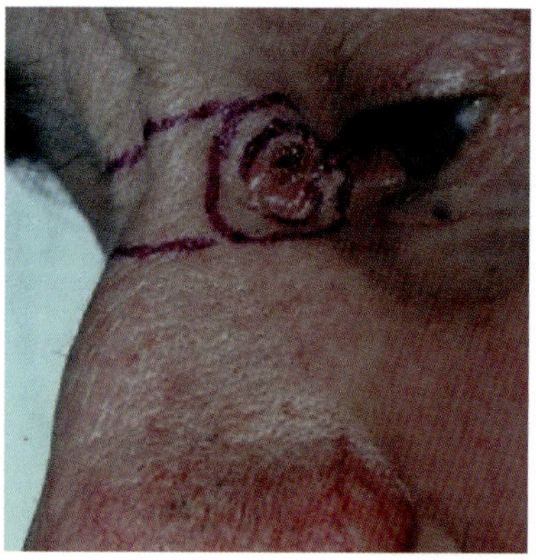

图38-3 左内眦处基底细胞癌切除后，使用经典V-Y皮瓣修复

V-Y穿支皮瓣修复鼻侧壁远端和鼻翼上部缺损

标准V-Y穿支皮瓣

- 如上所述标记皮瓣（**图38-4A**）。
- 以含肾上腺素的局麻药行皮瓣边缘浸润麻醉，包括穿支所在的鼻颊交界处。
- 切开皮肤，将最靠近缺损处的皮瓣与其深层组织完全分离，向鼻颊交界处方向掀起皮瓣。
- 皮瓣外侧的V形处仅向下切至皮下组织，然后用精细手术剪进行钝性分离，解剖深层的皮下脂肪组织和穿支血管。
- 很容易观察到穿支血管，但不要尝试形成单个穿支血管供血的皮瓣（**图38-4B、C**）。
- 继续分离至有足够的活动度，使皮瓣移动到缺损处后张力最小。
- 以尼龙线单层缝合皮瓣，同时保持切口皮缘外翻，最大限度地减少由于瘢痕挛缩引起的变形（**图38-4D**）。
  - 以可吸收线进行供区深层缝合，沿鼻唇沟方向完

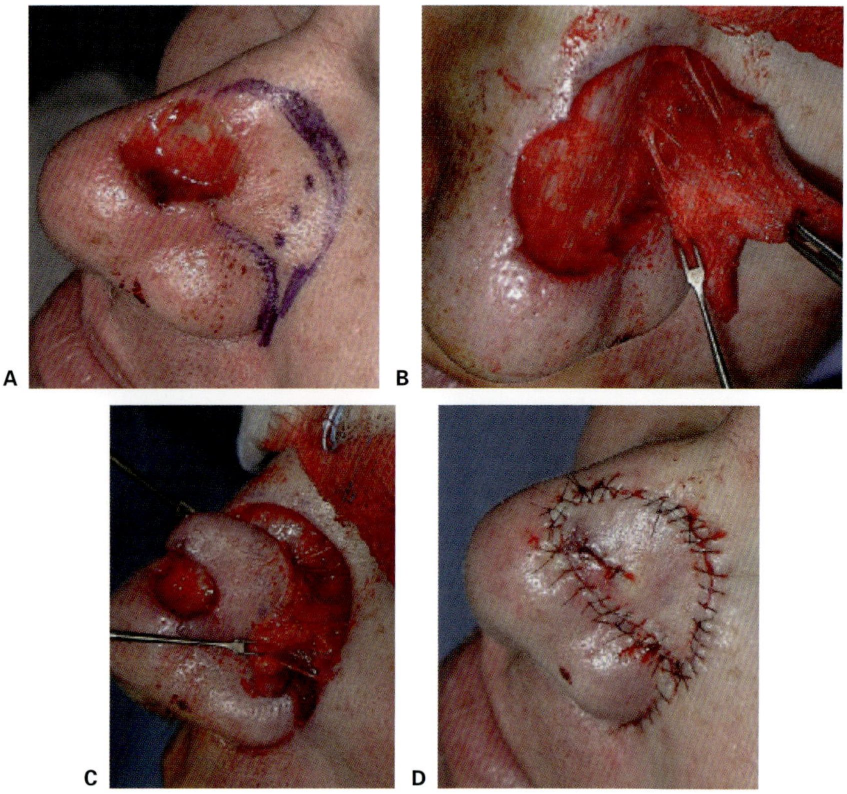

A B C D

图38-4 **A.** Mohs术后患者，圆形缺损位于内侧，设计穿支皮瓣进行修复。沿鼻颊交界处标记穿支血管。**B.** 由内侧解剖穿支血管。**C.** 由外侧解剖穿支血管。**D.** 皮瓣就位后缝合

成供区闭合。

- 尽管局麻药中含有肾上腺素，但是一般皮瓣仍呈粉红色，血液灌注良好，并且在手术结束时没有过度充血的表现。
- 手术通常一次完成，后期有可能需要进行小的瘢痕修整。

扩展型V-Y穿支皮瓣

- 对于横向或位于内侧的缺损，可以采用扩展型皮瓣设计，延伸臂增加推进皮肤的面积，增大皮瓣覆盖的范围。
    - 皮瓣缝合线通常沿着鼻翼亚单位与鼻外侧穹隆亚单位交界处的自然褶皱处走行，修复后随着时间的推移瘢痕逐渐变得不明显（**图38-5**）。
    - V-Y穿支皮瓣通常不适于修复位于鼻孔边缘的缺损。
- 尽管皮瓣的V形部分开始于颊部，但是其转移后可完全位于鼻部，之后沿鼻唇沟进行Y形缝合。
- V-Y穿支皮瓣不应该破坏鼻翼亚单位。皮瓣的下边界应该恰好位于鼻翼的褶皱边缘，不应切开过多或发生偏斜。

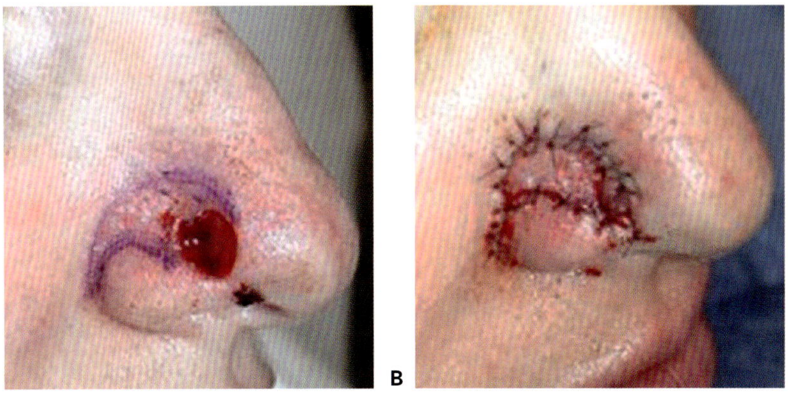

图38-5 A. 鼻翼沟处缺损，在鼻翼亚单位上设计皮瓣。B. 皮瓣就位后缝合

要点与难点

适应证和术前评估	■ 掌握采用V-Y皮瓣进行鼻部缺损修复的类型及适应证。
手术技术	■ 鼻部远端区域由于缺乏活动性良好的皮下组织，因此无法使用经典V-Y皮瓣。 ■ 在组织活动度较小的情况下，需要使用V-Y穿支皮瓣。注意不要过度分离血管蒂。 ■ 对于面部较大、横向走行或靠近内侧的缺损，需要使用扩展型V-Y穿支皮瓣。 ■ V-Y穿支皮瓣可以“始于颊部”，但是必须“终于鼻部”，不应超过鼻颊交界区。 ■ 缝合皮瓣时使皮缘外翻可以最大限度地减少术后变形。

术后注意事项

- 通常术后仅需粘贴与皮肤颜色相同的Steri-Strip胶带。
    - 如果胶带沾上血迹，需要在一天之内更换。
- 1周后拆除缝线，之后进行术后常规瘢痕防治措施。

治疗效果

- V-Y皮瓣为鼻部较小且较难处理的缺损提供了一种简单且可靠的修复方法。经典V-Y瓣适用于鼻梁部缺损，V-Y穿支皮瓣适用于鼻远端缺损，两者均可以达到良好的美学效果（**图38-6**）[5,6]。

并发症

- 细致缝合，并让外翻皮缘，可以最大限度地减少瘢痕挛缩和局部变形。
- 瘢痕成熟稳定后，可以根据需要适当地进行瘢痕修整术。

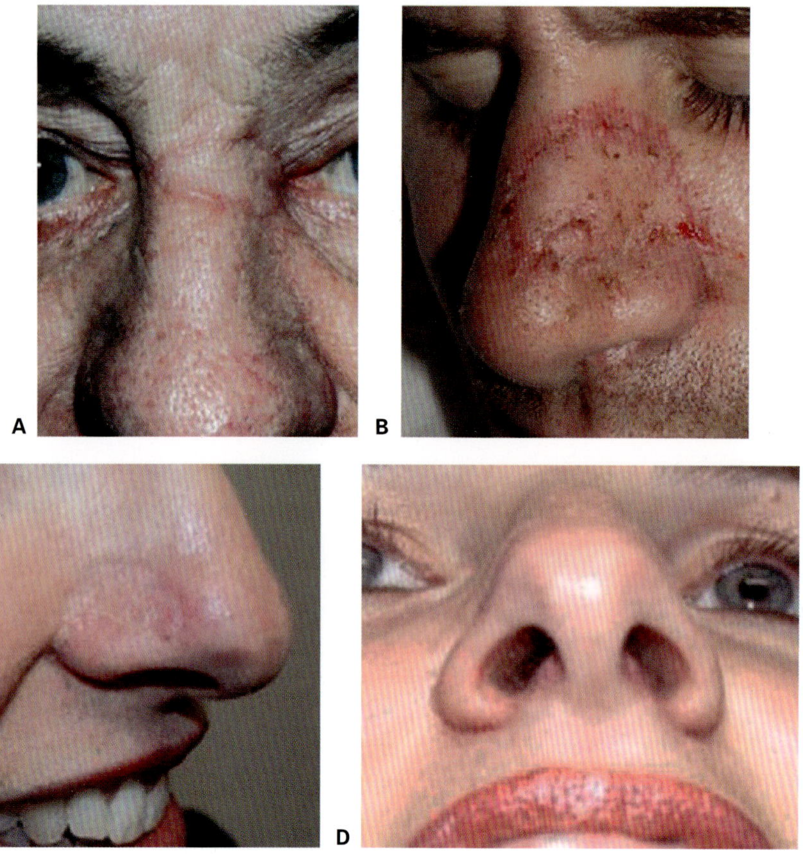

图38-6 图38-3、38-4B、38-5中患者的术后效果

参考文献

[1] Barron JN, Emmett AJ. Subcutaneous pedicle flaps. *Br J Plast Surg*. 1965;18:51.

[2] Zook EG, Van Beek AL, Russell RC, Moore JB. V-Y advancement flaps for facial defects. *Plast Reconstr Surg*. 1980;65:786.

[3] Pribaz JJ, Chester CH, Barrall DT. The extended V-Y flap. *Plast Reconstr Surg*. 1992;90:275-280.

[4] Whetzel TP, Mathes SJ. Arterial anatomy of the face; an analysis of vascular territories and perforating cutaneous vessels. *Plast Reconstr Surg*. 1992;89:591-603.

[5] Guo L, Pribaz JR, Pribaz JJ. Nasal reconstruction with local flaps: a simple algorithm for management of small defects. *Plast Reconstr Surg*. 2008;122:130e-139e.

[6] Parrett BM, Pribaz JJ. An algorithm for treatment of nasal defects. *Clin Plast Surg*. 2009;36:407-420.

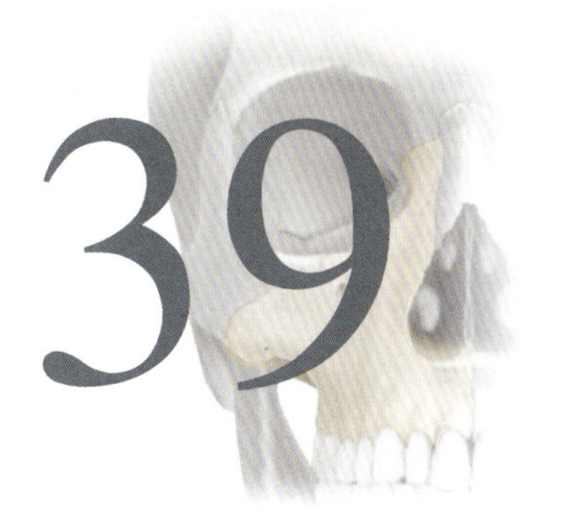

第11部分　口腔和咽部

面动脉穿支皮瓣
Facial Artery Perforator Flap

Julian J. Pribaz and Simon G. Talbot

概述

- 穿支皮瓣是近年来兴起的一种新的修复重建技术。
- 穿支皮瓣的出现是基于对皮肤血供规律的深入研究。皮肤实际上是由起源于主干血管的穿支血管组成的丰富网络供血。正是由于对皮肤血供有了深入的了解，临床工作者开始以穿支血管为蒂设计各种穿支皮瓣。
- 面动脉是下面部的主要供血血管。基于面动脉的穿支血管可以设计多个新的穿支皮瓣，其中包括口周区域的皮瓣，这是本章所介绍的主要内容。

相关解剖

- 动脉
  - 面动脉在咬肌前缘紧贴下颌骨下缘走行于面部。该动脉斜向上弯曲走行穿过面颊部，朝向口角向上、向内走行，之后到达鼻翼基底附近，向上延续为内眦动脉（**图39–1**）。

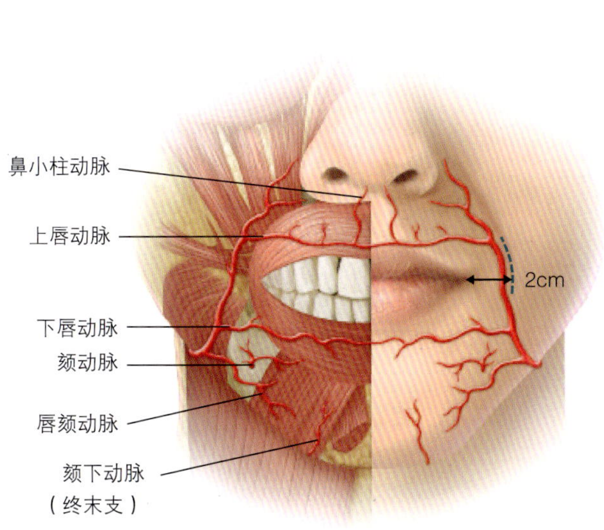

图39–1　下面部和口周的血液供应

  - 面动脉走行于面部表情肌深层，发出下唇动脉和上唇动脉这两个主要血管，并发出多个穿支血管向周围结构供血（包括浅层和深层的肌肉、皮肤和黏膜）。
    - Hofer研究了面动脉为皮肤供血的穿支血管。结果发现多个穿支血管，其中至少有3个平均直径为1.2mm的穿支血管。血液灌注研究结果表明，单个穿支血管可以为较大面积的面部皮肤供血，因此这些穿支皮瓣可以用于修复口周缺损[7]。
- 静脉
  - 面部的主要静脉不与动脉伴行，而是位于面颊部更外侧，在靠近下颌角的位置向面动脉靠近。
  - 皮瓣软组织中有多个小静脉通道，可以为穿支皮瓣提供足够的静脉回流。因此，不要过度去除血管蒂周围软组织，而应保留部分软组织，以便静脉回流，这一点对于面部穿支皮瓣的成活非常重要。
  - 上述特点也是面动脉穿支皮瓣与身体其他部位穿支皮瓣的主要区别之一。在身体其他部位，为了最大限度地增加皮瓣的延伸范围和旋转能力，常需尽可能多地去除血管蒂周围组织。由于面动脉走行路线较为弯曲，而且该部位组织活动性大，因此仍然可以将面动脉穿支皮瓣安全地旋转180°。

病史与体格检查

- 位于鼻唇沟和下颌区域的软组织较为松弛，活动度较大。当修复肿瘤切除术后缺损时，常需要进行皮瓣移植修复。随着年龄的增长，该区域的组织更为松弛，活动度也更大，这些特点有助于皮瓣供区的一期闭合。

- 同时，这些部位的皮肤恰好位于面动脉及其穿支的走行位置上，使得皮瓣的分离和转移修复均较为安全。
- 在经典的修复方法中就有带皮桥的上方蒂和下方蒂鼻唇沟皮瓣。采用皮桥的方法使皮瓣较为臃肿，限制了其活动性，并引起周围解剖结构的扭曲。采用这种方法还需要进行二次手术断蒂和皮瓣的就位。
- 对于穿支血管解剖结构的深入研究促进了岛状皮瓣的改良和发展。岛状皮瓣不带皮桥，由一个或多个穿支血管供血，可以更自由地旋转，许多修复手术可以一期完成。
- 面动脉穿支皮瓣可用于口周、口唇、鼻部远端和面颊部等部位大面积缺损的修复（**图39–2**）。
- 该穿支皮瓣的优点是采用了缺损附近局部的“相似性组织”，从而获得良好的美学修复效果。其中可以采用取自下颌部位带有毛发的皮肤修复含胡须的缺损区。
- 由于面动脉位于面部浅层表情肌与深层颊肌和黏膜之间（均由面动脉供血），因此如果有修复的需要，可以形成颊部岛状全层复合组织瓣。
  - 为了避免损伤面部表情肌，皮瓣的深部可在紧邻笑肌下方切取，一起分离颊肌与皮瓣（**图39–3**）。

影像学检查

- 肿瘤切除术后缺损修复是面动脉穿支皮瓣最常见的适应证。为了确保充分切除，在评估肿瘤时可能需要进行影像学检查。修复手术前不需要进行特殊的影像学检查。

手术过程

术前设计

- 术前需要对缺损或畸形进行全面的诊断，并根据缺损的位置、大小、深度，以及涉及的面部、唇部、颊部和鼻部亚单位来评估面动脉穿支皮瓣的适用性。需要考虑如下问题：
  - 面动脉单穿支血管供血的穿支皮瓣是否足以完成修复？
  - 周围组织是否足够松弛，是否能够在不引起局部变形的前提下关闭供区切口？
  - 手术是否可以一期完成？如果手术不能一次性完成，特别是当缺损涉及多个亚单位时，应告知患者可能需要进行修整和二期手术。
- 采用多普勒超声检查评估面动脉及其穿支血管的完

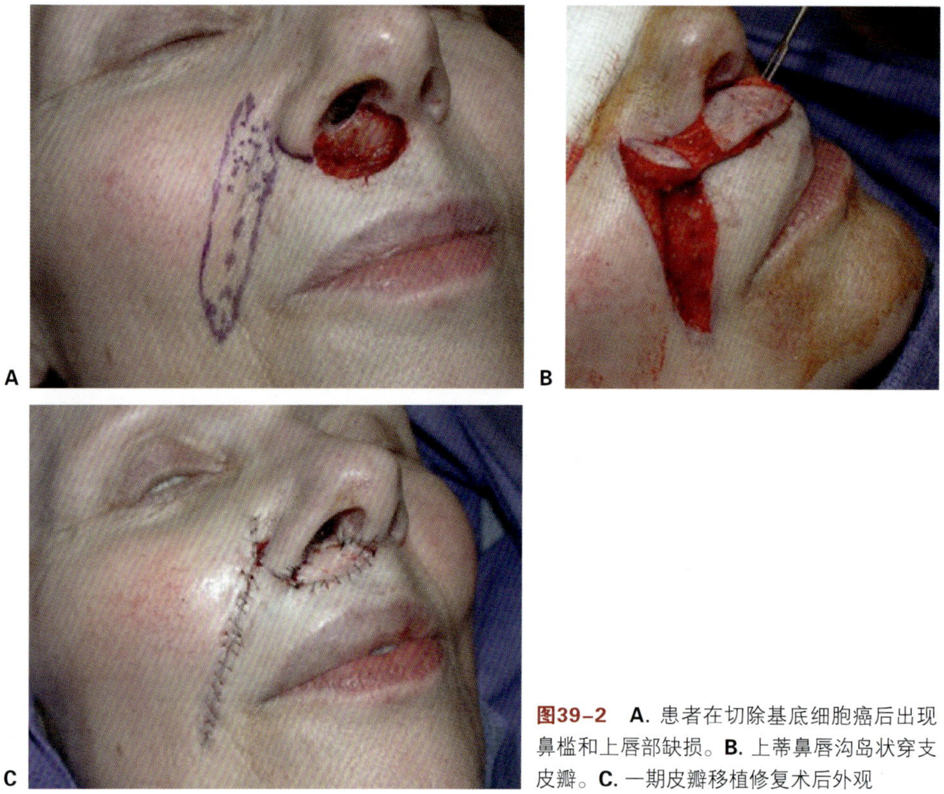

图39–2 **A.** 患者在切除基底细胞癌后出现鼻槛和上唇部缺损。**B.** 上蒂鼻唇沟岛状穿支皮瓣。**C.** 一期皮瓣移植修复术后外观

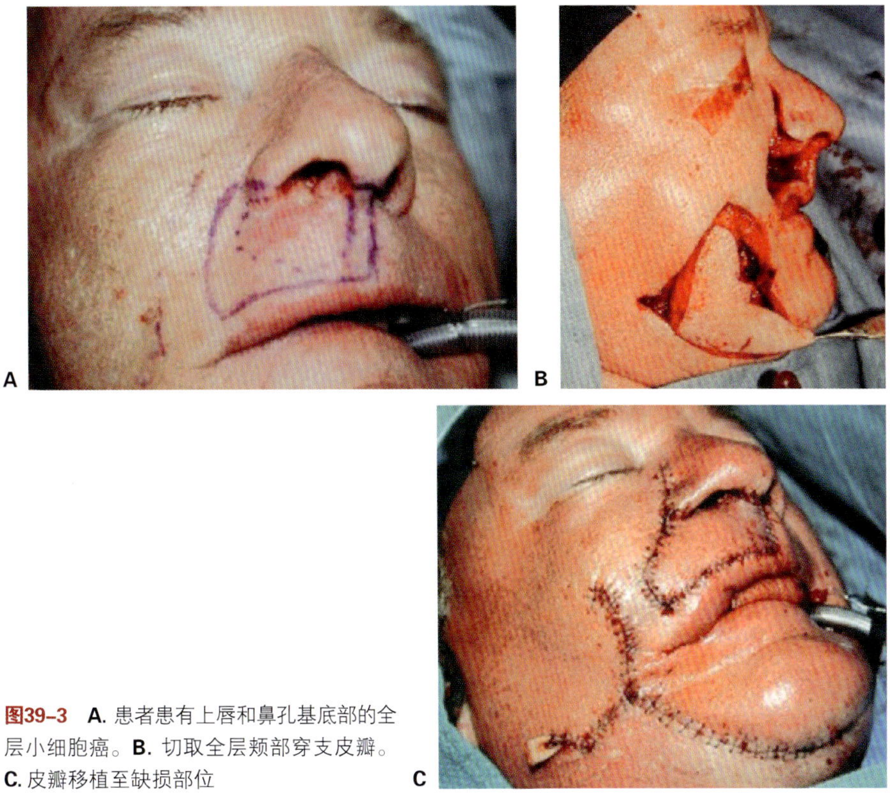

图39-3 **A.** 患者患有上唇和鼻孔基底部的全层小细胞癌。**B.** 切取全层颊部穿支皮瓣。**C.** 皮瓣移植至缺损部位

整性和位置。

- 面部动脉走行过程中发出多个穿支血管，最好选择离缺损最近的穿支血管，使皮瓣以最小的张力旋转至缺损部位。

- 通常紧靠缺损边缘，利用缺损模板和对侧的面部亚单位模板设计皮瓣（**图39-4**）。可以使用一块无菌的驱血带、铝箔或DuoDerm敷贴来制作模板。
- 可以同时使用其他局部皮瓣转移修复方法，以减少缺损的整体大小，特别是在缺损涉及多个亚单位时。
  - 这样可以减小穿支皮瓣的体积，降低对供区的需求。
- 下颊部和下颌部松弛度最大，是最常用的穿支皮瓣供区。

体位

- 较小的缺损修复可以在局部麻醉加镇静下完成，在多数情况下手术需要在全身麻醉下完成。
  - 使用经鼻或经口气管内插管。为了避免面部扭曲变形，完全显露术区，并保证术中可以观察健侧面部对称情况，最好将气管导管固定在鼻中隔或向上固定在牙齿上。
- 患者取仰卧位。手术床应该与麻醉医师成90°～180°。

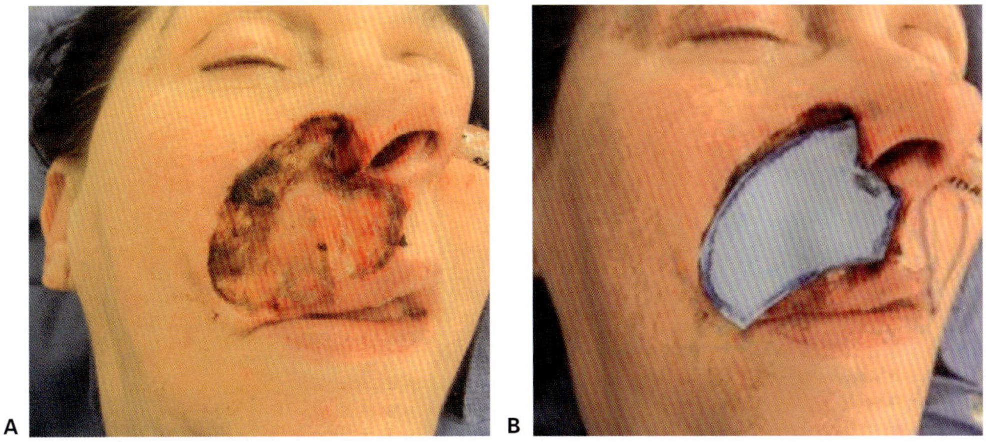

图39-4 **A.** 患者的缺损范围较广，涉及右上唇部、面颊部和鼻翼基底部。**B.** 缺损模板

操作步骤

面动脉穿支皮瓣修复口周缺损

- 使用多普勒超声定位动脉和穿支血管设计皮瓣区并画线（**图39-5A**）。为了避免皮瓣分离时出血过多影响视野，在远离穿支血管的拟切开处皮下注射少量含肾上腺素的局麻药。
- 沿着切口设计线切开皮肤和皮下层。
- 采用低电压针式电凝（设置为15）精确解剖分离。
- 在分离身体其他部位穿支皮瓣时，一般要首先分离显著穿支血管。但是在分离面动脉穿支皮瓣时则有所不同。同于面动脉在走行途中发出多个穿支血管，因此分离时最好从皮瓣远端开始，向深层解剖至SMAS筋膜层和肌层，在肌层上方掀起皮瓣。因为面神经的终末支在肌层下方，所以这种操作方法可以保护面神经。
- 沿着面动脉走行方向分离皮瓣。在皮瓣的下方和远端很容易看见面动脉。
  - 使用电凝凝切较小的远端穿支血管。朝着多普勒超声定位的上方穿支血管方向分离皮瓣组织。
- 不要完全显露血管蒂，但是为了确保皮瓣能够旋转至缺损位置，要不断分离直到皮瓣获得充分的活动性。
  - 由于穿支血管数量较多，并且互相靠近，因此皮瓣基底部可能有不止一条的穿支血管。同时，为了保证皮瓣具有充分的静脉回流，血管蒂周围需要保留部分软组织。
- 与其他部位穿支皮瓣相比，面动脉穿支皮瓣组织活动度较高，血管走行迂曲，因此皮瓣可以在不过度分离血管蒂或大量修薄的情况下仍然可以进行较大范围的移动（**图39-5B、C**）。

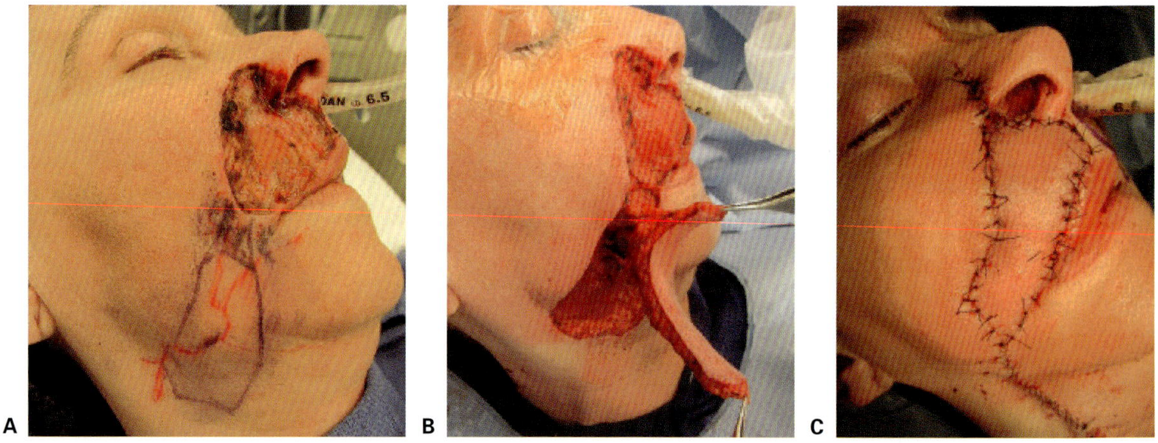

图39-5 **A.** 设计面动脉穿支皮瓣。**B.** 掀起面动脉穿支皮瓣。**C.** 修复后外观。皮瓣面积较大，修复范围包括唇部、颊部、右鼻翼基底等部位

二期修整术

- 对于较小的缺损，修复手术可以一期完成。但是对于较大的缺损，可能需进行二期修整手术（**图39-6**）。
- 虽然面部穿支皮瓣的一个优点是采用“相似的组织”进行修复，但是皮瓣仍有可能臃肿，为此需要进行二期梳平手术，以重建正常的形态。
- 此外，还可能需要进行瘢痕修整。重建颊部、唇部和鼻部自然亚单位也可能需要进行二期手术。

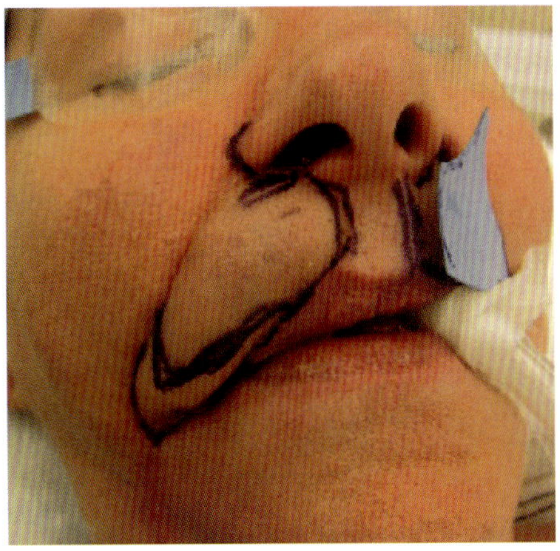

A

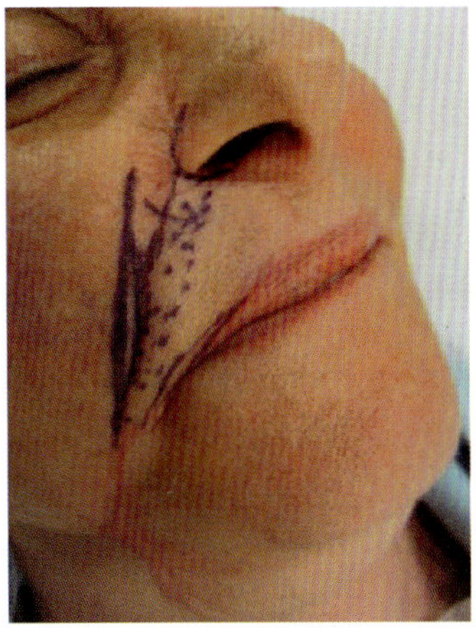

B

图39-6 A. 在二期修整手术时重建鼻翼基底。B. 唇颊部的自然形态

要点与难点	
确定面动脉穿支皮瓣的适用性	■ 根据缺损的位置和大小评估面动脉穿支皮瓣的适用性。对于较大的皮瓣，为了避免供区形态的扭曲变形，需要正确评估供区的大小。为了减小缺损部位的体积并遵循亚单位修复原则，可能需要对缺损部位先进行局部组织转移修复，以实现组织的重新排列。
皮瓣的血供	■ 使用多普勒超声确定面动脉和其穿支血管的走行和血供情况。
皮瓣设计	■ 使用模板辅助设计皮瓣。
血管蒂	■ 选择最接近缺损的穿支血管作为血管蒂，以便无张力修复供区。
手术技巧	■ 在不对血管蒂进行过多分离的情况下，尽量分离皮瓣以保证其具有足够的活动度。为了充分保证皮瓣的静脉回流，必须在血管蒂周围保留部分软组织。
二期手术	■ 术前需告知患者，为了改善外观和恢复亚单位，可能需要进行二期手术，以获得最佳的美学效果。

术后注意事项

- 在缝线处涂抹杆菌肽软膏。
- 术后1周拆线。
- 在消肿后可恢复正常的微笑功能。
- 手术后2~3个月可以进行修复手术。

治疗效果

- 面动脉穿支皮瓣是近年来修复重建领域出现的新技术，可以实现以邻近的“相似”组织修复缺损，从而达到最佳的美学效果（**图39-7**）。
- 通常需要进行小的修整，以进一步改善美学效果。

并发症

- 如果皮瓣分离不充分，在张力较大的情况下旋转和缝合，术后可能出现静脉瘀血。
  - 在这种情况下，可以进一步仔细地分离血管蒂，确保皮瓣在无张力下旋转。
  - 如果瘀血仍然无法矫正，应将皮瓣放回供区使其重新恢复血流平衡。
- 如果血管蒂分离过度，也可能发生静脉瘀血。
  - 对于这种情况矫正更为困难，可能需要针刺放血或采用医用水蛭吸血。
  - 如果在皮瓣边缘有充血的静脉，可以置管间断引流，每次引出0.5mL血液。由于整个静脉系统均呈负压状态，因此这种方法较穿刺更为有效。这种方法适用于所有瘀血的皮瓣，通常几小时后，静脉回流就能达到平衡。

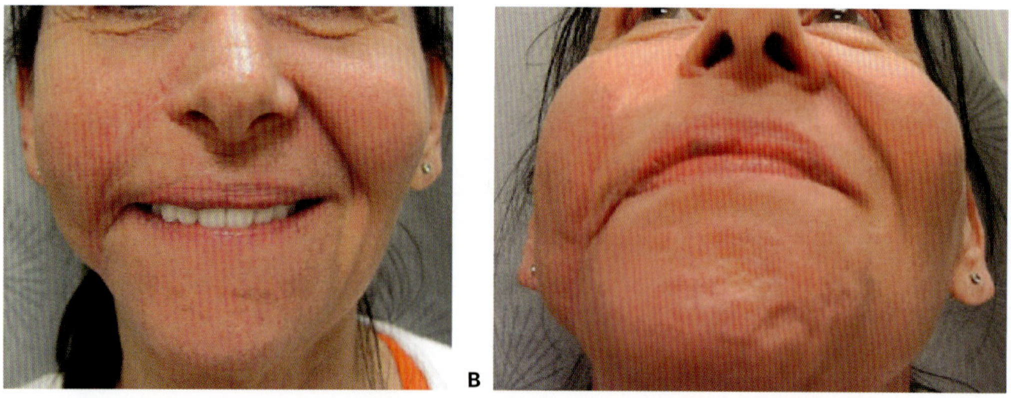

A B

图39-7 图39-5和图39-6中的患者在手术后19个月的外观

参考文献

[1] Taylor GI, Palmer JH. The vascular territories (angiosomes) of the body: experimental study and clinical applications. *Br J Plast Surg*. 1987;40:113–141.

[2] Hyakusoku H, Yamamoto T, Fumiiri I. The propeller flap method. *Br J Plast Surg*. 1991;44:53–54.

[3] Park C, Lineaweaver WC, Buncke HJ. New perioral arterial flap: anatomic study and clinical application. *Plast Reconstr Surg*. 1994;94:268–276.

[4] Saint-Cyr M, Wong C, Schaverien M, et al. The perforasome theory: vascular anatomy and clinical implications. *Plast Reconstr Surg*. 2009;124:1529–1544.

[5] Gunnarsson GL, Jackson IT, Westvik TS, et al. The freestyle pedicle perforator flap: a safe reconstructive option for moderate sized facial defects. *Eur J Plast Surg*. 2014;37:315–318.

[6] Gunnarsson GL, Thomsen JB. The versatile modiolus perforator flap. *Plast Reconstr Surg Global Open*. 2016;4(3):e661.

[7] Hofer SOP, Posch NA, Smit X. The facial artery perforator flap for reconstruction of perioral defects. *Plast Reconstr Surg*. 2005;115:996–1003.

40

面动脉肌肉黏膜瓣（FAMM瓣）

Facial Artery Musculo-Mucosal (FAMM) Flap

Julian J. Pribaz and Simon G. Talbot

概述

- 面动脉肌肉黏膜瓣的缩写FAMM瓣。
- 该组织瓣是包括鼻唇沟区黏膜和部分颊黏膜的口内轴型组织瓣，由面动脉供血[1]。
- 该组织瓣适用广泛，上蒂（逆向血流）或下蒂（顺向血流）组织瓣均可以用于修复口腔和鼻腔内各种复杂性缺损。

相关解剖

- FAMM瓣是一种含有面动脉及其伴行静脉丛的轴型组织瓣，含有颊肌、黏膜下层、黏膜和少量颊部脂肪。FAMM瓣可以看作是鼻唇沟轴型皮瓣在口腔内的镜像瓣。
- 动脉解剖。
  - 面动脉为面颈部中央区下部提供丰富的血供。
  - 面动脉是颈外动脉的一个分支。面动脉在发出几个颈部分支后，于位于咬肌前缘的下颌骨下缘转向面部走行（**图40–1、图40–2**）。
  - 面动脉沿着一条弯曲的路线穿过面颊部，朝向口角方向向上、向内走行。
  - 面动脉走行于浅层面部表情肌的深层。浅层面部表情肌包括笑肌、颧大肌、颧小肌和眼轮匝肌浅肌层。
  - 面动脉位于颊肌、提口角肌和口轮匝肌深层外侧缘的浅层，与提上唇肌的位置关系不恒定。
  - 面动脉发出上唇动脉和下唇动脉，两侧面动脉通过上下唇动脉相吻合。同时还向颊部皮肤和黏膜发出众多穿支血管。在颊部、面动脉与颊动脉和面横动脉相吻合。
  - 动脉朝上走行延续为角动脉（内眦动脉），并向鼻翼和鼻侧壁发出许多穿支血管，并在内眦附近形成终末支，与鼻背动脉、滑车动脉管和眶下动脉的分支相吻合[2]。
- 静脉解剖。
  - 面部的主要静脉不与动脉伴行，而是位于面颊部靠近外侧，在下颌角水平向面动脉靠近。
  - 由于在黏膜下层有丰富的静脉丛，不仅与面静脉

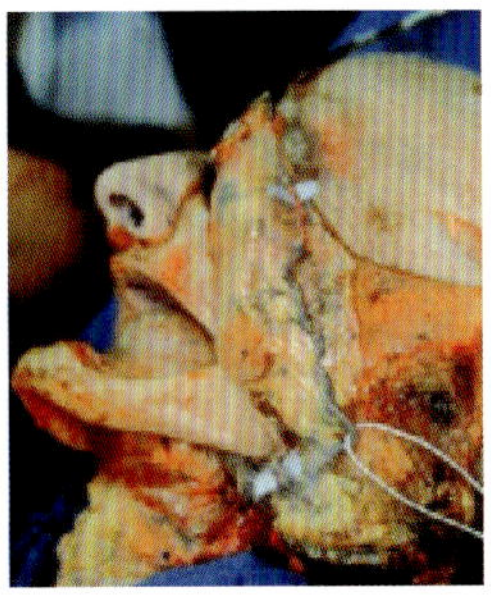

图40–1　面动脉解剖

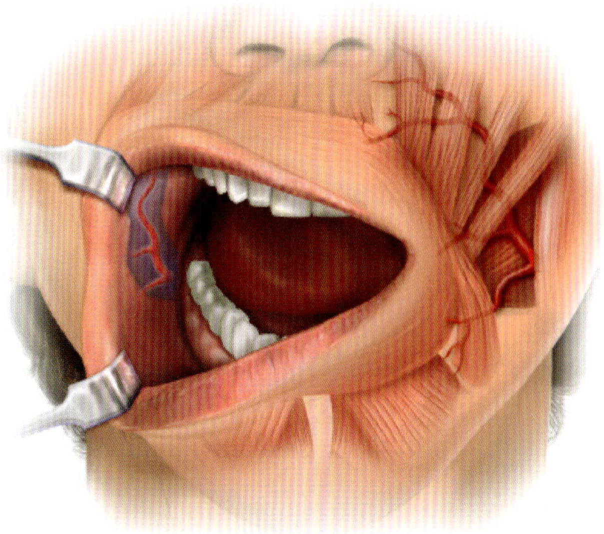

图40–2　图示左侧面动脉在面部浅层表情肌和颊肌之间穿过颊部，图中还显示右侧FAMM瓣设计的口内示意图

吻合，还与翼丛和上颌静脉吻合，因此FAMM瓣具有良好的静脉回流，很少发生静脉瘀血。

- 由于FAMM瓣位于口内，避免了对其浅层面部表情肌及面神经的影响，也不会影响面部皮肤的形态，因此术后对面部形态和功能的影响较小[3]。
- FAMM瓣通常宽度为1.5～2cm，长度可达8cm，须保证面动脉走行于整个组织瓣内。虽然为了保证血供的可靠，组织瓣可以设计得更宽，但是有可能增大口内缺损的宽度，容易造成术后口内切口区挛缩。
- FAMM瓣位于腮腺导管前方。
- FAMM瓣可以设计为上蒂（逆向血流）或下蒂（顺向血流）组织瓣，因此适用广泛。

病史与体格检查

- FAMM瓣适用于口内各种较小缺损和畸形的修复，修复难度较大，包括硬腭、软腭、牙槽区、颊沟、口底、舌、扁桃体窝的小缺损。FAMM瓣也适用于修复上唇或下唇的唇红缺损。此外，FAMM瓣还可用于修复鼻内黏膜的缺损[4,5]。
- 需要对患者进行仔细的评估。为了确定带蒂FAMM瓣（最大面积2cm×8cm）是否适合用于修复缺损，需要对缺损的位置和大小进行精确评估。
- 使用多普勒超声定位面动脉的走行非常重要。同时需要确保面动脉走行区域内没有既往手术造成的瘢痕。

采用上蒂FAMM瓣还是下蒂FAMM瓣?

- 上蒂FAMM瓣适用于修复硬腭、上牙槽区、上颌窦、上唇前庭沟、上唇红、鼻衬里的缺损（**图40-3**）。
- 下蒂FAMM瓣适用于修复口底、舌底、下唇前庭沟、下唇红、扁桃体窝、软腭的缺损（**图40-4**）。

使用FAMM瓣修复具有完整全牙颌、单侧或双侧无牙颌牙槽嵴裂缺损有何区别?

- 需要根据牙列情况选择不同的FAMM瓣类型。如果有完整的牙列，则不能使用上蒂FAMM瓣修复腭部缺损，因为在这种情况下，FAMM瓣不能跨越完整的牙列。在这种情况下可以采用下蒂瓣，绕过上颌结节后可以修复有完整牙列的腭部缺损。
- 在修复瘘管和其他洞穿性缺损时，需要同时考虑修复衬里和外覆组织。衬里可以通过局部折叠瓣来实

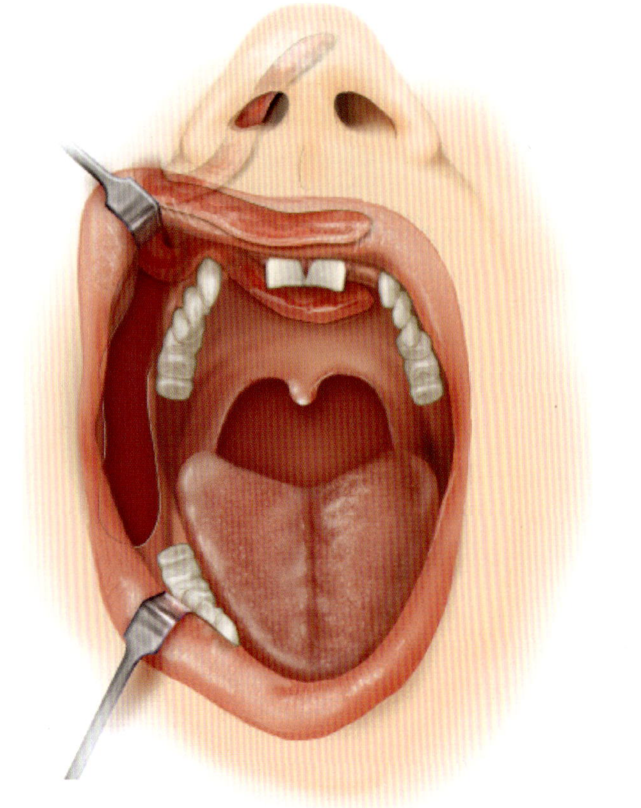

图40-3 上蒂FAMM瓣适用于修复硬腭、牙槽区、上颌窦、上唇前庭沟、上唇红和鼻衬里的缺损

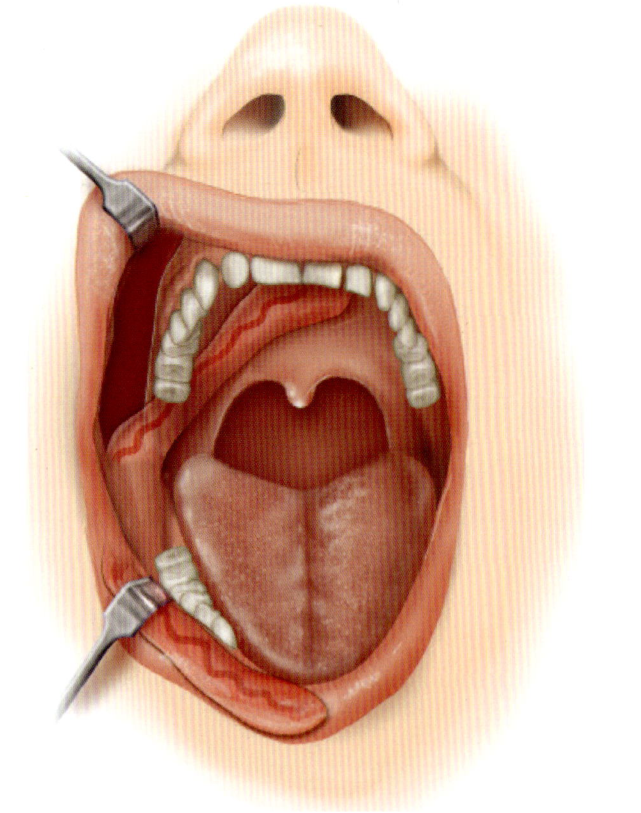

图40-4 下蒂FAMM瓣适用于修复口底、下唇前庭沟、下唇红、软腭、扁桃体窝和硬腭的缺损

现，但是有可能缺损过大，超过FAMM瓣的覆盖范围。有时可以使用两个FAMM瓣，一个用于修复衬里，另一个用于修复外覆组织。

手术过程

- 术前须根据口腔或鼻腔内缺损的体积和位置，仔细评估FAMM瓣是否可以满足修复的需要。
- 根据需要解决的关键问题决定采用上蒂或下蒂FAMM瓣。
- 缺损过大或存在既往手术所造成的瘢痕时，可能会影响FAMM瓣的成功使用，在这种情况下需要采用其他的修复方法。

术前设计

- 确定面动脉的走行非常重要。在下颌角前部可以很容易地触及该动脉。然后采用多普勒超声追踪动脉在口腔外和口腔内的走行位置。
- 重要的是要记住面动脉在颊部弯曲走行，这一特点使组织瓣具有足够的活动度，以满足面部运动和表情。
- 组织瓣设计时位于腮腺导管前部，外观呈“回旋镖形”，组织瓣斜向口角方向设计，之后更为垂直地走向鼻翼基底方向。

体位

- 手术在全麻下进行，患者呈仰卧位，手术床应与麻醉医师成90°～180°。
- 由于是在口腔内进行操作，最好采用经鼻气管插管。也可以使用经口腔气管插管，之后将通气导管固定在对侧口腔位置，或者使用Dingman牵开器，以保证通气导管固定于正中线位置上。
- 在同侧上唇、下唇和口角处缝牵引线。注意避免损伤面动脉，该动脉在靠近口角处走行。
- 以超声定位的面动脉为中心标记一个宽度为1.5～2cm的回旋镖形组织瓣区。

入路

- 如上所述，根据缺损的位置选择上蒂或下蒂组织瓣。
- 可以使用含肾上腺素的局部麻醉药，但是仅可以注射至皮瓣的远端，目的是更快捷地分离面动脉周围组织。待血管收缩起效后，开始分离皮瓣。

操作步骤

- 从皮瓣远端开始分离，依次切开黏膜、黏膜下层和颊肌。识别、结扎并离断面动脉。特别注意，在切取组织瓣其余部分前，要识别出面动脉而不是其分支。
- 将面动脉结扎线留长，作为牵引线，有助于组织瓣的分离。
- 分离切取剩余的组织瓣。解剖分离层次位于面动脉深层，仅切取少量颊肌和口角附近的口轮匝肌。
- 组织瓣厚度约为1cm，面动脉走行于组织瓣全长，并以此为基础设计一个长宽比为5：1的长轴形组织瓣。
- 继续分离组织瓣，直至足够的长度（通常为8～9cm）。组织瓣可以设计为上蒂型或是下蒂型。为了确保足够的静脉回流，组织瓣蒂部应保持黏膜的完整性。
- 分离组织瓣时如果没有发现面静脉，则面静脉并未随组织瓣一同切取。在这种情况下，广泛分布的黏膜下静脉丛可以提供足够的静脉回流，术后组织瓣一般不会出现静脉瘀血。
- 上蒂瓣的旋转弧位于龈颊沟，下蒂瓣的旋转弧位于磨牙后三角区。
- 在修复上唇前庭沟和唇红部缺损或穿过无牙颌牙槽区修复腭部缺损时，上蒂瓣通常需旋转90°。最好不要采用隧道法移植，而是切开组织瓣基底部与唇腭缺损处之间的黏膜。应在无张力的情况下进行组织瓣就位（**图40-5**）。
- 在鼻部缺损修复时，将上蒂瓣旋转180°，并通过龈颊沟隧道转移至鼻底区。为了将组织瓣转移至鼻部，需要行侧鼻切开术。由于组织瓣基底部体积较大，在一期手术后2～3周内组织瓣尚未断蒂和就位前，会有暂时性鼻气道阻塞。
- 在磨牙后三角区旋转下蒂瓣，可用于修复扁桃体周围、口底和舌部缺损，也可用于修复下唇前庭沟和下唇红的缺损。同样，最好不要采用隧道法移植，而是在组织瓣基底部和缺损之间切开黏膜，在无张力的情况下进行组织瓣移植。

- 当采用下蒂瓣修复腭部或软腭缺损时，由于基底部体积较大，为了防止咬伤血管蒂，可能需要使用临时性牙垫。
- 改良FAMM瓣可用于有完整牙列患者的腭部缺损修复，此时牙列的存在影响了上蒂瓣的使用，同时避免采用下蒂瓣时需要使用牙垫保护。改良方法是从FAMM瓣底部掀起一个与FAMM瓣同宽的腭黏骨膜瓣作为翻转瓣，分离至距离腭部缺损约8mm处，做成一个较大的鼻衬里翻转瓣。掀起这个瓣的目的有两个：一是提供鼻腔衬里；二是形成一个足够FAMM瓣置入的空间，从而容纳具有较大体积的蒂部，使得在不需要牙垫的情况下完成一期修复。
- 分层缝合颊部供区，使用可吸收缝线缝合颊肌和黏膜（**图40-6**和**图40-7**）。

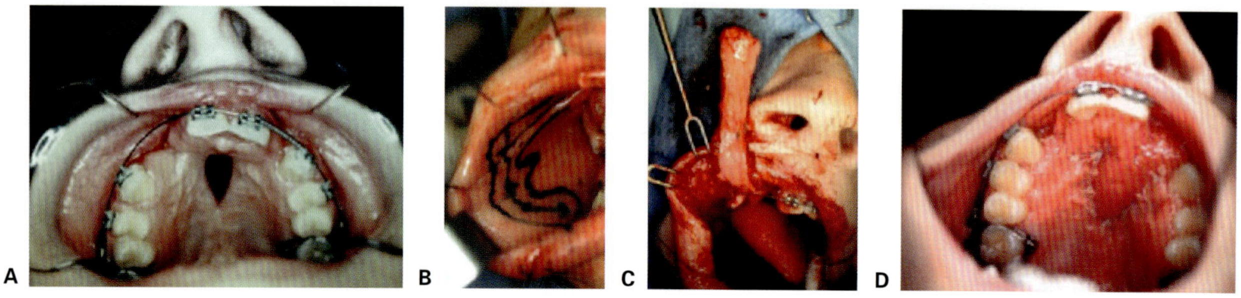

图40-5 上蒂FAMM瓣修复腭瘘。**A.** 一名15岁女性患者，有腭瘘和牙槽裂。**B.** 设计一个右侧上蒂FAMM瓣。**C.** 掀起上蒂FAMM瓣。**D.** 在腭部缺损修复术后3周外观

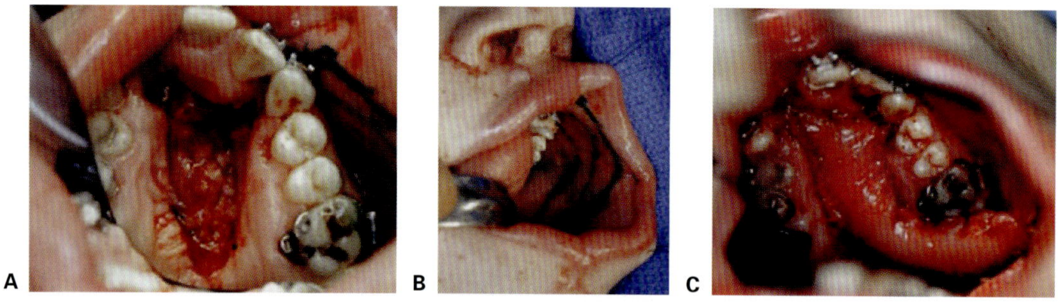

图40-6 **A.** 下蒂FAMM瓣修复腭部较大缺损。**B.** 一名17岁男性患者，腭部缺损较大，左牙列完整，无牙槽隙。**C.** 后下蒂FAMM瓣的外观，可见组织瓣基底部体积较大，需要使用牙垫保护

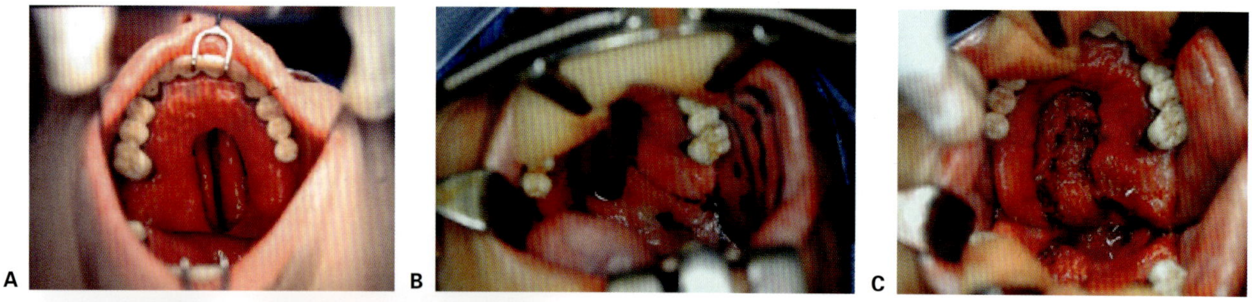

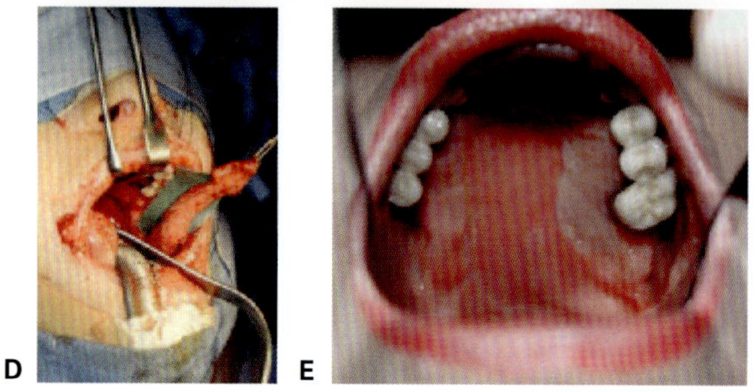

图40-7 下蒂FAMM瓣修复腭瘘。**A.** 一位61岁女性患者，在肿瘤切除后出现腭瘘。该患者具有完整的牙列。**B.** 设计一个下蒂FAMM瓣和一个从FAMM瓣蒂部到缺损边缘的前蒂腭黏骨膜瓣。**C.** 掀起腭黏骨膜瓣，用于修复鼻侧面缺损。**D.** 下蒂FAMM瓣掀起后外观。**E.** FAMM瓣就位后外观

要点与难点

手术技术	■ 为了避免皮瓣远端缺血和修复失败，必须保证面动脉走行于这条长而薄的肌黏膜瓣的全长。 ■ 组织瓣通过微小静脉丛进行静脉回流，因此不要对面动脉周围进行过度分离（避免显露血管骨架的分离）。要在蒂部保留一些软组织，以确保足够的静脉回流。 ■ 面神经分支走行于面动脉深层，在分离过程中应注意避免损伤。注意在适当的平面进行分离，并轻柔地将面神经与面动脉分开。
局限性	■ FAMM瓣的局限性在于其大小。虽然可以在口内设计较大的以面动脉为蒂的颊组织瓣，但是供区可能会继发问题（例如颊部挛缩），因此应避免设计过宽的颊组织瓣。

术后注意事项

- 必须保持良好的口腔卫生，定期漱口。
- 建议患者在术后第一周内进食软食。
- 告知患者术后面颊会出现肿胀，并影响正常的微笑功能。但是这些现象是暂时性的。在术后两周消肿后会完全恢复正常的微笑功能。
- 术后10天拆线。
- 无须特殊康复治疗。

治疗效果

- FAMM瓣为各种口内缺损提供了一种适用广泛的解决方案。
- 上蒂FAMM瓣可用于修复硬腭前部、牙槽、上颌窦、鼻底、鼻中隔、上唇前庭沟和唇红的缺损。
- 下蒂FAMM瓣可用于修复硬腭后部、软腭、扁桃体窝、舌、口底、下唇前庭沟和唇红的缺损。
- 腭裂缺损修复后，不必再使用腭部赝复体。
- 该组织瓣基底部较厚，当用于修复腭部、鼻部和牙槽部缺损时，需要在一期手术后2周进行组织瓣修薄和断蒂。这样才能在修复鼻衬里后不影响鼻部通气功能，在重建牙槽后可以镶装义齿。

并发症

- 整个皮瓣均必须保持良好的血液灌注，特别是皮瓣的远端。这一点是修复成功的关键。为了做到这一点，必须保证面动脉贯穿于组织瓣的全长。
- 如果皮瓣切取面积较大，术后供区可能会出现紧绷感和瘢痕挛缩。对于瘢痕挛缩，可通过1～2个Z成形术进行松解治疗。

参考文献

[1] Pribaz JJ, Stephens W, Crespo L, Gifford G. A new intraoral flap: Facial Artery musculomucosal (FAMM) flap. *Plast Reconstr Surg*. 1992;90:421–429.

[2] Niranjan NS. An anatomical study of the vascular pattern of the facial artery. *Ann Plast Surg*. 1988;21:14.

[3] Dupoirieux L, Plane L, Gard C, et al. Anatomic basis and results of the facial artery musculomucosal flap for oral reconstruction. *Br J Oral Maxillofac Surg*. 1999;37:25.

[4] Pribaz JJ, Meara JG, Wright S, et al. Lip and vermilion reconstruction with the facial artery musculomucosal flap. *Plast Reconstr Surg*. 2000;105(3):864–872.

[5] Duffy FJ Jr, Rossi RM, Pribaz JJ. Reconstruction of Wegner's nasal deformity using bilateral facial artery musculomucosal flaps. *Plast Reconstr Surg*. 1998;101:1330.

[6] Matros E, Swanson EW, Pribaz JJ. A modification of the facial artery musculomucosal flap for palatal reconstruction in patients with intact dentition. *Plast Reconstr Surg*. 2010;125:645.

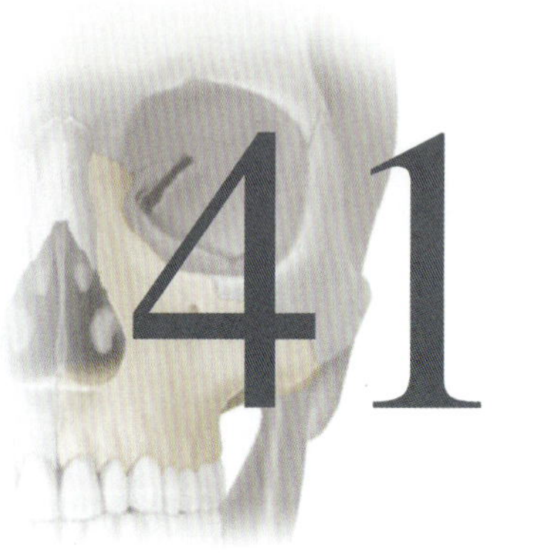

41 半舌缺损游离皮瓣修复术

Free Flap for Hemi-Tongue Reconstruction

Carrie K. Chu and Peirong Yu

概述

- 舌部是一个具有多种功能的器官，包括语言、吞咽、味觉和保护气道等。
- 舌癌切除术后造成的舌缺损是口腔修复重建最常见的并发症。
- 舌缺损可以是部分缺损、次全缺损或完全性缺损。在通常情况下，缺损超过舌体1/3或进行了明显的口底切除就需要采用游离皮瓣进行修复。小的舌部缺损可以采用一期缝合或使用皮片移植修复。
- 部分舌切除术后舌缺损修复的目标包括：提供软组织覆盖，恢复语言功能，恢复口腔摄食功能，维持气道通畅，将口腔与颈部结构分离，恢复局部感觉。

相关解剖

- 舌部在解剖上可以分为2个部分：前2/3为舌体部，位于口腔内，活动度较大；后1/3为舌根部，位于口咽腔内，相对固定。舌根的前界为轮廓乳头，侧界为舌会厌襞，后界为会厌谷和会厌舌面（**图41-1A**）。
- 舌神经来自第Ⅴ对颅神经三叉神经，支配舌前2/3的一般感觉。伴随舌神经的鼓索支（来自颅神经Ⅶ）支配味觉。
- 舌咽神经（颅神经Ⅸ）支配舌后1/3的味觉和感觉。
- 除了腭舌肌的运动由迷走神经（颅神经Ⅹ）支配外，舌内肌和舌外肌的运动均由舌下神经（颅神经Ⅻ）支配。口底、腹侧沟和外侧沟的结构有助于舌肌的运动，以实现其语言功能。舌尖很容易触及上腭，以便于获得精确的发音（**图41-1B**）。
- 舌动脉是颈外动脉的分支，为舌部血供的主要来源。舌部血供的次要来源为面动脉的扁桃体支和咽升动脉。舌部静脉通过舌静脉回流至颈内静脉。

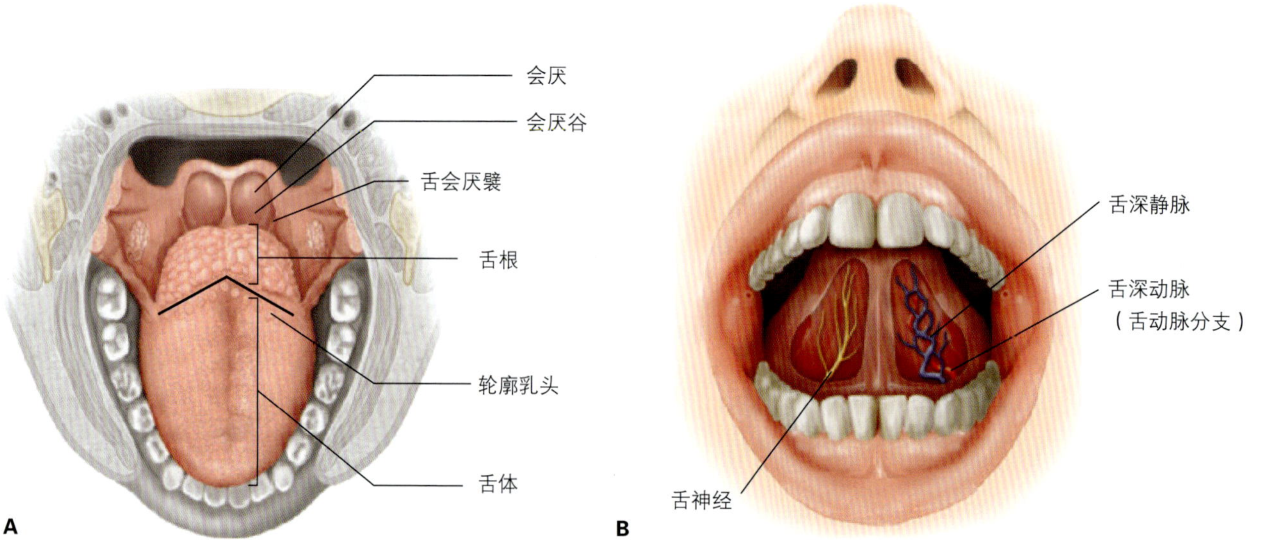

图41-1 **A.** 舌部解剖。舌部由位于前方可活动的舌体部和位于后方的舌根部组成，二者由轮廓乳头分隔。**B.** 腹侧沟使舌尖能够接触上腭，系带标志着舌腹面的中线，舌部血管走行于舌腹侧表面，在舌尖处靠近中线

病因

- 口腔癌和口咽癌包括鳞状细胞癌和小涎腺癌，是半舌切除术的主要指征。
- 口腔癌和口咽癌的危险因素包括吸烟和（或）饮酒、人乳头瘤病毒感染、高龄、男性、吸入环境或职业暴露、口腔/牙齿卫生不良等。
- 舌体癌通常直接进行外科切除治疗，而舌根癌则采用新辅助放疗联合手术切除。
- 舌切除术可能损伤舌部的语言、吞咽和味觉等功能。舌根对吞咽功能较为重要，而舌体对语言和处理食物较为重要。恢复这些功能的同时保持气道通畅是半舌切除术后重建的主要目标。

病史与体格检查

- 应询问患者的症状，包括疼痛、吞咽功能障碍、经口摄食情况、言语功能改变、耳部疼痛、感觉异常、舌部活动度改变和气道阻塞等。
- 应注意患者的新辅助治疗史。在复发的病例中，应仔细查看其前次手术的相关记录，包括颈部淋巴结清扫情况。
- 术者应了解可能影响受区血管条件的因素，包括既往放疗史和颈部淋巴结清扫手术史。
- 此类患者多伴有并发症，并有长期药物使用史。
- 应询问患者的职业、爱好、体育锻炼状况和优势手情况，以选择最佳供区。
- 头颈部检查应包括以下内容：
  - 颈部运动范围。
  - 触诊面动脉。
  - 颈部皮肤质量。
  - 开口高度。
  - 牙齿卫生及龋齿情况。
  - 颅神经的功能（Ⅴ、Ⅶ、Ⅻ）。

影像学检查

- 采用增强CT扫描评估原发肿瘤的范围，包括跨中线范围、邻近结构受累情况、颈部血管通畅程度等。

手术过程

- 部分舌切除术后缺损如果小于舌部1/3且不伴有口底缺损，通常可以一期缝合或使用皮片移植修复。
  - 皮片移植修复后可能出现皮片部分坏死，但最终将作为生物敷料保证舌体表面发生黏膜化。
- 使用厚度较薄而柔韧较好的游离皮瓣修复舌部缺损，可以避免对舌部活动造成较大的影响，有利于半舌切除术后缺损的良好修复。
  - 半舌切除术后缺损的修复目标与舌次全切除或全切除术后缺损的修复目标不同。后者的目标是通过较大皮瓣的修复，保证与腭部有充分的接触，避免误吸和提高语言清晰度。
- 还须考虑感觉神经再生的问题。
- 口底切除联合颈部淋巴结清扫术后，会沿着下颌骨舌侧皮质表面发生口腔与颈部的相通。
  - 对于这种缺损即使未达到舌部的1/3，也最好采用皮瓣移植进行修复，以减少感染和瘘管形成的风险。一旦形成感染和瘘管，会造成后续辅助治疗的延迟。
- 在进行半舌切除术后缺损修复时也可以采用胸大肌瓣或肌皮瓣带蒂移植。但是这种组织瓣体积较大，存在向下方的牵拉和张力，这是其应用于半舌切除术后修复的缺点。术后舌部功能常受到影响。
  - 因此，带蒂皮瓣通常作为游离皮瓣修复失败后的抢救措施，或用于不适合游离组织瓣修复的高风险病例。

术前设计

- 与患者和家属充分交代可能发生的功能损伤，因为舌体缺损不仅会显著影响其生活质量，还会影响其正常的工作。
- 如果发现有严重的龋齿或死髓牙，为了保证皮瓣移植和辅助放疗的顺利进行，建议患者拔牙。
- 术前检查血型，并配型，做好输血准备。
- 评估供区情况，包括上肢和大腿部位的软组织厚度和质量。
  - 记录优势手的情况。
  - 评估前臂桡侧和尺侧的毛发生长情况。最好选择毛发较少侧作为皮瓣供区。
- 皮瓣选择
  - 如果患者大腿皮下组织较薄，首选股前外侧皮瓣。除年轻女性患者外，股前外侧皮瓣造成的供区损伤最小。
  - 其次是前臂尺动脉穿支皮瓣，再次是前臂桡侧皮瓣。前臂尺动脉穿支皮瓣在供区形成的瘢痕不明显。

- 本章介绍了最常见的用于半舌切除术后修复的皮瓣。但是如果有其他供区可以提供厚度较薄而柔韧性较好的组织，满足舌部修复重建的需求，也可以加以应用。
  - 常用的其他部位皮瓣包括上臂外侧皮瓣、股深动脉穿支瓣、股前内侧皮瓣、腓肠内侧动脉穿支皮瓣等。
- 术前评估患者营养状况。
  - 一些患者可能由于疼痛和无法进食而出现大幅度体重减轻的情况。
  - 术前可能需要进行经皮胃造瘘，目的是为患者提供足够的营养支持。
- 术前预防性应用抗生素。对于这种涉及呼吸道和消化道的缺损，作者常规使用3g氨苄西林/舒巴坦钠，每6h重复使用一次。

体位

- 患者呈仰卧位，手术床通常旋转180°。
- 在患者身体下方放置复温装置，避免对多个手术部位产生物理性干扰。
- 包住患者的优势手臂。在作为供区的对侧手臂朝腋窝的方向环形消毒。
  - 先将手臂固定在胸单上，为手术医生的操作留出空间。
  - 在切取皮瓣时将手臂放在手桌上进行操作。
- 大腿是可能的皮瓣或皮片供区，也需要进行消毒准备。
- 下腹/腹股沟可作为全厚皮片的供区，用于覆盖前臂皮瓣供区的缺损。
- 切取大腿皮瓣时，可以两组人员同时操作。
  - 应用前臂皮瓣时，一般需要等待肿瘤切除医生完成肿瘤切除和颈部淋巴结清扫术后再掀起皮瓣。

操作步骤

受区准备

- 在等待切缘结果时，评估缺损情况，分离受区血管。
  - 如果未行经皮胃造瘘术，则在术中行Dobhoff胃管置入术。
- 舌部缺损长度的测量是从残余舌的尖端到最后方边界，后界可能位于舌底或会厌的正上方（**图41-2A**）。在后一种情况下，咽侧壁也会有缺损。
- 评估残余舌部组织的活力情况。注意保守性清创，仅去除坏死组织。交界区域组织在术后可能逐渐恢复活力。
- 缺损的宽度包括舌部和口底。通常需要6～8cm宽的皮瓣来充分修复外侧沟结构，并提供足够的表面覆盖。
- 颈部淋巴结清扫术通常与舌切除术同期进行。
  - 皮瓣设计时要包括额外的软组织，以便消除所有下颌下部或上颈部的无效腔。
- 探查舌神经断端，以便进行感觉神经修复（**图41-2B**）。
  - 与下牙槽神经和耳大神经等其他神经相比，舌神经是恢复舌体感觉的最佳受体。
  - 舌神经直径通常为2mm，可沿下颌骨舌侧皮质在下颌角前方找到。
- 在舌切除术中通常会显露舌动脉，并被切断。在大多数情况下，舌动脉直径为2～2.5mm，是理想的受区血管。
  - 面动脉也常在颈部淋巴结清扫术中被切断。该动脉也可作为受区动脉，其直径与舌动脉相似。
  - 分离面动脉时要到达面动脉在颈外动脉的起点处，并将面动脉置于二腹肌后腹的下方（**图41-2C**）。为了改善血流状况，可以离断二腹肌后腹。
  - 为了使血流畅通，可切除动脉的弯曲部分，只在颈外动脉发出面动脉附近留下1cm的血管端。
- 舌动脉和面动脉有时会共用一根主干。此时该主干可能更适合作为受区血管，因为分支血管的直径可能会变小。在西方人群中，甲状腺上动脉通常较小，在肿瘤切除术中不会显露，因此不是理想的受区血管。
- 根据静脉的大小，作者首选的受区静脉是颈内静脉分支或面总静脉。通常使用静脉吻合器或血流吻合器做端端吻合（**图41-2D**）。

- 如果没有可用的面静脉分支，也可以直接与颈内静脉进行端侧吻合。
- 如果颈内静脉也不可用而颈外静脉状态良好，也可以将其作为受区静脉。
    - 虽然颈部可用血管较少，但是颈横血管通常可以作为受区血管，并且可以很容易地与前臂桡侧皮瓣或股前外侧皮瓣的静脉血管进行吻合，而无须进行静脉移植（**图41-2E、F**）。
    - 乳内静脉和翻转的头静脉可以作为受区静脉的最终选择。

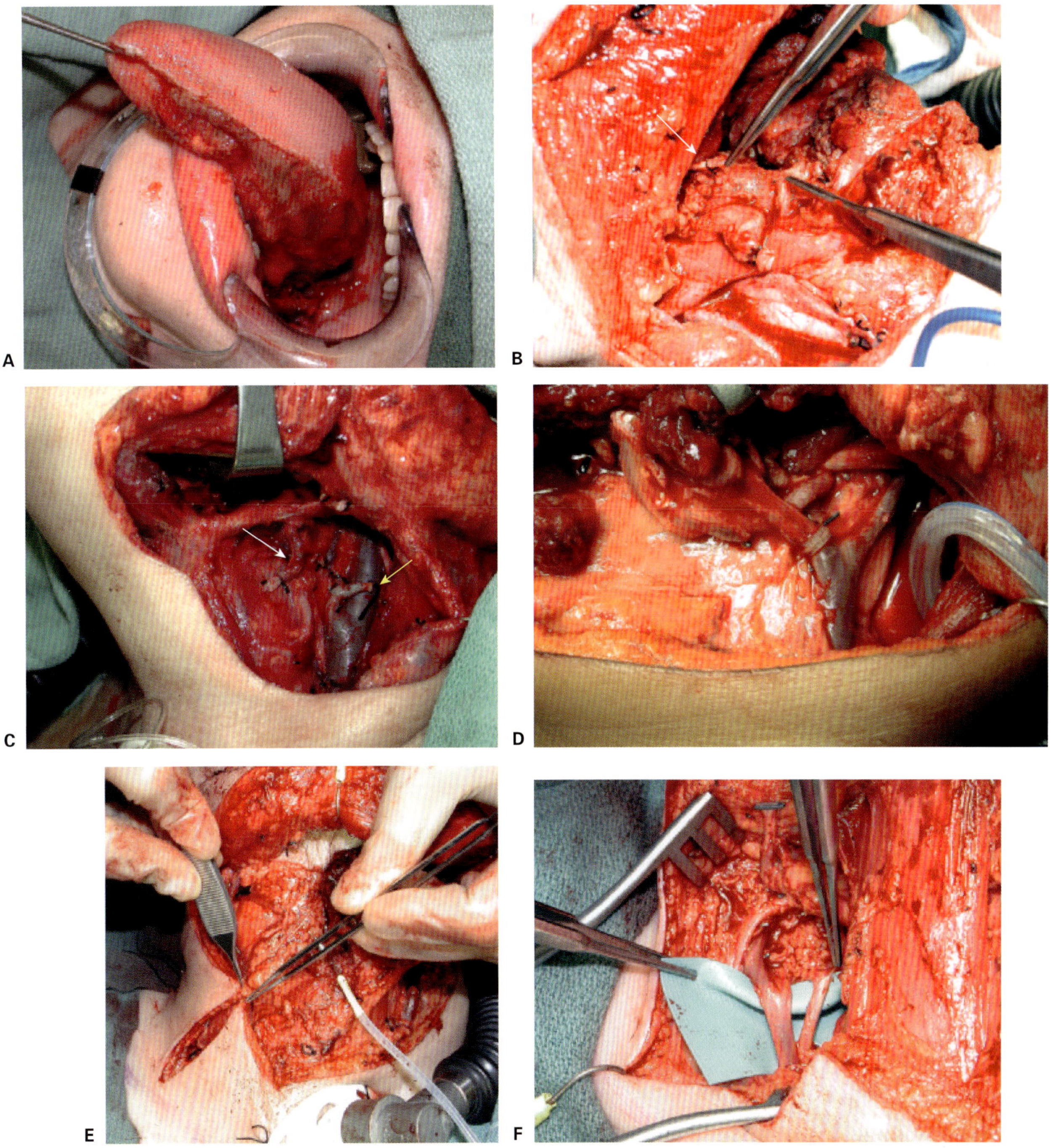

图41-2 **A.** 半舌切除术造成的缺损可以从舌尖延伸至舌根，有时会一直延伸至会厌。缺损的长度通常为6～12cm。**B.** 离断的舌神经（白色箭头）位于下颌角附近的下颌骨舌侧面。舌下神经（黄色箭头）位于二腹肌正下方。**C.** 常用的受区血管包括舌动脉、面动脉（白色箭头）、面总静脉（黄色箭头）及其分支。**D.** 静脉吻合器用于供区静脉与面静脉分支的端端吻合。**E.** 沿围裙式切口向锁骨中部切开，以探查颈横血管。**F.** 这些血管位于锁骨正上方，与皮瓣血管蒂的粗细较为一致

操作步骤

皮瓣切取

前臂桡侧游离皮瓣

- 对于典型的半舌切除术后缺损，通常需要一个宽为6～8cm、长为10～12cm的皮瓣。
  - 桡血管位于皮瓣横径的中心位置，皮瓣的远端位于腕横纹处。
  - 掀起皮瓣时需要在使用止血带充分止血的前提下进行。
- 首选伴行静脉作为回流静脉，其效果优于头静脉。头静脉与桡动脉之间存在一定的距离，会不必要地增加皮瓣的宽度，而且头静脉可能位于皮瓣的边缘，因此不是理想的回流静脉（**图41-3A**）。
  - 只有在极少数的情况下，前臂桡侧皮瓣的伴行静脉不适合作为回流静脉。为了探查桡动脉伴行静脉的情况，首先在腕横纹处做一个小的横向切口（**图41-3B**）。如果其中一个静脉直径>1mm，则可以安全地排除头静脉作为回流静脉的可能。
  - 否则，在皮瓣设计时需要向外侧扩展，将头静脉纳入皮瓣之中。
- 在筋膜浅层进行分离，这样可以保留桡神经浅支鱼际支的感觉神经支配（**图41-3C**）。
- 在前臂中段水平，前臂外侧皮神经位于中线附近。在皮瓣设计时，可以纳入这条神经以便进行感觉神经吻合。
- 在大多数半舌切除术的病例中，会在下颌骨的下方形成一个无效腔。皮瓣携带一些前臂近端的脂肪筋膜组织，有助于填补无效腔。
  - 在真皮下血管网下方掀起前臂近端皮瓣，使皮下组织与皮瓣和血管蒂相连（**图41-3D**）。
  - 该脂肪筋膜瓣可以采用近端穿支血管作为血供来源（**图41-3E**）。这是减少感染和瘘管形成的重要方法。
- 由于伴行静脉在汇合前的直径通常<1.5mm，而在汇合处的直径通常>2.5mm，因此通常在静脉汇合处近端的位置切取静脉。
- 一旦完成皮瓣和血管蒂的分离，松开止血带，在离断血管蒂之前进行几分钟的皮瓣和手部血液灌注。
- 腹股沟区的全厚皮片比刃厚皮片更适于供区的覆盖。
  - 在筋膜浅层进行分离并采用全厚皮片移植术，可使供区愈合良好（**图41-3F**）。
  - 用夹板固定手部和前臂6天。

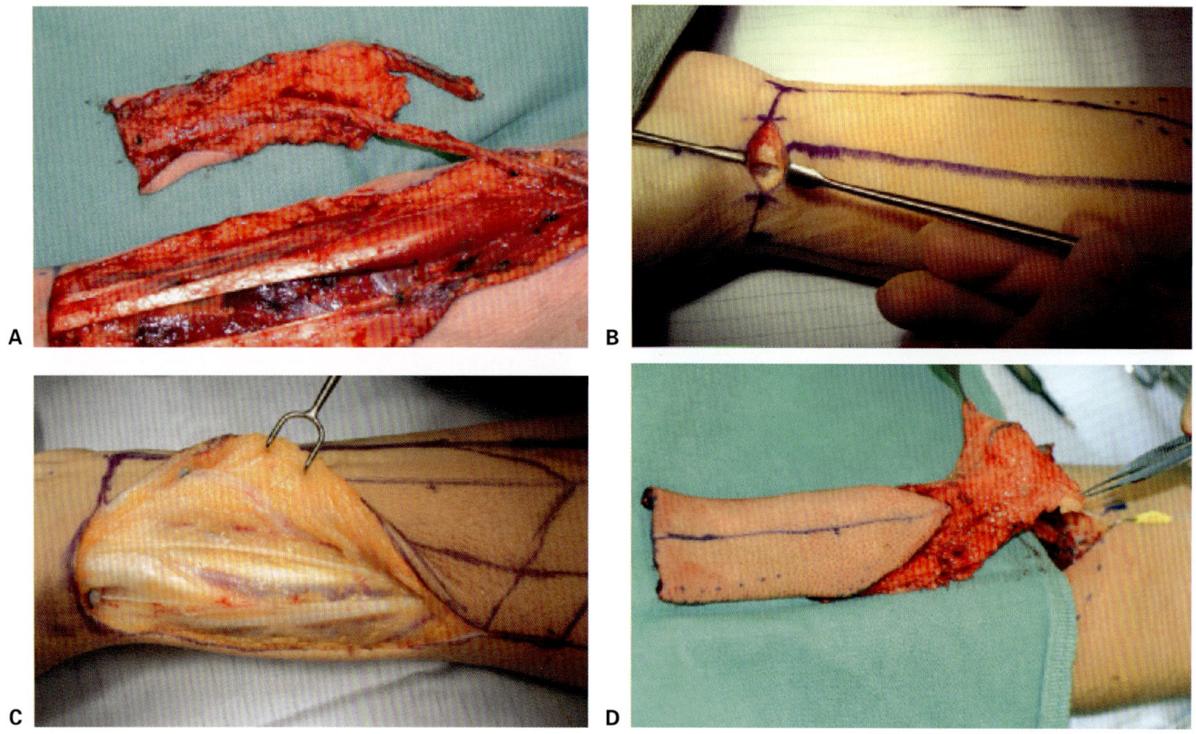

图41-3 **A.** 前臂桡侧皮瓣的静脉回流首选伴行静脉。使用头静脉可能不必要地增加皮瓣的宽度，或者头静脉位于皮瓣的边缘。**B.** 首先在腕横纹处做一个小的探查性切口，以确保其中一个小静脉的直径至少为1mm，保障充分的静脉回流。**C.** 在筋膜浅层进行分离可避免肌腱外露，保留桡神经感觉支的鱼际支。**D.** 对于下颌骨下方的无效腔，从前臂近端切取一些脂肪筋膜组织用于填充

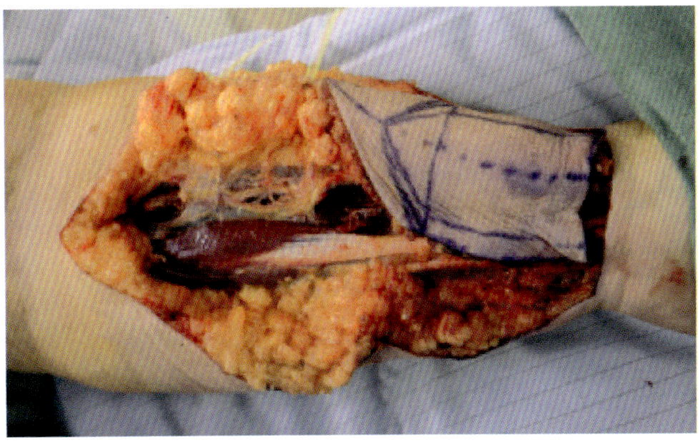
E

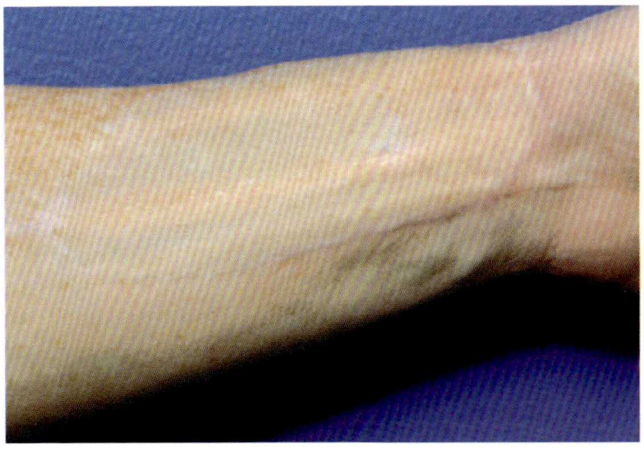
F

图41-3（续） **E.** 这些脂肪筋膜组织可采用近端穿支血管作为血供来源。**F.** 在切取前臂桡侧皮瓣后，在筋膜浅层进行分离并采用全厚皮片移植术，可以保证供区愈合良好

尺动脉穿支皮瓣

- 尺动脉穿支皮瓣与前臂桡侧皮瓣相比，供区条件更好。尺动脉穿支皮瓣供区毛发少于前臂桡侧皮瓣。虽然该皮瓣相对较厚，但是同样质地较为柔韧。除非有非常薄的大腿部皮瓣，否则尺动脉穿支皮瓣已经成为作者进行部分舌切除术后修复的首选皮瓣。
- 尺动脉穿支皮瓣的血管蒂较短。除非受区血管是颈横血管，否则前臂桡侧皮瓣血管蒂的长度对于半舌切除术后修复通常是不必要的。尺动脉穿支皮瓣较短的血管蒂长度可避免蒂部扭转。
- 在豌豆骨和肱骨内上髁之间画一条线。这条线对应于指浅屈肌（FDS）和尺侧腕屈肌（FCU）之间的肌间隔，尺侧神经血管束走行其中。
- 为了避免暴露肌腱，皮瓣远端边缘应设计在腕横纹上方5cm处（**图41-4A**）。
- 在止血带控制下进行分离操作。
  - 首先切开皮瓣的桡侧和远端边界。
  - 在筋膜浅层朝向尺侧进行分离，直到在指浅屈肌和尺侧腕屈肌之间看到穿支血管出现（**图41-4B**）。
- 切开指屈浅肌表面筋膜，在筋膜下进行分离（**图41-4C**）。穿支血管较为细小，因此需要细致地分离。
  - 用5-0 Prolene缝线在皮肤表面标记穿支血管的位置。
- 尺神经在大部分走行过程中与血管蒂紧密相连。仔细分离血管蒂与尺神经，避免牵拉神经。
  - 分离操作时绝对不能粗暴对待尺神经。任何牵拉操作都应该在血管蒂上而不能在神经上。
  - 离断邻近肌肉的小血管分支。
  - 因为这些血管非常靠近尺神经，所以应避免使用电凝。
- 在近端，血管蒂转向桡侧远离尺神经的方向走行（**图41-4D**）。
  - 离断数个血管的肌肉分支，显露与骨间总动脉的分叉处。
  - 还可以看到正中神经及其分支（**图41-4E**）。避免牵拉这些神经。
- 伴行静脉通常不会汇合，每个静脉的直径为2～3.5mm，足以支持皮瓣的静脉回流。
  - 作者仅使用伴行静脉而不使用浅表静脉。临床上未遇到任何静脉回流的问题。
- 皮瓣内应包含前臂内侧皮神经，用于恢复局部感觉（**图41-4F**）。
  - 如果患者较瘦，不能切取脂肪筋膜瓣，为了填充无效腔，皮瓣内可以包含一小段尺侧腕屈肌（**图41-4G**）。
- 分离出血管蒂完成后，在离断血管蒂之前，松开止血带，为皮瓣和手部提供几分钟的血液灌注。供区的操作方法与前臂桡侧皮瓣相同。

股前外侧皮瓣

- 对于体形偏瘦的患者，股前外侧皮瓣也可用于半舌切除术后的修复。按照作者之前介绍的步骤进行皮瓣分离（**图41-5A**）[4-6]。
- 为了填充下颌骨下方的无效腔，皮瓣内可以包含一定数量的股外侧肌（**图41-5B**）。
- 一期修薄皮瓣的边缘可减轻半舌修复后臃肿的情况。
- 股前外侧皮瓣含有的股外侧皮神经，可用于感觉神

操作步骤

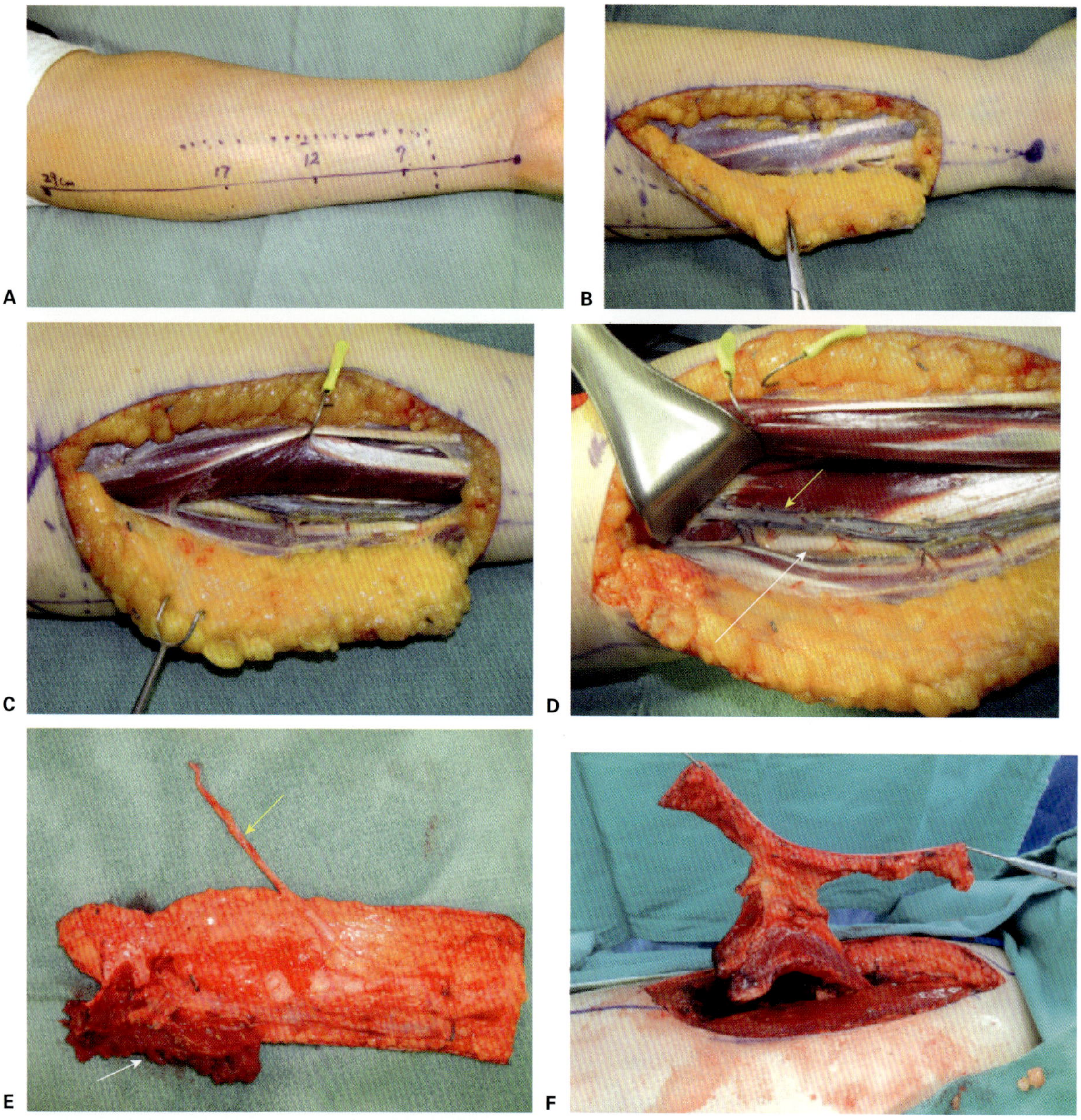

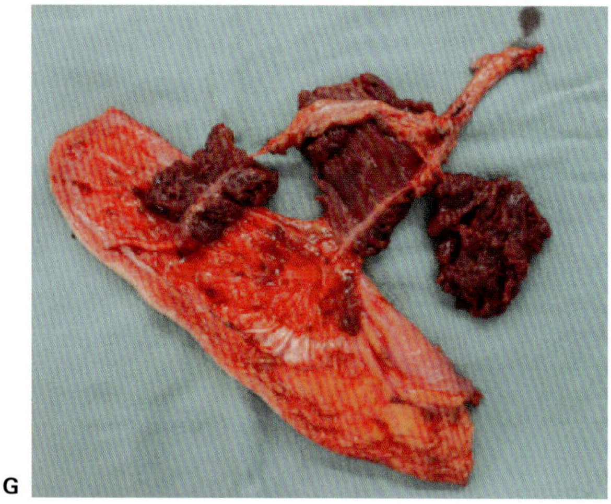

图41-4 **A.** 为了避免暴露肌腱，尺动脉穿支皮瓣的远端边缘应设计在腕横纹上方5cm处。**B.** 在筋膜浅层朝向尺侧进行分离，直到在指浅屈肌和尺侧腕屈肌之间看到尺动脉的穿支血管。**C.** 切开筋膜层，并在筋膜下朝向尺侧进行分离，显露尺侧神经血管束。**D.** 在前臂近端，尺血管（黄色箭头）转向桡侧，朝向远离尺神经（白色箭头）的方向走行。分离至尺动脉与骨间总动脉的分叉处，这里是分离血管蒂的终止点。在此水平可以见到正中神经及其分支，应避免牵拉该神经。**E.** 前臂内侧皮神经（黄色箭头）可用于神经吻合。进皮瓣内可包含一小段尺侧腕屈肌（白色箭头），用于填充下颌骨下方的无效腔。**F.** 薄股前外侧皮瓣也是半舌切除术后修复的方法之一。**G.** 切取一定量的股外侧肌可用于填充无效腔

经吻合修复（**图41-5A、B**）[7]。

- 其他可以选择的大腿部皮瓣包括股前内侧皮瓣和股深动脉穿支皮瓣[8,9]。虽然这些方法可以进行修复，但是对于半舌切除术后修复来说通常过厚。

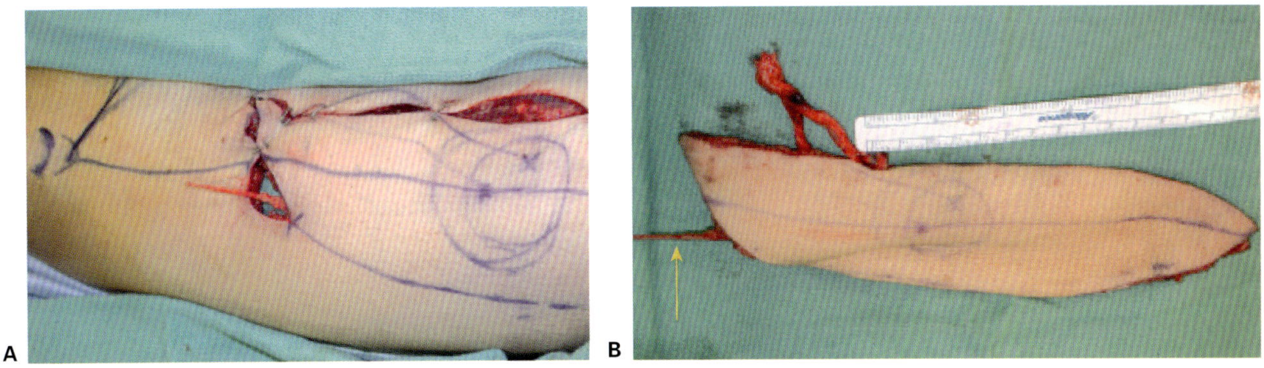

图41-5 **A.** 股前外侧皮瓣中的股外侧皮神经（箭头），可用于感觉神经吻合修复。**B.** 切取后皮瓣的血管蒂和股外侧皮神经（黄色箭头）

皮瓣就位

- 使皮瓣远端朝向残余舌的舌尖方向。
  - 皮瓣远端宽度与残余舌从尖端到舌系带在下颌牙龈附着点的腹侧面距离一致。
  - 皮瓣远端的两个角分别固定在残余舌尖端和系带在下颌牙龈的附着点上，剩余的皮瓣朝向缺损的后方，覆盖在舌切除术后和口底的缺损上。
  - 修剪多余的皮瓣以符合缺损的体积和形状。
- 从缺损的后方也就是舌根或会厌上方开始皮瓣就位。
  - 这部分皮瓣就位操作是在进行血管吻合之前通过颈部切口完成的。
  - 将皮瓣缝合至下颌骨处后，根据术者的习惯或缺血时间，进行血管吻合或者继续在口内缝合皮瓣。
- 在口腔内，将皮瓣一侧缘缝合至牙龈上，另一侧缘缝合至残余舌的断面上。
- 皮瓣移植的关键步骤是重建新的舌部腹侧沟，以避免紧绷感。
  - 将皮瓣的远端内侧角缝合至残余舌的舌尖上。
  - 缝合皮瓣远端至剩余舌部的腹侧面（**图41-6A**），形成良好的腹侧沟和外侧沟（**图41-6B**）。
  - 舌部血管走行在舌部腹侧的浅层和靠近中线的位置，在操作过程中注意不要损伤舌部血管（**图41-6C**）。
- 作者习惯使用3-0薇乔线进行单层间断缝合。有的医生采用水平褥式缝合，目的是希望达到更好的密闭防水的效果。
  - 但需注意水平褥式缝合不能太紧，以免皮瓣/黏膜边缘坏死导致瘘管形成。
  - 如果没有残余的牙龈用于缝合皮瓣，可以通过在牙齿周围打结将皮瓣缝合到牙齿上。

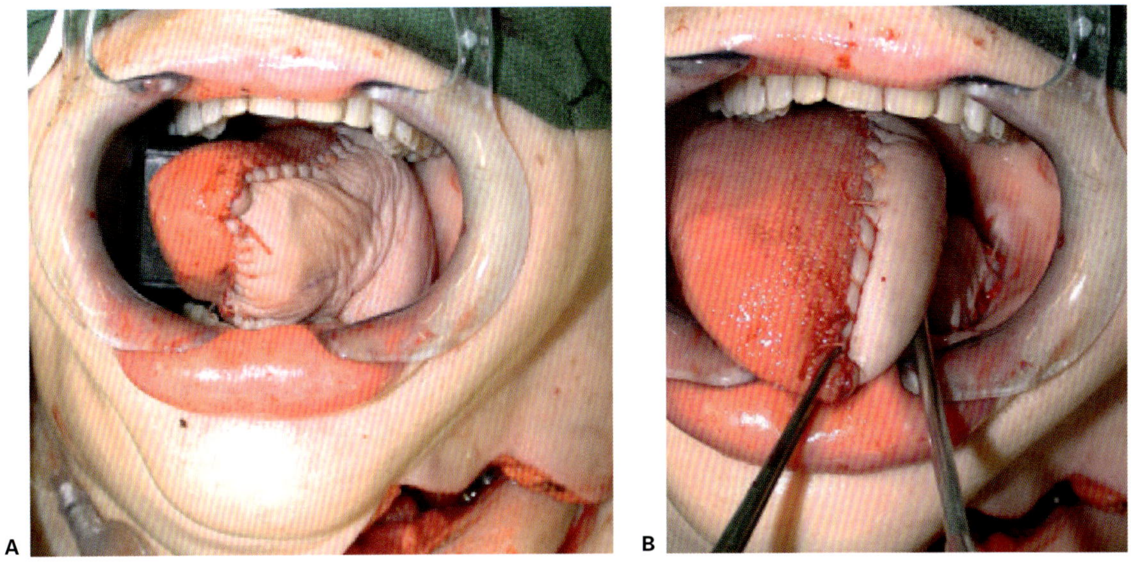

图41-6 **A.** 为了重建腹侧沟，皮瓣远端的宽度应与舌部的腹侧面一致。**B.** 为了重建外侧沟，将剩余皮瓣覆盖在舌切除术后缺损和口底缺损上。为了避免紧绷感，这两个步骤均非常重要

操作步骤

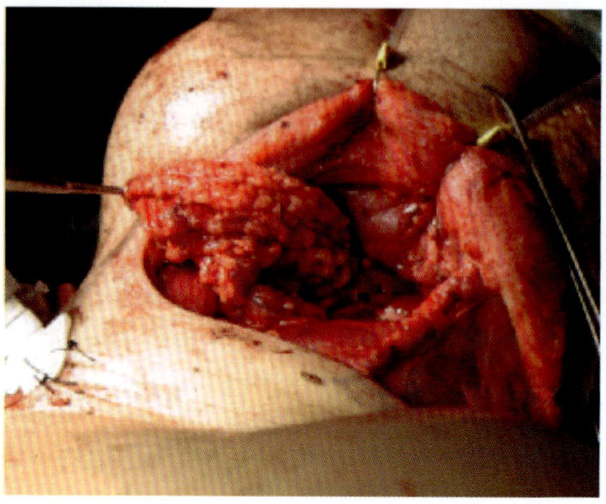

C

图41-6（续） C. 前臂近端的脂肪筋膜瓣可以用于消除下颌骨下方的无效腔

- 皮瓣就位完成后，将皮瓣的血管蒂放置到位于下颌骨下方的颈部。
  - 注意不要扭转血管蒂。
- 当使用舌动脉和面总静脉时，需要的血管蒂较长。
  - 血管蒂应放置于一个曲线柔和的平面上，以避免发生扭转。

感觉神经修复

- 修整舌神经断端，用8-0尼龙线将皮瓣感觉神经与舌神经相吻合。
  - 由于舌神经无法在显微镜下显露，因此这一步骤通常在头戴式放大镜辅助下完成。
  - 许多文献证实，采用这种方法有助于皮瓣感觉的恢复，因此强烈建议进行感觉神经的修复。
- 血管和神经修复完成后，小心地将皮瓣多余的脂肪筋膜组织或肌肉置于下颌骨下方的无效腔内，用以填充无效腔。在整个过程中要避免压迫血管蒂（**图41-7**）。

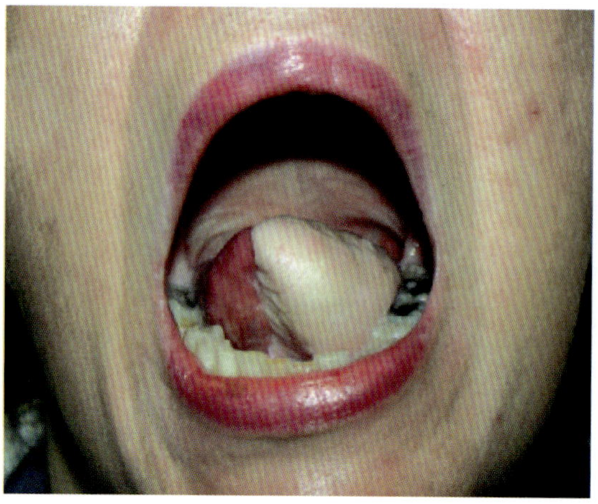

图41-7 重建后的舌部应该在没有紧绷感的情况下上抬，并能触碰上腭，这对于实现正常的语言功能非常重要

切口关闭

- 用生理盐水冲洗口腔。
- 用大量温生理盐水冲洗颈部伤口，注意不要将生理盐水直接喷溅到血管蒂上，以免血管痉挛。
- 确切止血是避免出现术后血肿压迫血管蒂的关键。所有部位都应仔细检查止血的情况，尤其是颈部术区，即使这些部位已经由肿瘤外科医生检查过，还需要再次检查。
- 在颈部颈内静脉外侧放置15Fr Blake引流管。
- 取出肩部衬垫物，使颈部在中立位置轻微弯曲，再次检查血管蒂是否有受压情况。
  - 通常在手术中颈部呈过伸位，并且转向身体的另一侧，将颈部恢复到中立位置会显著改变血管蒂的位置，需重新检查避免血管蒂发生扭转或受压。
  - 必要时需要调整血管蒂的位置和方向。
- 闭合颈部切口。
- 将加强型气管切开套管替换为6号Shiley管。

要点与难点

皮瓣的选择	■ 根据残余舌的范围确定修复目标。对于半舌切除术后缺损需要采用一个厚度较薄、质地柔韧的皮瓣进行修复，以保持舌部的活动性。
避免牵拉和紧绷感	■ 以足够宽的皮瓣远端（6cm）重建腹侧沟，剩余皮瓣的宽度（6~8cm）重建外侧沟。这些步骤是避免出现皮瓣牵拉和紧绷感的关键步骤，目的是保证舌部的正常功能。半舌切除修复后，患者应能抬起舌尖接触上腭（**图41-7**）。
皮瓣就位	■ 皮瓣就位要在显微外科血管吻合前进行，以减少软组织肿胀和出血。 ■ 如果残留牙龈不足，可以采用牙周缝合。
关闭切口	■ 在闭合切口前，矫正颈部过伸的状态，使颈部处于中立位置，确保血管蒂无扭转或受压。

术后注意事项

- 在大多数情况下，患者可以从全身麻醉中苏醒，并转移到外科病房进行皮瓣监测。
  - 虽然临床上对于头颈外科术后患者通常进行重症监护治疗，并进行长时间的镇静和（或）机械辅助通气。但是实际上除非患者有严重的全身性合并症，一般无须进行重症监护治疗。这样可显著加快患者恢复的速度，并降低心肺并发症的发生率。
  - 自主呼吸有助于改善肺部功能状态，避免因持续镇静产生血流动力学不稳定的情况。
- 皮瓣监测方案取决于术者的习惯，作者术后通常按照标准在最初48h内每小时对口腔内的皮瓣进行一次临床检查。
  - 有条件的情况下可以采用笔式和（或）植入式多普勒超声监测皮瓣的血流状况。
  - 之后的48h内皮瓣血流状况监测频率降低为每2h一次，之后降低为每4h一次。
- 对于有酗酒史的患者应进行震颤性谵妄的预防性治疗。震颤性谵妄在头颈部癌症的患者中较为常见。
  - 有药物滥用和毒品依赖史的患者容易在术后出现意识不清和躁动，并可能导致高血压、血肿、吻合失败和血管蒂撕裂。及时请精神科医生处理这些问题非常重要。
- 术后第1天开始管饲。
- 鼓励患者术后第1天开始活动，术后第2天开始下地活动。
- 可根据情况应用广谱抗生素，例如氨苄西林/舒巴坦。应用时间可以持续到术后第3天或更长的时间。
- 在术后第7天通过改良钡餐试验，评估患者的吞咽功能以及有无渗漏或误吸。
  - 对于无渗漏或误吸的患者，可以开始流质饮食。在患者可耐受的的情况下可以开始软食或常规饮食。如果患者之前接受过放疗，钡餐试验可能会推迟到术后2周进行。
- 患者通常在术后5～7天出院。
- 术后保持口腔卫生非常重要。患者应经常使用生理盐水或漱口水冲洗口腔，直至皮瓣愈合。
- 对于钡餐试验中观察到渗漏或误吸的患者，应避免经口进食，并在2周或更长时间后重复一次改良钡餐试验。
- 如果术后手术部位肿胀明显减轻，可以逐渐进行气管造口缩小、封口和拔管。
  - 高危患者可能延迟拔管或长期带管。
- 长期进行门诊随访，重点评估患者的吞咽功能和语言功能。

治疗效果

- 影响术后功能效果的主要因素是残余舌的大小。有许多文献报道，半舌切除术后修复的临床效果和功能效果良好[10–12]。
- 使用标准化数字语音治疗量表观察舌部切除术后语音可被理解的程度。其中，4分为>80%的内容可被理解；3分为50%～80%的内容可被理解；2分为≤50%的内容可被理解；1分为不可被理解；0分为无法说话。研究结果发现，在语言功能上，接受部分舌切除术患者（3.59分）或半舌切除术患者（3.74分）显著优于舌次全切除术患者（3.14分）或舌全切除术患者（2.42分）。
- 许多文献报道，前臂桡侧皮瓣可以实现感觉神经再生[13,14]。半舌修复时同期进行神经修复可能获得更好的语言评分（评分分别为3.89分和3.42分）。
- 舌缺损修复后吞咽功能不良的危险因素包括：年龄≥60岁、术前放疗史。
- 可以根据患者可耐受的饮食类型评估半舌切除术后的吞咽功能。其中，4分为常规无限制饮食；3分为软食；2分为无渣或流食；1分为需要管饲补充的经口饮食；0分为管饲依赖。
- 接受广泛的切除手术（全舌切除术，0.83分；舌次全切除术，1.49分）的患者吞咽功能明显差于仅接受部分舌切除术或半舌切除术的患者（2.47分）。
- 根据作者的经验，接受神经化皮瓣的患者与接受非神经化皮瓣的患者相比，前者具有更好的吞咽效果。但是围绕这一问题，外科界尚存在争议。

并发症

- 作者已发表的临床回顾研究分析结果显示，舌切除术后显微重建修复手术的30天总并发症发生率为23.6%。总的皮瓣坏死率<1%。
- 可能发生的并发症包括：
  - 皮瓣动脉或静脉血栓形成。

- 部分或全部皮瓣坏死。
- 出血或血肿。
- 感染或脓肿。
- 皮瓣裂开。
- 皮肤-口腔瘘管形成。
- 肺炎等呼吸系统并发症。
- 误吸。
- 语言功能改变或语言难以被理解。
- 无法吞咽或无法耐受经口饮食，形成管饲依赖。
- 气管造口依赖。
- 皮瓣供区并发症（皮片坏死、血清肿、感觉异常等）。

参考文献

[1] Yu P. The transverse cervical vessels as recipient vessels for previously treated head and neck cancer patients. *Plast Reconstr Surg*. 2005;115(5):1253–1258.

[2] Selber JC, Sanders E, Lin H, Yu P. Venous drainage of the radial forearm flap: comparison of the deep and superficial systems. *Ann Plast Surg*. 2011;66:347–350.

[3] Yu P, Chang EI, Selber JC, Hanasono MM. Perforator patterns of the ulnar artery perforator flap. *Plast Reconstr Surg*. 2012;129:213–220.

[4] Yu P. Characteristics of the anterolateral thigh flap in a Western population and its application in head and neck reconstruction. *Head Neck*. 2004;26:759–769.

[5] Yu P, Youssef A. Efficacy of the handheld Doppler in preoperative identification of the cutaneous perforators in the anterolateral thigh flap. *Plast Reconstr Surg*. 2006;118:928–933.

[6] Lin SJ, Rabie A, Yu P. Designing the anterolateral thigh flap without preoperative Doppler or imaging. *J Reconstr Microsurg*. 2010;26: 67–72.

[7] Yu P. Reinnervated anterolateral thigh flap for tongue reconstruction. *Head Neck*. 2004;26:1038–1044.

[8] Yu P, Selber JC. Perforator patterns of the anteromedial thigh flap. *Plast Reconstr Surg*. 2011;128:151e–157e.

[9] Yu P, Selber JC, Liu J. Reciprocal dominance of the anterolateral and anteromedial thigh flap perforator anatomy. *Ann Plast Surg*. 2013;70:714–716.

[10] Chang EI, Yu P, Skoracki RJ, Liu J, Hanasono MM. Comprehensive analysis of functional outcomes and survival after microvascular reconstruction of glossectomy defect. *Ann Surg Oncol*. 2015;22: 3061–3069.

[11] Engel H, Huang JJ, Lin CY, et al. A strategic approach for tongue reconstruction to achieve predictable and improved functional and aesthetic outcomes. *Plast Reconstr Surg*. 2010;126:1967–1977.

[12] Akashi M, Hashikawa K, Sakakibara A, et al. Long-term follow-up study of radial forearm free flap reconstruction after hemiglossectomy. *J Craniofac Surg*. 2015;26:44–47.

[13] Boyd B, Mulholland S, Gullane P, et al. Reinnervated lateral antebrachial cutaneous neurosome flaps in oral reconstruction: are we making sense?. *Plast Reconstr Surg*. 1994;93:1350–1359.

[14] Santamaria E, Wei FC, Chen IH, Chuang DC. Sensation recovery on innervated radial forearm flap for hemiglossectomy reconstruction by using different recipient nerves. *Plast Reconstr Surg*. 1999;103:450–457.

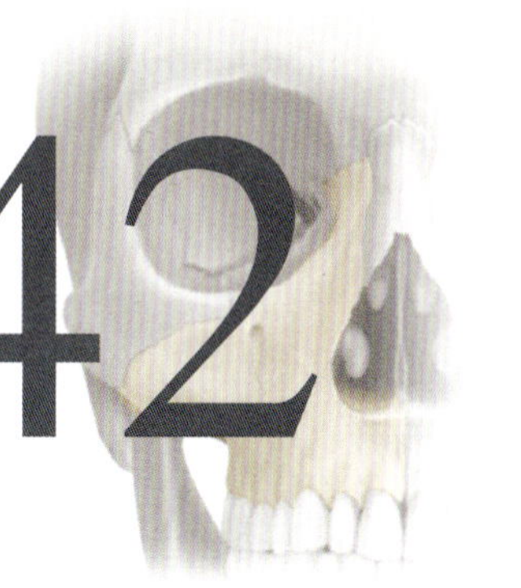

42

口底缺损修复术
Floor of Mouth Reconstruction

George N. Kamel, J. Alejandro Conejero, and Evan S. Garfein

解剖

- 口底是一个U形黏膜结构，覆盖着鳞状黏膜，紧邻下颌骨牙槽嵴，向后延伸至扁桃体前柱（**图42–1A**）。
  - 在内侧，口底在系带水平与黏膜、舌腹侧面相融合，被分隔成两个椭圆形空间。
- 口底的结构包括舌下腺、颌下腺导管、颌下腺口腔部分、颏舌骨肌、颏舌肌、舌神经和舌下神经。
  - 舌神经支配口底的感觉。
- 颈外动脉的分支舌动脉、面动脉的下颌舌骨支和颏下支为口底供血。
- 下颌舌骨肌和舌下肌为位于口底的结构提供支撑，同时也是与颈部颏下三角和下颌下三角分隔的屏障（**图42–1B**）。
- 舌下腺位于口底前部的黏膜下，通过Rivinus导管引流。该导管汇入下颌导管，或直接通过伞襞（位于系带两侧的黏膜）流入口底。
- 口底前部的淋巴回流至颏下和下颌下淋巴结，口底后部的淋巴回流至颈部上淋巴结。

病因

- 口底鳞状细胞癌（SCC）。
  - 18%～45%的口腔SCC发生在口底，大多数起源于前正中线[1]。与口腔中其他部位的SCC一样，发生在口底的SCC与饮酒和吸烟有很强的相关性。在没有传统危险因素的SCC患者中，人乳头状瘤病毒（HPV）感染相关的头颈部SCC发病率越来越高。
  - 因为口底的肌肉层是肿瘤扩散的屏障，所以SCC通常沿浅层或沿水平方向扩散。肿瘤也可以侵入黏膜下层、固有舌肌，以及对侧口底间隙。
  - 口底结构及其与肿瘤的关系影响了肿瘤侵袭的表现。在某些情况下，SCC可能会阻塞位于系带两侧的下颌导管开口，导致炎症改变和导管扩张。由于舌下腺邻近肿瘤区，更容易受到直接侵犯。肿

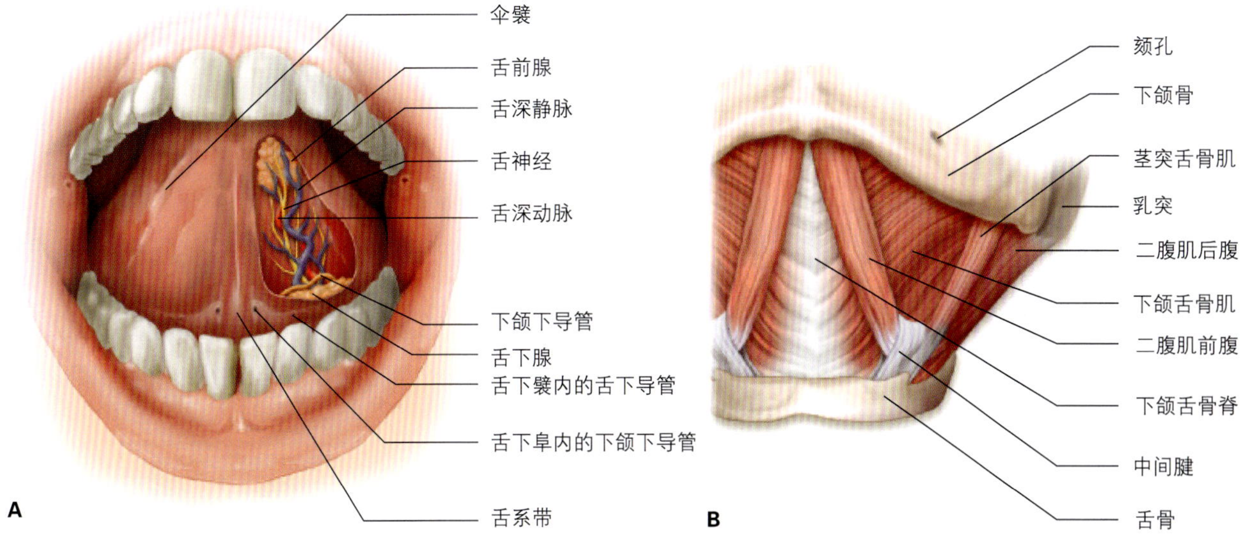

图42–1 口底的解剖（**A**）和肌肉（**B**）

瘤侵犯下颌骨意味着分期更晚。
  - 颈部淋巴结受累在确诊的肿瘤中较为常见。必须排除肿瘤经血行扩散到肝脏、骨骼或肺部等远位组织的可能性。
- 口底唾液腺肿瘤和肉瘤。
  - 这些肿瘤占所有头颈部肿瘤的3%～5%，最常见于60～70岁年龄段。
  - 病因常为多方面的。采矿、石棉暴露和橡胶制造等工作与患病风险增加有关。
  - 最常见的是腺样囊性癌和黏液表皮样癌。
  - 大多数患者表现为缓慢生长的无痛性肿块。其他可能的表现为神经侵犯导致的疼痛或麻木。
  - 口腔肉瘤最常见的类型为骨肉瘤、软骨肉瘤、横纹肌肉瘤或脂肪肉瘤，起源于上颌骨或下颌骨。脂肪肉瘤在下颌骨和上颌骨的发病率相同。与其他口腔肿瘤相似，外科切除是主要的治疗方法。

病史与体格检查

- 问诊时首先要全面评估发病情况、持续时间、病程和相关危险因素，最常见的危险因素是饮酒和吸烟史。
- 口底肿瘤的症状可能包括增大或复发性肿块、言语困难、咀嚼或吞咽困难、吞咽疼痛、口臭、口腔内变红或变白。
- 体格检查时从口腔外和口腔内软组织的视诊和触诊开始。检查部位包括口外和口内唇黏膜、颊黏膜、舌背侧面、舌腹侧面、硬腭和口底。
- 触诊检查舌下腺、颌下腺和腮腺有无异常。
- 由于口底癌通常转移至颈部淋巴结，因此应检查颈部是否有颈部淋巴结转移的征象，检查部位包括颈前深部淋巴结、耳前淋巴结和耳后淋巴结。

影像学检查

- 可以采用多种影像学方式协助诊断和制订治疗计划，包括平片、磁共振成像（MRI）、计算机断层扫描（CT）和正电子发射断层扫描（PET）。
- 口腔科医生通常使用平片或全景曲面断层片，在初步评估时可以对恶性病变起到提示作用。CT扫描是目前原发性肿瘤的标准检测方法，其特异度为81%～100%，敏感度为41%～82%。
- 可以使用PET或PET/CT评估组织代谢活性，评估淋巴结和远处组织转移的情况。

手术治疗

- 肿瘤切除术后成功修复的关键包括：
  - 切缘阴性。
  - 最大限度地保留残余舌的活动性。
  - 严密缝合，保护颈部结构不受口底分泌物的影响。
  - 保持下颌骨的连续性。
- 修复方法的选择
- 口底缺损最常见于下颌骨与口底或舌与口底联合切除术后。也可见于在软组织肿瘤或唾液腺腺癌切除术后形成的单纯性口底缺损。
- 口底软组织缺损的修复方法有多种。具体采取哪种修复方法取决于切除组织的体积和类型。对于较小体积的软组织缺损需要用较小体积的软组织瓣进行修复。对于含有软组织和骨组织的较大体积的复合性缺损常需要采用骨皮瓣进行修复。较为复杂的病例可能需要一个以上的组织瓣进行修复，但是这种情况较为少见。对于大部分口底缺损可以采用单个组织瓣完成修复。
- 由于吻合血管的游离组织瓣血供良好、厚度较薄、柔韧性好，并且可以修复任何形态的缺损，因此是口底缺损修复的首选治疗方法。
- 前臂桡侧皮瓣、股前外侧外（ALT）皮瓣、腓肠内动脉穿支皮瓣（MSAP）和胸大肌皮瓣等软组织皮瓣最常用于口底缺损的修复。修复方法的选择取决于患者因素、手术切除范围、手术复杂程度，以及外科医生的习惯。
  - 患者因素包括皮瓣供区的皮下脂肪层厚度和血液循环状况（例如是否有完整的手掌血管弓）。
  - 外科因素主要包括切除的类型和范围。例如，对于口底肌肉组织和支撑结构进行广泛切除的复杂性缺损，需要一个较大体积的包含皮肤和肌肉的复合组织瓣，目的是更好地消除无效腔。而对于局限于口底黏膜层的较小的缺损，采用厚度较薄、质地柔韧的皮瓣进行修复，能够取得更好的效果。
- 用于修复的组织瓣应该能够最大限度地实现修复目标，取得良好的防水性闭合效果，并尽可能恢复吞咽和语言功能。

软组织瓣的选择

- 前臂桡侧游离筋膜皮瓣。
  - 1981年，杨果凡首次报道了前臂桡侧皮瓣。1986年，Soutar和McGregor将其推广用于口内结构修复。前臂桡侧皮瓣是一种基于桡动脉及其伴行静脉，通常还包含头静脉的皮肤筋膜皮瓣[2]。
  - 前臂桡侧皮瓣适用于多种头颈部软组织缺损的修复。该皮瓣适合中等到较大的口底缺损的修复。
  - 前臂桡侧皮瓣柔韧好，厚度较薄，血管蒂较长（10～15cm）。必要时可同期切取部分桡骨或掌长肌腱。
  - 桡神经浅支与桡动脉相邻，支配拇指和食指背侧感觉。在分离皮瓣过程中必须保持这一神经完好。
  - 前臂桡侧皮瓣的皮岛由桡动脉筋膜支供血，其静脉通过表浅的头静脉和深层的伴行静脉回流。
  - 在一些病例中，可以将皮瓣中的前臂外侧皮神经与受区的舌神经或下牙槽神经进行吻合，以恢复口底组织的感觉[3]。
  - 前臂桡侧皮瓣的解剖位置允许肿瘤切除手术团队与修复手术团队同时进行操作。
  - 前臂桡侧皮瓣的缺点包括：手部血液循环减少，有肌腱暴露的风险，有桡神经损伤的风险，术后可能遗留神经瘤样疼痛，术后手部有怕冷的症状，前臂供区外观不美观等。
- 股前外侧皮瓣（ALT皮瓣）。
  - 1984年，Song首次以英文报道了ALT皮瓣，之后由Wei进行了改进。ALT皮瓣是一个软组织穿支皮瓣，以股深动脉最大的分支旋股外侧动脉降支（DLCFA）为蒂[4,5]。
  - ALT皮瓣有一个较长的血管蒂，长为7～16cm，由DLCFA发出可靠的肌间隔或肌皮穿支供血。
  - 皮瓣的位置允许皮瓣切取和肿瘤切除同时进行。
  - ALT皮瓣的供区并发症发生率较低，这是其主要优点之一。ALT皮瓣是治疗大体积复杂性口底缺损的理想选择，必要时可同时切取血管化的筋膜和肌肉。
  - ALT皮瓣的缺点是穿支血管的解剖结构和位置变异较大。由于皮瓣体积较大，因此应避免将其应用于较小的口内缺损。
- 腓肠内侧动脉穿支（MSAP）皮瓣。
  - 2001年，Cavadas首次提出采用MSAP皮瓣修复肢体远端缺损。2008年，Chen在肿瘤切除术后应用MSAP游离皮瓣进行了口内缺损的修复[6]。
  - 大多数患者的MSAP皮瓣厚度较薄，质地柔韧，适用于修复口腔内的缺损。
  - MSAP皮瓣的供区并发症发生率较低，其位置允许皮瓣切取和肿瘤切除同时进行。
  - MSAP皮瓣的缺点是很难识别可靠的皮肤穿支血管，有时可能将皮肤穿支血管误认为是腓肠内侧血管的肌支。
- 胸大肌皮瓣。
  - 1979年，Ariyan最早提出带蒂胸大肌皮瓣。在游离血管化组织移植取得进展之前，带蒂胸大肌皮瓣是修复口咽缺损的主要皮瓣[7]。
  - 胸大肌皮瓣是目前口底修复时最常使用的挽救用皮瓣。胸大肌皮瓣也适用于不适合血管化游离组织移植的患者，或缺损过大、需要两个皮瓣进行修复的患者。
  - 该组织瓣的缺点包括胸部供区缺损、由胸大肌完成的手臂内收和内旋功能轻微丧失、带蒂肌肉移植后颈部体积过大等。

使用前臂桡侧游离皮瓣修复口底缺损

受区准备

- 对缺损进行仔细分析，以确定切除的程度和需要修复的组织。
  - 尤其要关注黏膜缺损的范围、方式，以及切除口底肌肉和软组织后所形成缺损的体积（**图42-2**）。
- 如果计划采用吻合血管的游离皮瓣进行修复，则需要识别、分离颈部的受区血管，并为显微血管吻合做好准备。
  - 对于曾接受过颈部淋巴结清扫手术或放射治疗的患者，应评估动脉供血情况。在大多数情况下，血管的质量和通畅性可以在解剖过程中进行评估。
- 如果切除仅限于口底黏膜层，则可在口底肌肉组织中做隧道，使皮瓣蒂部能够通过该隧道到达受区血管附近。

- 考虑到术后可能出现肿胀，隧道应足够大，从而避免血管受压。
- 由于血管蒂移植术后的出血较难控制，因此术中应仔细止血。

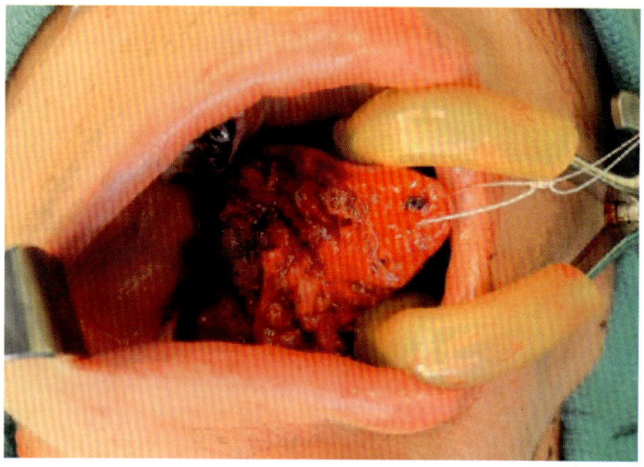

图42-2 部分舌、口底和下颌骨切除术后造成口底缺损

皮瓣分离

- 在切取前臂桡侧游离皮瓣之前，在拇指上放置指端血氧仪，阻断桡动脉后进行Allen试验，评估掌浅弓与掌深弓之间的血液流通情况。
- 在腕横纹近端约1cm处设计一个具有适当大小，以桡动脉为蒂的皮岛。在大多数情况下要包含头静脉（**图42-3A**）。
- 对前臂进行驱血，将无菌止血带打气至200～250mmHg。
- 沿着皮岛的轮廓切开皮肤和皮下组织，并向肘窝方向延伸。
- 继续在皮瓣桡侧分离，显露头静脉，分离其近端，并结扎其远端。
- 显露肱桡肌筋膜，并进行筋膜下分离，注意保留肱桡肌腱的腱旁组织和头静脉的交通支。
- 分离至远端时，显露并保留桡神经浅支。
- 在筋膜下平面继续向尺侧掌长肌与桡侧腕屈肌（FCR）腱的方向分离。注意不要损伤FCR肌腱的腱旁组织。血管蒂位于FCR和肱桡肌的肌腹之间。
- 用止血夹结扎并离断桡动脉、伴行静脉和头静脉的远端。
- 朝向肘窝方向将前臂桡侧皮瓣从指浅屈肌和踇长屈肌表面上掀起。
- 松开止血带，彻底止血。
- 检查手部和拇指的血液灌注情况，同时使皮瓣在离断血管蒂之前得到一段时间的血液再进行灌注（**图42-3B**）。
- 分层缝合供区，并进行断层皮片移植。

皮瓣就位

- 用亚甲基蓝或记号笔标记皮瓣的血管，使其处于正确的方向，并在远端结扎（**图42-4A**）。
- 将皮瓣转移至头颈部，通过口底缺损（或隧道）将血管蒂转移至受区血管附近，注意避免血管蒂扭转或打结。
  - 可以使用一根Penrose引流管辅助血管蒂穿过隧道到达受区血管附近。
- 使用2.0 Vicryl缝线将皮瓣的皮肤部分间断地缝合到剩余的口底黏膜上。从口底最深、最不易缝合的部分开始，逐渐向着容易缝合的部位进行操作（**图42-4B**）。
- 在某些情况下，没有足够的黏膜可以与皮瓣进行缝合。
  - 在这种情况下，仍然需要确保皮瓣缝合确实，否则将发生术后伤口裂开和渗漏。此时可以使用U形缝合将皮瓣缝合到牙齿周围。
  - 将缝针向着口内缺损的方向穿过牙龈远端（即后面）。然后将缝线穿过皮下层和皮肤层（也就是从深到浅）。接着将缝针以U形方式穿过皮肤，再穿过近中牙龈到达牙齿。将缝线系在牙齿周围，以保证皮瓣可靠的固定（**图42-4C、D**）。

A

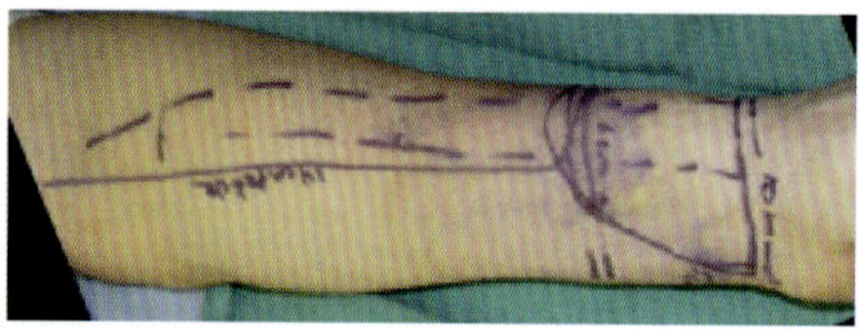

B

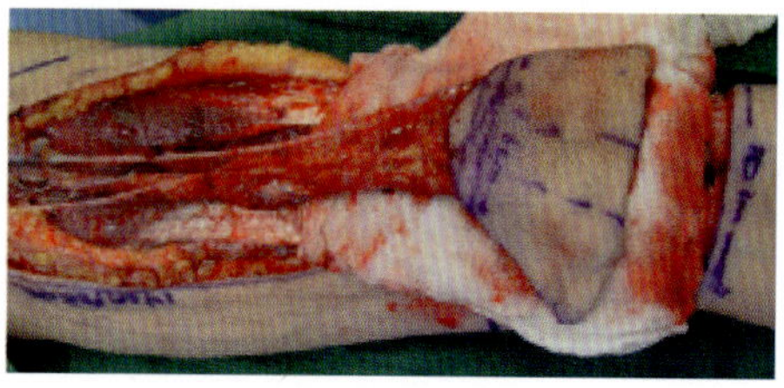

图42-3 **A.** 前臂桡侧皮瓣的术前标记。**B.** 以桡动脉、桡静脉和头静脉为蒂的前臂桡侧皮瓣

- 在多数情况下，皮瓣是在血管吻合之前完成就位，以确保血管蒂的位置在皮瓣就位后不会发生改变。
  - 在某些特殊情况下，皮瓣可以先部分就位，之后进行显微外科手术，然后再将皮瓣修剪成最适宜的大小和形状，之后完成最终的就位。在正确计划的情况下，通常仅须对皮瓣进行很小的调整。

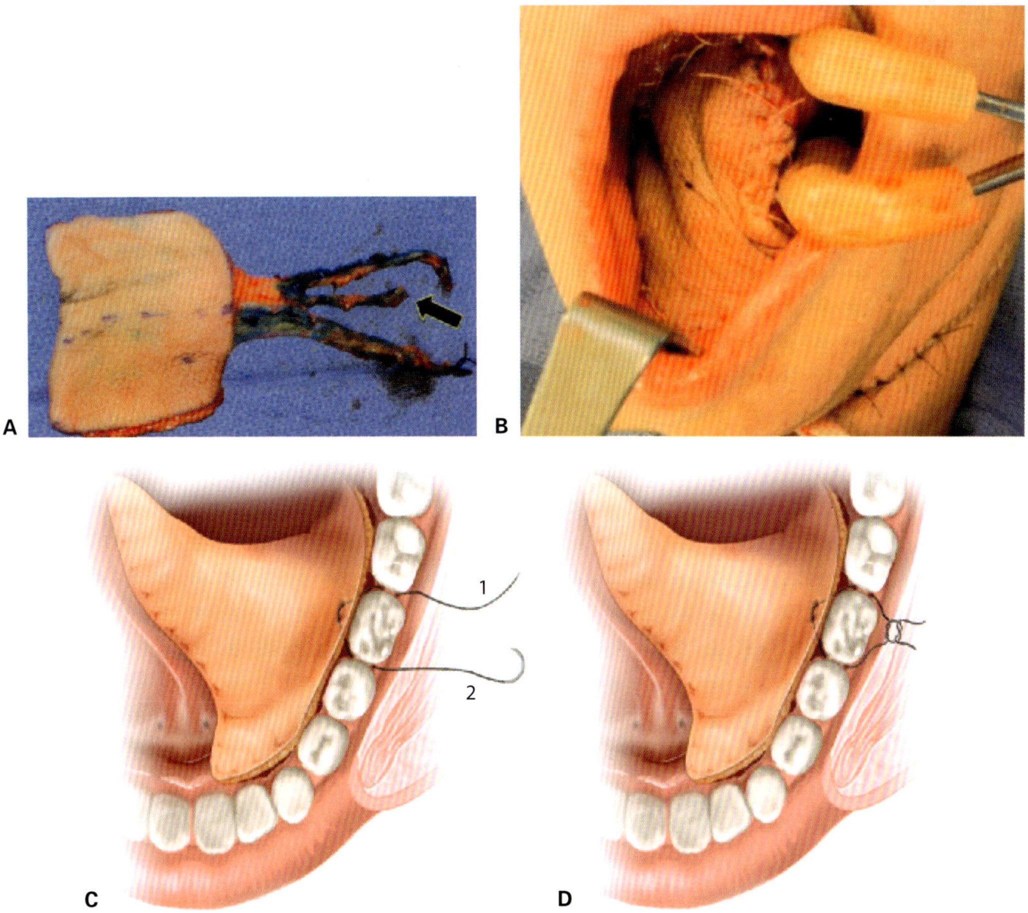

图42-4 **A.** 前臂桡侧皮瓣血管蒂结扎并离断后外观，用蓝色墨水标记血管蒂，防止扭转或打结。同时显露前臂外侧皮神经（箭头所示）。**B.** 皮瓣就位完成后进行防水性严密缝合。**C、D.** 在残留黏膜不足的情况下，使用U形缝合将皮瓣缝合到牙齿周围，以固定皮瓣。线结留于下颌骨外侧

要点与难点

适应证	■ 修复口底缺损时，修复的目标是尽可能保持舌部的活动性，并进行防水性严密缝合，防止渗漏。
优点	■ 吻合血管的游离皮瓣移植是肿瘤切除术后口底缺损修复的首选方法。该方法血供可靠，供区皮瓣切取灵活，位置可根据需求进行相应的调整。
手术方法	■ 应仔细分析缺损的特点，以便选择最为适合的皮瓣。皮瓣选择受缺损大小、受累结构、受区血管条件和患者因素等影响。 ■ 在皮瓣设计时应尽可能考虑全面，以便在皮瓣就位过程中减少对皮瓣的调整。 ■ 皮瓣应缝合牢固，避免发生伤口裂开。如果没有足够的黏膜与皮瓣进行缝合，则可以将皮瓣缝合在牙齿周围。

术后注意事项

- 术后12～24h保持卧床休息，床头抬高30°，以减少术后水肿。
- 接受游离皮瓣移植修复的患者，术后需要对皮瓣血运状况进行监测。临床上常用的方法包括皮瓣大体观察、经皮多普勒超声检查、植入式多普勒超声检查等。
- 预防性使用阿司匹林、依诺肝素，或皮下注射肝素，可以预防深静脉血栓的发生（有使用禁忌者除外）。患者卧床休息时，可以使用间歇性肢体加压装置。
- 针对口腔内微生物菌群，在术后可应用抗生素治疗72h。
  - 对于有污染的创口、严重组织损伤的创口（例如大范围手术或曾接受放疗）、有并发症者（如牙列不良、肥胖、糖尿病、长期酗酒史），抗生素可能需要使用更长的时间。
- 术后24h通过鼻饲管开始肠内营养，术后7～14天进行语言和吞咽功能评估。
- 患者在医院接受物理治疗和评估，出院后在家中或康复机构进行康复治疗。

并发症

- 术后短期可能发生的并发症为出血、伤口裂开、动脉/静脉血栓、皮瓣移植失败等。
- 术后远期可能发生的并发症为皮瓣坏死、涎漏、伤口裂开、放疗引起的纤维化等。后者可导致软组织体积不足，不能达到修复的目标。

参考文献

[1] Kademani D, Bell RB, Bagheri S, et al. Prognostic factors in intraoral squamous cell carcinoma: the influence of histologic grade. *J Oral Maxillofac Surg*. 2005;63:1599–1605.

[2] Evans GRD, Schusterman MA, Kroll SS, et al. The radial forearm free-flap for head and neck reconstruction—a review. *Am J Surg*. 1994;168:446–450.

[3] Sabesan T, Ramchandani PL, Ilankovan V. Sensory recovery of noninnervated free flap in oral and oropharyngeal reconstruction. *Int J Oral Maxillofac Surg*. 2008;37:819.

[4] Song YG, Chen GZ, Song YL. The free thigh flap: a new free flap concept based on the septocutaneous artery. *Br J Plast Surg*. 1984;37:149.

[5] Wei FC, Jain V, Celik N, et al. Have we found an ideal soft tissue flap? an experience with 672 anterolateral thigh flaps. *Plast Reconstr Surg*. 2002;109:2219.

[6] Cavadas PC, Sanz-Giménez-Rico JR, Gutierrez-de la Cámara A, et al. The medial sural artery perforator free flap. *Plast Reconstr Surg*. 2001;108:1609–1615.

[7] Ariyan S. The pectoralis major myocutaneous flap: a versatile flap for reconstruction in the head and neck. *Plast Reconstr Surg*. 1979;63:73–81.

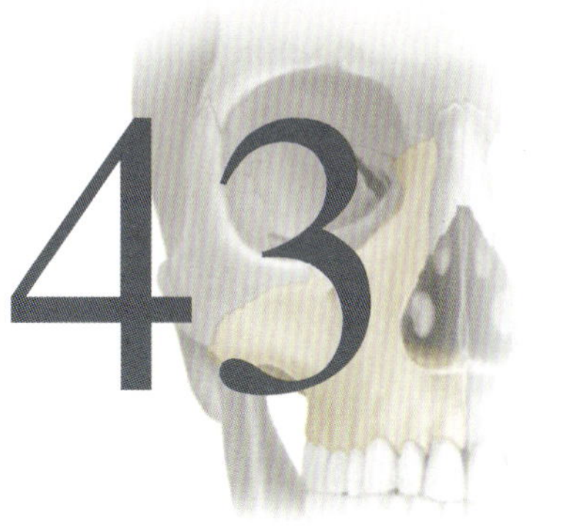

全舌缺损修复术

Reconstruction of Total Glossectomy Defects

Mark Sisco and Mihir K. Bhayani

概述

- 全舌切除术后缺损常见于舌部或口底恶性病变的患者。
- 修复这些复杂缺损时，需要体积中等或较大的皮瓣才能恢复。
- 修复手术并不能恢复舌肌的运动，修复后组织的体积必须较大才能完成吞咽动作（将食物推向口腔后方）。修复手术后并不一定能恢复吞咽功能，恢复效果取决于剩余的舌组织量和口底组织量。

相关解剖

- 口腔由口底、舌部、牙槽嵴、颊黏膜和硬腭组成。
- 舌内横纹肌构成舌部的基本结构，并影响舌部的形状。颏舌肌、舌骨舌肌、腭舌肌和茎突舌肌等舌外肌从外部插入舌体内，影响舌部在口腔内的位置。
- 舌部的血供几乎全部来自舌动脉，该动脉起自颈外动脉。
- 舌根为舌部的后1/3部分，附着于舌骨，构成口咽的最前端。
- 口底是下颌牙槽与舌腹侧之间U形的黏膜反折区。
- 舌部在咀嚼、吞咽、感觉和语言方面均具有重要的作用。
  - 在咀嚼方面，舌部将食物推至咀嚼的部位。
  - 在吞咽过程中，舌以一种逆行的方式逐渐挤压硬腭，将食物向后推入口咽。之后腭舌肌收缩，舌根抬高。咽和下咽肌肉的协调收缩将食物送入食管。
  - 舌部是最重要的语言器官，对于所有元音和部分辅音的发音非常重要。

病因

- 超过95%的舌癌为鳞状细胞癌。
  - 好发于男性，好发年龄为50～70岁。
- 最常见的病因是吸烟和嚼烟草。
- 最近研究发现，HPV感染可能是起源于舌扁桃体的舌根部恶性肿瘤的病因之一。

病史与体格检查

- 大多数就诊于整形外科的舌癌患者已经确定舌部切除范围至少为25%。
- 全舌切除一般指切除范围至少为舌部的75%。
- 询问患者是否有颈动脉疾病史、吸烟史、既往手术史及放疗史。

影像学检查

- 既往曾行颈部淋巴结清扫术，或已知患有颈动脉疾病的患者可以行血管造影术，有助于确定最佳的治疗方案。

手术治疗

- 手术修复的目标包括以下几方面的内容：
  - 在距肿瘤边界较远的位置完全切除肿瘤。
  - 闭合切口。
  - 对供区影响最小。
  - 恢复功能。
  - 在全舌切除或次全舌切除的情况下，这些目标要通过最小化无效腔、保证修复后舌部的体积来实现。
    - 修复后将减轻发生误吸的情况，并在吞咽时为食物提供一个平台。
- 如果患者存在误吸，术者应当在全舌切除的同时行全喉切除术。
- 在通常情况下，纵向腹直肌肌皮瓣（VRAM）或股前外侧（ALT）穿支皮瓣游离移植可以实现上述目标。

胸大肌肌皮瓣等带蒂皮瓣也可以使用，但是在皮瓣体积和灵活性方面相对较差。

术前设计

- 对可能的供区进行详细的检查，包括大腿部和腹部。
  - 供区的选择应结合术者的习惯与患者的体质。
  - 有腹部手术史或较大腹壁疝的患者不适合使用腹直肌皮瓣。
- 通常在术前或术中行胃造口术并置管。
  - 如果不计划行喉切除术，则应行气管切开术并置管，以保证气道通畅。

体位

- 使用肩垫使患者头部后仰。

操作步骤

麻醉和缺损评估

- 全麻后，详细检查口腔与咽腔，估计切除病灶后缺损的大小（**图43-1**）。
- 一般先行气管切开术，之后行舌切除术，最后根据病情行颈部淋巴结清扫术。
- 当已经确定需要行全舌切除时，可以两个团队同时进行，以缩短手术时间。
- 对于全舌切除术后缺损，首要目标是修复形成具有足够体积的舌体，使颌骨闭合时口腔前部的舌体能够与硬腭接触。
  - 必要时可以将皮瓣折叠，以增加其体积。

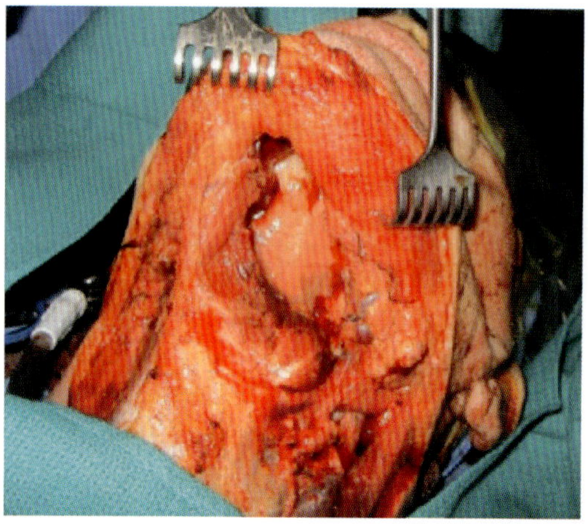

图43-1 采用鸭舌帽样切口行全舌切除术后缺损外观，仅保留了右侧口底的一小部分

皮瓣的选择与切取

- 选择具有足够体积的软组织皮瓣。最常用的是VRAM和ALT肌皮瓣，这两种皮瓣均可以提供足够的皮肤和健康的肌肉以重建舌体。通常像前臂桡侧皮瓣这样较薄的筋膜皮瓣不能提供足够的体积，不作为首选。
  - 在图示的患者中，采用ALT肌皮瓣进行舌部缺损的修复（**图43-2A、B**）。
- 其他肌皮瓣或筋膜皮瓣（如股薄肌皮瓣、带或不带背阔肌的肩胛旁皮瓣、背阔肌皮瓣等）应用较少。
- 分离出头颈部受区血管，准备行显微血管吻合。
- 将皮瓣转移至头颈部，使用2-0可吸收缝线与受区组织间断缝合。目的是保证无张力缝合，并且防止血管吻合过程中发生皮瓣意外撕脱（**图43-2C**）。
- 如果术中保留了部分舌神经，可以将其与ALT肌皮瓣中的皮神经进行吻合，以恢复皮瓣的感觉（**图43-2D**）。应在缝合皮岛之前进行这一操作。

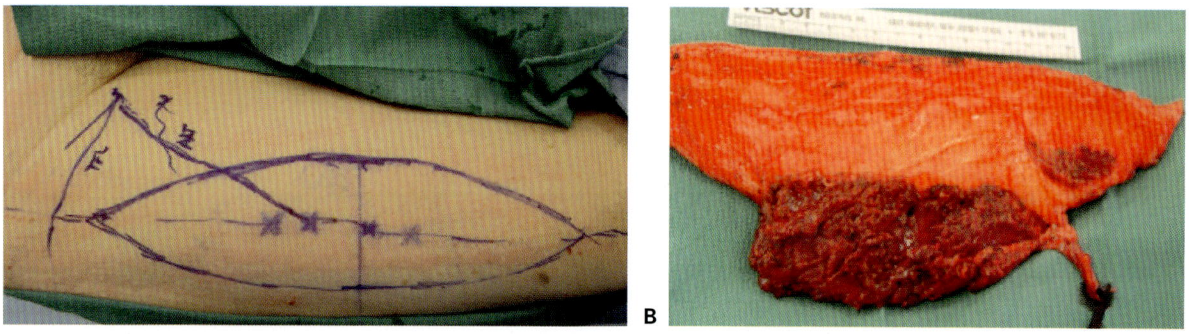

A B

图43-2 **A.** 股前外侧肌皮瓣设计画线。**B.** 切取完成的ALT肌皮瓣，图中可见肌皮瓣的皮肤部分和肌肉部分。在此类病例中，最好保持皮肤与肌肉相连

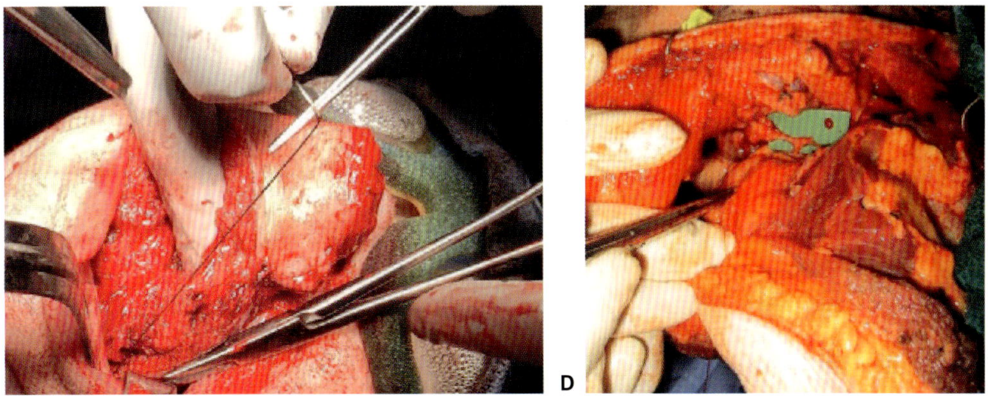

C　D

图43-2（续） **C.** 从缺损的最深处开始植入肌皮瓣，使用Vicryl缝线间断缝合。**D.** 如果舌切除后保留了舌神经，可以将舌神经与皮瓣中的皮神经吻合。在皮岛植入前进行这一步骤较为容易

皮瓣就位

- 首先将皮瓣血管移植到颈部，将皮瓣最深处缝合固定。之后由远中向近中依次缝合。可以将组织适度内卷，以增加组织的体积。
- 皮瓣的血管要吻合到血流量大的血管上，最常用的血管是面动脉和面总静脉，舌动脉及其他动脉也可以作为受区血管。
  - 静脉吻合后要有足够的张力，以防止随着颈部活动而发生扭曲。作者常使用显微血管吻合器将皮瓣静脉与颈内静脉的一个短的分支相吻合。
  - 也可以将皮瓣静脉与颈内静脉进行端侧吻合，采用这种方法时需要使用一个小的Satinsky阻断钳。
- 皮瓣就位完成后，用2-0编织可吸收线间断缝合切口（**图43-3A**）。
  - 皮瓣上的肌肉可用于修复口底，两侧与下颌骨松散的缝合（**图43-3B**）。采用这种方法有助于防止渗漏发生，或者在发生渗漏时起到阻挡的作用。
- 颈部放置10Fr Blake引流管。
- 分层缝合闭合颈部切口。
- 闭合皮瓣供区的创口。

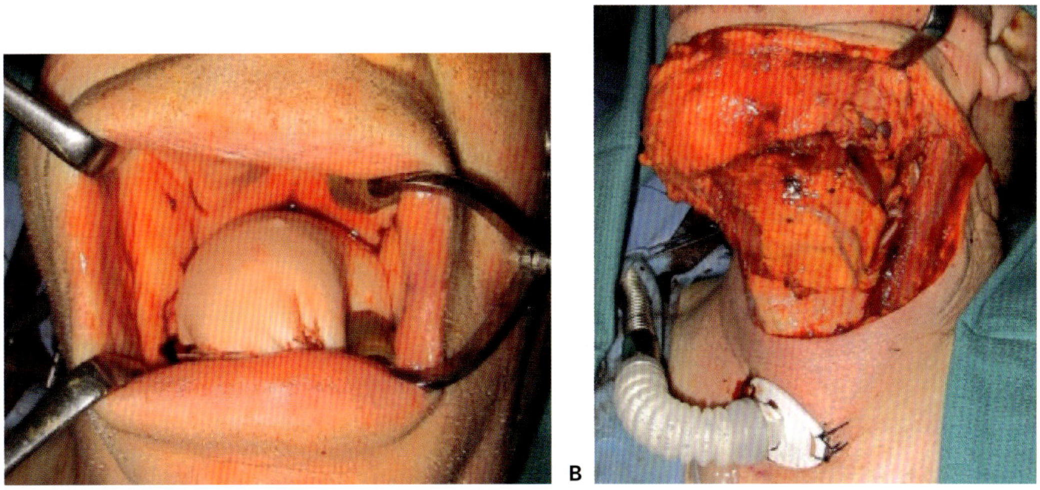

A　B

图43-3 **A.** 皮瓣就位。皮瓣呈圆形，可以在口腔内占据较大的空间。皮瓣具有足够大的体积是推动食物向后的必要条件。**B.** 将肌肉置于口底，可以起到防渗漏的作用。图中可见显微血管吻合部位

要点与难点

术前与患者充分沟通	■ 需要进行全舌切除术的患者，常为肿瘤晚期，通常营养状况不佳，并且有吸烟史，很多患者还曾经接受过手术和放疗，因此发生并发症的风险较高。
手术计划	■ 通常一期手术修复成功的可能性更大。如果发生皮瓣坏死、瘘管形成、皮瓣裂开等情况，再次修复会更为困难。
皮瓣设计	■ 为了达到三维立体的形态，有多种皮瓣设计方法。设计越复杂、折叠程度越高的皮瓣，其因缺血导致皮瓣部分坏死的风险也越高，尤其是在吸烟者中发生率更高。 ■ 总体来说，皮瓣体积至少要比口底缺损大30%，以确保重建后有足够的体积。如果在较瘦的患者中选用ALT皮瓣，可以带上一部分股外侧肌，或去掉部分表皮后折叠移植。

术后注意事项

- 术后第1天给予镇静治疗，经气管切开处机械通气过夜。
- 皮瓣的监测可以通过临床检查、手持式多普勒检查、植入式多普勒检查等方式进行。
- 术后2～3天开始使用Peridex进行口腔清洁。
- 进食前先检查吞咽功能。
- 颈部引流在每日引流量<15mL后拔除。
- 供区引流在每日引流量<30mL后拔除。

治疗效果

- 大多数患者由于保留了喉部，可以进行语言交流，85%的患者语言能够让人听懂[1,2]。
  - 在接受了全喉切除术的患者中，约50%可以重获发音功能。
  - 这些患者中仅有30%语言能够让人听懂。与使用带蒂皮瓣相比，使用游离组织移植进行修复是语言功能改善的独立影响因素。
- 大多数全舌切除后接受修复的患者可以恢复吞咽功能。
  - 术后1年鼻饲依赖率为50%～75%[1,2]。
  - 至少75%的患者可以通过口腔摄入一些食物和水，1/3的患者可以不依赖鼻饲管进食。皮瓣的选择不影响吞咽功能的恢复状况。
- 保持皮瓣的体积对于恢复语言和吞咽功能均非常重要（**图43-4**）。

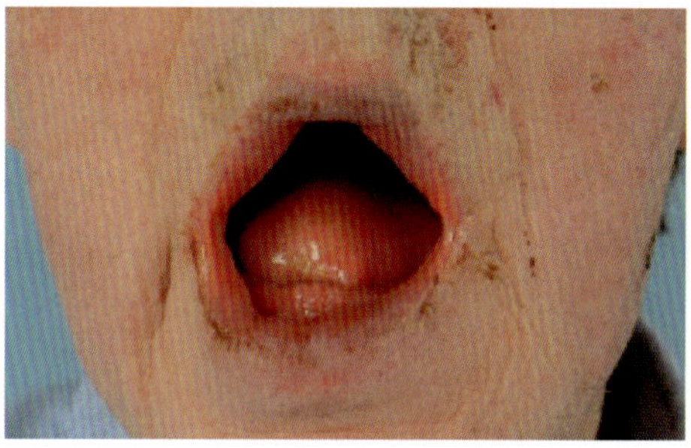

图43-4 长期随访显示，皮瓣的高度和体积保持良好。图中还可见皮瓣表面上皮发生黏膜化

并发症

- 患者可出现因头颈部癌症进展所导致的各种并发症。
  - 常见的并发症为肺炎、深静脉血栓（DVT）、肺栓塞、心肌梗死等。
- 与伤口愈合有关的并发症非常多见，尤其是在吸烟者或曾接受过放疗的患者中更为常见。
  - 小的瘘管可以保守治疗，加强局部护理。
  - 大的瘘管或靠近血管蒂的瘘管可能需要手术干预，并使用第2个带蒂皮瓣进行修复（如胸大肌肌皮瓣或锁骨上皮瓣）。
- 全皮瓣坏死需要使用另一个游离皮瓣或胸大肌肌皮瓣来进行再次修复，具体方式须根据皮瓣坏死的情况而定[3–6]。

参考文献

[1] Kiyokawa K, Tai Y, Inoue Y, et al. Functional reconstruction of swallowing and articulation after total glossectomy without laryngectomy: money pouch-like reconstruction method using rectus abdominis myocutaneous flap. *Plast Reconstr Surg*. 1999;104(7):2015–2020.

[2] Salibian AH, Allison GR, Rappaport I, et al. Total and subtotal glossectomy: function after microvascular reconstruction. *Plast Reconstr Surg*. 1990;85(4):513–524.

[3] Paydarfar JA, Freed GL, Gosselin BJ. The anterolateral thigh fold-over flap for total and subtotal glossectomy reconstruction. *Microsurgery*. 2016;36(4):297–302.

[4] Lyos AT, Evans GR, Perez D, Schusterman MA. Tongue reconstruction: outcomes with the rectus abdominis flap. *Plast Reconstr Surg*. 1999;103(2):442–447.

[5] Lin DT, Yarlagadda BB, Sethi RK, et al. Long-term functional outcomes of total glossectomy with or without total laryngectomy. *JAMA Otolaryngol Head Neck Surg*. 2015;141(9):797–803.

[6] Rigby MH, Hayden RE. Total glossectomy without laryngectomy: a review of functional outcomes and reconstructive principles. *Curr Opin Otolaryngol Head Neck Surg*. 2014;22(5):414–418.

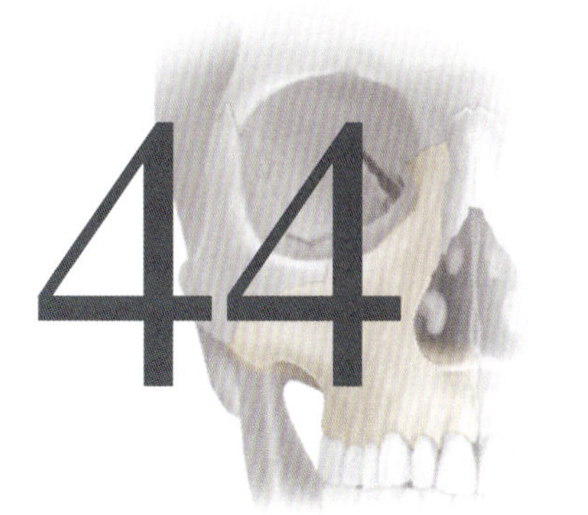

44

颊黏膜缺损修复术
Reconstruction of Buccal Mucosal Defects

Imran Ratanshi and Colleen McCarthy

概述

- 口腔恶性肿瘤可侵犯颊黏膜。
- 颊黏膜癌的治疗通常首选手术切除。

相关解剖

- 颊黏膜分布在面颊和唇部的内侧面。
- 颊黏膜的血供主要来自面动脉颊支、颞浅动脉和颌内动脉。
- 颊黏膜的感觉受三叉神经支配。
- 颊黏膜解剖边界（**图44-1A**）：
  - 上界：与上颌牙槽突相连。
  - 下界：与下颌牙槽突相连。
  - 前界：外侧唇联合。
  - 后界：翼突下颌连接。
- 颊部从外向内的解剖层次（**图44-1B**）：
  - 皮肤。
  - 皮下脂肪。
  - 浅表肌肉腱膜系统（SMAS）/颈阔肌。
  - 腮腺筋膜/腮腺包膜。
  - 腮腺。
  - 腮腺咬肌筋膜。
  - 咬肌。
  - 颊脂垫（在颊间隙内）。
  - 颊肌。
  - 颊黏膜。
- 在颊部有3个重要的腔隙，为液体集聚、感染及肿瘤扩散提供了潜在的途径。
  - 颊间隙。
    - 前界：口角。
    - 后界：咬肌前缘。
    - 上界：上颌骨颧突、颧大肌。
    - 下界：降口角肌及与下颌骨表面深筋膜的附着处。
    - 内界：颊肌（该间隙位于肌肉浅层）。

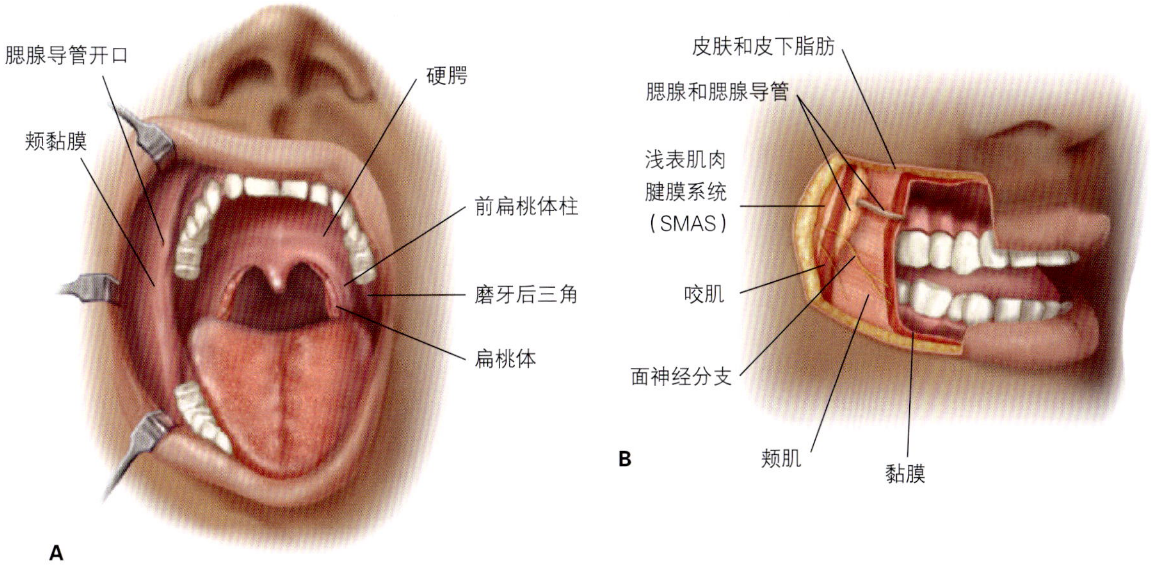

图44-1 **A.** 口腔内颊部表面解剖。**B.** 颊部从外向内的解剖层次。SMAS，浅表肌肉腱膜系统

- 外界：颈阔肌、皮下组织、皮肤。
- 翼下颌间隙：
  - 前界：颊间隙后缘（咬肌前缘）。
  - 后界：腮腺。
  - 上界：翼外肌。
  - 下界：下颌骨下缘（舌面）。
  - 外界：下颌骨升支（该间隙位于下颌骨深层）。
  - 内界：翼内肌（该间隙位于翼内肌浅层）。
- 咬肌（或咬肌下）间隙：
  - 前界：咬肌前缘。
  - 后界：腮腺。
  - 上界：颧弓。
  - 下界：下颌骨。
  - 外界：咬肌。
  - 内界：下颌升支外表面。

- 颊间隙内有颊脂垫（Bichat垫）。颊脂垫内结构有：
  - 颊神经运动支。
  - 颊神经感觉支（V_3）。
  - 面动脉和面静脉。
  - 上颌动脉颊支。
  - 面神经终末支颊支。
  - 腮腺（Stensen）导管。

病因

- 颊黏膜癌起源于口腔内的颊黏膜。
- 鳞状细胞癌是最常见的病理类型。
- 没有导致颊黏膜癌的独立危险因素。
- 颊黏膜癌的危险因素包括：
  - 癌前病变[1]。
    - 口腔扁平苔藓和白斑是常见的癌前病变。
  - 恶性肿瘤状态。
    - 既往消化道肿瘤病史。
  - 可能的危险因素[1,2]：
    - 烟草（特别是咀嚼烟草）。
    - 酒精滥用。
    - 槟榔。
    - 营养不良。
    - 牙列不齐。
    - 佩戴口腔义齿。
  - 病毒感染：HPV-16、HPV-18、HPV-31、HPV-33和HPV-35；HHV-4和HHV-8；HIV；EBV[1]。

病史与体格检查

- 应确定颊黏膜癌的危险因素，尤其是吸烟情况。在大量吸烟的患者中，皮瓣移植后部分或全部坏死的风险增大。
- 既往手术或血管内置管史会影响修复方法的选择。
  - 例如，如果曾接受颈部淋巴结清扫术，面动脉已经被结扎，则不能采用面动脉肌黏膜（FAMM）瓣。
  - 如果一期手术已切除颏下淋巴结，则不能使用颏下岛状皮瓣或颈阔肌岛状皮瓣。
  - 因有创血压监测而曾进行过桡动脉置管，是使用前臂桡侧游离皮瓣的相对禁忌证。
- 既往有放射线照射治疗史是采用局部皮瓣修复的相对禁忌证，需根据局部组织状况进行确定。
- 在术前准备时或在手术室中可以使用手持式超声或彩色多普勒超声确定穿支动脉的位置。

手术治疗

术前设计

- 必须在术前考虑其他备选的供区部位。
- 与行切除术的外科医生讨论手术方案，预估缺损体积及切缘阳性的可能。一旦切缘呈阳性，准备其他非手术治疗方案。
- 辅助放疗会影响修复手术的方式。
- 术前有必要通过Allen试验确认尺动脉的通畅性。在这一过程中，床旁脉搏血氧仪是客观评估侧支血流状况的有效辅助手段。
- 如果拟采用前臂桡侧游离皮瓣移植修复，必须避免在同侧前臂动脉或静脉内置管。

体位

- 患者取仰卧位，颈部略伸展。
- 通常采用经鼻气管插管进行全身麻醉。
- 由相关专业的医生进行肿瘤切除操作。
- 如果手术切除团队确定该患者可以进行游离组织移植，则整形外科医生可以同时切取游离皮瓣。可以先将皮瓣部分掀起，并分离蒂部，以提高手术效率。

手术方式选择

- 柔韧的颊黏膜使下颌骨可以充分活动。对于小到中度缺损直接缝合后会引起软组织活动受限，进而导致张口受限。

- 对于单纯浅表性黏膜缺损可以使用中厚皮片或腭黏膜移植来修复。
- 对于这种情况也可以采用脱细胞真皮移植，该材料可以作为血管生长的支架，从而减轻瘢痕挛缩程度。
- 与单纯皮肤或真皮移植相比，皮瓣可以修复更大体积的缺损。
- 有多种局部或区域性皮瓣可供选择，可用于修复颊黏膜缺损的皮瓣有：
  - 带蒂皮瓣：
    - 颊脂肪转位瓣：适用于小的颊部缺损。
    - 面动脉肌黏膜瓣：适用于小到中等的包括牙槽突和（或）口唇的颊部缺损。
    - 颏下动脉岛状皮瓣：适用于中等的颊部缺损。
    - 颈阔肌岛状皮瓣：适用于中等的颊部缺损。
    - 胸大肌皮瓣：适用于中到大型的颊部缺损，常用于在游离皮瓣修复效果不佳时，作为挽救方案。
  - 吻合血管的游离皮瓣：不受缺损体积的限制，可灵活选择供区修复缺损。
    - 前臂桡侧筋膜皮瓣。
      - 软组织厚度薄，质地柔韧。
      - 血供稳定，血管蒂长。
      - 供区部位并发症较多，包括肌腱暴露、桡神经背侧感觉支损伤、外观欠佳等。
    - 股前外侧筋膜皮瓣。
      - 供区部位通常可以一期闭合。
      - 适用于体型瘦或者不能选择前臂桡侧皮瓣者。
      - 如果需要提供更多组织，可采用脂肪筋膜皮瓣。

操作步骤

自体组织移植

- 对于局限于黏膜的缺损，非常小的缺损可以行一期缝合。小型缺损可以采用腭黏膜移植来修复。中等体积的缺损可以采用中厚皮片移植来重建口内颊部黏膜衬里。
- 植皮修复时皮肤表面须打孔，以防止渗液积聚，并采用可吸收缝线缝合（如肠线）[3]。
- 采用油纱和不可吸收缝合线（如丝线）打包，防止组织撕裂，并防止唾液渗入植皮区深层[4]。也可以在口外进行打包[3]。
- 为防止打包移位，可使用咬合垫辅助固位。
- 预计近期会接受放疗者不应采用植皮修复。

人脱细胞真皮基质（ADM）

- ADM是一种取自尸体皮肤的生物材料，在加工过程中已经去除了细胞和免疫抗原成分。
- ADM的使用方式与植皮相似。
- ADM的缝合和打包与植皮相似。
- 打包应保留3～7天[5]。
- 移植失败时可见移植物表面颜色苍白且容易从伤口表面脱落。
- 移植物会出现轻度挛缩，在3～5周时最明显。

颊脂垫瓣

- 颊脂垫体部位于腮腺导管上方。
- 血供来自面动脉、颌内动脉、颞浅动脉和上颌动脉的分支。
- 可通过颊脂垫移位来修复缺损。
- 适用于不超过5cm的中等体积缺损。如果用其修复更大的缺损会引起颊部凹陷[6]。
- 可在磨牙区做一个1cm的水平切口使该皮瓣穿过，具体位置在第二磨牙上方5mm处，在Stensen管与上龈颊沟之间。
- 然后在颊肌上做一个切口，钝性分离颊脂垫包膜，以免损伤面动脉的颊支。
- 适度口外按压有助于颊脂垫的移动。
- 使用可吸收缝线将颊脂垫牵引和固定到相邻的缺损处。
- 颊脂垫须经4～6周重新生长表皮。
- 应考虑使用咬合垫或颌板12～16天，以避免咀嚼损伤血管蒂或引起组织瓣血肿[7,8]。

操作步骤

颏下岛状皮瓣

- 颏下岛状皮瓣是一种轴型筋膜皮瓣。
- 该皮瓣以颏下动静脉为蒂，血管蒂最长可达5cm。颏下动脉起自下颌角前5cm的面动脉。颏下动脉弯曲走行，供应颌下腺和Ⅰ级淋巴结（颌下淋巴结）。在70%的病例中，颏下动脉深入二腹肌中。因此，皮瓣可以包括二腹肌[9]。
- 颏下动脉供应的皮岛从一侧下颌角延伸至另一侧。通过夹捏试验确定皮瓣的宽度。皮瓣包括皮肤、皮下脂肪、颈阔肌、颏下脂肪和淋巴结。
- 在下颌弓后方、毗邻二腹肌前腹处使用手持式多普勒超声确定皮肤血管穿支。
- 皮瓣上缘止于距下颌骨下缘一至两横指处，以保护下颌缘神经，并避免形成可见的瘢痕[8,10]。
- 沿皮肤标记切开至颈阔肌深层，注意保护面总静脉、面前静脉和位于颈阔肌深层的面神经下颌缘支。
- 从血管蒂对侧开始切开，由外向内在颈阔肌深层进行剥离。
- 采用与对侧相同的方法在同侧掀起皮瓣，切开皮肤和颈阔肌。在颌下腺浅层显露颏下动脉，充分剥离血管后形成颈阔肌下皮岛。在此过程中使用手持式多普勒超声可以有效地识别和保护血管蒂。
- 切取覆盖血管蒂的二腹肌前腹，并将其纳入皮瓣以保护血液供应（**图44-2**）。
- 通过同侧下颌舌骨肌做隧道，将皮瓣转入口腔。血管蒂可以包括一部分下颌舌骨肌，便于转移皮瓣。
- 一期闭合颈部切口，可通过轻微屈曲颈部来辅助闭合切口。
- 术后早期将头转向血管蒂一侧，以减小血管蒂的张力。

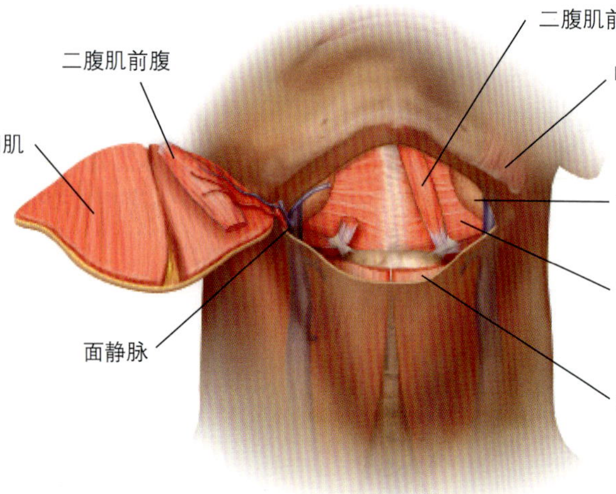

图44-2 掀起颏下岛状皮瓣

颈阔肌肌皮瓣

- 颈阔肌是一对Mathes和Nahai Ⅱ型肌肉，起源于胸大肌浅筋膜，止于口角和颊部尾侧端。
- 血管蒂主要由颏下动脉及伴行静脉构成，小部分由胸骨上动脉的分支供血，胸骨上动脉是肩胛上动脉的一个分支。
- 颈阔肌肌皮瓣的皮岛应设计在胸锁乳突肌止点浅层的颈部无毛发生长区。采用夹捏试验估计皮瓣宽度，其大小不应超过5cm×7cm。
- 应该在切除肿瘤及颈部淋巴结清扫之前完成皮瓣解剖分离，以避免损伤血管蒂。
- 在皮瓣远端切开皮肤及颈阔肌全层。
- 在皮瓣近端仅切开皮肤，保留颈阔肌。
- 将皮瓣自颈阔肌下平面由远及近掀起，应注意识别下颌缘神经。注意将二腹肌前腹包含在皮瓣内[8,11]。
- 旋转点位于同侧下颌骨下缘附近。
- 该皮瓣可能在下颌骨处受压产生静脉淤血，并因此导致皮瓣尖端坏死。

面动脉肌黏膜（FAMM）瓣

- FAMM瓣是以面动脉为蒂的轴型皮瓣。
- 需要在口腔内外标记出面动脉的走行。面动脉起自颈外动脉，在下颌骨下缘距下颌角三指处的咬肌前缘可触及该动脉。面动脉在颊肌和面部表情肌之间朝鼻翼基底部弯曲走行。约位于口角外侧1.2cm处，位于鼻翼根部外侧0.8cm处。随后向内眦走行。可通过手持式多普勒超声来确定面动脉的走行。
- FAMM瓣沿腮腺导管前方的面动脉走行方向设计，由颊黏膜、少量颊肌、面动脉和静脉丛组成（**图44-3A**），宽度为1.5～2cm。
- 可根据缺损位置及所需的旋转角度进行设计，蒂在上或蒂在下均可。
- 为了便于解剖，可在唇联合的上下牵引缝合，以便使颊黏膜绷紧。
- 沿颊肌进行锐性分离，以识别面动脉。
- 在远端结扎动脉，再从远端向近端进行解剖，这样可以识别口角附近的动脉。面动脉与覆盖其表面的颊肌之间的连接较为脆弱，必须要小心保护。
- 切取皮瓣后，将其转移至缺损部位（**图44-3B**）。供区可进行一期缝合或植皮修复[12]。

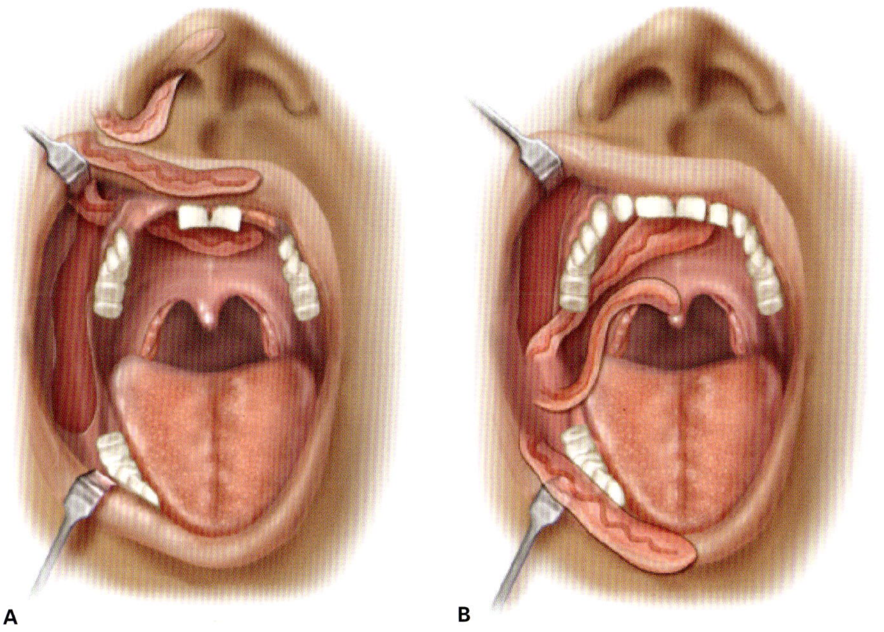

图44-3 面动脉肌黏膜（FAMM）瓣的掀起（**A**）与转移（**B**）

胸大肌肌皮瓣

- 胸大肌肌皮瓣可用于因合并症无法使用游离皮瓣或需要挽救性修复的大面积颊部缺损[13]。
- 胸大肌是主要由胸肩峰动脉和伴行静脉供血的Mathes和Nahai Ⅴ型肌。小部分由胸外侧动脉和从第2～5肋间穿出的乳内动脉前穿支供血。该肌肉的胸肋骨部分起自第2～6肋的前胸壁。
- 皮瓣的旋转点位于锁骨下方。胸肩峰动脉血管蒂的体表标记位于肩峰至剑突连线与锁骨中线的交点。血管蒂可在该点周围2cm范围内找到。
- 通过逆向设计法，可设计一个位于胸大肌正中的垂直向或水平向皮岛。
- 由皮瓣外侧切开至胸肌前筋膜，充分游离皮瓣外侧的皮肤及软组织。
- 将皮瓣内侧切开至胸肌筋膜，充分暴露肌肉。
- 将胸大肌由远端向近端掀起，逐个结扎肋间及侧胸壁的穿支血管。
- 如果需要使用同侧胸三角皮瓣，则须保留乳内动脉的第二及第三穿支。
- 进行外侧解剖时，离断胸大肌止点可增加皮瓣的移动性。需要更大活动度时，也可以考虑结扎胸外侧神经。

操作步骤

- 在锁骨表面制备一个皮下隧道，皮瓣由此转移至颈部。
  - 也可截断锁骨中部，以缩短皮瓣转移距离，并减轻对伴随静脉的压迫。
- 该皮瓣体积较大，不适于肥胖的患者。
- 皮瓣翻转后在同侧颈部可观察到隆起样外观。

前臂桡侧筋膜皮瓣

- 该皮瓣取自非优势前臂（**图44-4**）。
  - 标记桡动脉和包括头静脉在内的浅静脉。
  - 在静脉近端压迫有助于识别浅静脉。
  - 标记正中神经和前臂外侧皮神经的大致走行。
- 一般在前臂中央区切取该皮瓣，皮瓣的中点位于桡动脉和头静脉之间的中线上。
- 上肢驱血后扎紧止血带。
- 沿皮瓣远侧边缘切开。
- 使用钝性分离确认以下3个结构：
  - 桡神经浅支的远端分支。
  - 桡动脉及位于桡侧腕屈肌和肱桡肌腱之间的伴行静脉。
  - 位于皮瓣远端桡侧边缘的头静脉。
- 在远端结扎桡动脉、伴行静脉及头静脉。
  - 当Allen试验结果可疑时，可在结扎桡动脉前在桡动脉上放置Acland钳，以评估手部血液灌注情况。
- 在皮瓣尺侧边缘切开皮肤和筋膜。
- 在前臂掌侧筋膜浅层从尺侧向桡侧掀起皮瓣，小心保护覆盖在前臂屈肌腱上的腱旁组织。
- 确认桡侧腕屈肌及其外侧的外侧肌间隔。向尺侧牵拉桡侧腕屈肌，可以看到桡动脉及其伴行静脉。
- 沿皮瓣的桡侧边缘切开皮肤及前臂掌侧筋膜，将皮瓣由桡侧向尺侧掀起，注意保护腕屈肌腱表面的腱旁组织，直到找到肱桡肌腱。必须小心保护桡神经的浅表感觉支。
- 随着在皮瓣桡侧缘的解剖，逐渐将筋膜从肱桡肌表面剥离。越向近端分离，肱桡肌覆盖的动脉越多。
- 切开皮瓣近侧缘，避免损伤头静脉和贵要静脉，并注意保护前臂内侧皮神经和前臂外侧皮神经。
- 将外侧肌间隔、桡动脉、伴行静脉及其穿支从远端向近端掀起。结扎达到桡骨远端掌侧表面和邻近肌腹的血管深部分支。
- 在前臂中远端约1/3处，桡神经浅支从深筋膜穿出并开始在深筋膜表面走行。自此穿出点远端，纵向切开深筋膜，游离该神经。
- 在近端朝向肘窝做纵向切口，使桡动脉近端及所有皮下静脉可掀起至肱动脉分叉处。使用Weitlaner拉钩或其他拉钩显露位于肱桡肌和桡侧腕屈肌腹下方的血管蒂。头静脉近端的长度可根据需要进行分离。
- 松开止血带，对于皮瓣和手部进行血液再灌注。
- 使用中厚皮片移植闭合供区。腕关节固定2周，以避免植皮从深层的腕屈肌表面撕脱。

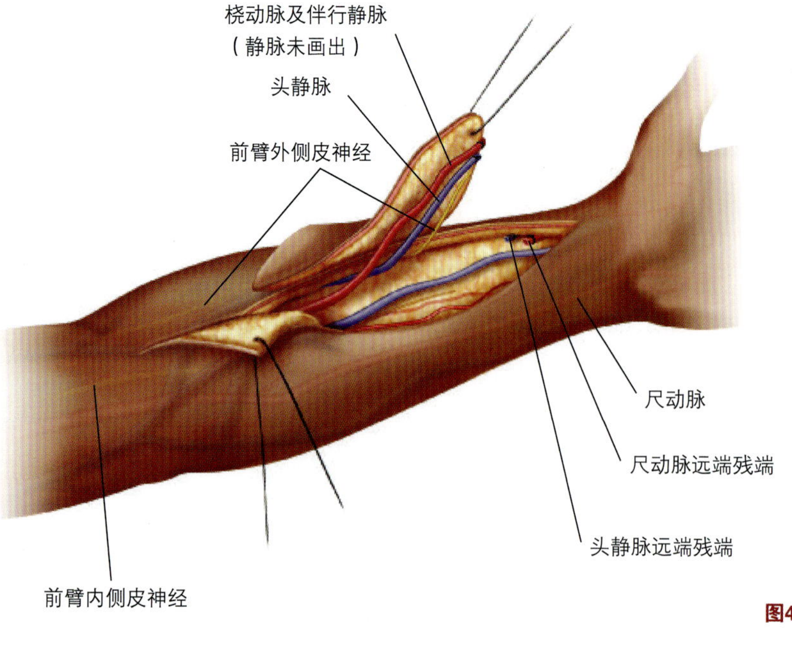

图44-4 掀起前臂桡侧皮瓣可以看到的解剖结构

股前外侧筋膜皮瓣

- 股前外侧皮瓣适用于在前臂桡侧无法使用的情况下修复中到大面积的颊部缺损（**图44-5A、B**）[14]。
- 在髂前上棘和髌骨外上髁之间连线。该线为股直肌与股外侧肌之间肌间隔的标记（**图44-5C**）。
  - 在该线中点上方使用手持式多普勒超声可以探测出供应皮肤的穿支血管所在的位置。大多数皮肤的穿支血管位于以该中点为圆心、半径为3cm的圆形范围内。设计皮瓣时以这些血管为中心，皮瓣长轴与大腿长轴平行。
  - 在该点的远端和近端5cm处可以找到其他穿支血管。如果无法确认这些穿支血管，可以使用彩色多普勒超声进行确认。如果无法探测到穿支血管，则应考虑将对侧作为供区。
- 从皮瓣内侧做10～15cm长切口，切开深筋膜直至股直肌肌腹表面。
  - 可以根据双羽状肌纤维和位于整个下表面的扁平结实的肌腱来识别股直肌。脂肪层位于股直肌和股外侧肌之间的外侧肌间隔表面。
- 一旦确认肌间隔，则可从远端向近端完成皮瓣内侧皮肤至筋膜层的切开。
- 向内翻开股直肌，显露整个肌间隔。
- 显露肌间隔内血管，选择合适的穿支血管。单纯的肌间隔穿支血管较为少见。在大多数情况下，穿支血管在肌内走行，且位置变异较大，并且从血管外侧和后方发出许多向股外侧肌走行的小分支。
- 分离穿支血管表面覆盖的肌肉，使其充分暴露，一直向上追溯至旋股外侧动脉降支主干。充分解离穿支血管蒂的外表面、内表面和深层，直至血管起源处。

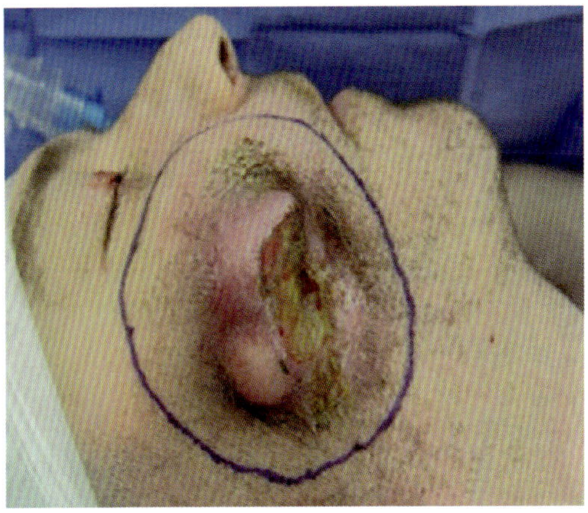
A

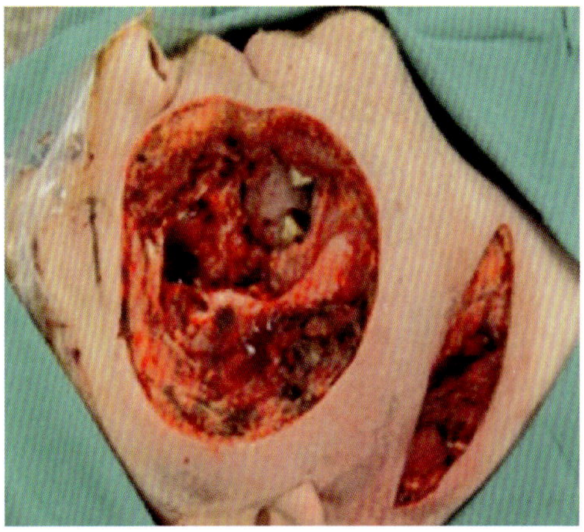
B

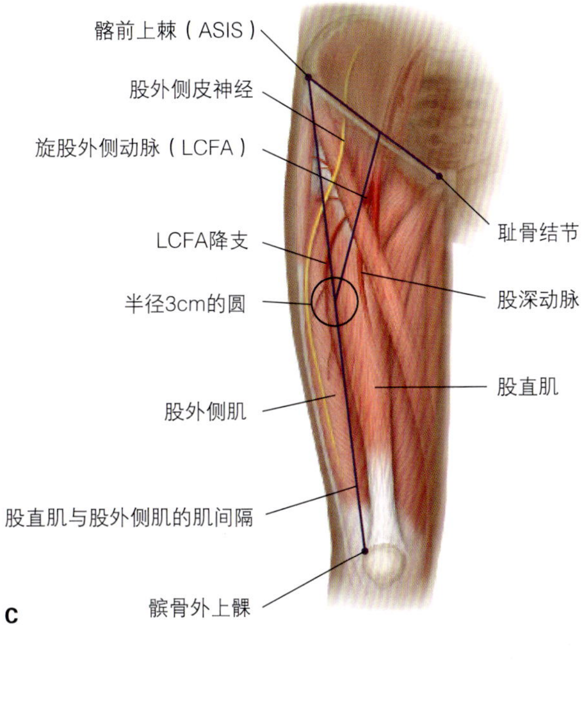

C

图44-5 采用股前外侧游离皮瓣修复侵袭性鳞状细胞癌切除术后遗留的颊部全层缺损。**A.** 切除范围设计。**B.** 切除后形成的缺损。**C.** 股前外侧皮瓣的血供来自旋股外侧血管系统，图示穿支血管的体表标志及相关解剖

操作步骤

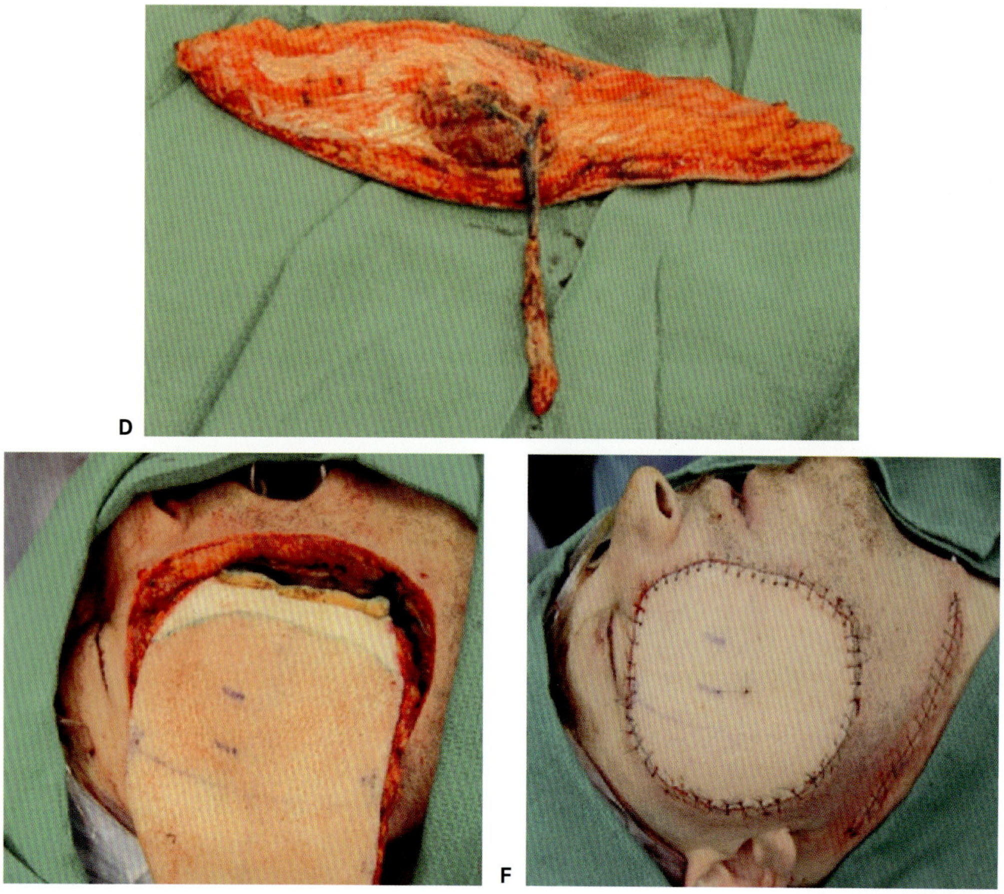

D E F

图44-5（续） **D.** 已切取完成的带有血管蒂的ALT皮瓣，其中血管蒂用墨水标记，以防止其扭曲。**E.** 将皮瓣折叠，同时重建口内衬里和颊部皮肤，去除交界部分的表皮。**F.** 皮瓣就位完成后外观（口内未予显示）

- 充分游离穿支血管后，沿皮瓣外侧切口线设计切开，直达深筋膜。
  - 将皮瓣从远端向近端、从外侧向内侧掀起，注意保护穿支血管（**图44-5D**）。
- 切取皮瓣后，将其转移至缺损处（**图44-5E、F**）。
- 供区一般可行一期缝合。如果切取皮瓣过大，则需要采用中厚皮片植皮修复。
- 在大腿的皮下组织过多时，可以采用脂肪筋膜皮瓣。该皮瓣裁剪后可更好地适应缺损的厚度。筋膜组织不易被拉伸，术后其表面会发生再黏膜化[15]。因此该皮瓣必须大小合适，否则可能会形成牙关紧闭的表现。

复合组织构成的嵌合瓣

- 颊部及口腔黏膜缺损可能是骨、口底和舌部复合缺损的一部分。
- 采用复合组织嵌合瓣可以为黏膜缺损提供皮肤覆盖，同时为节段性骨缺损提供骨组织，必要时还可提供肌肉填充无效腔。
- 复合组织嵌合瓣的皮岛可用于修复颊部表面缺损。
  - 常用的复合组织嵌合瓣有腓骨皮瓣、肩胛皮瓣、股前外侧肌皮瓣、髂骨骨皮瓣等。

要点与难点

并发症	处理方法
切取颏下皮瓣时损伤面神经下颌缘支	■ 在切取颏下岛状皮瓣时，确认面神经下颌缘支位置后再进行全身麻醉。
植皮存活不佳	■ 采用碘仿和丝线打包来保护植皮区，避免皮片移位和唾液渗入。打包敷料需维持7天。
伤口裂开	■ 在皮瓣就位后，应确保防水性严密缝合。水平褥式缝合效果较好。但是缝合不能过紧，以免造成皮瓣边缘坏死和愈合不良。如果无法实现严密缝合，可以考虑增加一些肌肉组织来填充面颊及颈部的无效腔。
瘘管形成	■ 急性瘘管最好的治疗方法是规律地冲洗和经口内外填塞治疗。口内填充凡士林纱布或碘仿有助于阻塞唾液进入颈部。口外填充生理盐水浸湿的纱布或干纱布有助于清除坏死或感染的组织碎片。
血管危象	■ 注意避免颈部血管蒂或血管吻合处受到外力压迫。

术后注意事项

- 在确认植皮或皮瓣存活且口腔内伤口愈合之前，应使用鼻饲胃管或类似装置进食，一般使用至术后7天左右。
- 避免血管吻合部位受压，这对减少静脉血栓风险非常重要，尤其在采用颈外静脉系统进行静脉吻合时。如果同时进行了气管切开，其固定线不应造成任何对颈部的压迫（但也要注意防止气管套管脱出）。
  - 如果上述条件无法满足，应考虑采用缝线固定以保证气管套管的可靠固位。
- 控制患者的体位，防止患者转向静脉吻合一侧，以降低血管蒂扭转及血栓形成的风险。
- 显微游离组织移植后的常规监测应包括动脉和静脉系统的评估。
  - 对于一些不方便监测的皮瓣，应考虑使用Cook-Swartz多普勒超声探头或类似的设备进行术后评估。

治疗效果

- 颊部在语言、吞咽的口腔准备阶段、口腔功能及产生吸吮力等方面有着重要的作用[16]。
- 颊部功能的缺失大多数是由于肿瘤切除术后、修复失败后和放射治疗后，而不是肿瘤本身造成的损害。
- 如果供区组织选择达到了缺损修复的需求，一般可以达到非常好的预后效果。
- 伤口裂开可导致瘘管和脓肿形成，会推迟放疗或化疗等辅助治疗的时间。因此，应尽量避免该并发症的发生。

并发症

- 皮片部分或全部坏死。
- 皮瓣部分或全部坏死。
- 伤口延期愈合。
- 运动或感觉神经损伤。
- 瘘管形成。
- 脓肿形成。
- 瘢痕挛缩。
- 牙关紧闭症。
- 发音改变。
- 口腔功能丧失。

参考文献

[1] McDowell JD. An overview of epidemiology and common risk factors for oral squamous cell carcinoma. *Otolaryngol Clin North Am*. 2006;39(2):277–294.

[2] Yan L, Chen F, Liu F, et al. Differences in modifiable factors of oral squamous cell carcinoma in the upper and lower of oral fissure. *Oncotarget*. 2017;24(8):75094–75101.

[3] Chaturvedi P, Pai PS, DeCruz AK, et al. Extra–oral knotting of tie–over sutures: a novel technique to bolster the split thickness skin graft for buccal mucosal defect. *J Surg Oncol*. 2003;84:103–104.

[4] Qureshi SS, Chaukar DA, DeCruz AK. Simple technique of securing intraoral skin grafts. *J Surg Oncol*. 2005;89:102–103.

[5] Shi L–J, Want Y, Yang C, et al. Application of acellular dermal matrix in reconstruction of oral mucosal defects in 36 cases. *J Oral Maxillofac Surg*. 2012;70(11):e586–e591.

[6] Chien C–Y, Chung–Feng H, Chuang H–C, et al. Comparison of radial forearm free flap, pedicled buccal fat pad flap, and split thickness skin graft in reconstruction of buccal mucosal defect. *Oral Oncol*. 2015;41(7):694–697.

[7] Chaudary B, Gong Z, Lin Z, et al. Reconstruction of intraoral maxillary defect with buccal fat pad. *J Craniofac Surg*. 2014;2174–2177.

[8] Squaquara R, Evan KF, di Spilimbergo SS, Mardini S. Intraoral reconstruction using local and regional flaps. *Semin Plast Surg*. 2010;24(2):198–211.

[9] Szudek J, Taylor SM. Systematic review of the platysma myocutaneous flap for head and neck reconstruction. *Arch Otolaryngol Head Neck Surg.* 2007;133:655–661.

[10] Martin D, Pascal JF, Baudet J, et al. The submental island flap: a new donor site. Anatomy and clinical applications as a free or pedicled flap. *Plast Reconstr Surg.* 1993;92:867–873.

[11] Thakkur RK, Pandya SR. The posterosuperiorly based platysmal myocutaneous flap: the underutilized reconstructive option. *J Maxillofac Oral Surg.* 2015;14(2):476–480.

[12] Pribaz JJ, Stephens W, Crespo L, Gifford G. A new intraoral flap: facial artery myomucosal (FAMM) flap. *Plast Reconstr Surg.* 1992;90:421–429.

[13] Milenovic A, Virag M, Uglesic V, Aljinovic-Ratkovic N. The pectoralis major flap in head and neck reconstruction: first 500 patients. *J Craniomaxillofac Surg.* 2006;34:340–343.

[14] Chuang HC, Su CY, Jeng SF, Chien CY. Anterior lateral thigh flap for buccal mucosal defect after resection of buccal cancer. *Otolaryngol Head Neck Surg.* 2007;137(4):632–635.

[15] Agostini T, Agostini V. Further experience with adipofascial ALT flap for oral cavity reconstruction. *J Plast Reconstr Aesthet Surg.* 2008;61(10):1164–1169.

[16] John S, Hassuji RM, Rajashekhar B. Speech and swallowing outcomes in buccal mucosa carcinoma. *Indian J Palliat Car.* 2011;17(3):238–240.

咽部缺损空肠瓣移植修复术

Jejunum Flap for Pharyngeal Reconstruction

Farooq Shahzad and Babak J. Mehrara

45

概述

- 游离空肠瓣可以有效地修复下咽部和颈段食管缺损。
- 可以从一段包含血管弓的空肠上切取一个长约20cm的空肠瓣。由于受长度的限制，空肠瓣无法修复次全食管缺损或全食管缺损。
- 对于次全食管缺损或全食管重建，在大多数情况下，可以采用带蒂结肠移植或胃上提术。
  - 但是，以上两种方法都无法向上延伸到达咽部。因此可以联合使用游离空肠瓣，从而修复咽部和颈段食管的缺损。
  - 全食管修复也可以采用带蒂空肠瓣移植（蒂部位于腹部），这样可以保证空肠瓣在胸部或颈部仍然得到远端血管弓的充足血供[1]。

相关解剖

- 空肠起于十二指肠空肠曲Treiz韧带，后接回肠，是小肠的第二部分。
  - 空肠的腔内黏膜形成许多环状褶皱，称为环状皱襞。
  - 这些环状皱襞减缓了食物通过，增加了吸收表面积。
  - 环状皱襞从小肠近端到远端逐渐减少和变小。
- 小肠的血供来自肠系膜上动脉，该动脉进一步发出多条空肠动脉和回肠动脉（**图45-1**）。
  - 这些动脉反复分支，并吻合成襻形成动脉弓。
  - 动脉弓进一步分支，形成次级及终末动脉弓。
  - 终末动脉弓发出的直行分支供应小肠，称为小肠直动脉。

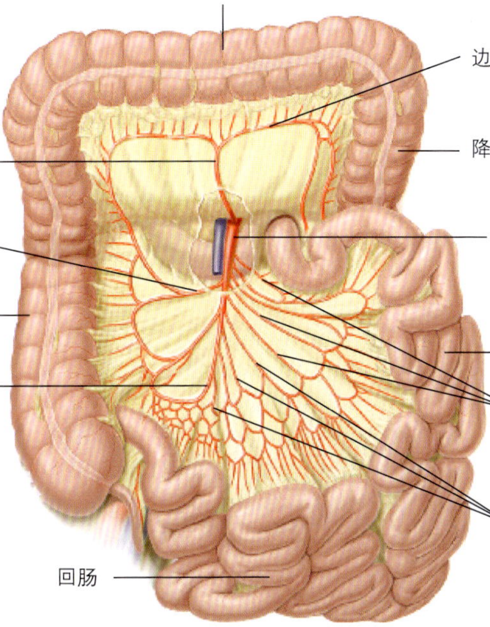

图45-1 空肠解剖

- 小肠静脉与动脉伴行。
- 一个空肠瓣可以基于任意空肠动脉及伴随的动脉弓来获得血供。但是游离空肠瓣需要根据受区的需求来选择最理想的动脉弓作为供血基础（见下文）。

病史与体格检查

- 通过病史和体格检查确定不适合该术式的患者。
  - 绝对禁忌证为：慢性肠病（如克罗恩病）、腹水、患有无法耐受长时间手术的严重内科疾病。
  - 相对禁忌证为：既往多次腹部手术史、肺功能不佳。
- 评估其他供区作为备选方案，包括胸大肌皮瓣、乳内动脉穿支（IMAP）皮瓣、三角肌皮瓣、锁骨上皮瓣、前臂桡侧或尺侧皮瓣和股前外侧（ALT）皮瓣。
- 应注意识别有血栓倾向的患者，包括既往深静脉血栓（DVT）病史、流产史或血栓栓塞症家族史。
  - 必要时应行高凝状态相关检查，并请血液科会诊。

影像学检查

- 通常不需要特殊的影像学检查。
- 怀疑有动脉粥样硬化闭塞性疾病的患者可以完善肠系膜血管造影来评估血管蒂的通畅情况。由于肠系膜上动脉一般不会发生动脉粥样硬化，因此通常无需进行该检查。

手术治疗

- 游离空肠瓣最常应用于颈段食管的环状缺损。
- 该方法也可用于修复较小缺损或不完全性缺损。但是在这些情况下，首选前臂桡侧皮瓣或ALT皮瓣。
- 对于咽部和食管环状缺损，ALT游离皮瓣也是一种选择。
  - 该皮瓣的供区通常需要进行中厚植皮修复，作者认为此方法比空肠瓣更容易出现术后并发症。另外，管状ALT皮瓣除了近端和远端吻合口外，还需要进行更多的缝合，这增加了手术时间，也增加了术后切口漏的风险。
  - 因此，作者常将该皮瓣作为无法使用游离空肠瓣时的第二选择。但是，对于这一观点临床上尚存争议。
- 对于不适合行游离组织瓣移植手术的患者（例如，患有无法耐受长时间手术的内科疾病或颈部没有可利用的受区血管），可以使用胸大肌皮瓣或锁骨上皮瓣等局部带蒂皮瓣。

术前设计

- 应与头颈外科医生充分讨论颈部病灶切除和淋巴结清扫方案。充分预估切除后缺损的形态和大小，制订完善的修复方案。术前须充分告知患者及其家属并与其进行讨论，征得知情同意。
- 与头颈外科医生沟通术中对受区血管的保护非常重要。
- 术前需要进行肠道准备。通常在术前1天采用全流食，并进行柠檬酸镁缓泻剂灌肠。

体位

- 患者在术中采取仰卧位。
- 需要围术期预防性使用抗生素。对于头颈部手术，作者通常应用头孢唑林加甲硝唑。
- 下肢间歇性加压装置可用于预防深静脉血栓（DVT）的发生。保温毯可以用于防止术中低体温。
- 用碘消毒液消毒面颈部。
  - 胸腹部消毒使用氯己定或碘消毒液。
  - 为了方便操作，建议进行各术区整体铺巾。
  - 胸部可以覆盖手术单，以防止体内热量丢失。

入路

- 空肠瓣可以通过开腹或腹腔镜途径获取。
- 开腹获取空肠瓣通常是首选方案。经上腹正中切口进腹，切口通常位于脐上方8cm处。
  - 该入路操作更容易，效率也更高，并且可以对空肠瓣和血管蒂在直视下进行操作。
  - 另外，血管蒂可以在切取空肠瓣前进行原位分离，这比取瓣后分离更加简单，也缩短了空肠瓣的缺血时间。
- 在腹腔镜辅助下切取空肠瓣需要做多个小的腹腔镜手术切口[2]。该入路需要术者具有微创手术的专业技能。
  - 通常需要普通外科医生辅助切取组织瓣。
  - 该方法的主要优点是降低了腹壁并发症的发生率。
- 空肠可耐受缺血的时间为2～2.5h。因此，术前的精心设计和术中的快速操作是成功切取空肠瓣的关键。

- 低温可以增加空肠瓣对于缺血的耐受性。一些专家发现，将空肠瓣冷却至5℃[3]、6～12℃[4]或10℃[5]，可以改善其对缺血的耐受性。作者认为这种方法通常没有必要，只要尽快准备受区血管，空肠瓣切取后立即进行显微血管吻合，缺血时间就可以控制在2h以内。还有学者提出，2h的热缺血时间对于术后效果有一定帮助，因为适度的缺血可以减少肠道黏液的产生[6]。

操作步骤

喉咽切除术后游离空肠瓣重建

受区准备

- 观察确定切除后缺损情况。
  - 测量下咽部和食管缺损的长度，确定是否适用于采用游离空肠瓣进行修复（**图45-2**）。
  - 如果不适于采用这一方法，则采用其他方法进行修复。
- 分离并准备颈部受区血管。
  - 受区的动脉和静脉应该彼此邻近，因为空肠瓣中的供区血管无法相距太远。
  - 受区动脉通常选择甲状腺上动脉、面动脉或舌动脉。
  - 受区静脉通常选择颈内静脉的一个分支、颈内静脉主干（端侧吻合）或颈外静脉。
  - 只有位置相邻的动脉和静脉才能作为受区血管。
- 在空肠瓣切取之前先分离受区血管非常重要，因为缺损处受区血管的位置决定了空肠瓣的设计方法（见下文）。
  - 如果在切取空肠瓣的过程中出现血管蒂出血或其他问题，应该立即断蒂后进行空肠瓣移植，尽早恢复其血运，尽可能缩短其缺血时间。

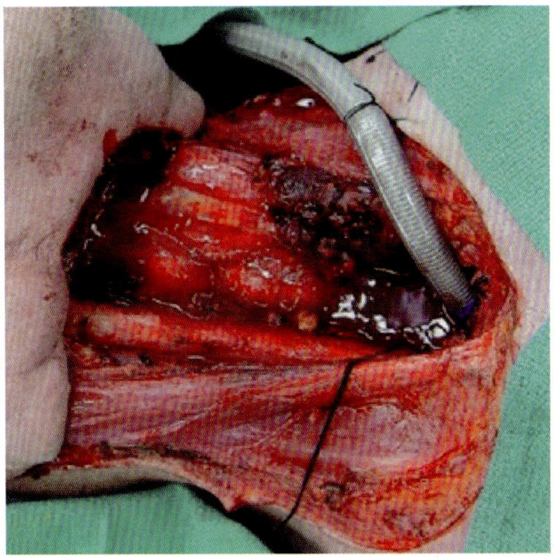

图45-2 喉咽切除术后缺损外观，可见皮肤和咽部的切除范围

空肠瓣切取

- 从剑突下到脐上做腹正中切口。打开深筋膜和腹膜后进入腹腔。
- 将大网膜和横结肠向上方牵拉。
  - 由远端至近端探查小肠找到Treiz韧带。确定Treiz韧带以远30～40cm范围内的小肠。
  - 在这一范围内，可以选择一段适合的空肠来切取空肠瓣。在这一区域内的空肠血管弓最长，可以获得较长的血管蒂；同时，在这一区域进行肠吻合也较为容易；另外，如果术后发生空肠瓣血栓形成，可以从更远端的肠段中切取新的空肠瓣。
- 使用透照法观察肠管，确定空肠瓣的血管结构（**图45-3A**）。
  - 调暗手术室灯光，然后打开顶灯或头灯，在黑暗的背景下沿着一个角度照亮血管蒂。
- 在选择用作空肠瓣的最佳肠段时，需要考虑所需肠管的长度和移植至咽部后与血管蒂吻合的颈部受区血管的位置（**图45-3B、C**）。
  - 测量颈部缺损近端到受区血管的对角线距离，用于辅助设计肠瓣血管蒂的位置，以避免血管吻合处的扭转、牵拉或受压。
- 用记号笔或亚甲蓝标记选定的肠段及其扇形的系膜。
  - 肠段近端缝线标记以保证方向正确。
- 结扎系膜形成一个扇形，尖端朝向血管蒂。
- 首先分离肠管一端的系膜。
- 将Penrose引流管从系膜开口处穿过，环绕肠管用于牵拉。
- 然后在两把血管钳之间依次结扎系膜，用4-0丝线结扎小的系膜血管（或使用LigaSure血管闭合夹可以快速闭合血管后分离肠瓣）。

- 结扎系膜时应该小束钳夹结扎，因为大束结扎将导致系膜聚集成团，使血管蒂长度缩短。
- 血管蒂的分离留至最后，这样做是为了一旦出现血管蒂出血，可以随时结扎血管，迅速转移至颈部受区。
- 空肠瓣的近端和远端使用肠吻合器离断。作者一般使用GIA 90或100 Ethicon直线型吻合器。
- 切开血管蒂表面的系膜，仔细分离血管至1～2cm的距离。
- 将血管蒂分开约1cm的长度以方便显微吻合。
  - 在处理静脉蒂的时候要特别小心，因为静脉非常脆弱，损伤后会导致系膜血肿。
- 最后用丝线结扎血管蒂，将空肠瓣转移至颈部受区。

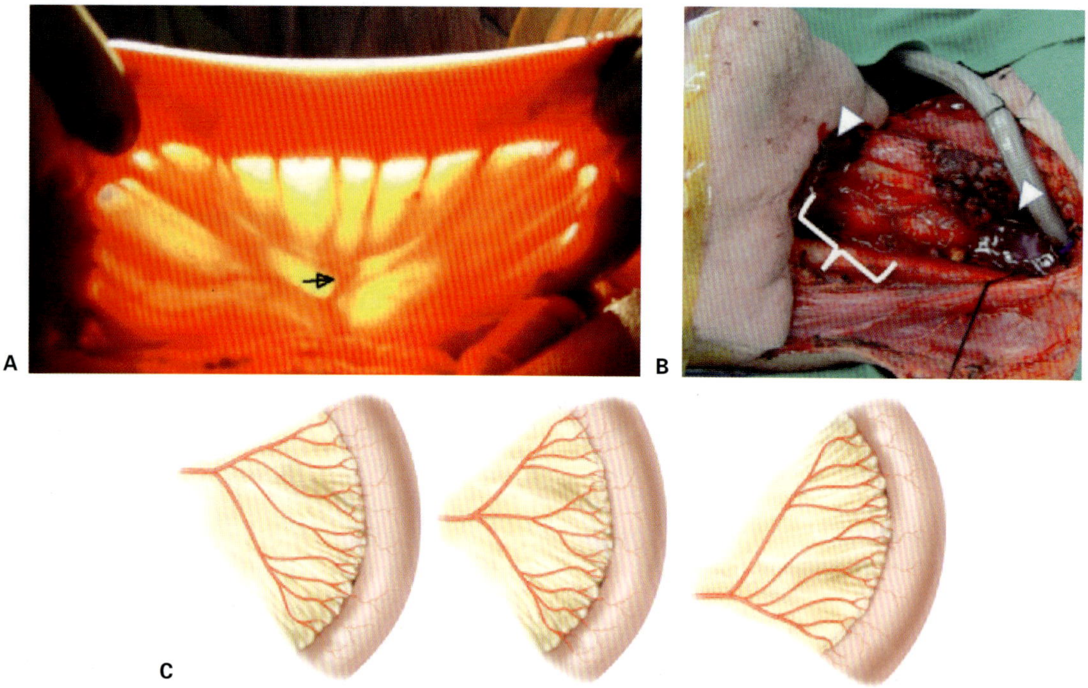

图45-3 **A.** 采用透照法观察空肠瓣的血管结构。注意动脉蒂的长度和位置（箭头所示）。**B.** 确定肠段的长度和与血管蒂长度的关系。肠段的长度为图中箭头之间的距离。血管蒂的位置（及长度）为切缘到受区血管之间的范围（图中括号所示）。**C.** 在腹部标记空肠瓣的长度和血管蒂的位置，选择与标记的位置最匹配的血管作为血管蒂。例如，如果受区血管大致位于空肠瓣的中间位置，则选择这一位置设计皮瓣的血管蒂

空肠瓣就位

- 空肠瓣要按照原肠段蠕动方向顺式就位。
- 将近端空肠与咽部或近端食管残端相吻合。
- 较大的咽腔与较小的空肠腔通常在尺寸上不匹配。
  - 必要时，可以沿着系膜对侧缘纵向切开近端空肠，扩宽肠腔（**图45-4A、B**）。
  - 另一种方法是折叠空肠末端后与其自身缝合，使肠腔大小加倍。
  - 另外，可以闭合空肠瓣近端，将咽与空肠进行端侧吻合。
  - 使用2-0 Vicryl线行间断严密缝合。
- 用4-0 PDS线间断缝合咽肌与空肠浆膜层，加固近端吻合口。
- 通常在完成咽空肠近端吻合后进行显微镜或放大镜下微血管吻合术。
  - 完成血运重建后，通过肠管的颜色和蠕动来评估肠瓣的血液灌注情况，血供正常后再进行远端吻合。
  - 这样的操作顺序可以有效减少肠缺血时间，更重要的是，能够使术者在肠管恢复灌注长度延长后，准确评估修复缺损所需的空肠长度。
- 为了避免肠管冗余，将患者的颈部置于中立位或轻度屈曲位进行咽空肠远端吻合。
  - 使用2-0 Vicryl线将空肠与远端咽部行全层缝合。
  - 外层可以使用4-0 PDS线缝合两侧浆膜面，起到加固的作用，同时有助于更好地调整空肠张力。
  - 有证据表明，使用吻合器吻合后，术后吻合口狭

窄的发生率更高[7]。

- 对于具有吻合口漏高风险的患者（放疗或近端切除过多），可以经口放置唾液旁路导管（作者常用Hood唾液导管）通过近端及远端吻合口。
  - 旁路导管尺寸多样，虽然近侧凸缘可以使导管保持就位，但是通常缝合固定于舌部远端。
  - 由于导管会对完整的喉部产生较强的刺激，因此只有接受喉切除术的患者才能使用唾液旁路导管。
- 在直视下置入鼻饲管，并在引导下通过空肠瓣进入胃部，防止食物对吻合口的影响。
  - 如果置管时尚未关腹，可以在腹腔中直接触诊来确认鼻饲管在胃部的位置。
- 可以使用植入式多普勒超声检测仪对空肠瓣血供进行监测，也可以将空肠瓣外置进行直接监测。但是作者认为这种技术没有实际效果。由于空肠瓣对缺血的耐受性较差，一旦发生血管蒂血栓栓塞将难以挽救。
- 引流管置于颈部远离血管蒂的位置。
- 闭合切口时要特别小心，切口不要闭合太紧，以免压迫血管蒂（**图45-4D、E**）。

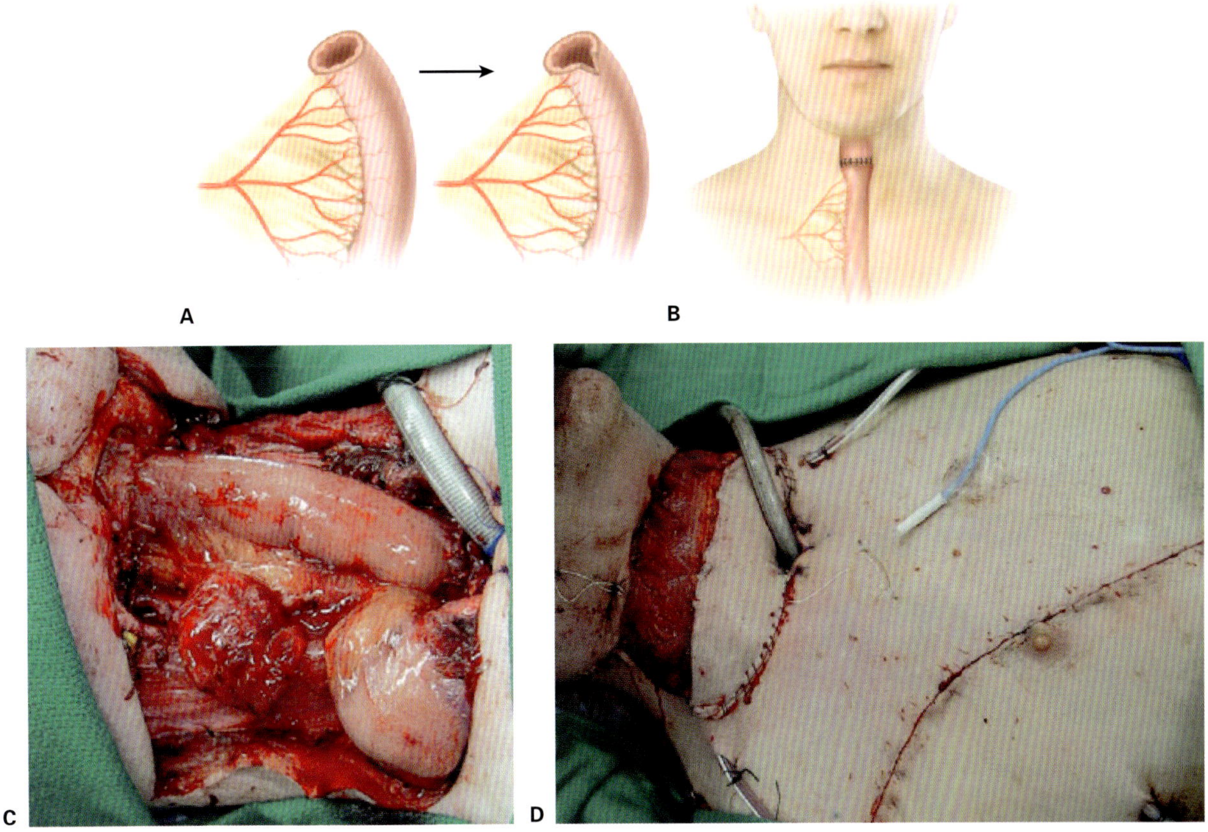

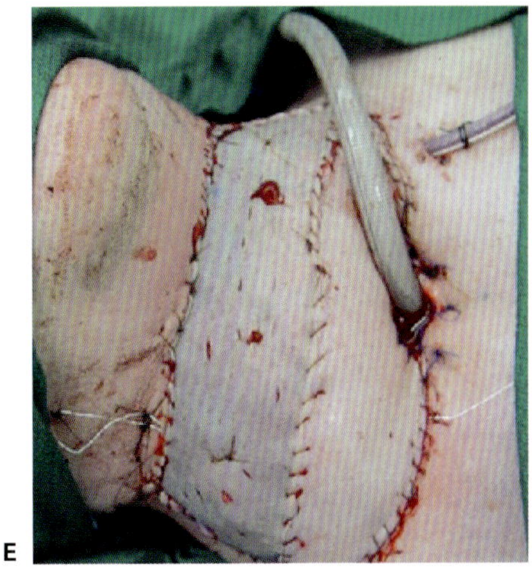

图45-4 空肠瓣就位。**A.** 在空肠瓣近端系膜对侧缘纵向切开2～3cm，可以使近端管腔的宽度增大。增大的空肠近端管腔可与原本尺寸不一致的近端咽腔相匹配。**B.** 另一种增大空肠管腔的方法是将空肠瓣进行自身折叠，使管腔加倍，并通过端侧吻合的方式吻合空肠与咽部。**C.** 空肠瓣置入缺损处，血管蒂与右侧颈部血管吻合。**D.** 采用胸大肌皮瓣覆盖空肠瓣，修复颈部缺损。**E.** 采用中厚皮片修复上颈部皮肤缺损

操作步骤

闭合腹部供区

- 如果手术分两组进行，当一组在进行空肠瓣就位和吻合时，另一组可以同时关闭供区。这样可以减少患者的麻醉时间。
  - 如果仅为一组手术团队，则先用一块湿纱布覆盖腹部切口，最后关闭腹部供区。
- 切除部分空肠后可以通过手缝或者肠吻合器吻合小肠。
  - 连续缝合关闭系膜，防止发生肠内疝。
- 逐层闭合筋膜及皮肤。

要点与难点

设计	■ 这个手术需要术前的精心设计和术中的快速操作，因为空肠可耐受缺血的时间只有2～2.5h。 ■ 提前准备游离或带蒂皮瓣作为备用方案。
受区准备	■ 与头颈外科医生充分沟通，术中保护受区血管非常重要。 ■ 在切取空肠瓣前应准备好受区血管。
空肠瓣就位	■ 空肠瓣应顺式就位吻合，尽量减少肠管冗余，否则患者术后会有长期的吞咽困难。 ■ 咽部和食管近端吻合要仔细操作，防止吻合口漏的发生。 ■ 食管远端吻合采用间断缝合，注意使颈部处于中立位或轻度屈曲位，避免肠管冗余。 ■ 吻合器可用于远端吻合，但是可能增加术后吻合口狭窄的风险。
闭合供区	■ 最好由两组手术成员同时进行空肠瓣就位吻合和闭合供区，以减少麻醉时间。
术后治疗	■ 头部应保持中立位，以减少食管吻合口的张力，并避免血管吻合口发生扭转或受到牵拉。 ■ 气管切开术后禁止使用环状系带，避免压迫血管蒂。

术后注意事项

- 术后需要在专业病房进行术后监测，因为这里配备的护理人员在管理游离皮瓣患者方面经验丰富。
  - 在动脉上方放置植入式多普勒超声检测仪对空肠瓣进行监测，采用该技术无法识别静脉血栓。作者认为，即使能早期发现静脉血栓，挽救成功的可能性也非常低。
- 保证患者有足够的体液量，监测尿量和生命体征，避免使用血管收缩药物。
- 使患者颈部处于正中位，减轻对空肠瓣和吻合口的压力。
  - 避免使用普通枕头来固定颈部位置，因为这样可能导致血管受压。可以使用舒适的头圈或小枕头。
  - 避免使用环状胶带或系带固定颈部。例如，禁止使用气管切开术后固定套管用的系带。
- 皮下注射依诺肝素预防深静脉血栓。合并有动脉粥样硬化疾病的患者术后可以口服阿司匹林5天。
- 在术后第1天就可开始管饲饮食，在患者可耐受的情况下逐渐加量。
- 既往无放疗病史的患者在术后第6～8天进行吞咽相关X线检查，而对于既往有放疗病史的患者，检查可以延后至术后8～12天进行（**图45-5**）。
  - 如果检查显示没有吻合口漏，可以拔除鼻饲管开始清流质饮食，在耐受范围内逐渐加量。

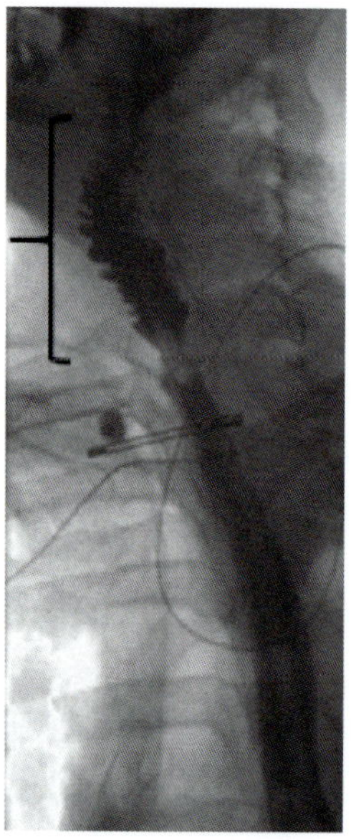

图45-5 游离空肠瓣咽部缺损修复术后食管造影外观（括号标记区域）。注意对比观察肠瓣近端和远端造影剂的显影情况，未见造影剂渗漏的征象

- 如果检查显示有吻合口漏，患者需严格禁食6～8周。在介入造影辅助下放置胃肠营养管后开始肠内营养，6～8周后再次进行吞咽相关X线检查。
- 吻合口漏会导致颈部感染（局部皮肤发红、切口渗出等），一旦发现需要切开引流，必要时需要手术干预。但是在大多数情况下，较小的吻合口漏可以通过局部切口换药自然愈合。

治疗效果

- 吞咽功能是评判咽食管修复是否成功的关键指标。大多数患者在修复后会有不同程度的吞咽困难，但是随着时间的推移，黏液分泌会逐渐减少，情况会有所改善。
  - 引起吞咽困难最重要的决定性因素是舌部的切除量或功能丧失量。
  - 作者发表的有关20年患者的回顾性研究表明，86.5%的患者在出院时可以经口进食[8]。
- 全喉切除术后的语言功能恢复通常通过气管食管穿刺（TEP）的方法来实现。这项技术包括在鼻咽和气管造口之间建立瘘管以及在其内放置单向瓣膜。说话时，患者关闭气管造口，迫使气流通过瓣膜从气管进入鼻咽部。管状咽壁的振动产生声音，传递到口中发出，产生语音。
- 另一个恢复语言的方法是在术中咽食管修复的同时建立一个与气管相连的声管。这项技术已经超出了本章所介绍的范畴。简单来说，它包括利用两个空肠瓣，一个用于咽食管修复，另一个用于建立一条管路将空气从气管传递到咽喉部。

并发症

- 该手术空肠瓣的总体成功率为91%～100%[9]。
- 血管蒂部发生血栓栓塞最常见于术后最初几天。
  - 晚期血栓形成也会发生于有渗漏或感染的患者。一旦出现这种情况，几乎没有挽救的可能，因为此类患者的空肠瓣对缺血的耐受性很差。大多数患者需要进行二次组织瓣移植修复。
- 渗漏常发生于咽食管近端吻合口处。文献报道的吻合口漏发生率为5%～18%[7,9-12]。既往有放疗病史的患者更容易发生吻合口漏。
  - 大多数漏可以通过局部换药自然愈合。
  - 其余的渗漏则需要进行手术修复，有时甚至需要再次取瓣获得血运良好的组织来修复漏口。
- 狭窄常发生于食管远端吻合口处。文献报道的吻合口狭窄发生率为7.5%～14%[7,9,11]。
  - 狭窄发生原因包括远端吻合口纤维增生，肠瓣冗余导致扭转，远端咽部环形瘢痕等。通过内镜或X线可以诊断。
  - 首选治疗方法是内镜下进行扩张。难治性狭窄需要手术重新吻合或切除冗余的肠瓣。
- 腹部供区的并发症为肠梗阻、皮肤蜂窝织炎和切口裂开等。
  - 作者发表的有关20年患者的回顾性研究显示，腹部并发症的总体发生率为4.5%[8]。

参考文献

[1] Ascioti AJ, Hofstetter WL, Miller MJ, et al. Long–segment, supercharged, pedicled jejunal flap for total esophageal reconstruction. *J Thorac Cardiovasc Surg*. 2005;130(5):1391–1398.

[2] Wadsworth JT, Futran N, Eubanks TR. Laparoscopic harvest of the jejunal free flap for reconstruction of hypopharyngeal and cervical esophageal defects. *Arch Otolaryngol Head Neck Surg*. 2002;128(12):1384–1387.

[3] Lillehei RC, Goott B, Miller FA. The physiological response of the small bowel of the dog to ischemia including prolonged in vitro preservation of the bowel with successful replacement and survival. *Ann Surg*. 1959;150:543–560.

[4] McGill CW, Taylor BH, Flynn MB, et al. Effects of cooling and intraluminally administered antiseptics on surgically induced ischemia of the intestine in dogs. *Surg Gynecol Obstet*. 1979;149(3):377–379.

[5] Shumrick DA, Savoury LW. Recent advances in laryngo, pharyngo, esophageal reconstruction. *Acta Otolaryngol Suppl*. 1988;458:190–193.

[6] Reuther JF, Steinau HU, Wagner R. Reconstruction of large defects in the oropharynx with a revascularized intestinal graft: an experimental and clinical report. *Plast Reconstr Surg*. 1984;73(3):345–358.

[7] Schusterman MA, Shestak K, de Vries EJ, et al. Reconstruction of the cervical esophagus: free jejunal transfer vs gastric pull–up. *Plast Reconstr Surg*. 1990;85(1):16–21.

[8] Razdan SN, Albornoz CR, Matros E, et al. Free jejunal flap for pharyngoesophageal reconstruction in head and neck cancer patients: an evaluation of donor–site complications. *J Reconstr Microsurg*. 2015;31(9):643–646.

[9] Moradi P, Glass GE, Atherton DD, et al. Reconstruction of pharyngolaryngectomy defects using the jejunal free flap: a 10–year experience from a single reconstructive center. *Plast Reconstr Surg*. 2010;126(6):1960–1966.

[10] Shangold LM, Urken ML, Lawson W. Jejunal transplantation for pharyngoesophageal reconstruction. *Otolaryngol Clin North Am*. 1991;24(6):1321–1342.

[11] Theile DR, Robinson DW, Theile DE, et al. Free jejunal interposition reconstruction after pharyngolaryngectomy: 201 consecutive cases. *Head Neck*. 1995;17(2):83–88.

[12] Walker RJ, Parmar S, Praveen P, et al. Jejunal free flap for reconstruction of pharyngeal defects in patients with head and neck cancer—the Birmingham experience. *Br J Oral Maxillofac Surg*. 2014;52(2):106–110.

46

咽食管缺损股前外侧皮瓣移植修复术

Anterolateral Thigh Flap for Pharyngoesophageal Reconstruction

Edward I. Chang and Matthew M. Hanasono

概述

- 咽部、喉部或食管恶性肿瘤切除后通常会继发组织缺损[1,2]。
- 股前外侧（anterolateral thigh，ALT）游离皮瓣可以修复部分或环状咽部缺损，恢复吞咽功能，并可能恢复语音功能（**图46–1**）[1–5]。
- 由于此类患者大部分接受过术前放疗，因此使用游离皮瓣进行咽部缺损重建时也应考虑到同期修复颈部创面。
- 必须考虑到咽部修复后可能出现的并发症，如皮瓣坏死、感染、瘘管形成、狭窄和颈部切口裂开等。

相关解剖

- ALT皮瓣的动脉血供来自股深动脉的旋股外侧动脉降支。
  - 旋股外侧动脉降支位于股直肌和股外侧肌之间，其在肌肉内的走行存在变异。
  - 皮瓣的血液通过伴行静脉回流，最终汇入股深静脉[6–8]。
- ALT皮瓣可以通过不同的切取方式形成穿支筋膜皮瓣、含有部分或全部股外侧肌的肌皮瓣、利用血管分支形成含有部分股外侧肌的嵌合皮瓣等多种形式。
- 通常在髂前上棘（anterior superior iliac spine，ASIS）和髌骨外上髁的连线附近可以找到一个或多个穿支。
  - 穿支通常位于该线中点及其近端和远端5cm范围内，从近端至远端可分别命名为A、B、C穿支[9]。
- 穿支血管通常源自主干，可以形成穿过股外侧肌的肌皮穿支与穿过股外侧肌和股直肌之间肌间隔的肌间隔穿支。
  - 穿支血管也可能源自旋股外侧动脉的横支或斜支。
- 如果存在多个穿支，则可将皮瓣分成多个皮岛，以同时重建咽部和颈部缺损。

病史与体格检查

- 仔细检查颈部皮肤和软组织的情况，明确肿瘤切除后是否需要多余的软组织进行覆盖。
  - 该检查对于有手术史或放疗史的患者尤为重要。
- 颈部的手术剥离和严重的放射性纤维化可能会影响受区血管的使用。
  - 许多头颈部癌症和有放疗史的患者常合并颈动脉疾病，这种情况会进一步增加修复的难度。对这些病例来说，术前的影像学检查非常重要，术者应设计好备用的受区血管，也可行静脉移植。应告知患者采用备选方案的可能性，以及增加额外手术切口以充分显露血管的可能性。
- 检查供区的既往手术瘢痕以及软组织厚度。

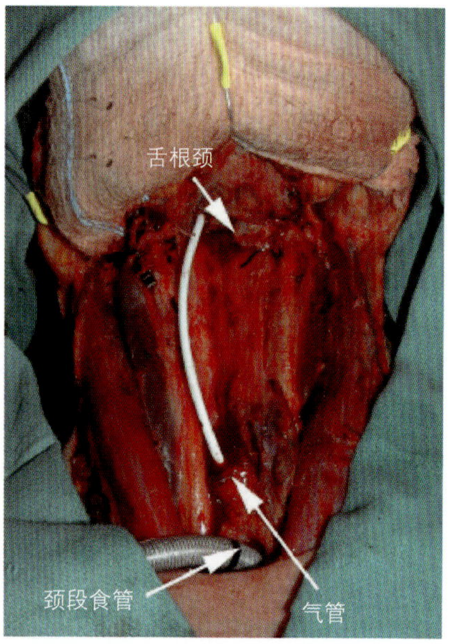

图46–1 喉咽切除术后形成从舌根至颈部食管的环形缺损

- 大腿脂肪组织过厚的患者不是使用ALT皮瓣的最佳人选。对于此类患者最好使用空肠瓣或较薄的皮瓣，从而更容易制成管状结构以修复环形缺损。
- 尚未发现切取皮瓣并牺牲旋股外动脉降支会使外周血管疾病恶化或导致肢体缺血。如果存在血管功能不全的征象，术者应警惕可能存在血管钙化，这种情况会增加显微血管吻合的难度。

影像学检查

- 头颈部计算机断层扫描（computed tomography，CT）血管造影对于评估疾病程度和制订手术方案非常重要。
  - 一般可以通过术前影像学检查来确定切除方式，如选择部分咽部切除术或包括整个咽部周长的节段切除术（环形切除术）。
- CT血管造影也可以指导受区血管的选择。在既往曾接受手术或放射治疗的颈部，需要确定备用的受区血管，如颈横动静脉的位置[3,10]。
  - 在某些情况下，需要采用更远的受区血管，例如乳内动静脉。
- 供区部位无须进行特定的影像学检查。尽管CT血管造影在需要多个穿支皮瓣的情况下会有所帮助，但是作者并未常规地进行该项检查。

手术过程

术前设计

- 保证患者以最佳状态进行长时间的手术非常重要。许多患者可能存在吞咽困难并伴随体重下降，对此可以通过鼻饲饮食加强营养。
  - 建议患者戒烟，但是实际上在短时间内很难实现这一目标。
- 对于高风险患者，术前沟通和体格检查尤为重要。
  - 许多头颈部恶性肿瘤的患者都有吸烟史和饮酒史，因此发生心血管或肝脏并发症的风险更高。
  - 术前影像学检查和心脏功能检查对于预防术后并发症非常重要。

体位

- 患者取仰卧位，伸展颈部，以便于解剖分离和受区血管显露。
  - 通常将手术床旋转180°，尾端朝向麻醉师，便于手术医师在头颈部的充分操作。
- 两侧大腿均应进行手术准备，以便从更合适的一侧切取皮瓣。
  - 有时一侧大腿缺乏皮肤穿支，在这种情况下可以使用另一侧大腿作为供区。
- 整个头颈部以及胸部至剑突水平均应进行手术准备，必要时可以采用胸大肌肌皮瓣进行颈部缺损的修复。

手术方式选择

- 修复咽部缺损时还应考虑到有可能使用备用皮瓣进行修复的情况。
  - 在通常情况下，采用游离皮瓣修复的效果最佳。在无法切取ALT皮瓣或肥胖患者大腿部位组织较厚的情况下，也可以采用前臂桡侧或尺侧皮瓣修复部分咽切除术后缺损。
  - 上臂外侧皮瓣以及其他腿部皮瓣，如股深动脉穿支（profunda artery perforator，PAP）皮瓣也是很好的选择。
  - 作者建议尽量采用大腿皮瓣修复咽部环形缺损，也可以采用游离空肠瓣修复此类缺损。
- 对于不适合行游离组织移植的患者（例如，患有无法耐受长时间手术合并发症或受区血管缺乏），可以考虑使用带蒂皮瓣，如胸大肌肌皮瓣、锁骨上皮瓣或乳内动脉穿支皮瓣[1]。

切取ALT皮瓣

- 标记髂前上棘和髌骨外上髁，标记两点连线。
  - 描记该线中点，并标记其近端和远端5cm的两个点，这就是A、B和C穿支的大致位置（**图46–2A**）[9]。
- 皮瓣的实际尺寸取决于缺损的体积（参见下文“修复部分缺损与环形缺损”）。
- 首先在皮瓣内侧切开皮肤、皮下组织和筋膜层。
  - 从内侧向外侧进行筋膜下分离，注意识别穿支血管。
- 在确认穿支血管位置后调整皮瓣的大小，使穿支位于皮瓣中心附近，或者在希望增加血管蒂长度时，

操作步骤

可以将其设计于稍高出皮瓣中心的位置。

- 穿支血管走行过程中可以直接穿过股外侧肌，或穿过股外侧肌和股直肌之间的肌间隔。
- 穿支血管的选择取决于所需的蒂部长度（采用更远端穿支时血管蒂更长）以及穿支血管管径的大小。
  - 穿支血管越粗，解剖就越容易，应用后也越安全。在通常情况下直径为0.5mm的动脉和1mm的静脉最为常见。
- 通常选择1个或2个穿支进行解剖。
  - 可以基于不同的穿支形成分叶皮瓣（**图46–2B、C**）。
  - 如果没有单独的穿支形成分叶皮瓣，则可去除两个皮瓣之间的上皮部分。但是如果采用这种方法，将会造成皮瓣折叠后中央区域的组织冗余。
- 解剖并显露穿支，直到在股外侧肌和股直肌之间看到主干血管蒂（旋股外侧动脉降支）为止。
  - 然后将主干血管蒂继续向近端分离至其在股深动脉的起始处。
- 有时穿支血管可能源自旋股外侧动脉的横支或斜支[3,6,7,10]。在这种情况下通常并不影响血管蒂的分离，但是可能会影响血管蒂的长度。可以将主干血管蒂解剖至其起始处，以最大限度地增加血管的直径和蒂部的长度。
- 在完成内侧（前侧）解剖后，根据所需皮瓣的大小进行外侧（后侧）切开，依次切开皮肤、皮下层至筋膜层。

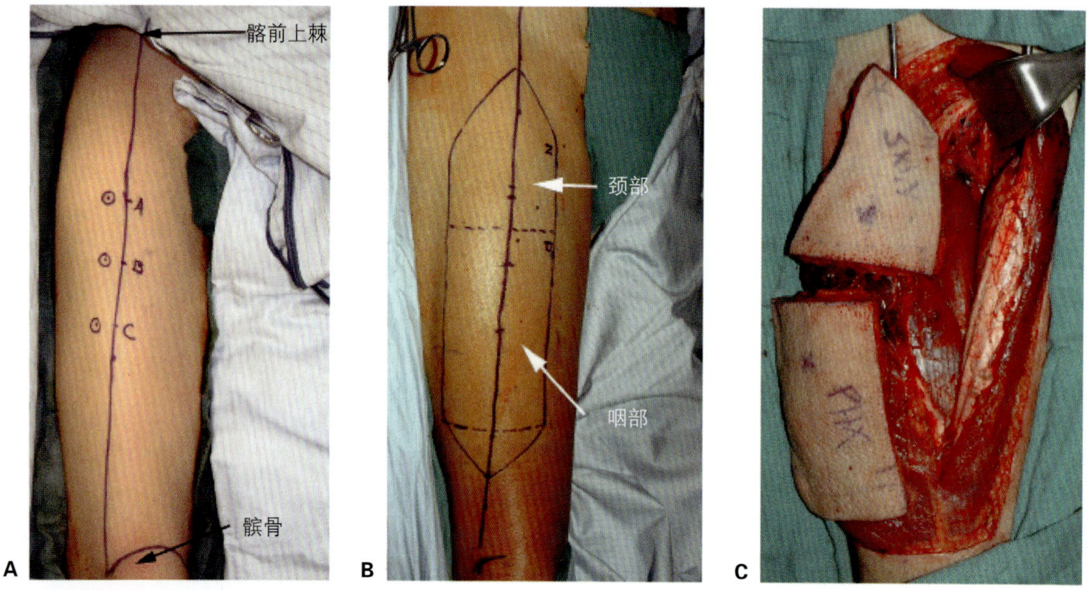

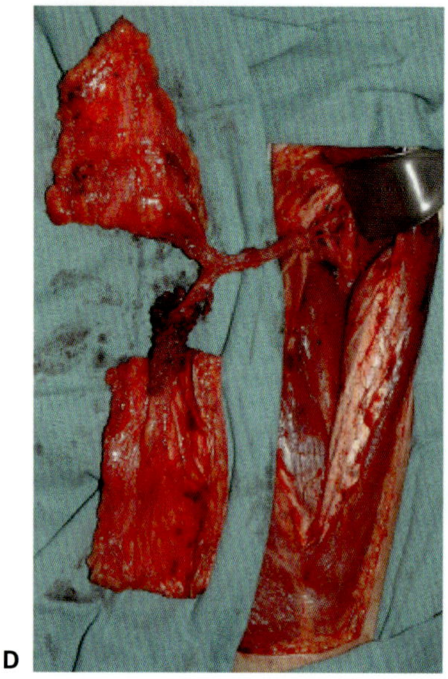

图46–2 **A.** 为了预估皮肤穿支血管的位置，在髂前上棘和髌骨外上髁之间连线，如图中右腿所示。穿支最常位于此线中点（标记为B），以及中点上方和下方5cm处（分别标记为A和C）。**B.** 对股前外侧（ALT）皮瓣的两个皮岛进行标记。一个皮岛用于修复咽部，另一个皮岛用于闭合放疗所致的颈部皮肤挛缩所形成的缺损。**C.** 完成双叶ALT游离皮瓣的解剖。用于修复咽部的皮瓣宽度为9.5cm，当其卷成管状时，内腔的直径将为3cm。**D.** 完成双叶ALT游离皮瓣双穿支的解剖。旋股外侧动脉降支的主干清晰可见，充分的解剖分离可以使血管蒂的长度最大化

- 切开筋膜层，并进行筋膜下分离，直至看到穿支。
- 然后将穿支从后方进行分离，分离完成后整个皮瓣依靠主干血管蒂供血（**图46-2D**）。

- 在肿瘤切除完成，并确定受区血管后，就可以行皮瓣断蒂。
  - 在理想的情况下，首选颈外动脉分支以及颈内静脉分支作为受区血管。必要时，颈外静脉也可作为受区静脉。
  - 如果没有合适的颈外动脉分支，可以将颈横动脉作为受区血管。静脉移植到更远的血管（例如乳内静脉）也是一种备选方案[3]。
- 使用可吸收线以间断缝合的方式将皮瓣植入缺损部位，注意将皮肤和黏膜外翻。
  - 以这种次序移植皮瓣可以更好地确定蒂部的长度和位置，并简化显微外科吻合。
  - 在某些情况下，在皮瓣植入之前进行血管吻合操作较为容易。但是采用这种方法可能会造成蒂部的扭曲或牵拉，操作过程中应格外谨慎。
- 皮瓣植入完成后开始进行显微血管吻合操作。血管吻合完成后观察皮瓣的血液灌注情况。可以通过植入式超声多普勒观察皮瓣血液灌注情况，也可以在使用双叶皮瓣进行颈部修复时，通过监测第2个皮瓣的血供进行评估。
- 反复灌洗颈部，并冲洗口腔，评估皮瓣移植后是否存在有可能导致瘘管形成的渗漏情况。
  - 在闭合颈部切口前，应再次检查血管蒂，确保其没有扭转或弯曲。
  - 在闭合切口前应放置闭式引流管，注意避免其对血管蒂的直接吸引或压迫。

修复咽部部分缺损与环形缺损

- 根据公式“周长=π × 直径”计算，如果制备直径为3cm的皮管修复环形缺损，则需要9cm宽的皮瓣。
- 随皮瓣额外切取2～3cm的大腿筋膜组织，以便在缺损修复时进行双层缝合。第2层缝合可以进一步避免出现各种小的渗漏，从而防止瘘管形成。
- 建议先缝合近端（舌根）和远端（颈段食管），然后闭合垂直向切口。
  - 以此顺序操作可以使近端和远端在缝合时的视野最佳，这两处的缝合在技术上难度最大，并且最容易发生渗漏。
  - 皮瓣就位后，垂直向切口线应与显微血管吻合口成180°（**图46-3A**）。
- 在移植至颈段食管的皮瓣远端设计三角瓣，在食管端做纵行切口后将三角瓣插入。
  - 插入的三角瓣会避免在远端吻合口处形成环状瘢痕，并增加远端吻合口的宽度，从而最小化或防止瘢痕狭窄的发生（**图45-3B**）。
- 在修复部分缺损时，切除术后保留了咽后壁，可以从9cm中减去剩余咽部的宽度，应用上述的公式就可以计算出形成3cm管腔所需的ALT皮瓣的宽度。
- 先沿着保留的咽后壁进行一侧垂直切口的缝合，然后进行近端和远端切口的缝合。
  - 最后缝合另一侧垂直切口。

修复颈部皮肤

- 在某些情况下，部分患者因放疗导致颈部皮肤活性较差或纤维化严重。为此需要设计具有两个穿支的分叶皮瓣，在切除颈部质地不良的皮肤后采用第二

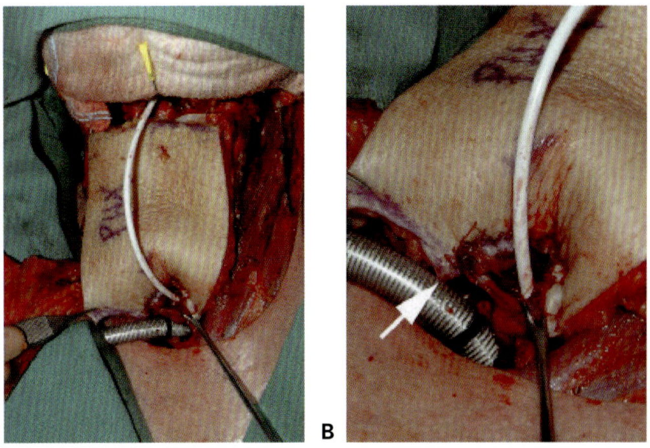

图46-3 **A.** ALT游离皮瓣修复咽部缺损时部分就位后外观。首先缝合颈段食管和舌根部切口，然后将皮瓣进行自身缝合，在与显微血管吻合处的对侧形成一皮管。**B.** 将游离ALT皮瓣与颈段食管吻合。箭头所指为在皮瓣下方修成的三角瓣，该三角瓣插入吻合口后可以最大限度地避免瘢痕狭窄

操作步骤

个分叶皮瓣修复颈部皮肤缺损。

- 近端或远端穿支皮瓣均可用于修复颈部缺损。
- 清除血运不佳的颈部皮肤后，在上颈部皮瓣及气管造口、下颈部及胸部皮肤之间植入皮瓣（图46–4）。

- 当只有一个穿支时，可以在切取皮瓣的同时切取部分股外侧肌（图46–5A）。
  - 根据作者的经验，在该肌肉上植皮后，即使是在气管造口线附近也很少发生切口裂开。
  - 在修复非全层软组织缺损时，可以将皮瓣折叠，并在折叠交界区域进行去表皮处理，以利于颈部皮肤的缝合。
- 带蒂胸大肌瓣或肌皮瓣也可用于颈部皮肤缺损的修复（图46–5B）。
  - 也可以将胸大肌瓣放置在ALT皮瓣的切口线上，以减少渗漏的发生。

闭合供区

- 供区彻底止血，放置闭式引流管，逐层缝合。
- 大多数情况下，宽度不超过9cm的供区部位均可以直接缝合。具体情况需根据患者软组织的松弛程度而定。
- 如果供区不能直接缝合，可以在股外侧肌和股直肌上行皮片移植。
  - VAC装置通常是植皮后最简单的辅助固定方法，也不再需要放置引流管。

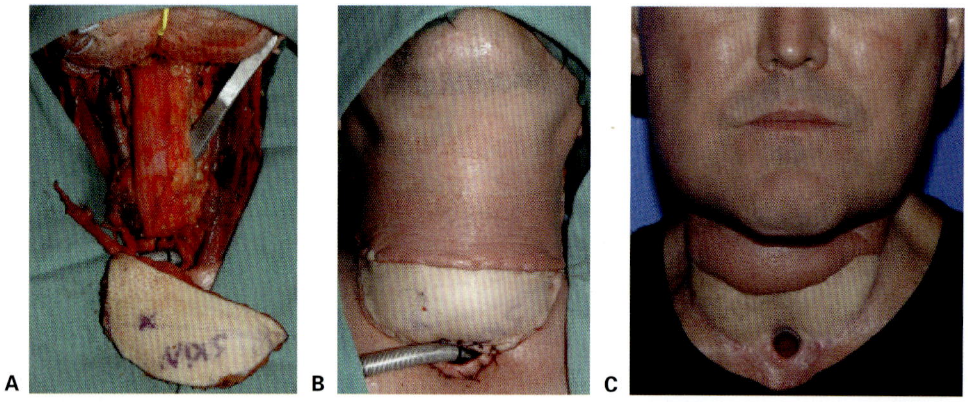

图46–4 A. 采用游离ALT管状皮瓣行咽部修复部分完成后外观，仍有一侧切口尚未缝合（镊子置于管腔内），采用第2个分叶皮瓣修复颈部缺损。B. 颈部切口缝合完成后外观。将放疗后血运不佳、纤维化和挛缩的颈部皮肤切除后，采用游离ALT皮瓣的第2个分叶瓣修复缺损，从而将伤口裂开的风险降至最低。C. 术后1年正面观

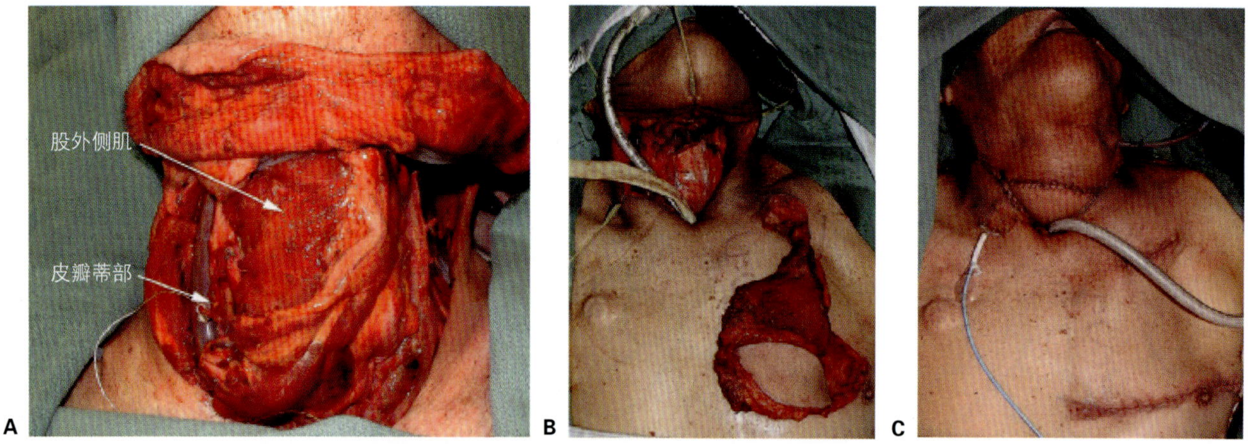

图46–5 A. 在只有一个穿支可用且颈部皮肤也需要修复的情况下，可以在切取皮瓣的同时切取部分股外侧肌，并在其上方进行皮片移植。B. 第2种修复方法是使用带蒂胸大肌肌皮瓣。在这种情况下，采取岛状皮瓣移植可以避免近端组织的冗余。肌皮瓣的肌肉部分可作为咽部修复时的第2层闭合组织。C. 颈部缝合完成后外观

要点与难点

皮瓣设计	■ 需待冰冻病理报告切缘干净后，再确定皮瓣的宽度。 ■ 如果有两个穿支，则可以制成分叶皮瓣，以在必要时进行颈部皮肤缺损的修复。 ■ 在只有单个穿支的情况下，可以采用部分股外侧肌联合皮片移植的方法进行颈部皮肤缺损的修复。
显微血管吻合	■ 精细的操作和对血管的精心处置非常重要，尤其是在接受过放疗的颈部。 ■ 确保血管没有扭转或弯曲。
皮瓣移植	■ 皮瓣在缝合后应达到防止液体渗出的密闭性。 ■ 在完成皮瓣缝合前后对口腔进行灌洗，以评估是否存在渗漏。 ■ 可以采用筋膜对皮瓣进行第2层加固性缝合。
皮瓣血供状况监测	■ 理想的方法是针对皮瓣表面或股外侧肌的一部分进行临床血供状况监测。 ■ 在采用全埋置式皮瓣进行修复时，可以使用植入式超声多普勒进行血供状况监测。
术后护理	■ 在修复手术后数天内应预防性使用抗生素。通常在拔除颈部引流管时可以停用抗生素。抗生素使用时间还取决于颈部皮肤的情况、放疗史，以及是否存在增加感染风险的并发症（肥胖、高血压、糖尿病等）。 ■ 在重新开始经口进食之前，应进行改良钡餐检查（modified barium swallow, MBS）以排除渗漏情况，并确认食物通道的通畅性。对于未接受放疗的患者可以在术后2周进行MBS，对于放疗后患者可以在术后6周进行MBS。

术后注意事项

- 在通常情况下，患者术后很快就可以脱离呼吸机，并且不需要在重症监护室进行观察。
  - 对于皮瓣血运状况的监测需要一组训练有素的专业人员进行，例如护士、医师助理或外科医生。重点评估皮瓣的颜色、温度、肿胀程度、毛细血管充盈反应和经皮多普勒信号情况。
  - 对于全埋置的皮瓣，通常会放置植入式多普勒超声，并根据标准观察方法进行监测。
  - 在术后前2天，应该至少每小时对皮瓣进行一次监测。在接下来的2天中，每2h监测一次。之后每4h监测一次，直至患者出院。
- 应该建议患者保持头部中立位并适当抬高，最大限度地降低患者因头部转动对血管蒂产生牵拉或扭转的风险。
  - 患者可以在术后2周开始逐渐进行颈部活动，之后需要进行康复训练以增加活动范围。
  - 适度抬高有助于减轻术后肿胀。
- 大多数患者还会接受新的永久性气管造瘘术，应经常进行清理和抽吸，以防止黏液聚积进而阻塞气道。
- 应注意防止颈部受到外力，以免静脉阻塞和血栓形成。要防止受到气管切开后套管固定线绳、可围住颈部的枕头或其他可能产生压迫的物品的影响。
- 鼓励患者在术后第1天开始在床上活动，并在第2天开始下床活动。
  - 可以进行物理治疗以促进患者尽快恢复。
  - 在术后第1天开始使用低分子量肝素预防静脉血栓栓塞（venous thromboembolism，VTE）。
- 术后使用抗生素至少1周，并应监测引流液是否有出血、感染或瘘管的征象。在一般情况下，在拔除颈部引流管的同时停止使用抗生素。
  - 抗生素使用时间还取决于颈部皮肤的情况、放疗史，以及是否存在增加感染风险的并发症（例如肥胖、高血压、糖尿病等）。

治疗效果

- 在大型综合医疗机构中游离皮瓣移植的成功率通常超过95%，可以接近99%。
- 与空肠瓣修复相比，游离ALT皮瓣修复与气管食管穿刺（tracheoesophageal puncture，TEP）单向人工发声瓣联合应用后，患者术后语音功能恢复状况更好[4,5,8,12]。
  - 游离ALT皮瓣术后狭窄和瘘管发生率没有明显增加。
  - 使用游离ALT皮瓣避免了开腹手术。

并发症

- 与其他手术一样，该手术有术后出血和感染的风险，可能需要进行手术探查以治疗并发症。
- 如果瘘管较小，渗漏可能自行愈合。但是对于较大的瘘管通常需要进行再次手术，并可能需要采用带蒂胸大肌瓣进行二次修复。

- 供区并发症较为少见，但股外侧皮神经分布区域的麻木感时有发生[2]。
- 几乎所有患者都可以在术后3个月或更短的时间内恢复到其术前的活动能力。

参考文献

[1] Chiu ES, Liu PH, Baratelli R, et al. Circumferential pharyngoesophageal reconstruction with a supraclavicular artery island flap. *Plast Reconstr Surg*. 2010;125(1):161–166.

[2] Hanasono MM, Skoracki RJ, Yu P. A prospective study of donorsite morbidity after anterolateral thigh fasciocutaneous and myocutaneous free flap harvest in 220 patients. *Plast Reconstr Surg*. 2010;125(1):209–214.

[3] Hanasono MM, Barnea Y, Skoracki RJ. Microvascular surgery in the previously operated and irradiated neck. *Microsurgery*. 2009;29:1–7.

[4] Yu P, Robb GL. Pharyngoesophageal reconstruction with the anterolateral thigh flap: a clinical and functional outcomes study. *Plast Reconstr Surg*. 2005;116(7):1845–1855.

[5] Yu P, Hanasono MM, Skoracki RJ, et al. Pharyngoesophageal reconstruction with the anterolateral thigh flap after total laryngopharyngectomy. *Cancer*. 2010;116(7):1718–1724.

[6] Lakhiani C, Lee MR, Saint-Cyr M. Vascular anatomy of the anterolateral thigh flap: a systematic review. *Plast Reconstr Surg*. 2012;130(6):1254–1268.

[7] Lee YC, Chen WC, Chou TM, Shieh SJ. Anatomical variability of the anterolateral thigh flap perforators: vascular anatomy and its clinical implications. *Plast Reconstr Surg*. 2015;135(4):1097–1107.

[8] Lewin JS, Barringer DA, May AH, et al. Functional outcomes after circumferential pharyngoesophageal reconstruction. *Laryngoscope*. 2005;115(7):1266–1271.

[9] Lin SJ, Rabie A, Yu P. Designing the anterolateral thigh flap without preoperative Doppler or imaging. *J Reconstr Microsurg*. 2010;26(1):67–72.

[10] Yu P. The transverse cervical vessels as recipient vessels for previously treated head and neck cancer patients. *Plast Reconstr Surg*. 2005;115(5):1253–1258.

[11] Moradi P, Glass GE, Atherton DD, et al. Reconstruction of pharyngolaryngectomy defects using the jejunal free flap: a 10-year experience from a single reconstructive center. *Plast Reconstr Surg*. 2010;126(6):1960–1966.

[12] Selber JC, Xue A, Liu J, et al. Pharyngoesophageal reconstruction outcomes following 349 cases. *J Reconstr Microsurg*. 2014;30(9): 641–654.

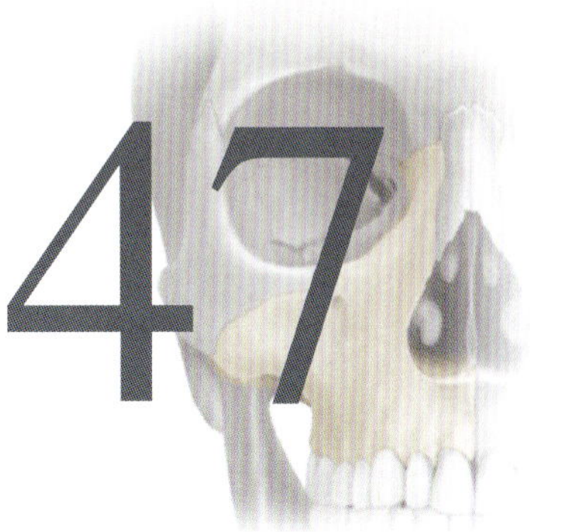

咽部缺损胸大肌皮瓣移植修复术

Pectoralis Major Flap for Pharyngeal Reconstruction

Michael A. Howard and Babak J. Mehrara

概述

- 1947年，Pickrell首次报道了第1例胸大肌皮瓣移植术[1]。1979年，Ariyanas将胸大肌皮瓣广泛应用于头颈部修复重建[2,3]。
- 虽然游离组织移植是修复头颈部缺损的标准方法，但是由于胸大肌带蒂皮瓣邻近受区，并且对于肿瘤复发的患者来说，皮瓣通常并不在放射治疗的范围内，因此这种带蒂皮瓣对于部分咽部缺损患者是一种非常实用的修复方法。
    - 在无法进行吻合血管的游离组织移植或者颈部需要覆盖的复杂性修复重建病例中，胸大肌皮瓣非常实用。
    - 该皮瓣的优点为：有血供可靠的健康肌肉组织、分离方法简单、旋转弧度大等。
- 咽部修复的目标。
    - 切口一期愈合。
    - 维持口腔的功能，便于吞咽，同时避免消化道中存在多余的囊袋样结构。
    - 避免误吸。
    - 保护重要的颈部结构。

相关解剖

- 胸大肌是位于前胸的扇形肌肉，有内收和内旋手臂的功能（**图47-1**）。
- 胸大肌止于锁骨内1/3以及第1～6肋骨的胸骨和肋软骨部分。
- 胸大肌源自肱骨大结节的肌腱部分。胸大肌在这个区域位于三角肌深层，在这两个结构之间形成的间隙称为三角胸肌间沟。
- 胸大肌是Mathes和Nahai类型的第5型血供，由主要血管蒂（胸肩峰动脉和静脉）以及来自乳内动脉和静脉的胸骨旁穿支组成的次要血管蒂构成。

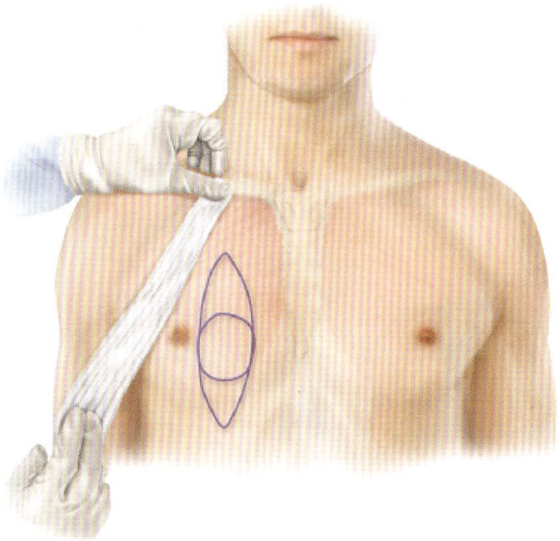

图47-1 胸大肌肌皮瓣的解剖

- 胸大肌的运动神经来自胸内侧神经和胸外侧神经。

病史与体格检查

- 在皮瓣选择和设计过程中应考虑多种因素。
- 缺损的位置。参考血管蒂的位置，采用纱条向胸大肌皮瓣远端牵拉的方式，预估胸大肌皮瓣的旋转弧度。血管蒂的位置可以通过从肩锁关节到剑突的连线来标记。在大多数患者中，纵向走行的胸大肌肌皮瓣可以轻松地覆盖下咽部的上方。
- 缺损的体积大小。由于皮瓣和肌肉的厚度较大，并且大范围分离皮瓣会引起供区并发症，因此胸大肌皮瓣难于形成筒状，不适于修复大部分的环形缺损。
- 胸部瘢痕或血供损伤（较少见）会影响皮瓣的应用效果，因此胸部手术史是一个重要的考虑因素。

- 由于女性有乳房组织的存在，所以使用这种皮瓣进行咽部修复更为复杂，应该明确是否有乳腺癌病史或进行乳腺癌筛查。
  - 对于乳房较大的患者不适于选择这种皮瓣，因为皮瓣较厚会影响伤口的愈合，并且会形成外观不佳的供区缺损。
- 吸烟史会增加术后并发症的风险。因此，术前应尽可能长时间戒烟。在有活动性肿瘤的患者中，这一点可能较难施行。

影像学检查

- 在设计和应用胸大肌皮瓣时，很少需要进行影像学检查。

手术过程

术前设计

- 拟行咽部修复的患者通常有下咽部或咽部原发性肿瘤，也可能患有周围结构（如甲状腺或喉部）的侵袭性或复发性肿瘤。
  - 在许多病例中，施行的手术包括喉切除术、气管切开术和咽部缺损修复术。
- 由于喉后壁与咽前壁紧密相连，因此切除的喉标本中通常带有一条咽壁组织。
  - 这些患者适合采用胸大肌肌皮瓣进行咽部修复。
  - 胸大肌肌皮瓣对于切除部分咽部的咽部小肿瘤患者是很好的选择。
- 如果患者有更大范围的咽部缺损，需要管状皮瓣或者修复整个咽周缺损，最好使用游离皮瓣修复（管状股前外侧皮瓣或空肠瓣）。
- 如果咽部缺损延伸至锁骨下，最常见的修复方法为胃上提术或者结肠瓣移植。
- 在术前与头颈部肿瘤专家进行会诊，在确定适合胸大肌瓣移植修复的患者后，需要评估患者颈部皮肤和皮下组织的质量。
  - 许多需要接受咽部缺损修复的患者，既往曾接受过保留咽部的放射治疗，均有皮肤的放射性损伤。在这些病例中，手术设计时不仅要考虑咽部缺损的修复，还需要考虑覆盖皮肤的修复。

体位

- 患者取仰卧位，将手术床旋转90°，以利于头颈部区域的操作。
- 应在气管切开术后全麻下进行手术。

操作步骤

设计皮瓣

- 评估缺损黏膜缘组织的活力情况（**图47–2A**）。
  - 仔细测量缺损体积，预估皮瓣的旋转弧度，确保无张力闭合。
- 以肩锁关节至剑突的连线标记皮瓣蒂部[4]。
  - **图47–2B**显示肿瘤切除术后的右侧咽壁（蓝色墨水标记）和覆盖的皮肤。
- 在胸部设计纵向或横向走行的皮岛。
  - 纵向走行的皮岛有良好的血流灌注，与皮肤张力松弛线一致，因此切口容易闭合，并且有适当的旋转弧度，便于修复咽前壁缺损。
  - 最可靠的皮肤穿支血管位于乳头内侧，因此纵向皮瓣通常设计于乳晕内侧（**图47–2C、D**）。
  - 根据缺损的宽度设计皮瓣宽度，通过夹捏试验确保供区可以一期闭合。
  - 在极少数病例中，当需要较宽的皮瓣时，切取范围可能会包含乳头。
- 也可以采用横向皮岛，皮瓣可以置于更远端的位置，旋转弧度更大。此外，横向皮岛能够提供更大的皮瓣宽度，可以覆盖接近环周的咽部缺损。
  - 设计皮瓣时应注意包含皮肤穿支，避免设计的皮瓣低于乳房下皱襞。
  - 在一些病例中，新月形皮瓣设计可以包含胸骨旁穿支，但是这种设计方法在临床实践中很少使用。
- 使用便携式多普勒超声明确皮肤穿支血管的位置，但是由于穿支可能在肌肉里而不是进入皮肤中，因此检测结果并不准确。
- 在图示病例中，右侧胸大肌皮瓣采用垂直向标记，皮岛位于乳晕内侧。

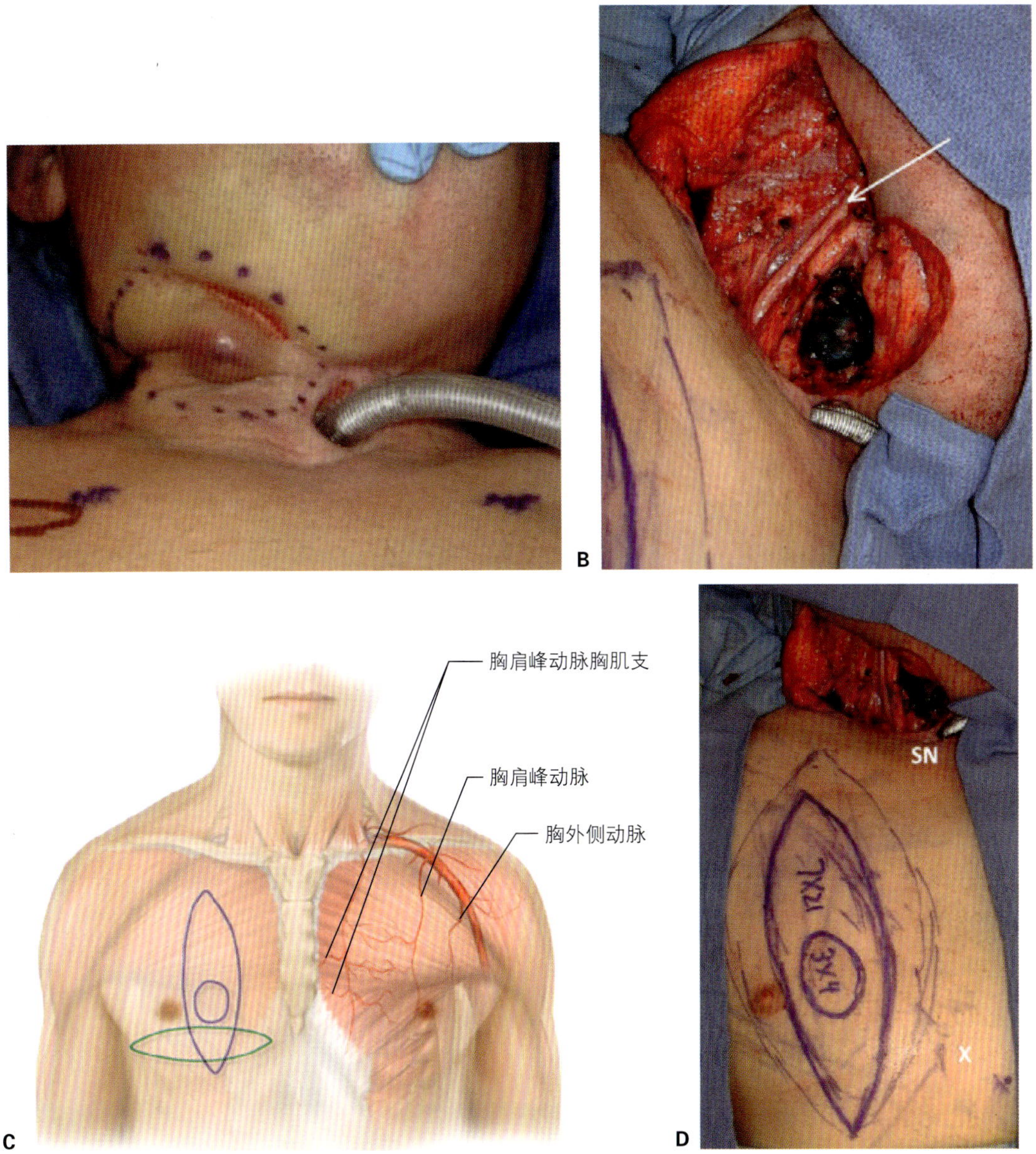

图47-2　**A.** 右侧咽部复发性鳞状细胞癌切除术前标记。**B.** 切除后的咽侧壁（蓝色墨水标记）和颈部皮肤缺损。箭头显示为颈动脉和颈静脉。纵向走行的胸大肌肌皮瓣设计（**C**）和标记（**D**）。注意皮瓣设计于乳头内侧，此处为最佳穿支所在的位置。SN，胸骨上切迹；X，剑突

■ 分离皮瓣

- 切开皮岛，显露肌肉。
  - 掀起皮瓣内侧的皮肤，显露胸骨处肌肉止点，结扎乳内动脉穿支后切开胸大肌。
- 由远端向近端继续解剖分离肌肉，直到其位于乳房下皱襞处的胸壁止点上方。
  - 解剖在疏松的乳晕平面进行，翻转肌肉后可以看到血管蒂。
- 术者必须确定皮瓣中携带肌肉的数量。
  - 在通常情况下，皮瓣中需要包含大部分胸大肌，以确保修复咽部缺损时能覆盖暴露的血管结构。在本例中，在肌肉上标记需要的宽度，从远端到近端切开肌肉的肱骨附着点（在大多数病例中不必采取这种操作方法，以免产生多余的组织）。
  - 切断进入肌肉的胸内侧神经和胸外侧神经，使肌肉在术后萎缩，从而增强美学效果。
- 尽可能保留胸大肌的锁骨头，避免改变肱骨头的受力情况，防止相关并发症和术后疼痛。
  - 在这些病例中，在锁骨头下方胸肩峰血管进入皮瓣的位置需要进行血管的解剖。
- 将在这个区域分离的肌肉宽度缩窄至距离两侧血管蒂边缘1～2cm，以避免臃肿及术后颈部挛缩。

操作步骤

皮瓣就位

- 在锁骨表面建立一个宽度足够的皮下隧道，以容纳皮瓣的通过（**图47-3A**）。小心操作避免损伤颈外静脉。
- 用亚甲蓝标记缺损的边缘，便于为皮岛制作模板。
  - 在皮肤上进行标记（可预留一些组织），将多余的皮岛去上皮化，在皮瓣穿过皮下隧道之前进行这一操作更为容易。
- 皮瓣跨过胸大肌的锁骨部分。如果需要增加血管蒂长度，皮瓣可以在胸大肌锁骨下方穿过，或者直接切断胸大肌锁骨部分。
  - 有医生采用切除锁骨内侧段的方法，使皮瓣可以由锁骨深层穿过，从而增加了皮瓣使用的长度。但是这种操作可能会损伤臂丛神经、臂丛动脉或臂丛静脉，因此临床上较少使用。
- 向后折叠皮瓣（皮岛面向后壁并对着咽壁，肌肉朝向前方）。
  - 皮瓣就位后要确保张力最小，并且血管蒂无受压的情况（**图47-3B**）。
- 在直视下，将鼻饲管插入胃部。
- 使用2-0 Vicryl线将皮瓣间断缝合至咽部缺损处（**图47-3C**）。小心操作以达到严密的缝合效果。线结置于内侧，为了确保密闭性需进行第2层缝合，使用4-0 PDS线行连续缝合。缝合时应使用圆针。
- 以肌肉覆盖缺损区，并覆盖两侧的颈动脉和颈内静脉。
- 充分冲洗创口，在胸锁乳突肌外侧放置引流管。注意不要穿过皮瓣，防止影响血管蒂。

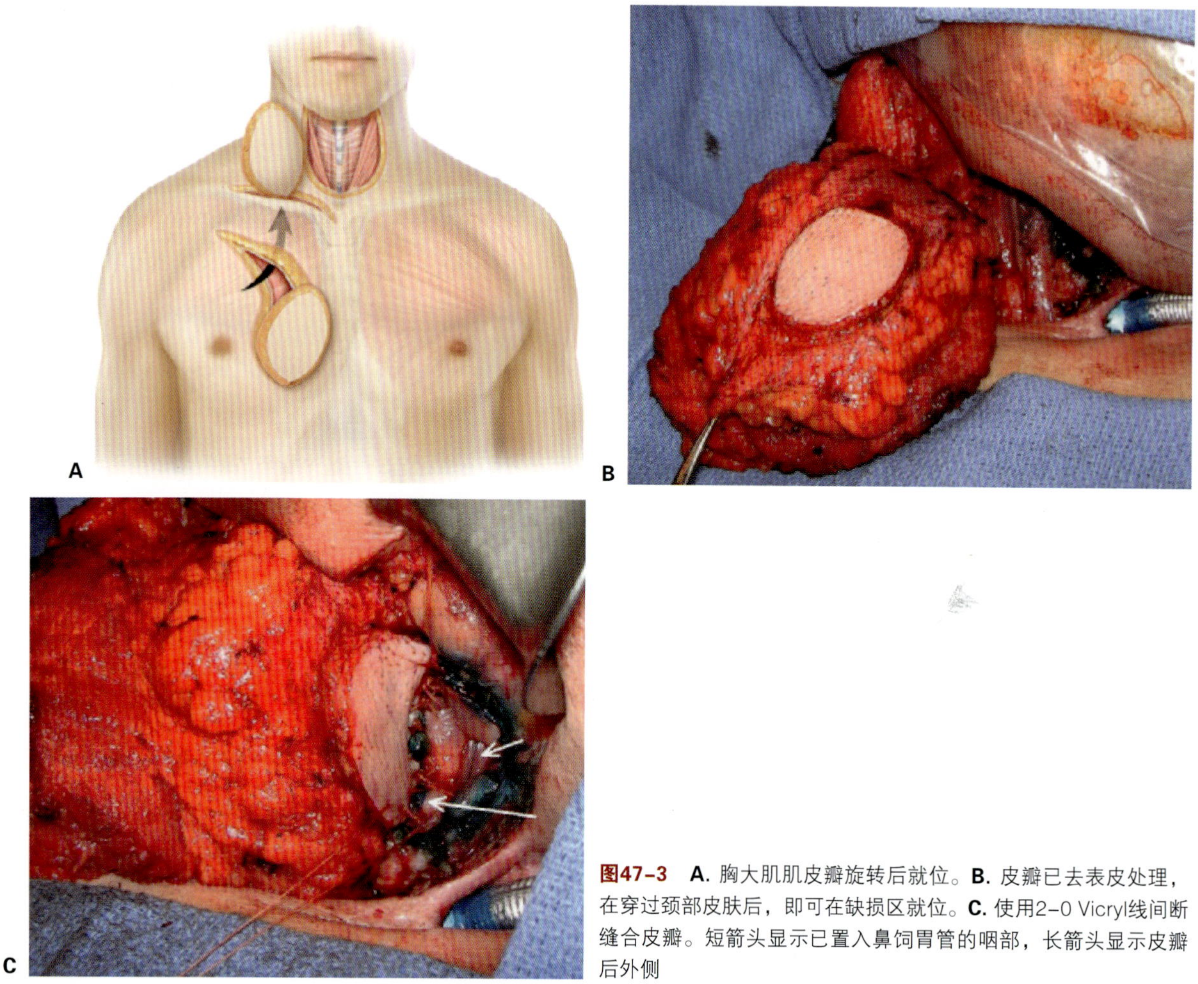

图47-3 **A.** 胸大肌肌皮瓣旋转后就位。**B.** 皮瓣已去表皮处理，在穿过颈部皮肤后，即可在缺损区就位。**C.** 使用2-0 Vicryl线间断缝合皮瓣。短箭头显示已置入鼻饲胃管的咽部，长箭头显示皮瓣后外侧

操作步骤

创口闭合

- 分层闭合颈部皮肤。使用2-0 Vicryl线缝合颈阔肌，使用4-0尼龙线缝合皮肤。
  - 为了便于切除肿瘤，患者头部通常处于过伸位，关闭颈部皮肤切口时可解除其过伸位。
- 如果不能直接缝合皮肤，可以在肌肉上进行中厚植皮修复。
  - 使用油纱保护皮片，并将其固定。
  - 植皮不需要打包，尽量不要用网状皮片。
- 放置引流管后缝合胸部供区。

要点与难点

要点与难点	
适应证和评估	■ 胸大肌肌皮瓣是喉切除术后咽部部分缺损修复的理想术式。 ■ 这种皮瓣不适于修复咽部环形缺损或者接近环形的缺损。 ■ 由于会影响乳房组织，因此这个皮瓣不太适合应用于女性患者。
手术技术	■ 纵向皮瓣有最好的灌注。皮瓣靠近乳晕内侧，这样可以包含尽可能多的穿支血管。 ■ 也可以采用横向皮瓣，但是设计时不能低于乳房下皱襞。 ■ 切断胸内侧神经和胸外侧神经可以使肌肉萎缩，避免臃肿。 ■ 保留胸大肌锁骨在大多数病例中是可行的，可以降低术后并发症的发生率。 ■ 在穿过皮下隧道前，要对皮瓣进行部分去表皮处理。 ■ 使用带圆针的可吸收缝线缝合，避免张力，严密缝合。双层缝合可以减少渗漏。

术后注意事项

- 当24h引流量<30mL时，可以拔出胸部引流管。在延迟拔管的患者中，加压可能有一定效果，但需要小心操作，避免压迫血管蒂。
- 同侧手臂活动的时间：
  - 术后1～2天可以进行被动活动。
  - 术后7～10天逐渐增加活动量。
  - 术后4～6周可以自由活动。
- 患者应保持禁食7～10天，在此期间，以鼻饲管营养。
  - 使用稀释的盐水或者氯己定冲洗口腔，保持口腔卫生，减少口腔内细菌数量。
- 目前缺乏抗生素使用的文献或数据，作者术后常规使用广谱抗生素（针对革兰氏阴性菌、革兰氏阳性菌、厌氧菌）7～10天。
  - 这是由于该手术属于污染手术，大多数患者存在营养不良，并且有放疗史、吸烟史或饮酒史。
- 采用吞咽泛影葡胺（或者稀释钡餐）检查明确是否有渗漏或误吸。如果效果良好，可以将流食逐渐变为软食。
  - 在这些患者中吞咽功能训练通常有一定效果。
- 当24h引流量小于30mL时，可以拔出颈部引流管。
- 术后2～4周拆除颈部缝线，有放疗史者拆线时间需延长。

治疗效果

- 胸大肌肌皮瓣效果确切，皮瓣总坏死率较低（2%）[5]。
- 也有文献报道，总并发症发生率为20%～50%，在大多数情况下与患者的并发症有关。
- 大多数并发症较为轻微，无须大的干预即可痊愈。

并发症

- 唾液漏和瘘管形成较为常见，发生率为5%～35%。
  - 在有放疗史和吸烟的患者中，这种渗漏尤为常见。
  - 最常发生渗漏的部位在近端吻合口处，可能是由于皮瓣的重量产生牵引力所致。将皮瓣软组织缝合到一个实性区域（如下颌骨前缘骨膜处）会有所帮助，但是这种方法有时并不可行。
  - 60%～70%的瘘管在6～8周后通过伤口换药可以逐渐愈合。在此期间，患者应持续禁食并经常进行评估。应大范围开放创口，便于包扎和创口护理。

- 不能自行愈合的瘘管可能需要进行手术清创，在极少数情况下，需要再次进行皮瓣移植修复。
- 也可能发生术后狭窄，最常见于有放疗史的患者。通常使用扩张的方法进行保守治疗。
- 咽部修复后最严重的并发症是大血管的暴露和感染，并且可以引起血管破裂。但是这种情况很少发生，并且通常伴有先兆性出血。
  - 在这种情况下，外科医生应该毫不犹豫地对患者进行血管造影或在手术室内进行探查。可以通过细致的创口护理来避免血管破裂，必要时需要采用另一个皮瓣覆盖暴露在外的血管。

参考文献

[1] Pickrell KL, Baker HM, Collins JP. Reconstructive surgery of the chest wall. *Surg Gynecol Obstet.* 1947;84(4 suppl):465–476.

[2] Ariyan S. Further experiences with the pectoralis major myocutaneous flap for the immediate repair of defects from excisions of head and neck cancers. *Plast Reconstr Surg.* 1979;64(5 suppl):605–612.

[3] Ariyan S. The pectoralis major myocutaneous flap: a versatile flap for reconstruction in the head and neck. *Plast Reconstr Surg.* 1979;63(1 suppl):73–81.

[4] Hanasono MM, Matros E, Disa JJ. Important aspects of head and neck reconstruction. *Plast Reconstr Surg.* 2014;134(6 suppl):968e–980e.

[5] Bussu F, Gallus R, Navach V, et al. Contemporary role of pectoralis major regional flaps in head and neck surgery. *Acta Otorhinolaryngol Ital.* 2014;34(5 suppl):327–341.

48

口咽部缺损锁骨上皮瓣移植修复术

Supraclavicular Island Flap for Oropharyngeal Reconstruction

Michael W. Chu and Ernest S. Chiu

概述

- 口咽部是咽部的中间部分，从软腭到会厌，上邻鼻咽部，下邻下咽部。
- 锁骨上动脉岛状皮瓣是一种基于锁骨上动脉的轴型筋膜皮肤局部旋转瓣。

相关解剖

- 口咽部是连接鼻腔、口腔和上消化道的肌肉黏膜管道，是空气和食物的通道。
- 锁骨上动脉岛状皮瓣的动脉血供来自锁骨上动脉，该动脉是颈横动脉的一个分支。颈横动脉源自锁骨下动脉第一部分的甲状颈干。
  - 在极少数情况下，锁骨上动脉源自肩胛上动脉[1]。
- 锁骨上动脉的平均长度为4cm（范围1～7cm）[2]，管径为1～1.5mm[2]（**图48-1**）。
- 锁骨上动脉位于锁骨上三角，在胸锁乳突肌、锁骨和斜方肌之间。
- 锁骨上动脉岛状皮瓣的静脉血管来自锁骨上动脉伴行静脉，汇入颈内静脉。此外，锁骨上动脉岛状皮瓣外侧回流至颈外静脉分支，这些侧支在分离皮瓣时通常被结扎。
- 锁骨上动脉岛状皮瓣的感觉神经来自颈神经根C_3–C_4的锁骨上神经。这些神经在胸锁乳突肌下方，靠近肌腹的中点处从血管蒂前1～2cm的深筋膜中发出。
  - 在蒂部近端中有一个神经分支位于皮瓣前，其余的分支沿皮瓣长轴走行。这一解剖学特点为锁骨上动脉岛状感觉皮瓣提供了可能性（Sands，2012）。
- 锁骨上动脉岛状皮瓣的皮岛平均长度为24.2cm，宽度为8.7cm[3]。
  - 与最初报道[4]相反，锁骨上动脉岛状皮瓣分离范围可以超过三角肌[3]。
  - 延迟皮瓣或扩张皮瓣可以将皮瓣大小扩大至12cm×35cm[5]。
- 文献报道，锁骨上皮瓣的旋转弧度可以达到180°[1]。

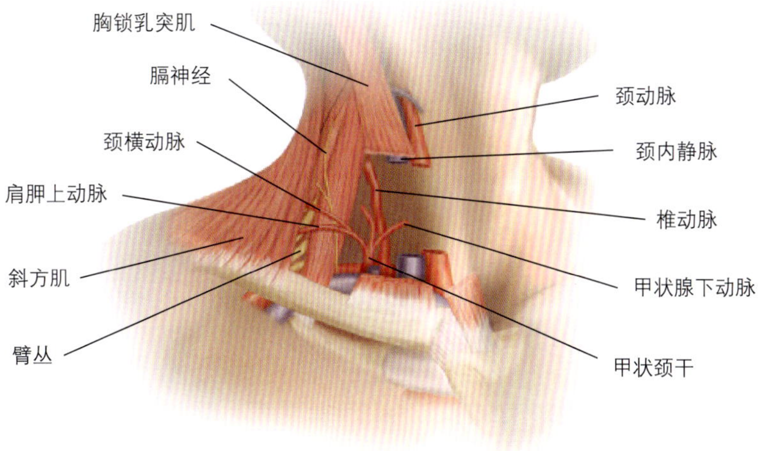

图48-1 锁骨上动脉的解剖

但是，旋转皮瓣超过90° 时需要谨慎，以避免发生静脉瘀血[6]。

- 锁骨上动脉岛状皮瓣有许多优点。
  - 皮瓣轻薄、柔软、无毛，皮肤颜色适合头颈部修复重建。
  - 皮瓣分离和缺损修复在同一手术区域。
  - 血管解剖恒定和旋转弧度较大。
  - 即使在颈部淋巴结清扫和放射治疗后，在大多数病例中仍保留了可靠的皮瓣血供[7]。
  - 不需要显微外科经验，与吻合血管的游离组织移植相比，明显缩短了手术时间[8]。
  - 在供区宽度＜8cm时，通常可以行一期缝合。
- 缺点。
  - 血管蒂容易发生扭转或缠绕，特别是旋转弧度增加后血管蒂受损的风险也随之增大。
  - 穿着特殊衣服时会显露出肩上的瘢痕。
  - 锁骨下区组织肥厚的肥胖患者不适于这种修复方法。

病史与体格检查

- 口咽部缺损最常见的病因是头颈部肿瘤。应详细了解患者常见的既往治疗史（手术、放疗）和与伤口愈合并发症有关的危险因素（吸烟史、饮酒史、营养不良等）。
- 如果在肿瘤切除的同期进行修复，则需要与肿瘤切除医生讨论皮瓣的解剖和皮瓣血管蒂的保留，这一点对于成功的修复非常重要。
- 检查颈部和肩部皮肤的质地和柔软性、之前的手术范围、颈动脉脉搏情况、淋巴结情况。如果有原发肿瘤，须观察其大小和质地。

影像学检查

- 未接受颈部淋巴结清扫的患者不需要常规进行术前影像学检查。
- 对于曾接受过颈部淋巴结清扫的患者，如果与皮瓣位于同侧，需要在术前进行血管造影（CTA或MRA），以确定锁骨上动脉的通畅性，并观察血管的邻近解剖结构、血管长度、通畅性和血管直径。
- 便携式多普勒超声检查可以在术前和术中用来确定锁骨上动脉的位置和通畅性。
- 吲哚菁绿激光血管造影可用于评估锁骨上动脉岛状皮瓣分离后的血流灌注情况。

手术治疗

- 口咽部修复重建的目标包括促进快速愈合、重建上消化道、避免伤口并发症和感染。
- 手术的主要步骤包括：
  - 测量缺损面积。
  - 以血管蒂为轴设计皮岛。
  - 从外侧向内侧掀起筋膜皮瓣。
  - 把皮瓣转移至缺损处。
  - 通过隧道法、易位法或转位法（螺旋桨皮瓣）将皮瓣移植至口咽缺损区。
  - 缝合闭合供区（一期缝合或植皮）。

体位

- 患者取仰卧位，垫肩，颈部处于后伸位。
- 头部放置于头圈上，避免颈部过度后伸。

术前设计

- 在锁骨上方、胸锁乳突肌后方和斜方肌前方构成的三角区域内定位并标记血管蒂（**图48-2**）。
  - 使用便携式多普勒超声仪检测锁骨上动脉的位置和通畅性，以血管蒂为轴设计皮瓣。
- 用夹捏试验确定供区可以行一期缝合。
- 根据旋转弧度标记皮瓣远端。采用纱布条置于血管蒂处，之后通常旋转一定的角度来确定皮瓣的长度。

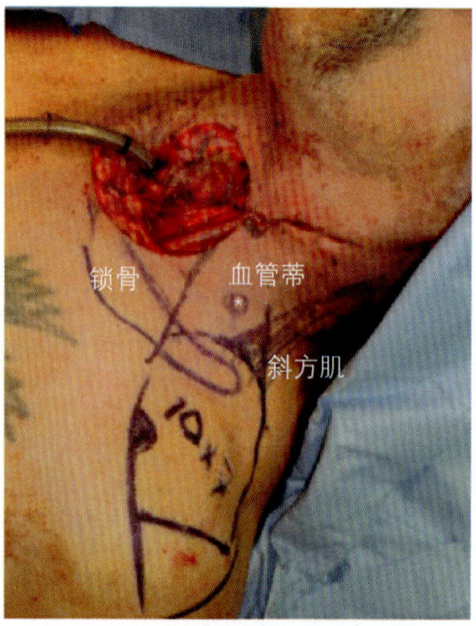

图48-2 设计10cm×7cm的锁骨上动脉岛状皮瓣。★代表锁骨上动脉血管蒂，位于锁骨、胸锁乳突肌和斜方肌构成的三角区域内

术前标记

- 测量口咽部缺损面积（**图48–3A**），根据旋转弧度和缺损面积设计并标记锁骨上皮瓣的位置和大小。
  - 皮瓣通常至少比缺损宽1～2cm，以避免在张力下修复咽部缺损（**图48–3B**）。
  - 如果皮瓣远端达三角肌前部，则必须进行延迟，否则会引起皮瓣缺血、坏死。皮瓣远端坏死将导致口咽部瘘管形成、伤口愈合不佳等并发症。
- 用夹捏试验确定供区一期缝合的能力。
- 如果供区不能一期闭合，则使用中厚皮片移植，并应用VAC海绵打包。

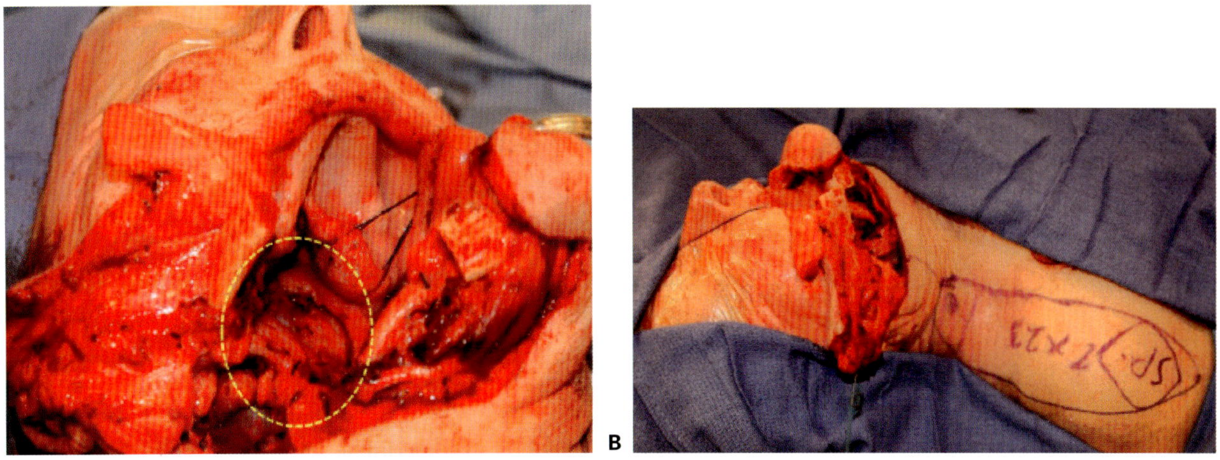

图48–3 **A.** 74岁女性患者，有右侧扁桃体鳞状细胞癌病史，通过唇正中切口进行了包括扁桃体、咽侧壁和软腭（黄色圆形虚线标记区）联合切除术。**B.** 测量口咽部缺损面积，标记皮瓣面积为7cm×23cm。夹捏试验确定皮肤的弹性，并确定是否可行一期闭合供区

皮瓣切取

- 切开三角肌上方的皮肤，向下切开三角肌前筋膜。
- 在筋膜下平面从远端到近端快速分离皮瓣，直到显露胸锁乳突肌。
- 采用钝性分离和双极电凝从近端到距离血管蒂2cm的范围内小心解剖分离。
- 血管蒂通常不需要裸化，以避免不必要的损伤。
- 当分离到近端时，使用多普勒超声仪确定皮瓣表面下血管蒂的血流和位置。
- 锁骨上动脉岛状皮瓣可以作为岛状皮瓣移植（即在标记皮瓣周围做环形皮肤切口，如**图48–4A**所示），或者保留皮瓣近端切口处组织进行易位皮瓣或转位皮瓣移植（**图48–4B**）。
  - 决定皮瓣类型的首要因素是到达缺损所需要的旋转弧度。
- 在旋转弧度<90°时，通过易位皮瓣或转位皮瓣可以轻松到达缺损区，不需要切开皮肤近端的皮肤，皮瓣移植后也不会形成过大的张力。
  - 转折处皮肤可以去表皮处理，并进行包埋移植。
  - 采用这种设计方法时，皮瓣由轴向血管和近端皮肤随机侧支同时供血，因此保证了皮瓣的良好血供。
  - 如果皮瓣需要穿过皮下隧道，需要小心避免扭曲或挤压血管蒂。
  - 如果皮瓣旋转超过180°，需要解剖血管蒂近端，以避免血管受压（**图48–4B**）。
  - 这种类型的皮瓣常用于修复咽部中下段缺损。在修复缺损时需要对锁骨上动脉岛状皮瓣进行翻转后卷成管状，或者穿过隧道到达缺损处，并确保皮肤以正确的方向植入缺损处（即植入咽腔）。
- 如果口咽部缺损位于舌根上方或延伸至软腭（**图48–4**），通常使用岛状皮瓣进行修复，因为这种方法可以增加皮瓣的长度和旋转的弧度。
  - 在这些病例中，可以直接向近端继续解剖以显露皮瓣血管蒂部，充分解剖可以避免血管发生扭曲。
  - 一般不需要对血管蒂进行裸化处理，以避免损伤皮瓣的静脉回流，防止术后出现静脉瘀血。

操作步骤

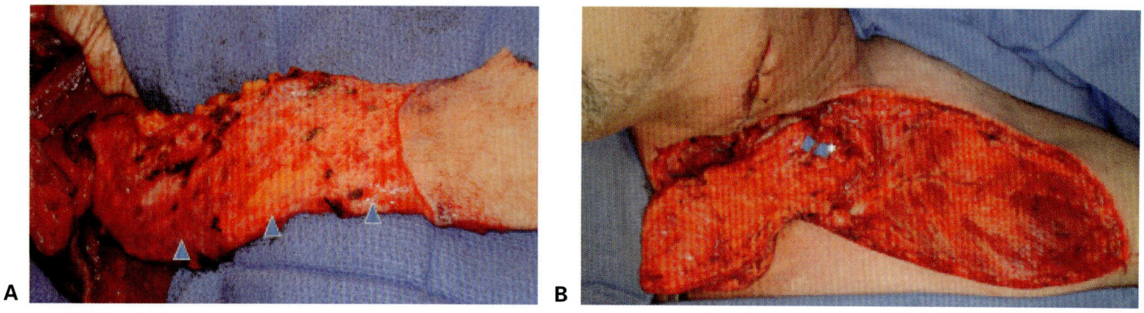

图48-4 **A.** 锁骨上动脉岛状皮瓣切取完成后外观。近端去表皮处理（三角形），准备进行皮瓣移植。**B.** 从外侧向内侧解剖锁骨上动脉皮瓣，对于神经血管蒂（以星号标记）进行裸化处理

皮瓣就位修复完成

- 岛状皮瓣切取完成后（**图48-5A**），将患者的头部转向皮瓣供区对侧，以获得最大的张力，之后使皮瓣就位，使用2-0 Vicryl线在无张力状态下将皮瓣间断缝合至缺损处。
    - 小心操作以达到严密的缝合。
    - 皮瓣近端部分去表皮处理，用来填充切除后形成的无效腔（**图48-5B**）。
- 在少数病例中，如果皮瓣过分臃肿，可将其修薄。但是在血管蒂半径2cm内应避免进行修薄操作（**图48-5C**）。
- 分层缝合颈部皮肤，以2-0 Vicryl线缝合颈阔肌，以4-0尼龙线缝合皮肤。
- 潜行分离供区皮下组织，分层缝合闭合切口。
    - 如果供区不能一期闭合，可以取中厚皮片，使用铬线或皮钉缝合，并用VAC敷料打包固定。
- 在颈部放置一个大的Jackson-Pratt引流管。供区是否放置引流管需根据术者的习惯。

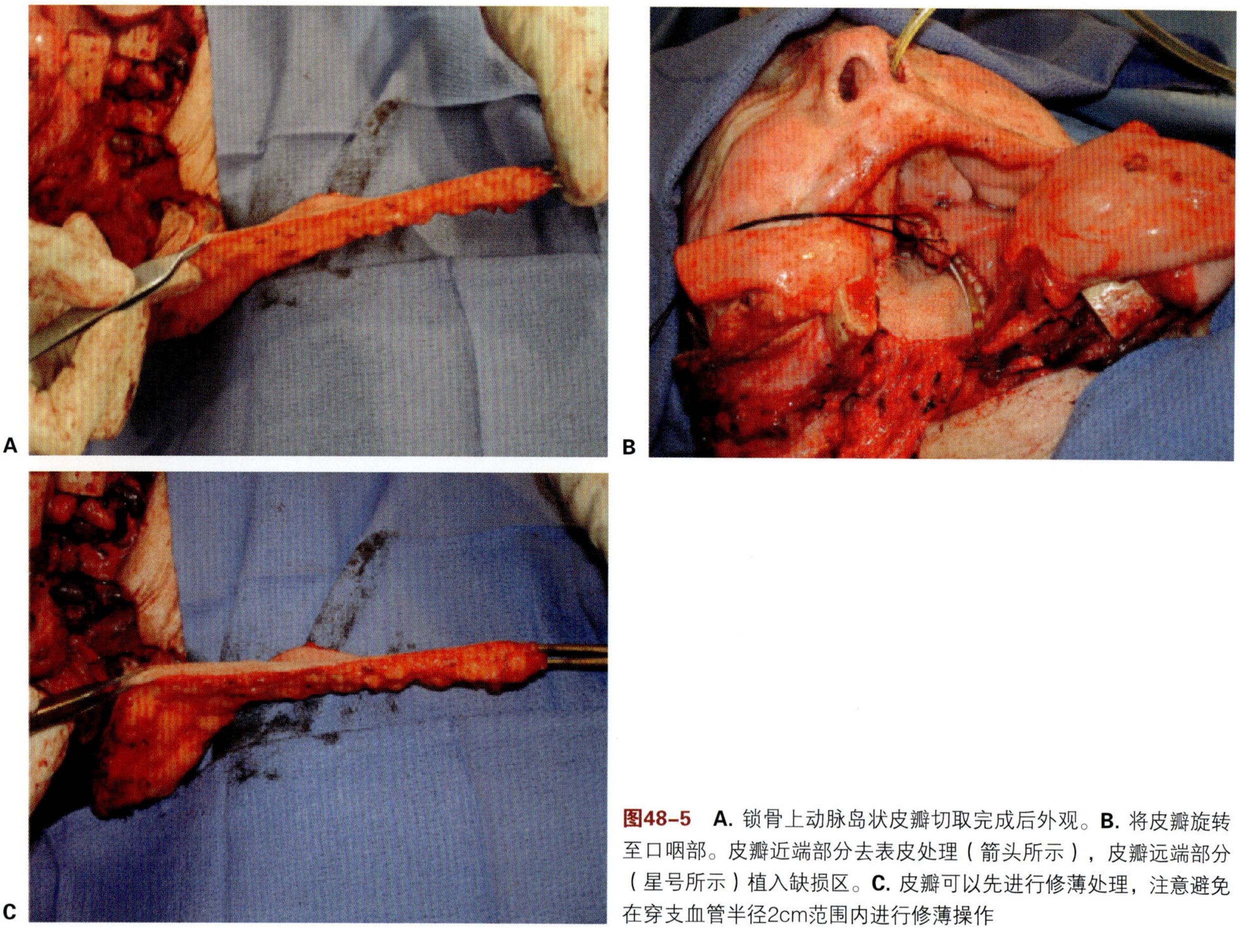

图48-5 **A.** 锁骨上动脉岛状皮瓣切取完成后外观。**B.** 将皮瓣旋转至口咽部。皮瓣近端部分去表皮处理（箭头所示），皮瓣远端部分（星号所示）植入缺损区。**C.** 皮瓣可以先进行修薄处理，注意避免在穿支血管半径2cm范围内进行修薄操作

- 注意避免在供区和血管蒂周围固定气管切开套管和施加压力。
  - 注意标记血管蒂在颈部的位置，以避免术后受到压迫。
- 术后可以使用干性敷料。也可以在供区和颈部切口处应用杆菌肽软膏24h，直到切口皮肤完全闭合。

要点与难点

适应证和皮瓣特点	■ 锁骨上动脉岛状皮瓣是口咽缺损修复的理想选择。 ■ 皮瓣取材简单，解剖可靠，用途广泛。 ■ 供区位置相对不明显，患者耐受性较好。
皮瓣设计	■ 可以采用纱条模拟法预估皮瓣的长度和旋转弧度。 ■ 通过解剖血管蒂使皮瓣成为岛状，可以增加皮瓣的旋转弧度，使皮瓣在无张力的情况下进行移植。但是血管蒂解剖时应格外小心，以避免静脉瘀血。 ■ 避免皮瓣远端设计在三角肌前端，否则将增加皮瓣远端坏死的风险。如果必须设计在这个位置，则需要进行皮瓣延迟。
手术技术	■ 可以使用便携式多普勒超声和透照法对皮瓣下血管蒂进行定位，并注意避免损伤。 ■ 在血管蒂周围保留部分筋膜和皮下脂肪，即使是采用岛状皮瓣修复时也应如此。这样做有助于避免皮瓣解剖过程中对血管造成损伤。
术后护理	■ 避免气管插管固定线压迫血管蒂。

术后注意事项

- 患者禁食水（NPO）5～7天，对患者进行标准的口腔护理。
- 对于简单的病例，使用覆盖革兰氏阳性菌、革兰氏阴性菌和厌氧菌的抗生素24～48h。
- 对于污染伤口（如瘘管）、有放疗病史或有增加伤口并发症因素（如长期吸烟史、糖尿病、肥胖）的患者，根据实际情况可以更长时间地使用抗生素。
- 术后5～10天进行吞咽试验，可床旁试验或用造影剂进行实验，以明确伤口有无渗漏。
- 对于有放疗史、污染伤口或唾液瘘病史的患者，需要更长的愈合时间。通常在10～14天后进行吞咽试验。
- 术后2～3周开始针对上肢的运动和力量进行理疗和康复治疗。
- 大多数患者长期预后理想，伤口愈合快速，功能恢复良好，供区瘢痕外观可以接受（**图48-6**）。

A
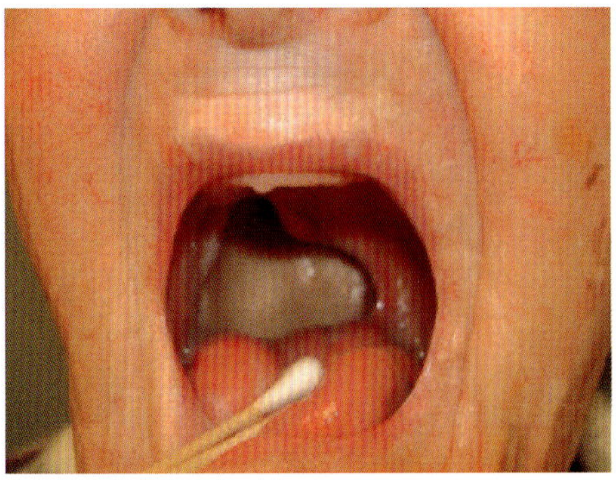
B
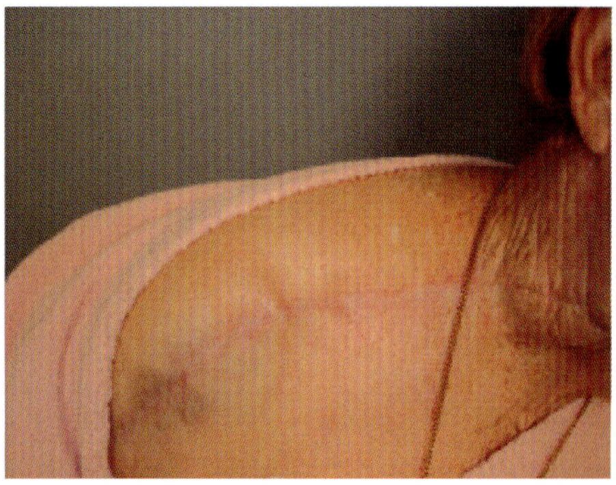

图48-6 术后1年随访结果显示，咽喉部锁骨上皮瓣愈合良好，已发生黏膜化（**A**）；供区一期闭合，愈合良好，瘢痕不明显（**B**）

治疗效果

- 锁骨上动脉岛状皮瓣的成功率很高，整个皮瓣坏死极为罕见。
- 供区功能影响较小。但是之前曾行颈部淋巴结清扫和放疗的患者，分离锁骨上动脉岛状皮瓣后可能会减少其运动的范围和力量，应尽早进行理疗。

并发症

- 如果皮瓣的标记超过锁骨上动脉的供血区（末端到三角肌前端），可能发生皮瓣远端缺血和坏死。
  - 在术前2～3周进行皮瓣延迟，可能会减少皮瓣坏死的发生。
- 静脉回流不佳，可能是由于旋转过度、移植后张力过大、皮瓣隧道压力过大（特别是在放疗后的皮肤上容易发生）、气管切开套管固定线压迫等。
  - 如果皮瓣出现血管问题，可以采用拆除缝线、放血治疗、使用硝酸甘油、增加静脉吻合、皮瓣还原至供区、延迟修复等方法进行治疗。但是其中许多技术往往在口腔内无法实现。
- 供区切口裂开可能发生在过宽的皮瓣中。因此，如果缝合过紧，就需要考虑组织扩张或者植皮。
- 血肿可能导致气道受压、发生伤口愈合相关并发症和皮瓣坏死。
  - 确保手术结束时彻底止血，一旦发生皮瓣受压或气道阻塞，须尽早进行治疗。
- 口咽瘘管形成是口咽修复后较为常见的并发症，发生率为5%～35%。
  - 术前曾行放疗的患者该并发症发生率明显增加。皮瓣植入时小心谨慎地操作可以降低该并发症的发生率，可以使用皮瓣去表皮部分促进创口修复并消除无效腔。
  - 大多数口咽瘘管在良好的局部创口护理和口咽部鼻饲饮食的情况下可以自行愈合。
  - 如果瘘管在3个月内不能自行恢复和愈合，则需要再次手术进行治疗。
- 管腔狭窄也是口咽修复术后较为常见的并发症，特别是在术前和术后进行放射治疗的患者中更为常见。
  - 对于大多数病例可以采用内镜下进行扩张治疗。在少数病例中，需要进行再次手术干预。
- 在使用神经化皮瓣行口咽或口腔修复后，可能发生肩关节感觉障碍和吞咽感觉障碍[2]。

参考文献

[1] Vinh VQ, Van Anh T, Ogawa R, Hyakusoku H. Anatomical and clinical studies of the supraclavicular flap: analysis of 103 flaps used to reconstruct neck scar contractures. *Plast Reconstr Surg*. 2009;123:1471–1480.

[2] Abe M, Murakami G, Abe S, et al. Supraclavicular artery in Japanese: an anatomical basis for the flap using a pedicle containing a cervical, non-perforating cutaneous branch of the superficial cervical artery. *Okajimas Folia Anat Jpn*. 2000;77:149–154.

[3] Chan JWH, Wong C, Ward K, et al. Three- and four-dimensional computed tomographic angiography studies of the supraclavicular artery island flap. *Plast Reconstr Surg*. 2010;125:525–531.

[4] Blevins PK, Luce EA. Limitations of the cervicohumeral flap in head and neck reconstruction. *Plast Reconstr Surg*. 1980;66:220–224.

[5] Di Benedetto G, Aquinati A, Pierangeli M, et al. From the "charretera" to the supraclavicular fascial island flap: revisitation and further evolution of a controversial flap. *Plast Reconstr Surg*. 2005;115:70–76.

[6] Salgarello M, Lahoud P, Selvaggi G, et al. The effect of twisting on microanastomotic patency of arteries and veins in a rat model. *Ann Plast Surg*. 2001;47:643–646.

[7] Yu P. The transverse cervical vessels as recipient vessels for previously treated head and neck cancer patients. *Plast Reconstr Surg*. 2005;115:1253–1258.

[8] Liu PH, Chiu ES. Supraclavicular artery flap: a new option for pharyngeal reconstruction. *Ann Plast Surg*. 2009;62:497–501.

第12部分　面神经

49

口角缺损Estlander瓣（交叉唇瓣）移植修复术

Facial Reanimation in the Oncologic Patient Using Nerve Grafts and Nerve Transfers

Joseph H. Dayan

概述

- 腮腺恶性肿瘤切除后遗留的面神经麻痹修复较为困难，术后功能和外观结果常难以预测。
- 有局部进展性疾病的患者不适于接受长达数年的分期手术。
  - 临床上希望以最少次数的手术获得最快速、最有效的功能改善。
- 本章主要介绍不同临床情况下针对面神经麻痹（面瘫）所进行的神经移植和神经转位修复术。
  - 手术的目标是恢复面部表情肌的运动功能。
  - 在条件允许的情况下，本章节中所介绍的修复手术最好在肿瘤切除术后同期进行。

相关解剖

- 咬肌是咀嚼肌的组成部分之一。
  - 咬肌起自颧弓下缘和内侧面，止于下颌骨外侧面（**图49-1**）。
  - 咬肌由浅层、中层、深层3层肌肉组成。
  - 浅层咬肌肌纤维向后、向下走行，深层肌纤维走行相对更垂直。支配咬肌的运动神经源自三叉神经的下颌支，通过翼外肌和下颌切迹后离开颞下窝，并从咬肌深层进入咬肌。因其直径仅有1～2mm，所以能在深层与中层肌纤维之间向下走行。神经越往咬肌前下部远端走行越为浅表，且与下齿槽动脉发出的细小血管相伴行。

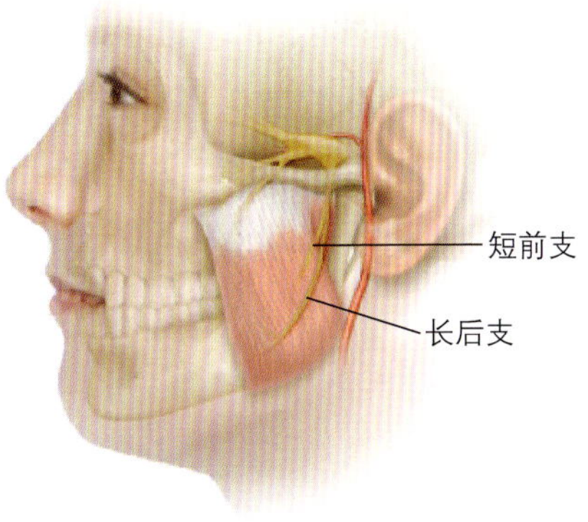

图49-1　咬肌神经的走行。主干常分为一个较长的后支和一个较短的前上支

- 面神经出茎突孔后向浅层走行，之后很快就进入腮腺腺体，并逐渐分为颞（额）支、颧支、颊支、下颌缘支和颈支五大分支。
  - 面神经通常先分出上干（颞面干）和下干（颈面干），之后逐渐分为多个分支。面神经5个分支的数量和走行变异较大，并且互相沟通，因此可以称为“神经分区”。
  - 尽管针对面神经解剖已进行了详细的研究，但是将面神经看作是与肌肉群及其活动密切相关的多个生理和功能性分区，比只关注神经分支的解剖和分布更具临床价值。
- 面神经颞支从颧弓水平的腮腺上极发出，紧沿颞顶筋膜的下侧浅层走行。
  - 从耳屏下方0.5cm处至眉毛上方1.5cm处连线，颞支位于此连线上。3D重建结果显示，以颧额缝、颧颞缝以及耳道前1cm处垂直线为边界做三角区，该神经分布于此三角区内。
  - 在额肌的外侧缘这些分支深入到额肌和眼轮匝肌，并支配这些肌肉。神经最终到达眉间区，支配降眉肌。
- 颧支离开腮腺后在颧弓下方走行，之后走行于浅表肌肉腱膜系统（SMAS）深层，支配提上唇肌和眼轮匝肌下部。
  - 颧支远端在颧肌复合体的深层走行，然后在面部更内侧发出分支。颊支从腮腺前缘发出后在腮腺导管下方走行，在颊脂垫表面深入SMAS层深层，支配口周和颊部肌肉。

- 颧支和颊支分区都有大量的神经支配重叠区域，因此可以切断单支或多支神经而不会造成神经功能障碍。这是跨面神经移植术的理论基础。

- 下颌缘支离开腮腺下部并沿下颌骨下方走行，支配唇部和颏部肌肉。
  - 尸体解剖结果显示，下颌缘支至少包含3个在颈阔肌下表面和面部血管浅层走行的主要分支。

病史与体格检查

- 大部分肿瘤患者均接受过辅助放疗，会导致体积缩小和组织挛缩，并可能对神经移植产生不良影响。
- 尽管微笑功能的恢复是面瘫修复术后可见的最明显的特征，但是患者的眨眼动作最具时间敏感性，而且是日常生活中最重要的功能。
  - 一旦患者的眼轮匝肌失去神经支配超过2年，眼轮匝肌就会过度萎缩甚至无法恢复功能，这时重建眨眼动作就会十分困难。
  - 但是即使是不可逆性失神经多年，使用游离股薄肌或颞肌移植仍然可以较为有效地重建微笑动作。
  - 这也是作者在面部肌肉功能不能自行恢复的患者中常保留颞肌的原因，但是颞肌一般无法修复闭眼功能。
  - 下唇运动和下降功能的恢复会使外观更加和谐。
- 如果患者在初次神经麻痹后2.5年内就诊，可以采用肌电图（EMG）评估眼轮匝肌、颧大肌和降口角肌的活力[1]。
  - 如果提示肌肉有活力，一般会施行咬肌神经或舌下神经转移修复。如果提示肌肉无活力，就必须施行功能性肌肉移植。

手术过程

- 节段性神经缺损的首选修复方法是一期神经移植。只有面神经才能提供自发性面部运动。
  - 理想的神经移植患者是神经缺损节段相对较短、近端面神经主干无肿瘤、无放疗史的患者（**图49–2**）。
  - 股前外侧游离皮瓣不仅能提供软组织以填充缺损，其股外侧肌运动支还能作为神经移植物。神经可以保留在蒂部形成血管化神经移植物，或者更为常见的是将其单独分离出来，使神经移植的自由度更大。

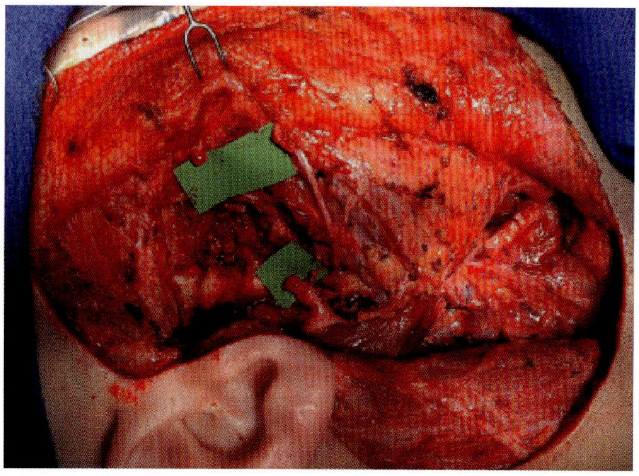

图49–2 腺样囊性癌患者接受腮腺切除术，术中切断了面神经上方分支。术后患者无法进行上抬眉部、眨眼、微笑等动作。患者术后需要接受辅助放疗，面部会出现明显的容量损失，影响面部美观。对于这种近端已镜下确定无病灶残留的单发性缺损最适合行一期神经移植修复

- 在面神经近端缺失时，可以将神经移植至咬肌，能修复微笑动作以及部分下睑运动。在术后3～4个月，能够恢复颧大肌和眼轮匝肌的部分自主运动功能，但是不能恢复自发性或与情感表达相关的运动。
  - 尽管神经-咬肌移植术有一定的缺点，但效果较为可靠，一部分患者在神经修复术后可以不需要进行上睑增重手术，也不需要经常使用滴眼液。
- 在面神经近端主干缺失时，作者常使用双重神经移植术，以避免由于单一神经移植至多个远端分支引起的面部整体运动不自然的情况。
  - 在术前评估患者咬肌神经和舌下神经功能是否正常。如果功能不佳，就采用其他神经进行移植，常用副神经。
- 当同侧面神经不可用时，通常采用跨面神经移植恢复肌肉的自发性运动。
  - 这项技术的一大缺点就是修复后肌肉力量的改变。神经移植修复尽管在肌肉自发性运动方面不及跨面神经移植，但是修复后能够确保肌肉具有足够的力量。
  - 跨面神经移植通常分两期完成，因此不太适合疾病处于进展期的患者。但是对于同侧神经无法使用的患者，这种手术是唯一能恢复肌肉自主运动的方法。

神经移植修复术

修复神经

- 切取神经，去除神经外膜后备用（**图49-3A**）。
  - 理论上去除外膜更有利于神经移植物的存活，就像薄皮肤移植物比厚移植物存活率更高一样（**图49-3B**）。
- 将移植神经放置于术区，通过神经移植将面神经近端与面神经颧支远端桥接吻合，修复主管微笑肌群的神经支配（**图49-3C**）。
- 用10-0尼龙线缝合神经外膜。
  - 在肿瘤切除时可以刺激面神经近端的各个神经束，目的是确定控制远端微笑与眨眼动作的面神经分支。
- 在近端神经吻合完成后，确定适宜的神经移植物长度，以便于在无张力下进行神经修复，去除多余的神经移植物（**图49-3D**）。
- 将神经移植物的远端连接至颧支远端，恢复主管微笑肌肉的神经支配，一般使其沿面横动脉方向走行。
  - 根据神经直径选择10-0或11-0尼龙缝线缝合。在图中显示的病例中，进行了顺行单根神经移植术。
  - 如果使用腓神经移植，一般用近端腓神经进行顺行修复，这样远端不会有太多的分支。
  - 如果切取的腓神经位于内侧和外侧腓神经汇合处以远，则会有明显的分支。为了最大限度地减少神经侧支轴突的损失，可以采用反向神经移植的方式进行修复。
- 剩余的神经移植物呈“Y”形，从近端连接至控制眨眼的上级神经束。
  - “Y”形移植物的两端连接到控制眨眼的面神经分支远端（**图49-3E**）。

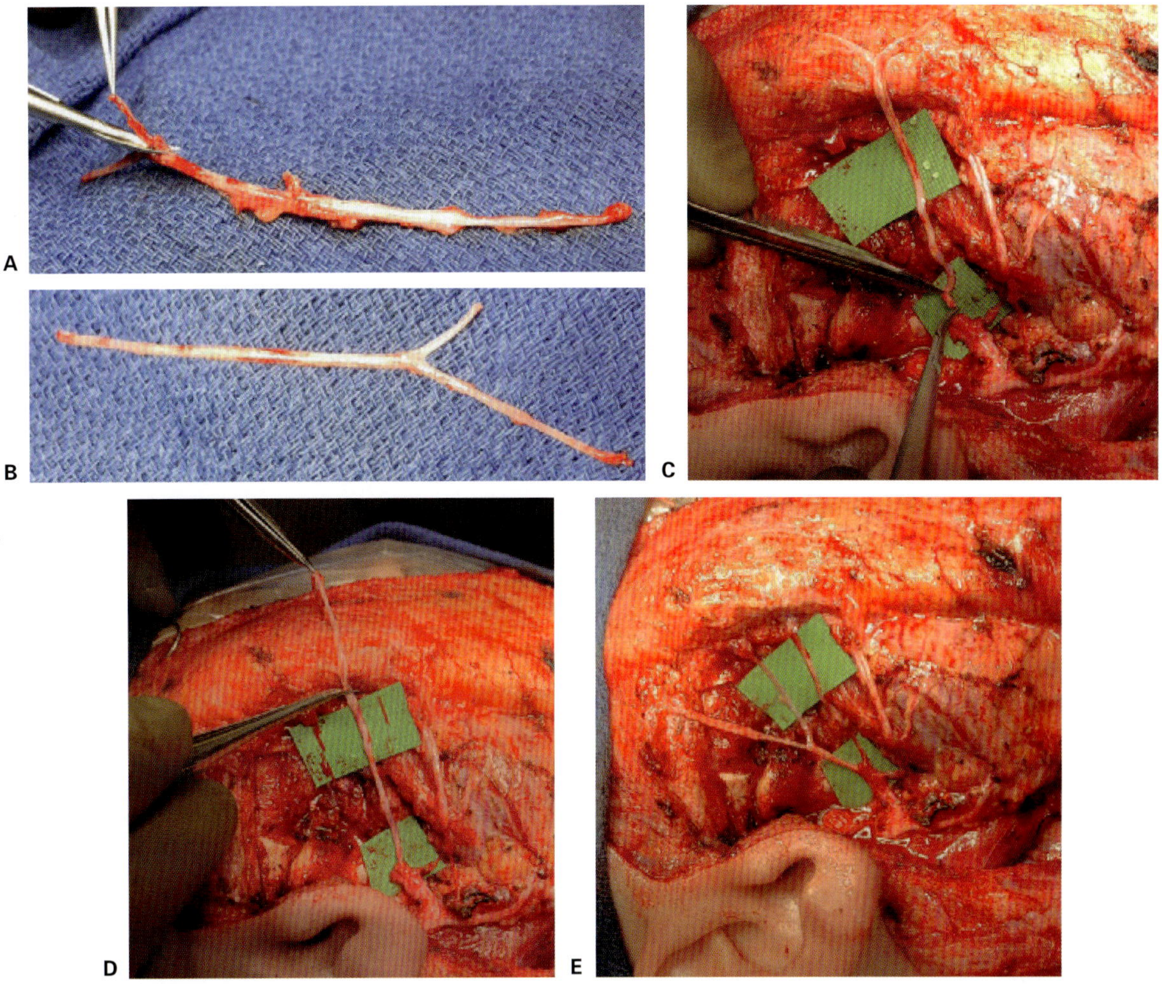

图49-3 **A.** 从含有股外侧肌运动神经支的股前外侧皮瓣中切取神经移植物，将神经外膜剥除。**B.** 彻底剥除外膜后的神经移植物。**C.** 将面神经近侧断端与神经移植物吻合。**D.** 测量所需神经移植物长度，精准修剪至所需长度。**E.** 对于远端控制眨眼与微笑的面神经残端完成一期神经移植术后外观

操作步骤

采用游离皮瓣修复缺损

- 面神经修复完成后，仍有可能存在大面积软组织缺损。对此，如果不进行软组织缺损修复，皮肤将会与咬肌接触后发生粘连，耳廓区会出现凹陷并位置固定，在这种情况下再进行二期神经手术风险较大。
- 将带脂肪筋膜的股前外侧游离皮瓣经过精准修剪后植入缺损区，通常将面动脉或甲状腺上动脉和颈内静脉分支作为受区血管（**图49-4**）。
- 在神经断端直径明显不匹配或因神经外膜薄弱，神经束容易散开时，直接进行神经修复难度较大。在这种情况下使用神经套管进行神经修复非常有效，并且有可能产生更好的修复效果[2,3]。
    - 目前可供选择的神经套管有多种，包括自体静脉、产业化商品（如猪黏膜下神经管）等。

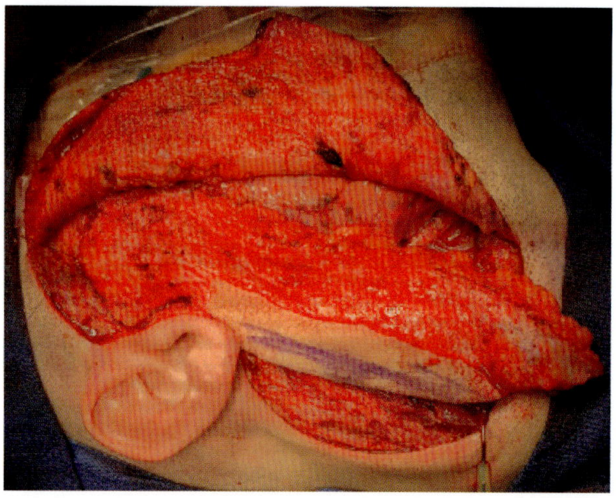

图49-4 采用带脂肪筋膜的股前外侧游离皮瓣覆盖神经修复后创面，放疗后保持正常的面部外形

■ 面神经-咬肌神经转移修复术

- 触诊颧弓下缘与下颌骨颈部前缘相移行的转角处。
- 做一平行于颧骨下缘的水平切口，分离咬肌浅层的后1/3。
    - 分离后可以看到发白的肌腱层，标记咬肌深层的起点。
    - 咬肌神经就位于此肌肉的深层。
- 使用神经刺激仪和双极电凝逐层分离咬肌深层，直至找到支配咬肌的神经。
    - 咬肌神经通常与血管蒂伴行，因此如果术中遇到出血，就不能使用电凝，以避免损伤神经。
- 适度按压止血直到出血停止。充分显露神经，并向远端（下缘）分离至其分叉处，在此处切断神经，并向前转移进行修复。
    - 通常使用咬肌神经下行的主干，可以保留向前方走行的横向小分支，以维持部分咬肌功能。
    - 完全牺牲全部咬肌神经分支会导致咬肌萎缩。如果不移植自体组织来覆盖腮腺切除术后形成的缺损，则这种萎缩会非常明显。
- 咬肌神经可以直接与远端面神经分支进行神经外膜吻合修复，或使用猪神经套管进行桥接吻合修复（**图49-5**）。
    - 将神经供体和神经受体通过猪神经套管相连，连接时使两断端刚好相互接触。
    - 以两根9-0尼龙缝线在神经套管两侧缝合，两条缝线之间成180°角，之后将缝线缝合至神经外膜上以固定神经套管。
    - 神经套管移植更适合无法行一期神经修复的患者。
    - 神经直径不匹配或神经束聚集性差会使一期修复变得困难。

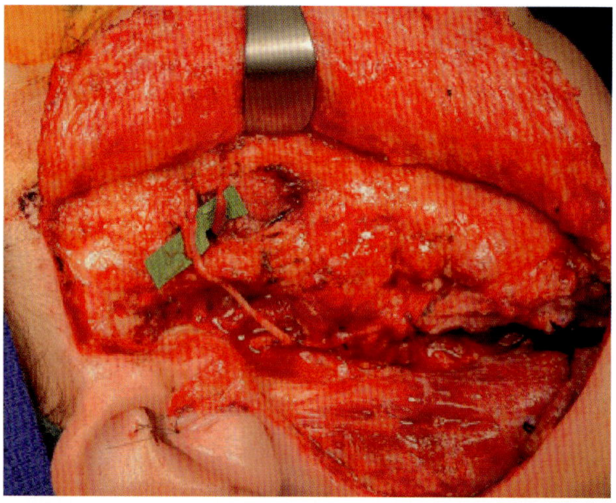

图49-5 对患者施行腮腺切除术中发现神经周围有病灶残留，因此同时去除了面神经上部分分支。由于单纯采用神经移植术修复神经不足，因此联合采用加面神经-咬肌神经吻合术。应用猪神经套管行咬肌神经与面神经颧支吻合术，恢复面部微笑和下睑运动

- 如果神经修复与肿瘤切除同期进行，可以在术中通过面神经远端分支对刺激反应的判断来确定修复的目标神经。
    - 如果是延期修复，对于神经分支刺激通常不能产

生肌肉反应，在这种情况下常将面神经颧支作为神经吻合的目标神经，该神经与面横动脉伴行。

- 邻近神经分支也可以采用端侧吻合的方式与远离咬肌神经主干的侧面小神经分支进行吻合，以达到更好的神经修复效果。

- 神经修复术后常需采用带脂肪筋膜的股前外侧游离皮瓣覆盖，以恢复面部外形。
  - 为避免咬肌强力收缩影响神经修复效果，术后请患者进食软质饮食10天。

舌下神经和咬肌神经双重转移修复术（双重看护式神经修复）

- 如上所述，通过面神经-咬肌神经吻合修复面神经上部分分支的缺损。
  - 此外，采用舌下神经转移修复至面神经下部分分支，以恢复下面部肌肉的运动功能。
- 在紧邻颈动脉浅层的二腹肌下方分离显露舌下神经，去除部分神经外膜，形成神经外膜窗（Terzis曾首先介绍了这一方法[4,5]）。
- 切断少于40%横截面积的舌下神经一般不会造成舌下神经严重的功能障碍。
  - 作者通常切断30%横截面积的舌下神经，然后使用金刚石刀片沿神经纤维长轴分离，直到纤维束可以顺利地突出神经外膜窗。
  - 术者必须保证轴突切断的效果，并确保轴突可以生长进入远端面神经的目标位置。
- 以10-0尼龙线将远端面神经分支（下颌缘支、颊支或颈支）与舌下神经进行端侧吻合（**图49-6**）。
  - 在患者颈部较长或腮腺切除术导致的前部缺损较大时，可能需要辅助应用短的神经移植物。

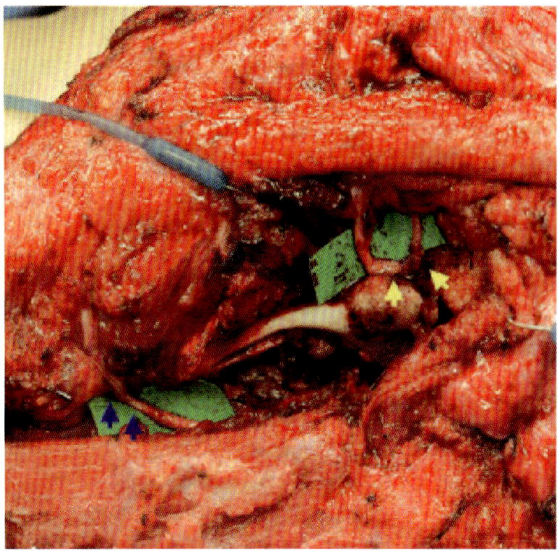

图49-6 一位腮腺腺样囊性癌患者接受了去除部分颞骨的腮腺扩大切除术，术后已无可用的面神经近端。将面神经颧支的2个远端分支与咬肌神经进行吻合（黄色箭头），将下颌缘神经与舌下神经进行端侧吻合（蓝色箭头）。采用带脂肪筋膜的股前外侧游离皮瓣覆盖在神经修复部位，以减轻放疗后对外观的影响，并对神经吻合处起到保护作用，还便于后期行再次手术修整

跨面神经移植术

显露面神经

- 在健侧面部做一改良耳前除皱切口，切口向前延长至下颌骨下缘下方以充分显露面神经。
  - 一般避免使用利多卡因或其他局部麻醉药物，以确保显露后的神经能被有效地刺激。
- 掀起腮腺包膜上的SMAS层，在腮腺前缘可见面神经分支。
- 用显微蚊式钳平行于神经纤维方向进行细致分离，显露颧支或颊支。
- 继续向近端剥离，显露面神经分支，直到显露面神经上干及主干。
  - 最终显露面神经全长，并用神经刺激仪进行功能定位。

选择供体神经

- 决定神经修复输入效果的两个主要因素是轴突载荷量和供体神经的选择。
  - 已有研究表明，轴突载荷量可直接影响肌肉运动的力量[6,7]。
  - 进入神经移植物的轴突数量越多，支配目标肌肉的力量就越强。
- 供体神经的选择也同等重要，因为错误的神经选择会导致再神经化失败和面肌联动症。
- 全面部修复是最终目标，常用3个跨面神经移植来修复眨眼、微笑和下唇下移运动。
  - 在正常侧至少保留一条支配眨眼、微笑和下唇下移的面神经分支完好无损，以避免正常侧出现面瘫表现。
- 最佳的供体神经是受到刺激时眼轮匝肌上部及下部

操作步骤

均有肌肉收缩，并且单纯支配眨眼动作的面神经分支。

- 离断供体神经的位置越靠近近端，轴突载荷量就越大，因而采集供体神经时，在完整保留支配眨眼的另外一条神经的前提下，应尽可能地靠近近端切取。

- 在高灵敏度神经刺激仪的辅助下，支配微笑及下唇下移的供体神经也采用相同的方式切取。
  - 神经刺激所需的电流强度是0.5mA，电刺激时神经必须完全干燥。
  - 在面神经定位前，应停用吸入药物，以防对神经刺激产生干扰。

建立隧道和修复神经

- 确定供体神经并将其离断后，制备通向面部瘫痪一侧的皮下隧道，做与健侧相似的改良除皱切口。
- 修复微笑和眨眼动作的两个隧道应该分开制备，两个隧道分别在鼻部下方和上唇上方走行。
  - 两根神经共用同一隧道可能会导致面肌联动症，因为邻近神经移植物之间可能会有交叉性神经支配。
  - 用于修复下唇运动的神经隧道位于下颌骨下方上颈部周围。
- 采用阶梯分段技术切取双侧腓肠神经。每侧腓肠神经的近端2/3用于修复眨眼和微笑动作，远端1/3则相互缝合起来用于修复下唇下移动作。
  - 也可以切取隐神经，25cm长的神经移植物足以跨越整个面部。
- 将神经移植物与正常侧神经供体分别吻合（**图49-7A**），并通过隧道转移至瘫痪侧。
- 用4-0 Prolene缝线将这些神经固定在耳前区域，之后拍照记录具体位置以供二期手术作参考（**图49-7B**）。
- 最后沿着这些神经走行轻轻按压面部，希望能促进神经逐渐跨面部迁移，即Tinel现象。

二期手术

- 二期手术通常在一期手术后9～12个月进行，显露神经远端，修剪至少1cm至健康的神经组织。
- 通过神经冰冻切片活检，可以确认是否存在有活性的轴突和神经束。

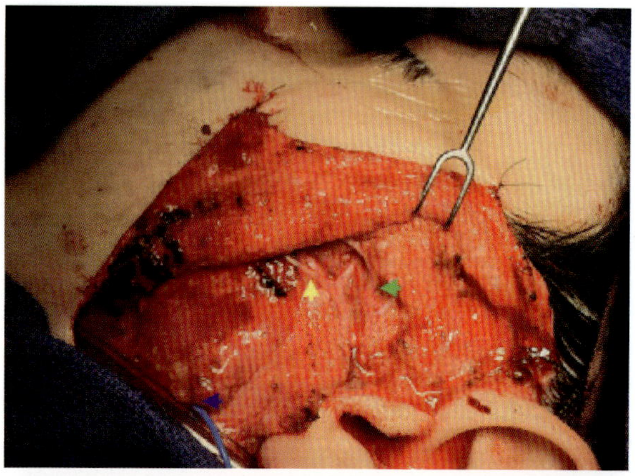

A

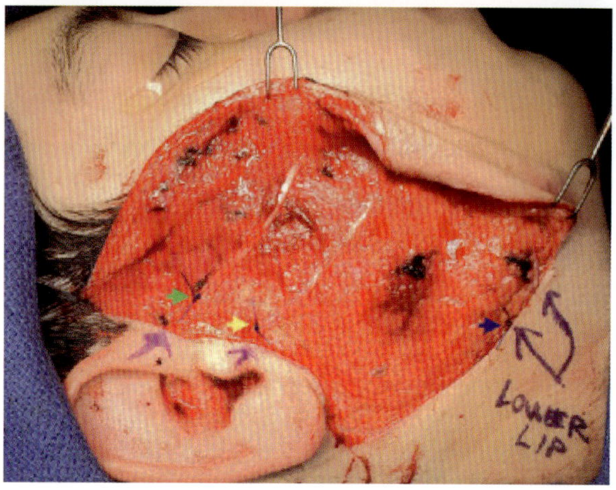

B

图49-7 **A.** 3个跨面神经移植物分别与健侧供体神经吻合，以分别支配眨眼（绿色箭头）、微笑（黄色箭头）和下唇下移（蓝色箭头）。**B.** 跨面神经移植物分别转移至瘫痪侧以备未来使用

- 如果患者接受了单一或双重神经转移修复术，并且肌肉收缩有力，则可以将至少50%接受转移神经支配的神经束离断，并将其与各自的跨面部神经移植物进行吻合。
- 如果神经转移修复术后肌肉收缩强度为中等或较弱，则常用功能性游离股薄肌肌瓣覆盖在有部分功能的原位肌肉上以恢复微笑动作。
- 如果神经转移修复术后肌肉丧失收缩能力，术者根据多年的跨面神经移植的经验，常将咬肌神经和跨面神经移植物连接至支配股薄肌的闭孔神经，行双重神经修复术。
  - 功能性股薄肌转移修复术将在本书的另一章节介绍。
  - Terzis也曾报道，采用颈阔肌和二腹肌分别修复眨眼和下唇下移的动作[8-10]。

要点与难点

手术时机	■ 尽可能在肿瘤切除同期行面神经修复。
移植物的选择	■ 尽可能首选同侧神经移植物。
眨眼修复	■ 优先通过原位眼轮匝肌神经化恢复眨眼动作。
神经转移	■ 当近端面神经残端不可用、近端残端存在病灶，或既往接受过放疗时，就可以采用神经转移修复术。
皮瓣选择	■ 通常使用带有脂肪筋膜的游离皮瓣重建腮腺手术床，以减少放疗对面部外观的影响。

治疗效果

- **图49-6**的早期术后效果见**图49-8**。

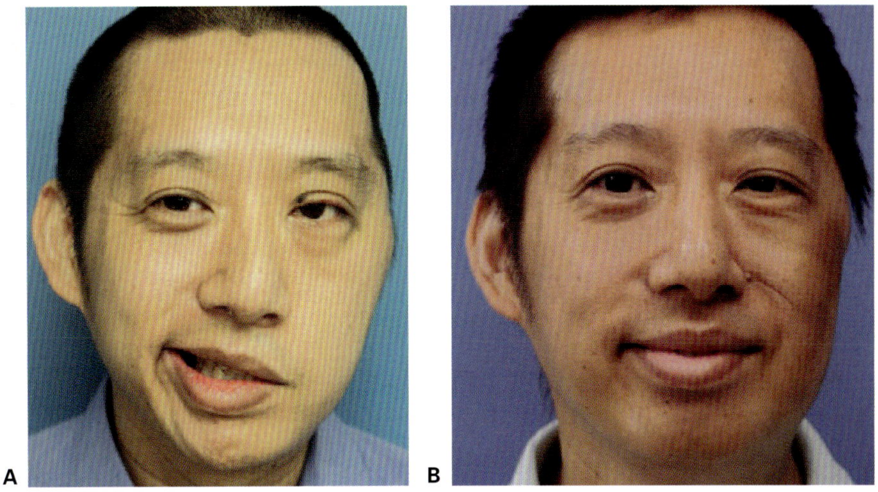

图49-8　**A.** 根治性腮腺切除及颞骨切除术后患者，采用双重神经转位修复和带脂肪筋膜的股前外侧游离皮瓣移植术，图中显示神经修复前面部外观。**B.** 术后接受放射治疗，图中显示术后1年外观，全面部肌肉运动恢复良好，无须进行眼睑增重治疗，无须每日使用滴眼液

参考文献

[1] Terzis JK, Rose EH, Manktelow R, Walton RL. Facial nerve injury: diagnosis and repair. *Aesthet Surg J*. 2005;25:495–505.

[2] Arslantunali D, Dursun T, Yucel D, et al. Peripheral nerve conduits: technology update. *Med Devices (Auckl)*. 2014;7:405–424.

[3] Muheremu A, Ao Q. Past, present, and future of nerve conduits in the treatment of peripheral nerve injury. *Biomed Res Int*. 2015; 2015:237507.

[4] Terzis JK, Tzafetta K. "Babysitter" procedure with concomitant muscle transfer in facial paralysis. *Plast Reconstr Surg*. 2009;124:1142–1156.

[5] Terzis JK, Tzafetta K. The "babysitter" procedure: minihypoglossal to facial nerve transfer and cross-facial nerve grafting. *Plast Reconstr Surg*. 2009;123:865–876.

[6] Terzis JK, Wang W, Zhao Y. Effect of axonal load on the functional and aesthetic outcomes of the cross-facial nerve graft procedure for facial reanimation. *Plast Reconstr Surg*. 2009;124:1499–1512.

[7] Hembd A, Nagarkar PA, Saba S, et al. Facial nerve axonal analysis and anatomical localization in donor nerve: optimizing axonal load for cross-facial nerve grafting in facial reanimation. *Plast Reconstr* Surg. 2017;139:177–183.

[8] Terzis JK, Karypidis D. Blink restoration in adult facial paralysis. *Plast Reconstr Surg*. 2010;126:126–139.

[9] Terzis JK, Karypidis D. The outcomes of dynamic procedures for blink restoration in pediatric facial paralysis. *Plast Reconstr Surg*. 2010;125:629–644.

[10] Terzis JK, Kalantarian B. Microsurgical strategies in 74 patients for restoration of dynamic depressor muscle mechanism: a neglected target in facial reanimation. *Plast Reconstr Surg*. 2000;105: 1917–1931.

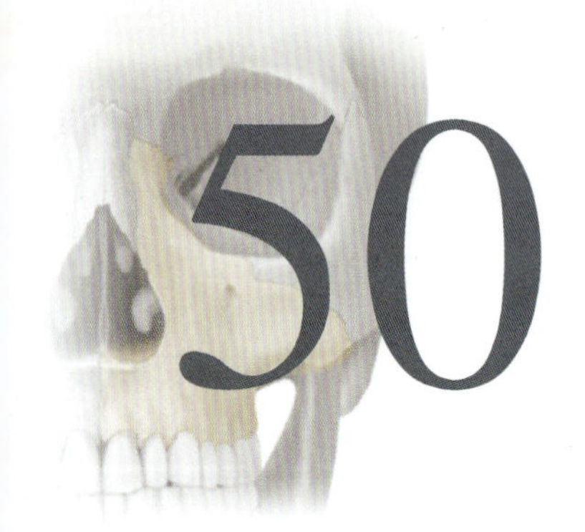

面神经麻痹颞肌瓣和颞肌延长修复术

Temporalis Flap and Lengthening Temporalis Myoplasty for Facial Paralysis

Andre Panossian

概述

- 面神经麻痹（面瘫）是面神经（第Ⅶ对颅神经）功能障碍造成的结果。这种功能障碍可以是先天性或后天性的，也可以是双侧或单侧的。面瘫患者常表现为下面部下垂，口唇失去闭合和抬高功能。
- 肌肉移植适用于长期性面瘫（超过18个月）或永久性面瘫的病例。
- 带蒂或游离肌瓣移植通过使用对侧面神经或未受累的同侧颅神经（例如支配咀嚼肌的三叉神经下颌支），修复唇部和下面部的运动障碍。
- 颞肌瓣转移通过将同侧有功能的颞肌逆向或“翻转”转移至唇部和口角，恢复下面部运动功能。在此介绍的手术方法是对Gillies修复术式的改良。
- 颞肌延长面瘫矫正术是将有功能的同侧颞肌顺行转移至唇部和口角，并进行颞肌结构调整，以恢复下面部运动功能。在此介绍的手术方法是对McLaughlin修复术式[1]、Labbé修复术式[2,3]的改良。

相关解剖

- 颞肌是四块咀嚼肌之一（受第Ⅴ对颅神经三叉神经的支配），源自颞窝，止于下颌骨喙突。
- 颞肌主要由汇集于同一肌腱的深、浅两层肌肉组成（**图50-1A**），宽大的颞肌肌腱呈圆锥形包绕下颌骨喙突，并向下颌支延伸数毫米。
- 在颞下嵴处的颞肌受颞深神经（来自三叉神经下颌支）的双重支配，并且有颞深动脉（上颌动脉分支）形成的双重血液供应（**图50-1B**）。
- 自咬肌和翼状肌发出的肌纤维在穿过颧骨或颞下窝时会附着到颞肌肌腱上。

病因

- 导致面瘫的原因较多，可以分为先天性面瘫或后天性面瘫。
- 后天性单侧完全性面瘫最常见的病因是炎症（例如贝尔氏麻痹）。其中大部分患者均能自行恢复，有部分患者会表现为持续的面瘫或面部肌肉无力，造成面部功能和外观的明显不对称。
- 为了准确制订治疗方案和大致判断预后效果，必须了解患者面瘫的原因。

病史与体格检查

- 面瘫患者的术前评估包括详细询问病史和全面评估患者面神经功能与继发畸形情况。
- 病史
  - 询问病因（创伤、病毒、肿瘤、综合征等），明确面瘫属于先天性还是后天性非常重要。
  - 了解相关症状（眩晕、耳鸣、视力改变、共济失调、失用、其他颅神经麻痹相关症状、脑卒中等）。
  - 了解既往接受的治疗（放疗、牵引、眦成形术、肌瓣移植等）。
  - 确定单侧还是双侧、完全性还是部分性面瘫。
  - 病程
    - 早期：面瘫持续<12个月。
    - 中期：面瘫持续12～18个月。
    - 晚期：面瘫持续>18个月。
- 体格检查用于确定面瘫的部位、程度，以及引起的畸形状况。另外，体格检查时也应记录其他颅神经的功能及估计可能导致面瘫的原因。
  - 为了更好地评估面瘫及其后遗症，可以将面部分

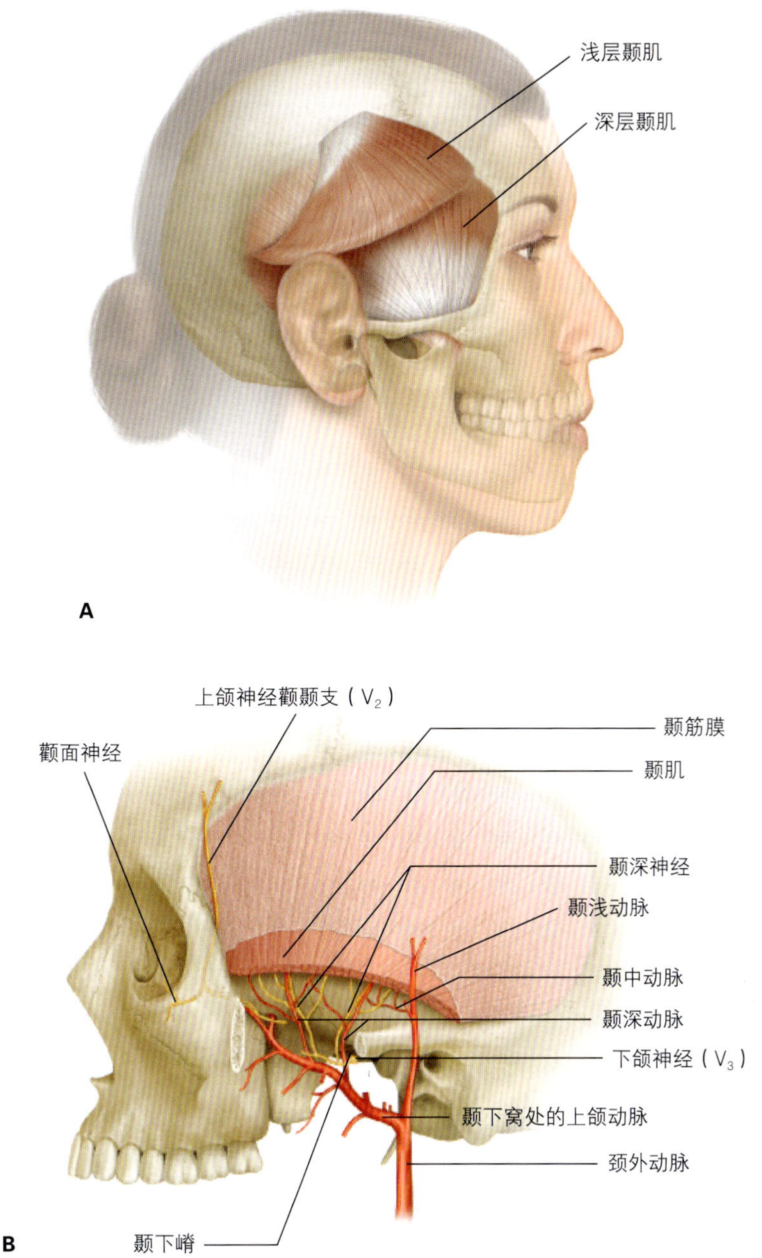

图50-1 **A.** 颞肌由浅层和深层肌肉组成。**B.** 颞肌具有双重神经血管供应。颞深神经来自颅神经的下颌支（V_3），颞深动脉是上颌动脉的分支

成3个部分：

- 面上1/3：上面部瘫痪导致眉毛下垂、额纹消失和代偿性对侧额纹抬高。
- 面中1/3：中面部瘫痪导致眼睑闭合不全伴下睑错位（兔眼和睑外翻）。体格检查时须记录贝尔现象（在大部分患者中常见的征象，表现为闭眼时眼球上翻）和患者对滴眼液的依赖性。另外，还要询问流泪和干眼症状。
- 面下1/3：下面部瘫痪导致口角下垂、流涎，以及微笑、噘嘴唇、发音、下唇移动等动作的丧失或双侧口角不对称。

- 微笑状态下的评估。
  - 鼻唇沟消失：部分性面瘫患者会出现鼻唇沟的部分消失或双侧不对称。
  - 唇部向对侧偏斜，微笑时会更明显（矢量负性偏移）。
  - 唇部闭合不全。
  - 记录瘫痪侧和正常侧口角偏移的方向和长度（可能是负值）。
- 检查和记录其他颅神经，特别是第Ⅴ对颅神经的功

能状况。评估的简单方法是在做咬合动作时，观察颞肌和咬肌的收缩情况。

- 辅助检查。
  - 头颅MRI可以排除肿瘤或继发性压迫引起的面瘫。
  - 神经传导检查在中期面瘫患者确定治疗方案时有参考作用，但是在永久性或长期面瘫患者中作用有限。

影像学检查

- 当怀疑有颅内肿物或血管畸形时须进行头颅MRI或CT检查。
- 长期（或晚期）面瘫患者早期已进行过相关诊断性检查，术前一般不需重复检查。

手术过程

- 逆向颞肌瓣转移。
  - 颞肌瓣转移是将颞肌经颧弓逆行或“翻转”转移，利用颞肌收缩功能修复面瘫的术式。
  - 逆向颞肌瓣转移面瘫修复术有多种不同的方法，在此介绍的是传统术式的改良。
  - 永久性面瘫（面瘫持续>18个月）且预计无恢复可能或恢复不良的患者是传统颞肌瓣转移术的适用人群。
  - 可同时进行单侧或双侧颞肌瓣转移。
  - 手术风险包括颞区塌陷、粘连、活动消失、面颊局部突出、明显的瘢痕、永久性不对称、面部异常凹陷等。
- 颞肌延长面瘫修复术。
  - 颞肌延长面瘫修复术是将颞肌顺行转移至颧骨深处，并利用颞肌产生的自然牵拉力修复面瘫的术式（**图50-2**）。
  - 永久性面瘫（面瘫持续>18个月）且预计无恢复可能或恢复不良的患者是颞肌延长面瘫修复术的适用人群。
  - 接受该手术的最小年龄约为5岁。
  - 可同时进行单侧或双侧颞肌延长面瘫修复术。
  - 手术风险包括转移颞肌时神经血管的损伤、植入部位的肌腱撕脱、颞区塌陷、粘连、活动消失、明显的瘢痕、永久性不对称、面部异常凹陷等。
  - 如果术后出现面部运动能力消失，需要对鼻唇沟区肌肉插入部位进行调整。

术前设计

- 标记术后理想的鼻唇沟位置（如果是单侧面瘫，以未受累侧鼻唇沟的位置作为参考，以确保两侧对称）。请患者参与确定术后鼻唇沟的理想位置。对于双侧面瘫患者，用手指控制上唇部皮肤以模拟微笑动作，从而识别定位颊唇之间的交界（**图50-3A**）。
- 标记正常侧微笑时口角处和上唇中部的位移方向和位移量，然后复制到瘫痪侧（**图50-3B**）。

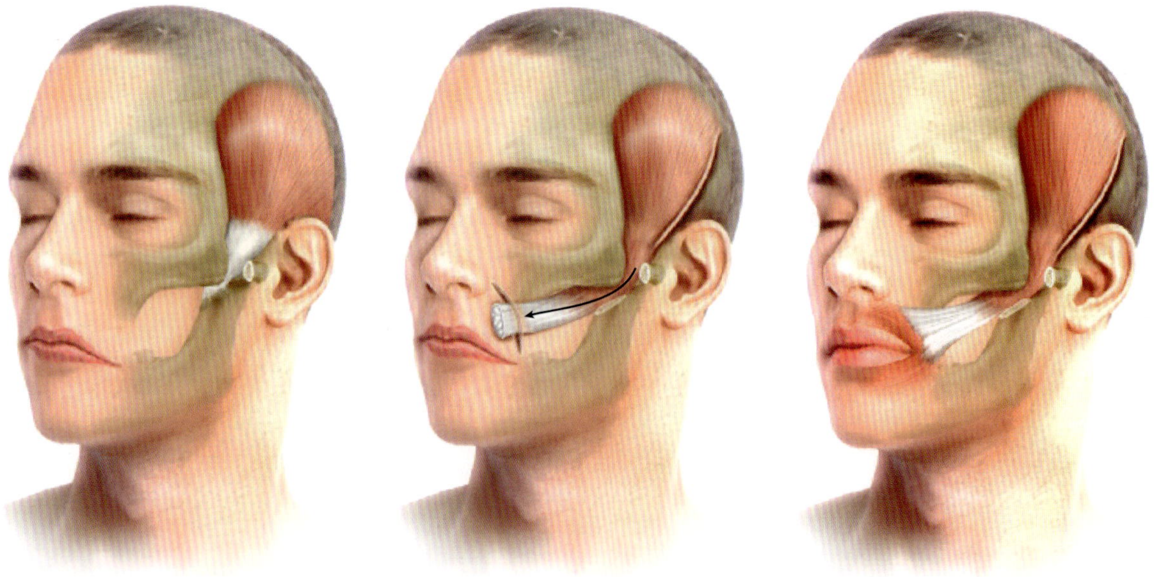

图50-2 通过顺行肌肉转移进行颞肌延长面瘫修复术的示意图

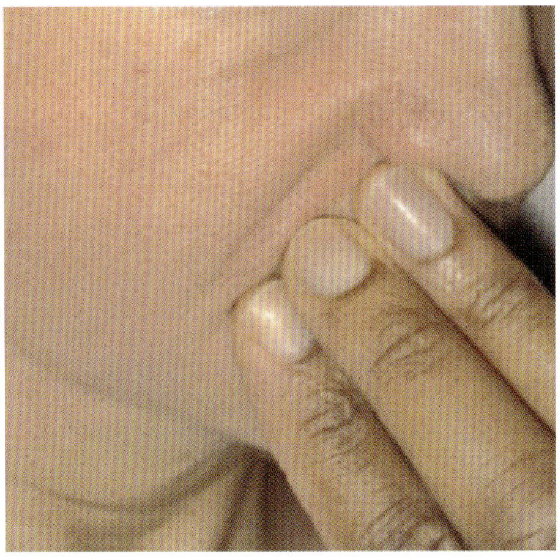
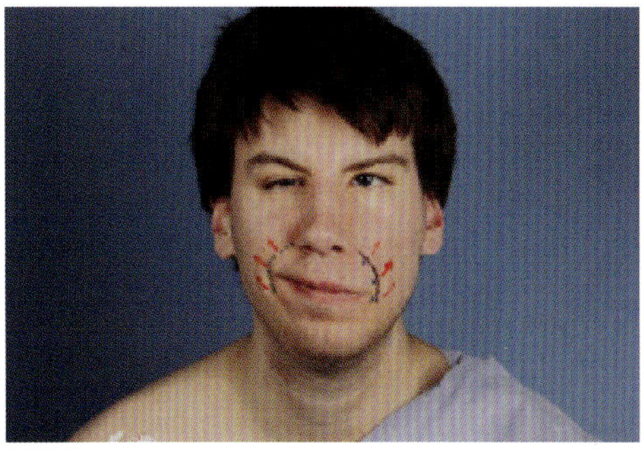

图50-3 **A.** 图示向后推挤上唇皮肤以模拟鼻唇沟位置。**B.** 术前以对侧为参照描记鼻唇沟，并在面部标记肌肉收缩的方向和位移量

体位

- 患者取仰卧位，并用肩垫使患者颈部轻度伸展。
- 将标准的气管内插管或螺旋管固定至中线处，以确保唇部没有额外的张力。
- 用稀释碘剂或其他消毒液消毒头颈部，包括口鼻腔。
- 以肿胀注射的方式将含有1∶500 000～1∶1000 000肾上腺素的生理盐水溶液注射至颞肌表面和中面部。避免使用局部麻醉药物，以防止颞肌的麻痹。

入路

- 标记冠状切口和鼻唇沟切口并切开。解剖分离颞肌是手术的第1步。

操作步骤

颞肌瓣转移术

解剖分离颞肌

- 在同侧顶部做过前发际线冠状切口，与耳前（除皱）切口相连。
  - 也可以做冠状切口（不做耳前切口），并做鼻唇沟切口。确认鼻唇沟位置，将关键点用美兰和25G针头标记（**图50-4A**）。
- 沿标记线做切口，在皮下深层分离掀开前后皮瓣。解剖分离该平面时必须沿深颞筋膜浅层进行，在剥离前部和下部时保留脂肪垫结构。
- 脂肪垫必须和皮瓣一起掀起，以避免丧失血供和后续的颞区塌陷（**图50-4B**）。
- 在骨膜下平面向前继续解剖至眶外侧缘，然后至颧骨和颧弓，向后延伸至外耳道的位置。
  - 此时可充分显露整个颞肌的浅层。

掀起肌瓣

- 掀起颞肌的起始点有不同的方法。一般仅分离转移颞肌中1/3的一束肌肉（4～5cm宽），以尽量避免术后颞区凹陷（**图50-5A**）。在分离后通常包括顶

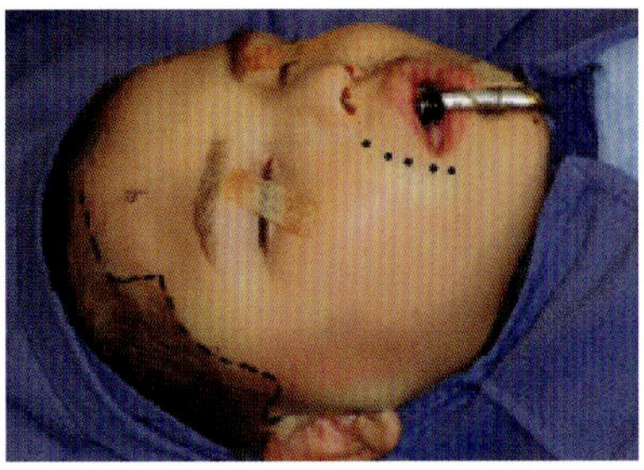
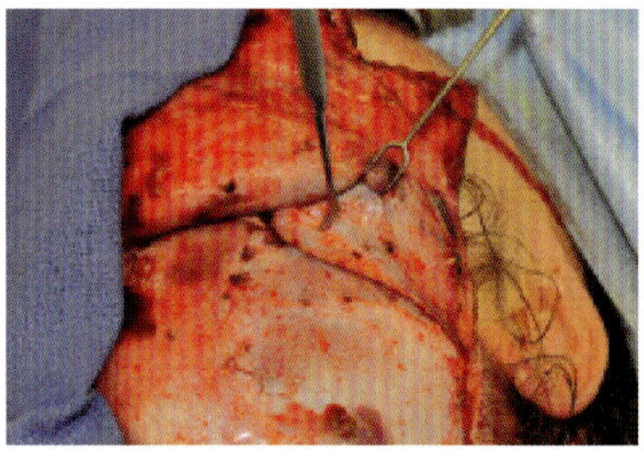

图50-4 **A.** 描记前发际线切口，并延长至耳前切口。也可以采用冠状切口和鼻唇沟切口。**B.** 位于颞深筋膜上的颞部脂肪垫（图中器械指示处）必须与皮瓣一同掀起，以避免丧失血供，并防止颞部塌陷

操作步骤

部1～3cm长的骨膜。

- 在骨膜下平面由上至下掀起皮瓣。
- 当解剖至颞下嵴时，仔细分离骨膜可增加肌肉的活动度（**图50-5B**）。
- 必须小心避开颅底发出的血管，如果损伤到这些血管，则会影响视野，而且出血较难控制。

- 在皮下平面分离耳前皮瓣，直至鼻唇沟前方数毫米处（**图50-5C**）。
  - 对皮肤进行染色标记有助于确定缝线锚着的位置。可以采用美兰或其他染色剂进行皮肤文刺染色标记。
- 使用0或2-0 PDS缝线或类似缝线，在口角和上唇做3～4个8字缝合，以模拟预期的微笑动作。
  - 缝合位置必须准确，避免唇部外翻或内翻。缝合层次在口轮匝肌水平。
- 将颞肌翻转越过颧弓。在颞深筋膜上做一个切口，可以延长颞肌瓣的长度（**图50-5D**）。
  - 如果肌肉长度足够，可以将肌肉小张力或无张力地固定在口角和上唇部，并在上方用5-0尼龙线或Prolene缝线进行加固。

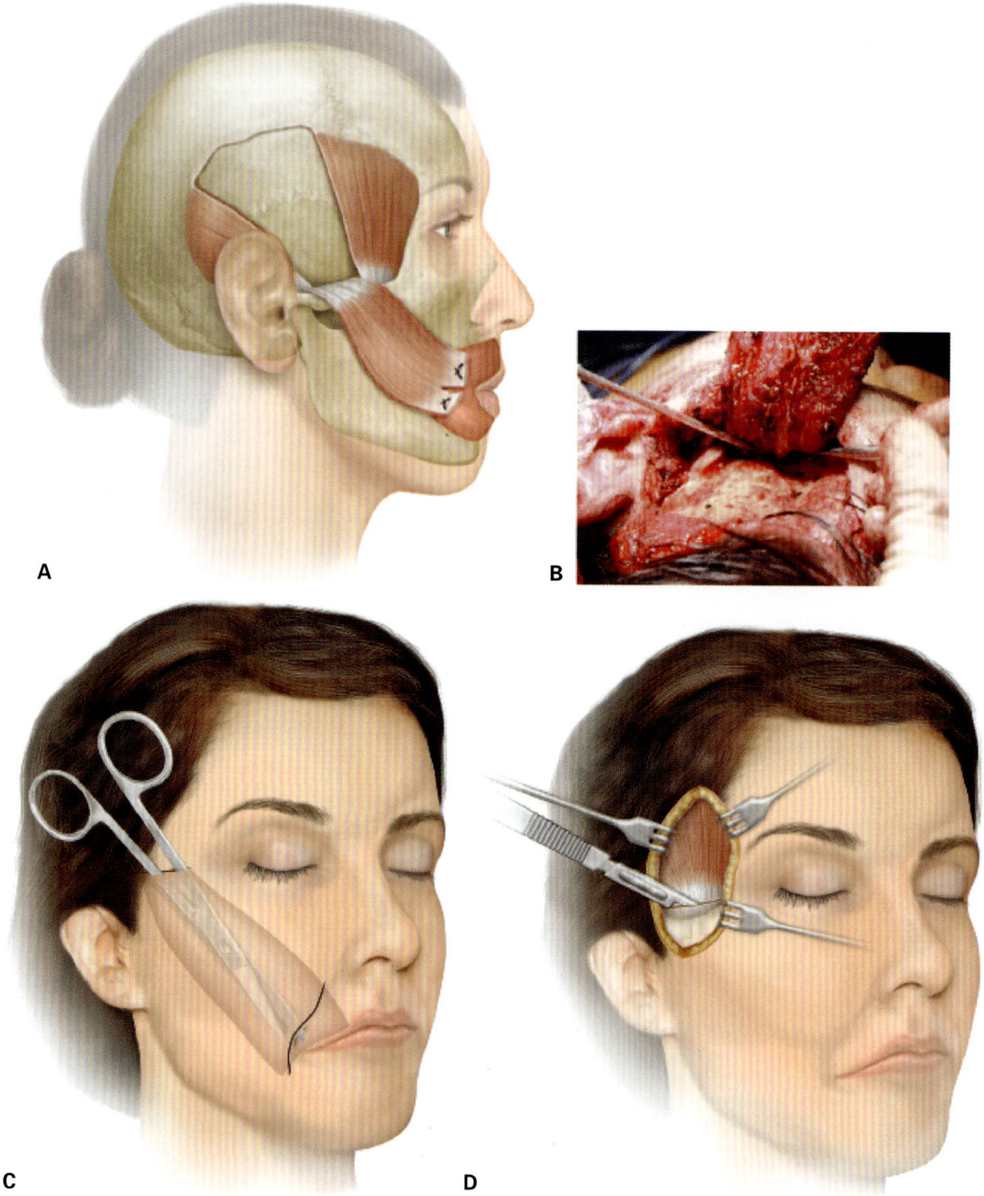

图50-5 **A.** 从中间部分掀开一束4～5cm宽的颞肌，不要掀起颞肌前部，以避免术后颞部塌陷。**B.** 在颞下嵴剥离颞肌，骨膜下剥离可增加肌肉的活动性，但必须注意不要损伤颞肌的神经血管蒂。**C.** 在颞肌越过颧弓后，制备用于转移颞肌的皮下隧道。**D.** 在颞深筋膜上做横向切口，以增加颞肌瓣长度

桥接移植物

- 在通常情况下，即使进行了骨膜下分离，肌肉的长度也会有所不足。这种情况下，必须使用肌腱或筋膜移植物，对此可以采用多种移植物。
  - 最常见的是从大腿外侧切取一段阔筋膜。切取阔筋膜的方法有多种。
  - 作者通常采用在大腿外侧做双切口的方式切取阔筋膜。首先在大腿中部外侧区近端做一个横向皮肤切口，并在阔筋膜浅层进行分离。然后做一个横向筋膜切口，再平行于该切口，在远端离断筋膜。在筋膜瓣远端做对位切口，切口距股骨外侧髁约10cm。再做一远端横向筋膜切口，然后分离阔筋膜。长分离钳有助于剥离远端筋膜。一般可切取长为3～4cm的阔筋膜作为移植物。
  - 在条件允许的情况下也可切取掌长肌腱作为移植物。此方法的缺点是掌长肌腱较窄小，不能完全覆盖颞肌和口周连接点处。在掌长肌腱上方、近端腕横纹处做一个长约1cm的切口，显露掌长肌腱，尽可能向近端和远端钝性分离掌长肌腱，然后切断其远端。在肌腱部上方、前臂中部做一个长约1cm的切口，分离显露肌腱，在近端将其离断。分离抽出肌腱，缝合切口。

转移肌瓣并完成修复

- 修剪颞肌瓣远端，以便与肌腱或阔筋膜移植物缝合。
  - 采用4-0 Vicryl缝线做数个U形缝合，以避免固定时出现切割效应。
  - 采用2-0 PDS缝线做8字缝合，将移植物固定于颞肌瓣远端（**图50-6A**）。
  - 在口角处须轻度矫枉过正。
- 采用2-0 PDS缝线做8字缝合，将移植物的远端固定于口角及上唇，再用5-0尼龙线连续缝合加固。
- 使用肌肉刺激器测试修复后效果，观察接受刺激时口角及上唇部肌肉的运动情况，必要时调整缝合位置（**图50-6B**）。
- 供区缺损可用局部颞顶筋膜瓣或人工移植物来填充。

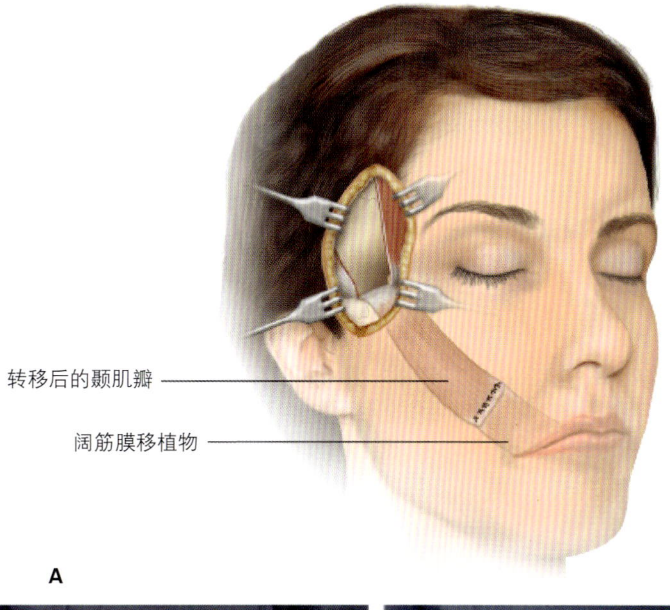

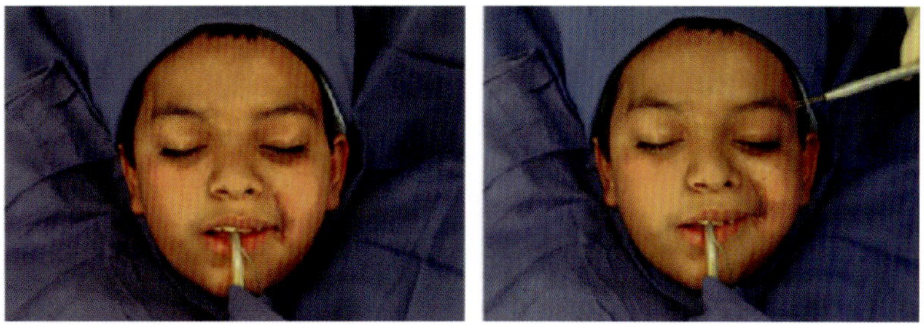

图50-6 **A.** 拟固定于口角和上唇的颞肌瓣距离鼻唇沟仍有距离，为弥补肌肉长度不足，需要植入阔筋膜移植物。**B.** 在最后缝合前进行经皮肌肉刺激，根据情况调整颞肌瓣起点或植入点的位置

操作步骤

- 在颞窝处放置一根闭式引流管。必要时可在神经血管束附近留置局麻药物输送管，以防止术后肌肉痉挛。
- 逐层缝合切口。
- 可将肉毒毒素注射至对侧颧大肌、颧小肌及笑肌，以防止在修复区周围出现过大的反向张力。

颞肌延长面瘫修复术

切取颞肌瓣

- 由同侧顶部至耳轮根部做一个过前发际线冠状切口。
  - 也可采用传统的双侧Z形冠状切口。
  - 确认鼻唇沟位置，将关键点用美兰和25G针头标记（**图50-4A**）。
- 沿冠状切口切开，在皮下深层分离掀开前后皮瓣。
  - 解剖分离该平面时必须沿深颞筋膜浅层进行，在剥离前部和下部时保留脂肪垫结构。
  - 脂肪垫必须和皮瓣一起掀起，以避免丧失血供和后续的颞区塌陷（**图50-4B**）。
- 在骨膜下平面向前继续解剖至眶外侧缘。
  - 解剖分离至颧骨和颧弓，向后延伸至外耳道的位置。
  - 只从颧弓上表面和前表面分离咬肌附着的部位，以避免咬肌完全剥离。
  - 此时整个颞肌的浅表层均已充分显露。
- 显露颞肌肌腱。该肌腱一般位于颧弓附近的咬肌肌束群的深层（**图50-7A、B**）。
- 截断颧弓，显露和分离颞下间隙处的颞肌肌腱。
  - 在颧弓前后缘做斜行截骨，使咬肌附着的截骨段位于下方（**图50-7C**）。
  - 在手术结束前必须用钢板或钢丝将截骨块复位固定。
- 用宽Freer剥离器钝性分离颞肌肌腱前表面的咬肌肌纤维，直至其缘突附着点。
  - 此剥离过程一般在盲视下操作，除非完全截断整个颧弓。
- 此时可经颞下间隙或经鼻唇沟切口显露喙突后行喙突切除术（**图50-7D**）。
  - 从乙状切迹剥离骨膜，并向下剥离至下颌支前缘。
  - 不要将颞肌肌腱完全分离裸化，仅分离截骨处对应的肌腱即可。
  - 一般采用往复锯行截骨术。
- 以持骨钳夹持喙突，轻微向上牵拉。用Freer剥离器剥离咬肌和翼状肌的肌纤维附着（**图50-7E**）。
- 切开颞肌筋膜，进行深层解剖分离。保留前部和上部1cm的筋膜，以便后续重新固定肌肉组织（**图50-7F**）。

掀起颞肌并向前推进

- 用骨膜剥离器将颞肌从颞窝完整分离后掀起（**图50-5B**）。
  - 当分离进行至颞下嵴时，可以使用神经监测仪辅助进行神经血管的定位。
  - 剥离骨膜可以增加肌肉的活动度，但是必须小心避开颅底发出的血管。如果损伤这些血管会影响视野，并且常难以控制出血。
- 将翼外肌肌纤维与颞肌肌腱钝性分离。
  - 轻轻上下牵拉颞肌将有助于分离操作的进行。
- 沿美兰标记点切开鼻唇沟，在皮下平面向后分离1.5～2cm。钝性分离进入颊间隙，向颞下间隙和喙突方向制备隧道。
  - 该隧道必须足够宽大，有足够的空间容纳颞肌肌腱部分通过。
- 牵拉皮下组织，充分显露喙突和下颌升支上部。
- 如果在前面的步骤中未进行喙突截骨术，可以在此时经鼻唇沟切口进行该操作。具体方法如上文所述。
- 用持骨钳夹持喙突，并将其轻轻推向颊间隙隧道方向。使用宽Freer剥离器环形钝性剥离咬肌和翼外肌附着在颞肌肌腱上的肌纤维。
  - 如果颞肌肌腱推进距离不足，可以在颞下窝行进一步解剖分离（**图50-8A**）。
- 在口角及上唇处做3～4个8字缝合固定（使用0或2-0 PDS缝线或类似缝线），以模拟微笑动作。
  - 在将颞肌转移至鼻唇沟前做上述缝合更为容易。
  - 缝合必须准确，避免唇部外翻或内翻。缝合层次在口轮匝肌水平。
- 在喙突近端用无创血管钳夹住肌腱以防止其回缩进

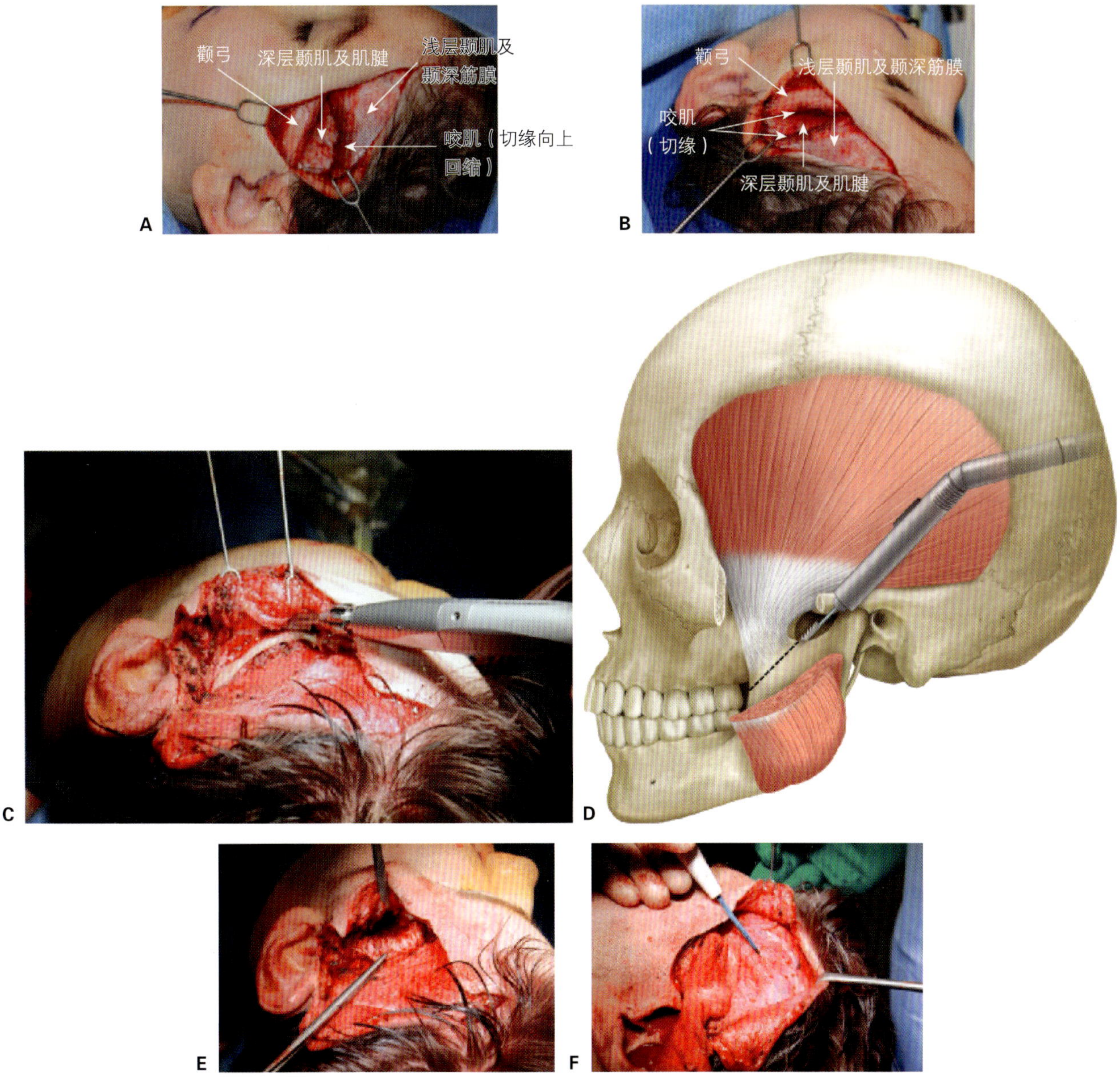

图50-7 在颧弓附近颞肌肌腱位于咬肌的深层。**A.** 侧位观。**B.** 俯视位观。**C.** 采用往复锯或骨凿斜形截骨，手术结束前用钛板固定。**D.** 在乙状切迹处由后上至前下斜形截断喙突，使颞肌肌腱可以最大限度地向下颌支方向延伸。注意仅在截骨线周围剥离骨膜。**E.** 以持骨钳夹持喙突，轻微向上牵拉。用Freer剥离器剥离咬肌和翼状肌的肌纤维附着。**F.** 切开颞深筋膜，保留前部和上部1cm的筋膜，以便后续重新固定肌肉组织

隧道内。用手术刀或Freer剥离器小心地将肌腱从喙突剥离（**图50-8B**）。

- 将颞肌肌腱从原始的圆锥状充分展开，并修剪肌腱末端腱束（**图50-8C**）。
- 用预留的固定缝线将颞肌肌腱固定在新位置，并在上方用5-0尼龙或Prolene缝线进行加固（**图50-8D**）。
- 避免口角处过大的张力和“矫枉过正”。不需要使用额外的肌腱或筋膜移植物。
- 如果在颞窝处使颞肌向前下方向旋转，颞肌肌腱可以延伸至更远的位置。这会使后部肌肉向前方移位，在后方留下一个空隙。
- 使用0或2-0 PDS缝线或Prolene缝线将肌肉的起始附着点重新固定于颞筋膜处（**图50-8E**）。

完成手术

- 使用肌肉刺激器测试修复效果，观察接受刺激时口角及上唇处肌肉的运动，必要时调整缝合的位置（**图50-6B、C**）。
- 如果进行了颧弓截骨，必须用钛板或钢丝进行固定。

操作步骤

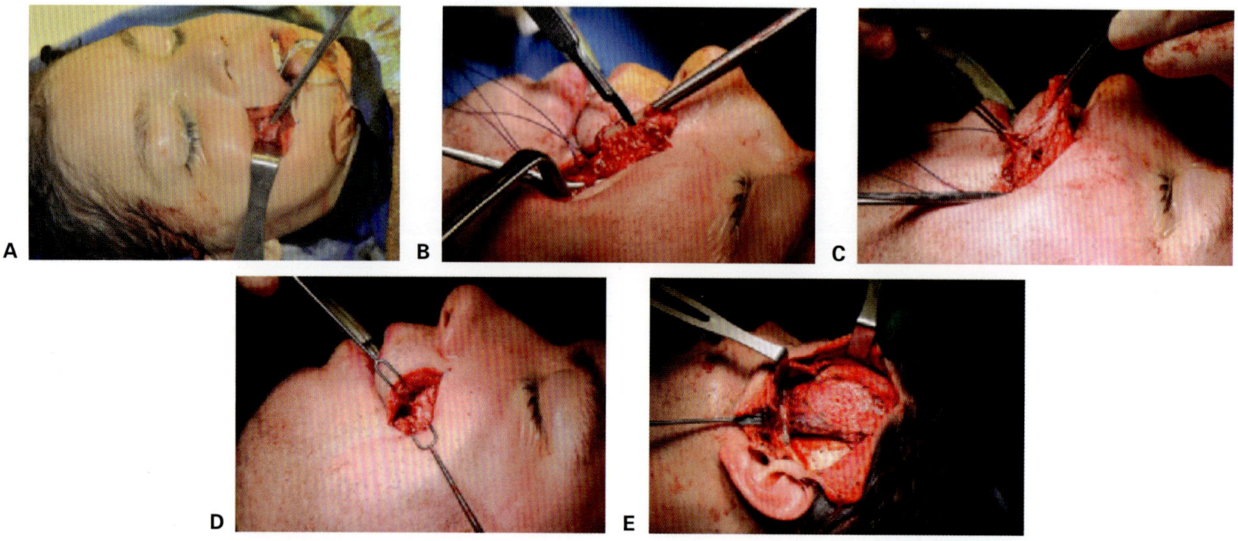

图50-8 **A.** 经颊间隙隧道转移喙突及附着的颞肌肌腱，随后用缝线将其固定于口角和上唇。**B.** 将颞肌肌腱从喙突处剥离，靠近此处用无创血管钳夹住肌腱，防止其回缩到颊间隙隧道内。**C.** 去除颞肌肌腱上疏松的附着，将颞肌腱充分展平以便于固定。**D.** 将颞肌肌腱用固定缝线固定至目标位置。**E.** 旋转颞肌的起始部，使后部肌肉进入颞下窝，延长远端的距离。随后将颞肌无张力缝合固定至鼻唇沟。颧弓复位并用钛板固定

- 在颞窝处放置一根闭式引流管。必要时可在神经血管束附近留置局麻药物输送管，以防止术后肌肉痉挛。
- 逐层缝合切口。
- 可将肉毒毒素注射至对侧颧大肌、颧小肌及笑肌，以防止在修复区周围出现过大的反向张力。

要点与难点

解剖分离	■ 颞肌分离的程度取决于对咬肌和翼外肌附着的充分松解。 ■ 常见的错误是错认颞肌肌腱。没有正确识别和切开咬肌上部纤维会导致这些纤维在肌腱转移时一同被带入，使颞肌肌腱无法轻易地通过皮下隧道。
颞肌瓣转移术	■ 最常见的问题是颞肌长度不足，常需要使用移植物。为了最大限度地延长肌肉长度，可以在颞下嵴水平进行额外的骨膜下剥离。 ■ 应尽可能增加肌肉活动度，从而减少肌腱或筋膜的移植量。 ■ 在分离和掀开皮瓣过程中，分离到颧弓时必须注意辨认颞部脂肪垫。该脂肪垫必须与皮瓣一同掀起以确保其活性，避免术后颞部塌陷。 ■ 保证颞肌前1/3部分的完整性可以最大限度地降低颞部塌陷的风险。
颞肌延长面瘫修复术	■ 最常见的问题就是颞肌松解不充分，导致活动度有限，推进困难。因此，仔细分离限制颞肌的咬肌和翼外肌肌束非常重要。 ■ 此外，尽管充分松解了附着于颞肌的外部肌束，但是如果颞下窝非常狭窄，则可能需要切除位于颧弓后方的少量咬肌。 ■ 喙突截骨应经乙状切迹斜向进行，确保下方足够的角度，以携带尽可能多的颞肌腱而不破坏下颌骨的稳定。 ■ 在分离和掀起颞肌表面皮瓣过程中，分离到颧弓时必须注意辨认颞部脂肪垫。该脂肪垫必须与皮瓣一同掀起以确保其活性，避免术后颞部塌陷。
理疗	■ 术后3~4周必须开始康复治疗，以促进肌肉收缩，避免粘连。

术后注意事项

- 术后2天拔除引流管和麻醉泵导管。
- 术后6周内避免接触性体育运动，避免进食过硬食物。
- 在3~4周时开始以肌肉训练为核心的面部肌肉康复

治疗。与理疗师密切配合，避免修复部位的过度按摩，利用生物反馈机制促进功能恢复。镜像练习（模仿疗法）是肌肉功能训练的常用方法。

治疗效果

- 术后不久就可以看到口唇部的运动。
- 术后可能会出现颞肌痉挛，导致修复处产生过大的张力，形成“矫枉过正”的外观。这种情况一般是暂时性的，可持续数天到数周，可在2～3个月后自行恢复。肌肉收缩功能会在术后1～3年持续改善。
- 皮瓣转移后，在颧弓上形成明显的突出非常常见，对此在术前谈话中应充分告知患者。
- 颞肌延长面瘫修复术后数周至数月内可能观察不到肌肉的全程收缩。随着肌肉痉挛的改善，肌肉逐渐适应新的位置和新的舒张长度，调控能力逐渐增加后，唇部才会出现自主的运动。

并发症

- 可能会出现颞肌肌腱在转移部位的撕裂。可能与颞肌长时间受神经支配导致的持续痉挛和受持续性刺激有关。
  - 此外，对侧有功能的面部肌肉也可能对修复处形成张力。可能会在术后4周内出现肌腱撕裂，导致鼻唇沟消失、口角下垂伴明显的肌肉运动功能缺失。
- 可能会出现颞肌肌腱在颧弓下间隙的粘连，导致肌肉收缩受限、可见的肌肉运动功能丧失。
- 如果出现上述并发症，可以在手术后6个月进行粘连松解或肌腱重置等翻修手术。

参考文献

[1] McLaughlin CR. Surgical support in permanent facial paralysis. *Plast Reconstr Surg*. 1953;11(4 suppl):302–314.
[2] Labbé D, Huault M. Lengthening temporalis myoplasty and lip reanimation. *Plast Reconstr Surg*. 2000;105(4 suppl):1289–1297.
[3] Labbé D. Lengthening temporalis myoplasty V.2. and lip reanimation. *Ann Chir Plast Esthet*. 2009;54(6 suppl):571–576.

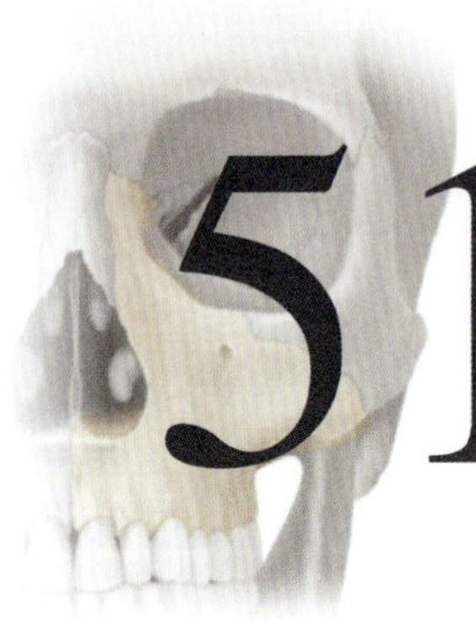

51

面神经麻痹Labbé法颞肌延长修复术

Labbé Procedure: Lengthening Temporalis Myoplasty

Daniel Labbé and Pierre Guerreschi

概述

- 面神经麻痹（面瘫）会引起严重的生理和社会心理问题，例如导致患者社交障碍、失业和抑郁等。
- 静息时面部的不对称会在做表情运动时加重。

相关解剖

- 所有的面部肌肉都可能受累。
- 瘫痪侧的肌肉不能有效收缩，并且可能出现不规律的抽搐。
  - 数年后还可能出现间歇性或永久性的肌肉抽动，导致面部抽搐或面肌痉挛。
- 对侧肌肉往往过度活跃，从而加重面部不对称的外观。

病史与体格检查

- 根据临床表现可将面瘫分为3种：完全性面瘫、不完全性面瘫和伴继发性肌肉过度活跃的面肌痉挛。这些不同的表现可同时或相继出现在同一患者身上。
- 完全性面瘫可导致颜面部静态和动态的不对称。
  - 静态时中线向健侧偏移，额部松弛，额纹变平，缺乏表情。
  - 眉部下垂，并且向外侧下垂明显。临床上常可以观察到眉部外侧角明显下垂，导致此处皮肤松弛严重。
  - 受到肌张力缺失的影响，下睑会出现下垂，导致眼睑外翻，外翻程度根据患者年龄而有所不同。
  - 面颊松弛、膨隆。
  - 口角下垂。
  - 常出现不自主的面部表情，加重了颜面部外观的不对称。
- 不完全性面瘫有类似的临床表现。但是在静态时，两侧面部几乎是正常对称的。在做面部表情运动时才会表现出面部不对称。
- 在病程发展过程中，某些面部肌肉可能出现抽搐，并发展成为真性挛缩，最终导致半侧面肌痉挛。
  - 这种肌肉收缩可以是阵发性、微小的抽搐，也可能加重成为伴有不同程度疼痛的挛缩。常与进行性运动神经损伤有关。当患者出现情绪波动或紧张焦虑时，这种痉挛会加重。
  - 多个肌肉群均可受累。例如，降下唇肌（depressor labii inferior，DLI）与前方的降口角肌（depressor anguli oris，DAO）/颈阔肌（platysma）复合体可同时出现痉挛，结果导致口角无法上抬。
- 健侧肌肉常逐渐表现为过度活动。
  - 即使是在静息时，健侧额肌也会收缩，出现明显的额纹和眉部上抬。
  - 提口角肌过度活跃，将口唇明显地拉向健侧。
  - 过度活跃的降下唇肌会使唇中线偏向健侧，影响语言功能。
  - 颈阔肌过度活动，导致颈前部出现肌肉条索。

影像学检查

- 对于慢性面瘫或部分面神经麻痹患者，一般不需要进行影像学检查。
- 在极少数情况下，可能需要进行头颅MRI或CT检查，以排除颅内原因所致的面瘫。

非手术治疗

- 目前肉毒毒素已广泛应用于各个阶段的面瘫治疗，并且可以作用于所有的面部肌肉。
  - 肉毒毒素对不同肌群具有选择性，所以即使它的作用是暂时性的，在面瘫治疗中仍非常有价值[1]。它能使过度活跃的肌肉恢复正常收缩运动，特别是颧大肌、颧小肌和降下唇肌这些难以施行肌切除术的肌肉[2]。

- 肉毒毒素可以治疗面瘫患者的肌肉抽搐和肌肉联动。
- 长期规律使用肉毒毒素后可使肌肉萎缩，此后疗效持续时间会随着注射次数增加而不断延长。

手术过程

- 肌肉转移修复术利用由第Ⅴ对颅神经三叉神经支配的邻近肌肉，重建患者因面部肌肉瘫痪所致的面部功能丧失[3]。首例手术是在20世纪初由Lexer应用咬肌完成的。
  - 许多解剖病理学证据支持肌肉转移修复术治疗面瘫的合理性，例如表情肌之间可以联动、面部肌肉相互邻近，以及存在三叉-面神经反射等。
- 肌肉转移修复术中应用的肌肉必须保留自身的神经支配和血供。根据血管和神经蒂的分布位置，切取足够量的肌肉非常重要。
- 1997年首次发表的颞肌延长肌肉转移修复术是受到前文提到的颞肌瓣转移术的启发[4]。
  - 该术式是前人术式的融合与提升，它的创始者认为该术式仍有改善空间（2013年6月10日）。颞肌延长面瘫修复术的基本过程包括：将整个颞肌从其远端和近端附着点完全游离，将颞肌经颊脂垫向下转移，切断颞肌后部肌纤维以延长颞肌[5]。
- 根据患者微笑的特点将肌肉转位缝合至唇部。术前评估患者的微笑特征对于实现静态和微笑状态下的对称性非常重要。

术前设计

- 术前对患者健侧微笑动作进行细致的检查，有助于确定颧肌、提上唇肌深层和浅层处的缝合点，也有助于根据微笑类型确定手术目标。
  - 将健侧解剖标记点镜像到患侧，以准确定位肌瓣的固定点。
- 详细标记鼻唇位置及其确切的形状（凹形或直形），可通过被动上抬和后移下唇来恢复患侧消失的鼻唇沟。
  - 在患者取坐位时进行鼻唇沟标记，然后取平卧位再次确认。

体位

- 患者取仰卧位，经口气管插管。
- 气管插管用丝线固定在下切牙上。
- 铺无菌单，显露面部，直到锁骨上切迹水平。

入路

- 该手术需要2个切口：CairnsZ形切口和用于修复微笑运动的鼻唇沟切口。

操作步骤

显露颞肌及截骨

- 采用CairnsZ形切口切开，将头皮从帽状腱膜下平面分离，显露整个颞肌（**图51-1A**）。
- 在眶缘上约2cm处切开骨膜，继续在骨膜下平面分离，并沿眶外侧缘进行分离。
- 掀起颞肌表面两层筋膜后，在眶外上角水平切开颞肌腱膜。在两层颞肌表面筋膜内含有脂肪垫和颞中血管蒂（**图51-1B**）。
  - 确保两层腱膜中的脂肪垫始终与头皮瓣相连，以避免术后出现难看的颞部凹痕。
- 在颧弓后方分离，剥离颞肌在颧弓处的附着点。
  - 颧弓深层的骨膜下剥离一般用骨膜剥离器进行操作。
- 颧弓截骨（**图51-1C**）：
  - 以拉钩牵拉颞肌，使其与下方头皮瓣一同外翻，之后进行颧弓截骨。
  - 截骨前要剥离止于颞肌表面腱膜深层的部分咬肌肌纤维。
- 喙突截骨：在乙状切迹处进行骨膜下剥离，在下颌升支内侧放置一脑压板，之后进行喙突截骨术。

肌肉转移修复

- 切开颞肌腱膜，在颞肌深层解剖分离。
  - 切开颞肌腱膜时可以保留一层附着于颞嵴的薄层腱膜瓣，以便于手术结束时颞肌重新附着（**图51-2A**）。

操作步骤

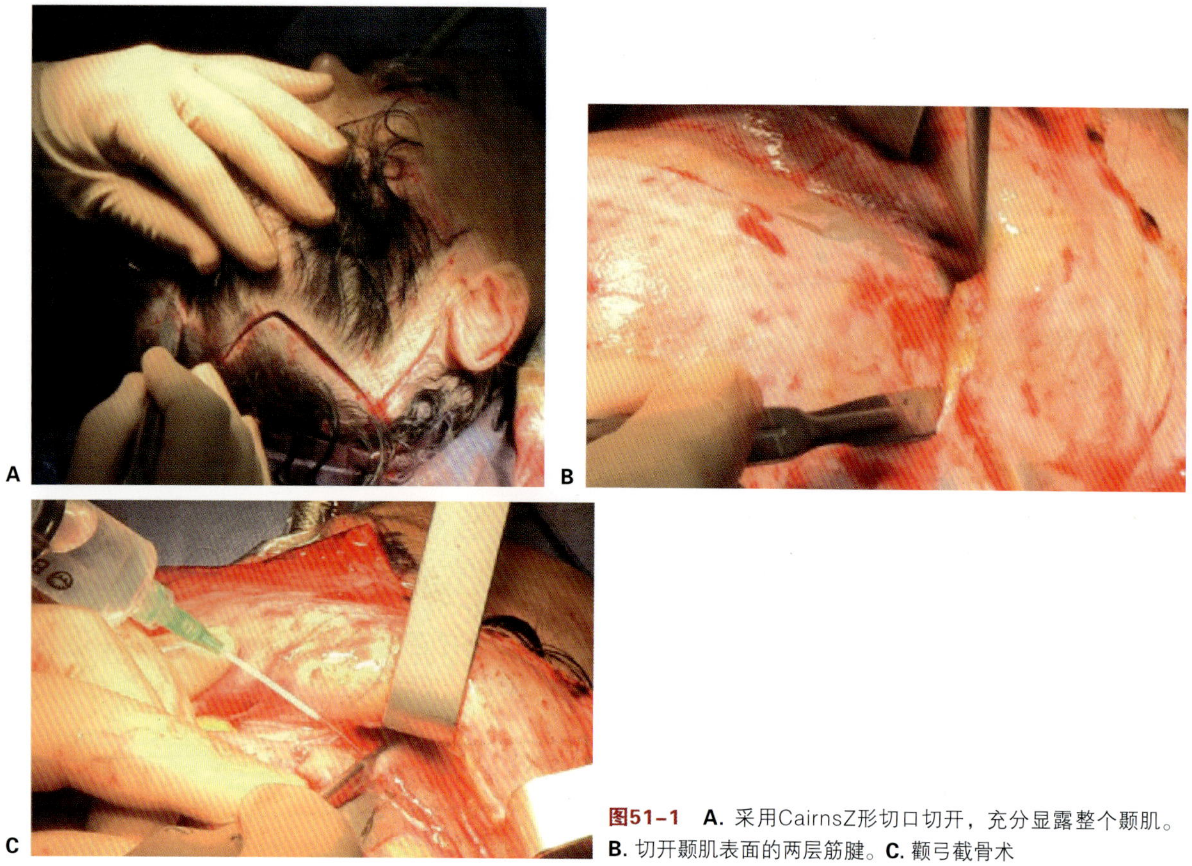

图51-1 **A.** 采用CairnsZ形切口切开，充分显露整个颞肌。**B.** 切开颞肌表面的两层筋腱。**C.** 颧弓截骨术

- 用Obwegeser骨膜剥离器将颞肌从颞窝中分离（**图51-2B**）。
- 在颞深血管蒂周围进行解剖分离时需小心谨慎地操作。
- 在鼻唇沟处切开，根据术前的标记线，标记上唇部肌腱的固定点。
  - 常用3根4-0 Prolene线缝合，并在术中调试，确保术后微笑时形态正常。
- 肌腱固定时要经过Bichat颊脂垫。
- 经鼻唇沟入路，制备经过颊脂垫的隧道。通过此隧道使用Kocher持骨钳夹持喙突（**图51-2C**）。
- 将附着于喙突的颞肌肌腱向口角方向下移。
  - 为了便于肌腱下移，须使用Obwegeser骨膜剥离器将咬肌纤维向后牵拉。
- 用刀片将肌腱从喙突上分离，同时尽可能多地保留肌腱纤维。
- 以血管夹夹持肌腱，并用两把Halsted钳将其展开（**图51-2D**）。
- 将准备好的肌腱缝合在固定点上，确保不会使皮肤产生皱褶（**图51-2E**）。使用3-0倒刺线闭合切口，完成颞肌肌腱与唇部的锚着操作。
- 使用3-0 Flexocrin缝线将颞肌剩余部分重新缝合至颞区预留在颞嵴前部的肌腱膜上，以达到术后对称的效果（**图51-2F**）。
- 在术者将颞肌固定至颞嵴的过程中，助手密切观察口角上扬是否消失。
- 使用经皮电刺激仪使转移后的颞肌收缩（3～8次），以确定面瘫修复后微笑的形态，同时确认术后口角运动的幅度（**图51-2G**）。
- 颧弓复位，用不可吸收线行断端之间缝合。
- 采用U形缝合，将脂肪垫重新固定在颞嵴顶部断开的肌腱处（**图51-2H**）。
- 闭合切口前分别在颊部切口区、颞区各放置一根硅胶引流管。
- 用皮钉闭合头皮，也可用可吸收缝线，尤其适用于儿童患者。

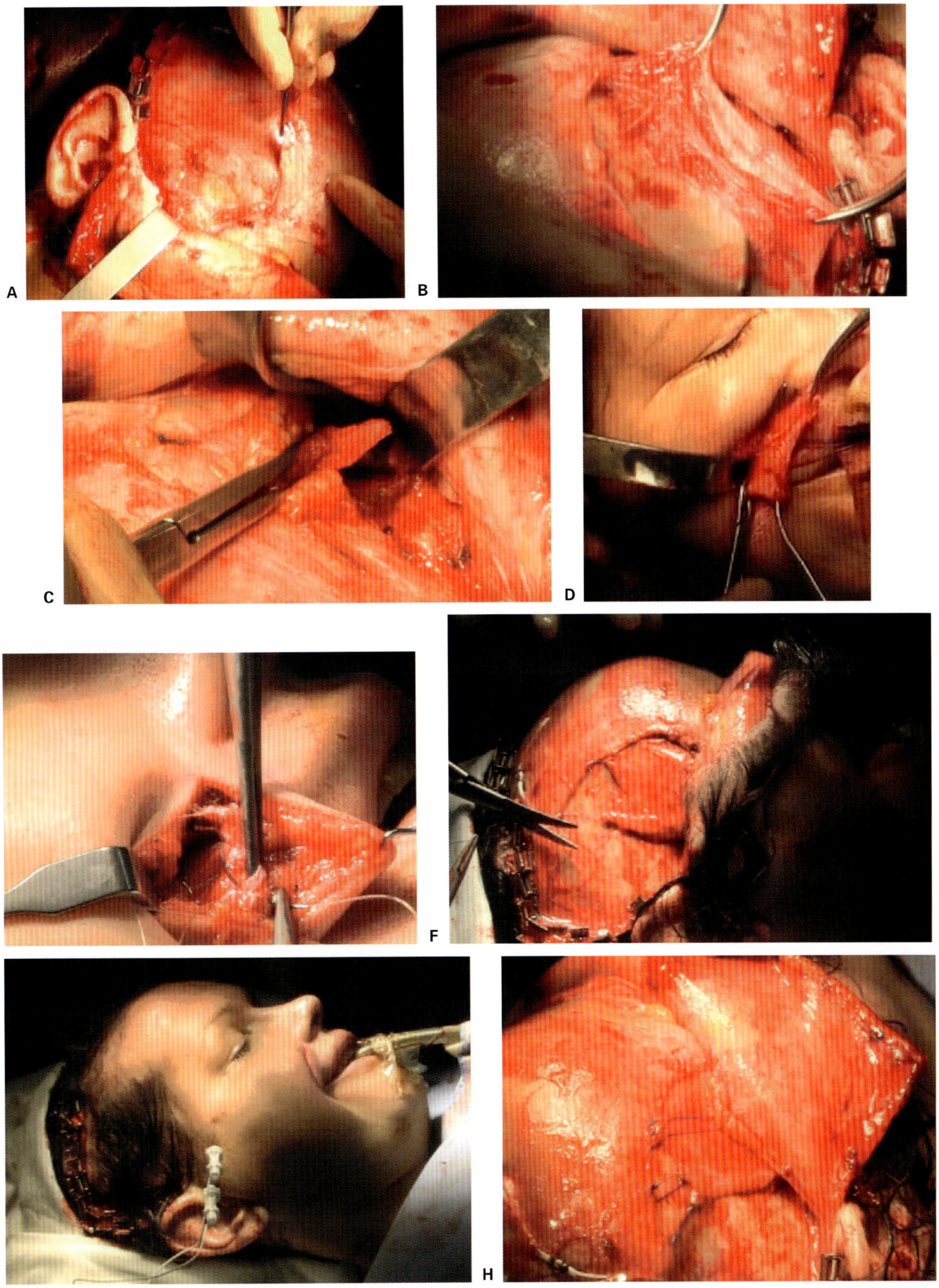

图51-2　**A.** 切开颞肌腱膜时可以保留一层附着于颞嵴的薄层腱膜瓣，以便于手术结束时颞肌重新附着。**B.** 用Obwegeser骨膜剥离器将颞肌从颞窝中分离。**C.** 使用Kocher持骨钳夹持喙突。**D.** 使用两把Halsted镊将肌腱展开。**E.** 将准备好的肌腱缝合在固定点上，确保不会使皮肤产生皱褶。**F.** 将颞肌剩余部分重新缝合至颞区预留在颞嵴前部的肌腱膜上。**G.** 使用经皮电刺激仪使转移后的颞肌收缩，以确定面瘫修复后微笑的形态。**H.** 将脂肪垫重新固定在颞嵴顶部断开的肌腱处

要点与难点

矫正不足或矫正过度	■ 在手术结束后和患者苏醒前，必须用电刺激仪使肌肉收缩，以确定面瘫修复后微笑的形态。必须确保没有任何可能导致口角永久后缩的过度矫正。
防止形成颞部凹痕	■ 两层颞肌表面筋膜之间的脂肪垫必须始终和头皮层相连，并在手术结束前重新复位。
保证口角牵拉程度	■ 解剖后要使颞肌完全分离（但是注意保持与深部血管蒂相连）。同时，必须松解咬肌肌纤维的大量附着。
围术期出血	■ 双侧颞部入路容易出血，必须使用头皮夹，或者将手术单牢固固定在术区头皮切口的两侧，以防止过多出血。
控制水平方向牵拉口角的力	■ 肌腱的外侧纤维对应于颞肌的后部肌纤维，固定位置最好是在口角处。在此处肌腱能够对口角施加水平方向的牵拉力。

术后注意事项

- 术后3周开始康复训练。康复训练要在语言治疗师指导下进行。
  - 一般采用三步法康复训练过程，首先是下颌微笑动作，之后是颞部微笑动作，最终实现自发性微笑。
- 第一步，为了达到微笑时面部对称，患者必须咬紧牙关，以收缩转位后的颞肌。这就是上文所说的“下颌微笑动作”。
- 第二步，患者即使不咬紧牙关也能达到微笑时双侧基本对称。这就是有意识的“颞部微笑动作”。
- 第三步，由于大脑具有可塑性，通过康复训练，最终可以帮助患者恢复自发性微笑。
- 应当陪伴患者至少进行6个月的康复训练，可以使用肉毒毒素治疗肌肉的过度活动和联动。

治疗效果

- 颞肌延长转移修复术可以使患者在术后有更佳的静态颜面对称性，并使口角在微笑时有活动度，显示出鼻唇沟的形态。
  - 对于即使进行了规范的康复训练，口角处收缩强度仍弱于健侧50%以上的患者，可以推荐使用该术式。
- 对于部分面瘫患者，颞肌延长转移修复术在大多数情况下可以帮助患者恢复面部肌肉的运动，并且该手术无损伤面神经的风险。
  - 因颞肌转移而获得的面肌运动是对术前面部表情的补充。

并发症

- 术后血肿：术中需彻底止血。
  - 手术结束前彻底止血非常重要，尤其是采用双侧颞部入路时。
  - 术后留置2根Redon引流管3天，行局部负压引流。一根放置于帽状腱膜下，另一根放置于颊部隧道内。
- 局部感染：由于颞肌远端附着于口角的部分在术中会有局部缺血，并且鼻唇沟入路十分靠近口腔，因此可能会出现局部感染。
  - 术中用血管夹无创地夹持颞肌肌腱非常重要。
  - 手术后1周内可预防性使用抗生素。

参考文献

[1] Salles AG, da Costa EF, Ferreira MC, et al. Epidemiologic overview of synkinesis in 353 patients with longstanding facial paralysis under treatment with botulinum toxin for 11 years. *Plast Reconstr Surg.* 2015;136:1289–1298.

[2] Bénichou L, Labbé D, Le Louarn C, Guerreschi P. Facial palsy sequel and botulinum toxin. *Ann Chir Plast Esthet.* 2015;60:377–392.

[3] Baker DC, Conley J. Regional muscle transposition for rehabilitation of the paralyzed face. *Clin Plast Surg.* 1979;6:317–331.

[4] Labbé D. Myoplastie d´allongement du temporal et réanimation des lèvres. Note technique. *Ann Chir Plast Esthet.* 1997;42:44–47.

[5] Labbé D, Huault M. Lengthening temporalis myoplasty and lip reanimation. *Plast Reconstr Surg.* 2000;105:1289–1297.

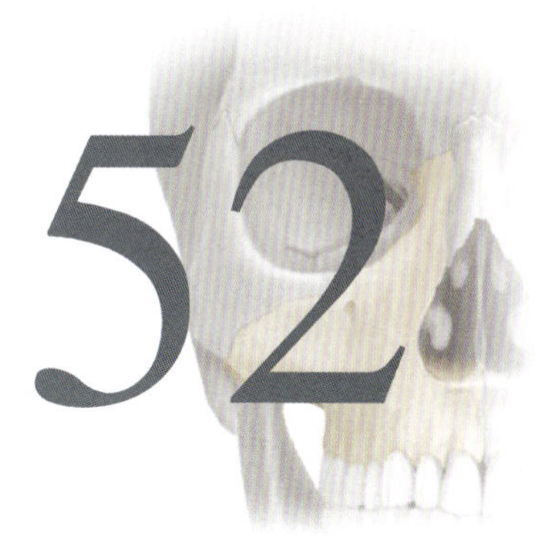

面神经麻痹看护神经移植修复术

Babysitter Nerves for Facial Reanimation

Adel Y. Fattah

概述

- 面神经麻痹（面瘫）修复术的目标是恢复静态时面部对称和同步协调的面部表情。
- 当面神经受损，但面部肌肉完整时，首选神经移植术。
- 跨面神经移植术（XFNG）采用对侧面神经支配瘫痪侧的肌肉运动。
  - 该术式主要的问题是沿移植物再神经化的过程耗时太长。除非是在初次出现面瘫不久后即进行神经移植手术，否则会导致不可逆转的肌肉萎缩。因为一般需要移植后6～12个月神经轴突才能生长至目标肌肉。
  - 此外，在轴突生长时还可能出现一定程度的轴突脱落，即再生的轴突无法沿移植物的全长生长，从而影响手术效果[1,2]。
- 为克服以上问题，有学者提出了看护神经（babysitter nerve）移植术，以便在等待神经沿移植物再生时为肌肉提供迅速的再神经化[3]。
  - “看护”的意思是指这些肌肉在跨面神经移植物再生以达到自发性肌肉运动之前，可以维持肌肉的活性。
- 从最初采用舌下神经作为看护神经开始，看护神经移植的原则不断发展，目前其他的颅神经（如咬肌神经等）也被用作面部肌肉的看护神经[4]。
- 作者多采用咬肌神经作为看护神经，主要原因是该方法损伤较小。
  - 使用咬肌神经作为看护神经后，供区几乎不会或很少引起功能受损。相比之下，采用舌下神经作为看护神经，即使切取很小的舌下神经，也可能引起语言和吞咽方面的问题。
  - 咬肌神经移植后基本不会出现与舌部的连带运动。在咀嚼时有可能出现一定程度的联带运动，但是可以通过训练而逐渐减轻。
  - 不需要使用腓肠神经或耳大神经作为桥接移植物，从而避免切取这些神经引起的感觉障碍。此外，轴突生长时只需经过一个神经吻合处，因此会减少再神经化的时间。
- 为了解决XFNG手术后轴突脱落的问题，可以使用另一种看护神经技术。
  - 基本方法是将一根感觉神经端侧吻合至跨面神经移植物全长的某个位置上，以不断提供神经营养因子，促进轴突向目标部位生长[5]。
- 因此，可以采用运动神经看护肌肉，采用感觉神经看护跨面神经移植物，从而使面瘫修复术达到最好的效果。
- 在本章中，作者将介绍看护面部肌肉的咬肌神经移植至同侧面神经的手术过程，同时还介绍看护轴突生长的感觉神经移植术。

相关解剖

- 咬肌是咀嚼肌之一。
  - 咬肌起自颧弓下缘和内侧面，止于下颌骨外侧面。
  - 咬肌由浅层、中层、深层3层肌肉组成（**图52-1**）。
  - 浅层咬肌肌纤维向后反折并向下延展，深层肌纤维走行相对更为竖直。咬肌神经发自三叉神经的下颌支。通过翼外肌和下颌切迹后离开颞下窝并从咬肌深层进入咬肌，在深层与中层肌纤维之间向下走行。咬肌神经直径为1～2mm。咬肌神经越往咬肌前下部远端走行越表浅，与下齿槽动脉发出的分支相伴行（血管较为细小）。在咬肌近端

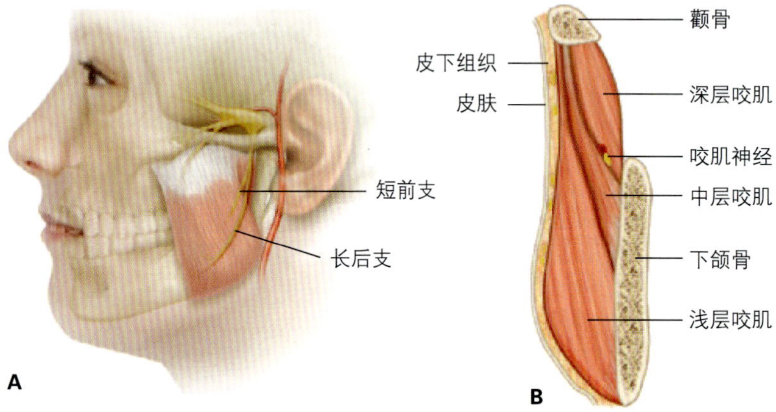

图52-1 **A.** 咬肌神经的走行。主干常分为一根较长的后支和一根较短的前上支。**B.** 咬肌神经（N）在咬肌深层走行，咬肌分为浅层（s）、中层（m）、深层（d）3个部分

内神经发出数根短小分支，但一般会有1～2根优势神经分支。其中1根更长，因此在终末分支前有一根长为2～3cm的神经分支可供应用。

- 面神经由茎突孔后向浅表走行，很快进入腮腺腺体，一般在腺体内分为颞（额）支、颧支、颊支、下颌支和颈支五大分支。
  - 面神经常先分出上支（颞面支）和下支（颈面支），上述分支均由这两大分支发出。面神经分支构成5个相互连接且变化多样的神经网络，也可以称为神经分区。
  - 尽管针对面神经解剖已有大量的研究，但是最好根据神经对肌肉群及其活动的生理功能进行分区，而不只是参照神经分支的解剖分布。
- 面神经颞支从位于颧弓水平的腮腺上极发出，紧贴颞顶筋膜的内面，走行位置较为表浅。
  - 通常认为颞支从耳屏下方0.5cm处沿直线方向向上走行，直至眉毛上方1.5cm处。但是3D重建分析显示，该神经分支分布于颧额缝、颧颞缝和过外耳道前1cm处的垂直线所构成的三角形区域内[9]。在额肌的外侧边缘，这些分支深入额肌和眼轮匝肌，并支配这些肌肉。最终到达眉间区域，支配降眉肌。
- 颧支离开腮腺后在颧弓下方走行，并迅速走行至浅表肌肉腱膜系统（SMAS）深层，支配提上唇肌和眼轮匝肌的下部。
  - 远端颧支在颧肌复合体的下表面走行，然后在面部更内侧发出分支。颊支从腮腺前缘发出后，在腮腺导管下方走行，在颊脂垫表面走行至SMAS层深层，支配口周和颊部的肌肉。
  - 颧支和颊支分布区有大量的神经支配重叠区域，单支或多分支神经离断后不会导致因神经损伤引起的肌无力。这是XFNG的理论基础。
- 下颌支离开腮腺下部并沿下颌支下方走行，支配唇部和颏部的肌肉。
  - 尸体解剖证实，下颌支至少有3个主要分支，这些分支均走行于颈阔肌的下表面和面部血管的浅层[10]。

病因

- 累及轴突的严重神经损伤最终导致Wallerian变性。从损伤发生、发展至神经传导障碍大致需要72h。
  - 检测轴索断裂和神经麻痹的一个方法是观察神经外周段的传导是否正常。当远端无轴突再生时，受支配的器官最终会出现不可逆性改变，因此长期失神经化肌肉功能常难以恢复[11]。
  - 面瘫修复术后的效果主要取决于成功生长至目标区域的轴突数量以及这些轴突后续的髓鞘形成情况。
- 因此，尽可能高效地使靶点器官再神经化，尤其是使尽可能多的轴突到达目标器官，才能达到最好的治疗效果。
- 与肌肉的不可逆性改变类似，长期失去神经支配（如出现轴索断裂）的神经近端也会出现脱髓鞘、传导速度下降以及胞体变性等改变。
  - 在XFNG术中用到的长段神经移植物也会出现这些慢性的去神经化改变，导致神经再生能力降低。供体感觉神经的轴突可以保护神经移植物免受长期去神经化的影响，从而促进移植物内轴突的生长[5]。来自内源性的营养支持可以促进神经再生[12]。

病史与体格检查

- 患者病史中最重要的是面瘫的病前状态和面神经受损的时间，这些信息将有助于确定是否存在有活力的肌肉作为面瘫修复术的目标。
  - 在通常情况下，越早重建神经支配，就越有可能获得更好的面部功能修复效果。
  - 大多数外科医生会建议在面神经受损后12～24个月内行面瘫修复术。超过这段时间后，面瘫修复术的效果就会变得不确定。
- 体格检查主要以肌肉相关的内容为主，并且需要确定是否存在完整的供体神经。在检查患侧面神经时，应该重点描述准备修复的受损神经情况。
  - 与肌肉相关的修复目标包括眉部上抬、眼睑闭合、微笑和下唇运动功能等。
- 颅神经检查重点在于检查供体神经的功能情况，例如对侧面神经的功能（检查各个分支）和咀嚼肌的运动。
  - 触诊颊部，感受咬肌的力量和颞肌的收缩强度，以确定其支配神经的功能。
  - 检查伸舌偏移情况，确定舌下神经的功能活动。

手术治疗

- 面瘫的一般治疗方法已在其他文章中进行过详细的介绍[13]，其修复目标均是恢复面部肌肉运动功能，而肌肉需要有神经支配来控制其运动功能。
  - 面神经损伤后，肌肉的结构在短期的一段时间内可以保持完好。在这段时间内进行再神经化手术会有较好的效果。
  - 一旦肌肉出现萎缩，就需要移植新的肌肉才能修复肌肉相关的功能。
- 术前评估的重点在于确定是否存在有功能的近端神经残端（主要通过患者病史来推测），以及面神经损伤后的病程长度（有助于推测是否存在有功能的面部肌肉）。
  - 根据手术方法的定义，如果需要采用颅神经（看护神经）移植术，就表明近端神经残端已经不能使用（**图52–2**）。

术前设计

- 根据上述临床检查结果制订手术方案。

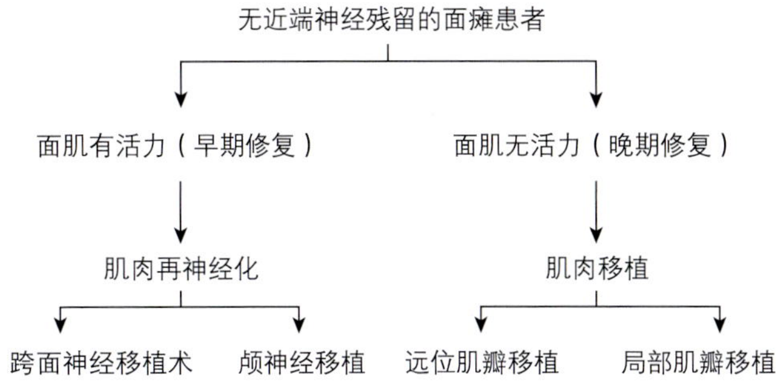

图52–2 对于无同侧近端面神经残留的面瘫患者，面神经修复重建术决策的简易流程图。对于早期患者，建议行原位肌肉再神经化。对于晚期患者，则需要行肌肉移植术，移植后的肌肉可通过跨面神经移植术（XFNG）或颅神经移植进行神经化

- 当不确定是否存在有活力的面部肌肉时，可以进行肌电传导检查。但是一般不用于病程超过1年的患者，因为在面神经损伤后18～24个月，存在足够数量、可用于修复的有活力肌肉的可能性很小。

体位和麻醉

- 患者取仰卧位，肩部衬垫伸展颈部，用头圈托头使其转向对侧（**图52–3**）。
- 经口气管插管多采用South-facing管，随后用胶带将气管插管固定在近中线位置，尽可能保证面部对称。采用这种体位在刺激面神经时可以观察面部的运动情况，必要时也能更轻易地在上颊沟位置切取移植物。
- 在消毒和铺巾前，使用含1∶400 000肾上腺素的生理盐水溶液浸润术区，以便肾上腺素在手术开始时能够起效。
  - 一般不使用局部麻醉药物，以避免影响后续进行神经刺激。同样，麻醉医师也应注意避免出现术中神经麻痹。
  - 通常使用20～50mL溶液进行浸润。浸润液的量必须要足够，以保证皮肤肿胀分离的顺利进行。
- 面部和口腔用水性聚维酮碘溶液消毒。
  - 包头，并露出耳廓，咽部填塞纱布。
- 如需切取腓肠神经，必须保证操作单侧或双侧腿部不受影响。消毒整条大腿，铺U型或W型无菌单，准备后续切取腓肠神经。
  - 在大腿上放置无菌止血带。
- 在手术只涉及单侧面部时（例如Ⅴ～Ⅶ神经的转移），将管路和血压监测仪连接至对侧，合理放置手术台，使手术团队在手术台一侧，而麻醉团队在

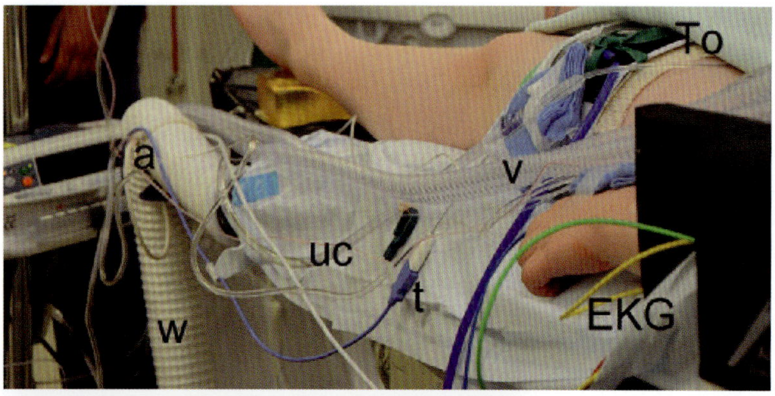

A

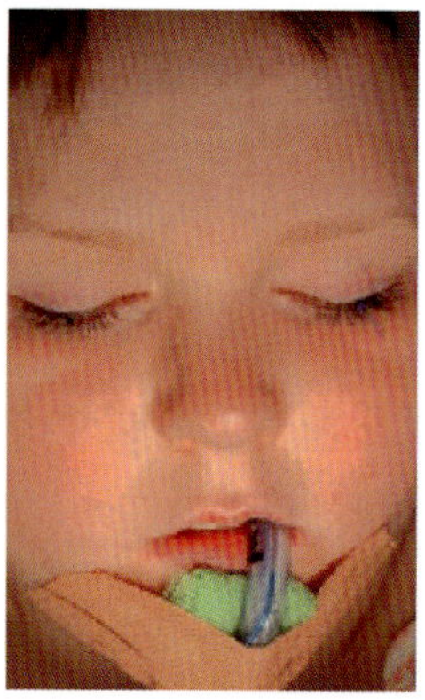

B

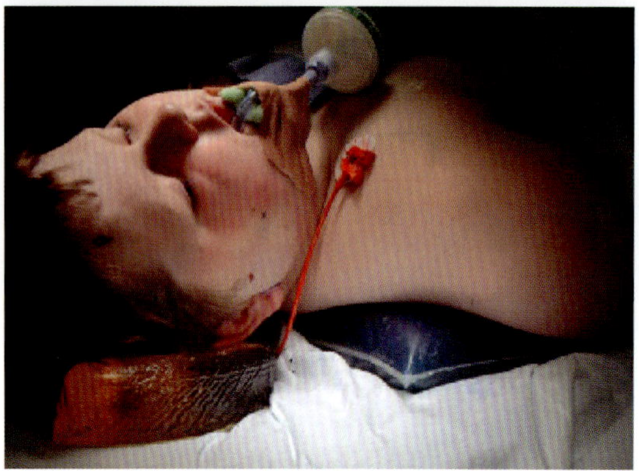

C

图52-3 **A.** 管路全被放置在患者的一侧，使麻醉师不会受到手术团队的影响。a. 动脉管路；w. 保温毯；uc. 尿管；t. 温度探头；v. 气管插管；To. 止血带；EKG. 心电图导联。**B.** 用聚丙烯缝线经眼睑灰线行睑板缝合术以避免角膜暴露。气管插管置于拟做口内切口的对侧。**C.** 头部被放置在头圈上，同时用肩垫伸展颈部。图中未展示部分：双小腿消毒，使膝关节以下操作不受限制；同时使用无菌止血带

另一侧，工作时互不影响。

- 插入导尿管，手术结束时拔除。
- 在手术耗时较长时，例如进行颅神经移植联合游离股薄肌瓣切取移植或多个跨面神经移植，为保护角膜一般要进行上下睑缝合术。
  - 术中使用气压垫，以防止身体局部受压，并在术中注意经常变换体位。同时需要注意，在将患者的重心从一侧臀部或肩部转移至另一侧时，尽可能减少对术野位置的干扰。

入路

- 对于XFNG手术和咬肌神经转移术，面部入路一般采用改良的除皱切口。
  - 切口一般起自颧弓上1～2cm处，沿耳轮根部前缘下行至耳屏缘、耳垂，最后弯向下颌角后方。
  - 下方切口通常按照类似腮腺切除术的设计方法向下延伸至颈部。

操作步骤

■ 显露面神经

- 在大多数XFNG手术中，单纯使用耳前切口就可充分显露和定位供区面神经和咬肌神经（**图52-4A**）。
  - 如果需要进一步显露，可将切口向耳垂后方延伸，并沿胸锁乳突肌前缘向下延长切口。
- 面部浸润注射之前，在耳轮根部与口角之间连线的中点做标记。
  - 该标记称为“Zuker点”，是支配微笑运动的颧支/颊支所在的位置（**图52-4B**）。
- 上部切口线与耳轮缘平行，到达耳屏处时立即在耳屏上方转至耳窝，切口在此处做直角转折，以便于缝合时更好地闭合皮肤。
- 之后切口线继续沿耳屏边缘走行，经过耳屏与对耳屏之间的耳屏间切迹，在耳垂前缘与颊部之间的褶皱处做先向前再向下的直角形切口。
  - 直角切口可减少瘢痕挛缩，使术后瘢痕更隐蔽。
  - 切口下部向下走行，置于耳垂后方的自然褶皱外侧。如果将切口设计于此褶皱上，会使这个自然结构消失。
- 用手术刀切开皮肤，随后将刀转向前方，并将皮肤向前提起几毫米。
  - 切开耳屏上方皮肤后，很容易进入SMAS浅层的

皮下层，在此层次解剖分离。一旦在耳屏切开分离完成后，就可以在耳屏前掀起皮瓣，此过程类似于除皱术。

- 之后的大部分解剖分离均可采用Bovie单极电刀进行。
- 用左手牵拉皮肤有助于向前快速解剖，直达腮腺前缘，其位置邻近Zuker点（**图52-4C**）。
- 此处SMAS层明显变薄，因而不再使用单极电刀而改用组织剪进行分离。
- 用组织剪分离至SMAS下层后，放慢速度以便辨认面神经分支（**图52-4D**）。
  - 面神经分支位于颊脂垫表面，使用双极神经刺激器（Neurosign 100，Spring Gardens，UK）区分韧带结构和具有功能的面神经分支。
  - 确定面神经分支后，逆行解剖至腮腺，寻找大小与供区神经相匹配的分支。
- 使用显微缝线标记接受移植的受区神经，但不要将其切断，以确保行神经吻合时容易定位。

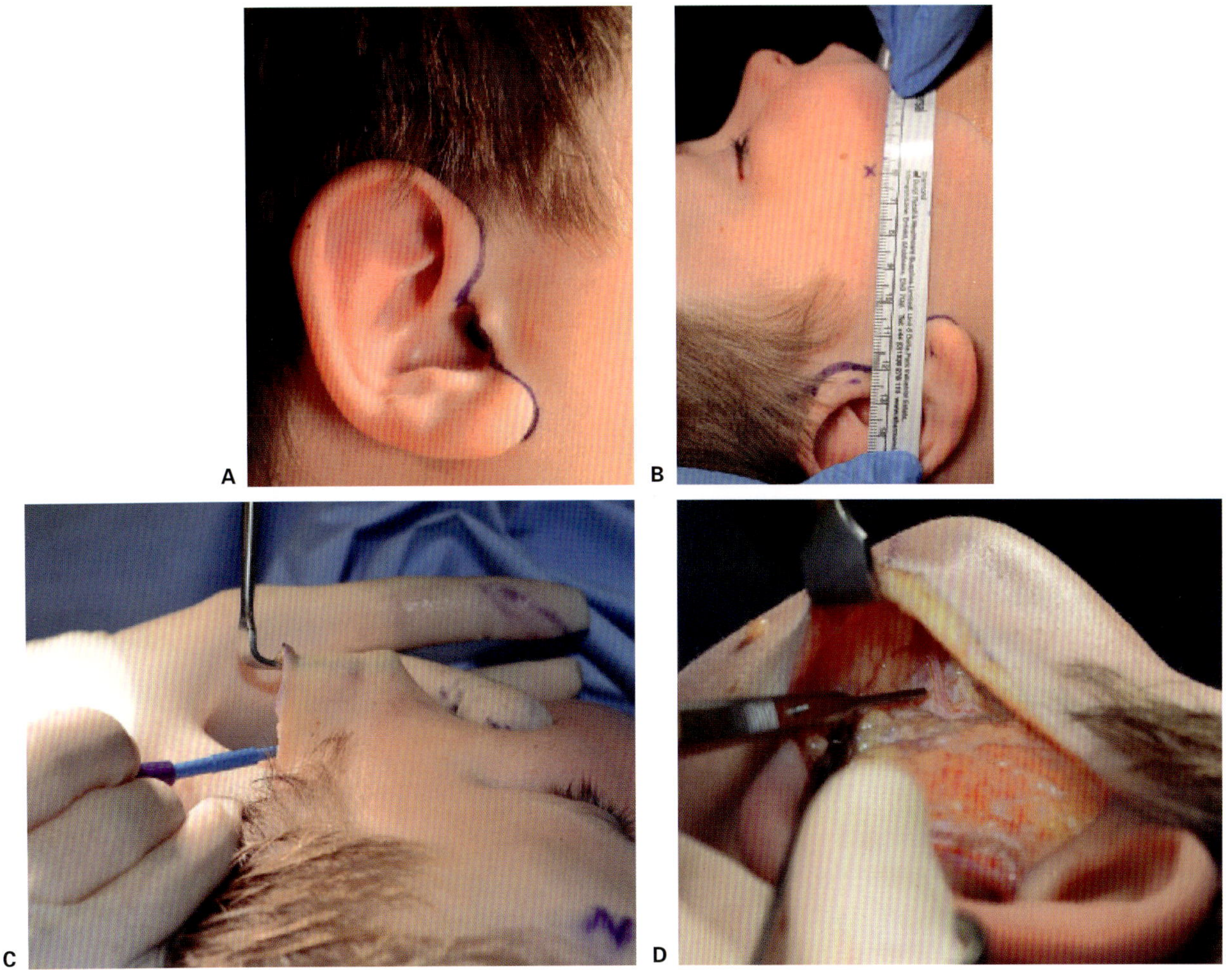

图52-4 **A.** 显露面神经所需的切口。注意耳屏上方和下方切口呈直角。**B.** 为解剖面神经标记耳轮根部与口角之间连线的中点。X为Zuker点。**C.** 掀起皮瓣。助手用拉钩牵开，术者用中指作用于皮肤，用拇指辅助分离SMAS层。**D.** 图中器械尖端显示面神经分支

显露咬肌神经

- 掀起耳前皮瓣并已完成面神经的解剖后，开始寻找供区神经。
  - 在颧弓下1cm、耳屏前3cm处寻找供区神经（**图52-5A**）。
  - 在该处腮腺筋膜处做一长约2cm、平行于面神经分支的切口。
  - 后续分离过程应缓慢进行，并且注意彻底止血，腮腺周围常分布较多的细小血管，容易出血影响视野，并且影响向更深层次解剖分离神经。
  - 解剖分离腮腺时，组织剪的方向应平行于面神经方向，小心辨认和保护面神经，以尽可能减少损

伤面神经的风险。

- 在到达咬肌表面的筋膜层后，在腮腺深层、肌肉浅层做钝性分离，牵开腮腺组织。
  - 对咬肌进行解剖分离。
  - 仔细止血，小心分离咬肌纤维，并根据需要切除少量肌纤维，以便到达深层肌肉。
    - 此时助手要使用Ragnell牵开器或爪型牵开器牵开肌肉（**图52-5B**）。
  - 一旦分离到达腱性组织层次，表明已经进入中层咬肌与深层咬肌之间的过渡区。
  - 此时可以使用神经监测仪来指导进一步解剖分离。
    - 在发现咬肌神经后，将其向近端和远端小心解剖分离（**图52-5C**）。
  - 与咬肌神经伴行的血管极其脆弱，容易出血。在神经附近应慎用电凝止血，对于出血一般采取压迫止血。
  - 应尽可能向近端解剖分离神经，可适当扩大肌肉解剖范围以更好地解剖分离神经。
  - 随后开始神经远端的解剖分离。
    - 咬肌神经一般分出2～3根分支，尽可能沿这些分支向远端分离，目的是切取足够长的神经分支用于后续移植到受区面神经上。
    - 多花一些时间仔细分离咬肌神经，可以使后续神经吻合的难度大大降低。
- 在手术显微镜下进行标准的神经吻合术。
  - 用9/0尼龙显微缝合线行神经端端或端侧吻合。
  - 对齐神经外膜后行2～3针间断缝合，之后用Tisseel胶（Baxter Int.，USA）完成神经吻合（**图52-5D**）。

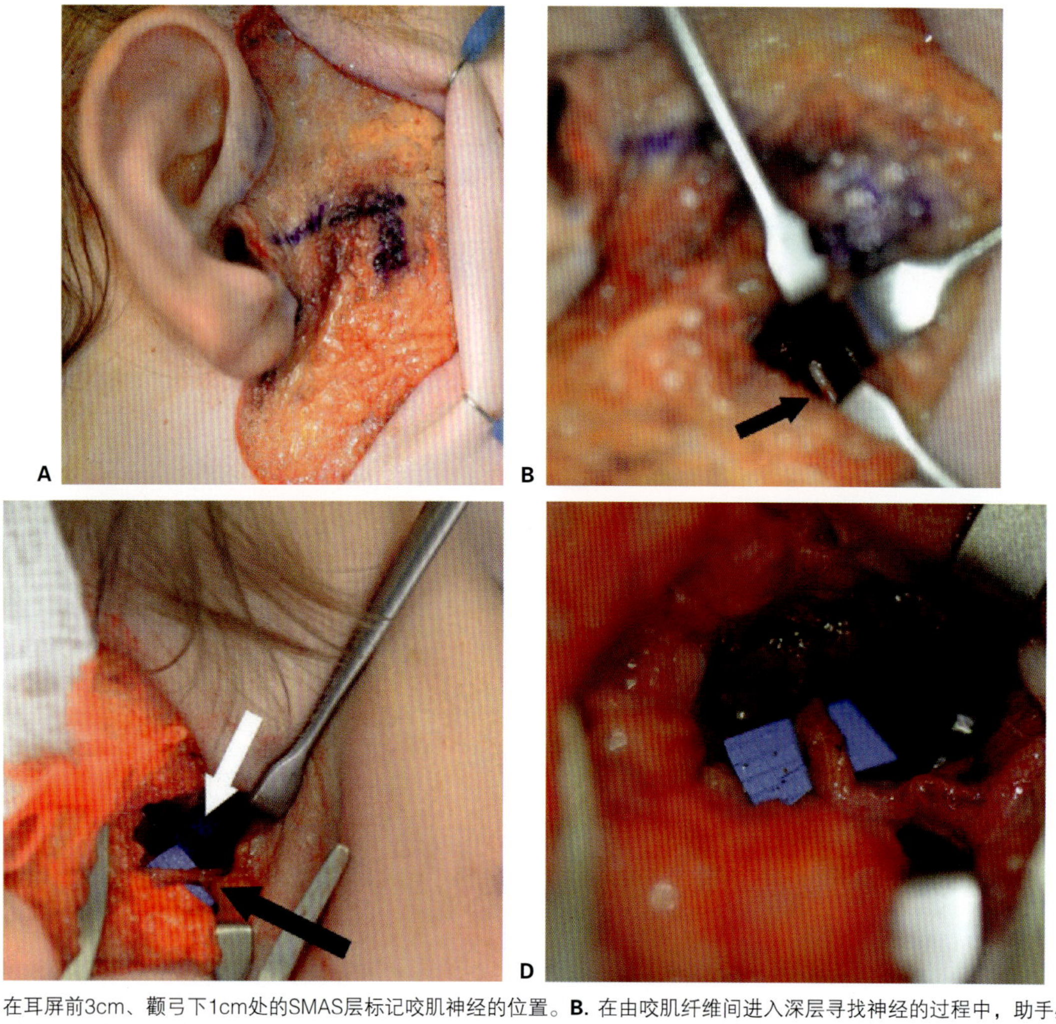

图52-5 **A.** 在耳屏前3cm、颧弓下1cm处的SMAS层标记咬肌神经的位置。**B.** 在由咬肌纤维间进入深层寻找神经的过程中，助手必须恰当地拉开肌肉。在切口深处可看见镜头对焦后的神经。**C.** 图示咬肌神经（白色箭头）和面神经颊支（黑色箭头）。**D.** 图示神经吻合完成后外观。尽可能减少缝合的针数，最后用纤维蛋白胶完成神经对合（图中未指示）

- 在使用Tisseel胶前，采用不褪色的粗单丝缝线在靠近吻合口处松散地环绕神经。
  - 在后续XFNG术中，修复自发性微笑动作时，需要将对侧神经吻合至同侧面神经，这个标记有助于定位神经分支。

感觉神经看护跨面神经移植物

- XFNG手术的具体细节见第49章。本章将介绍股薄肌瓣的设计与切取方法。
- 跨面神经移植物常用于以下两种情况：
  - 在分期手术时，将神经移植物置于梨状孔附近，以便与游离肌瓣相接（**图52-6A**）。
  - 通过隧道将神经移植物转移至瘫痪侧面部，置于瘫痪侧无功能的面神经处。以咬肌神经作为肌肉的看护神经。经过一段时间后，将移植物吻合至面神经的远端。这将产生对侧面神经对患侧肌肉自发运动的支配，以及对肌肉下意识运动的控制，就像咬肌神经在咀嚼时会产生相应的反应。
- 做颊部前庭沟切口，通过此切口制备隧道，将神经移植物转移至对侧面部。在联合股薄肌瓣移植时，也可经此切口做神经吻合。
  - 此外，还可以经该切口分离可用作XFNG看护神经的眶下神经分支。
- 选定供区神经分支后，用一个大的血管钳（例如Tudor Edwards动脉钳，Scala Surgical，London，UK）制备到达颊沟的骨膜前隧道。
- 在制备隧道前，在颊部前庭沟黏膜处注射局麻药。在此处做切口可以行看护神经的吻合。
- 在看到血管钳尖端后，使其越过唇系带到达对侧唇部。
- 在此处使用手术刀或单极低温电刀朝向血管钳尖端做一个切口。
  - 血管钳末端夹持一根硅胶管，向隧道内牵拉硅胶管，确保构建好的隧道不会消失。然后将注意力转向颊部前庭沟切口处。
  - 将此处切口延长至前庭沟顶点的下方（类似于Le Fort Ⅰ型截骨术的切口），同时注意避免切断唇系带。
- 如果此神经须作为跨面神经移植物移植至对侧面神经附近，则须再制备连通至对侧已显露并标记的受损面神经的隧道。将该神经放置于方便二期手术时快速辨认的位置。
  - 用不褪色的粗单丝缝线（3-0或4-0）将其固定在周围的软组织上，以便二期手术时快速辨认。二期手术包括面部皮瓣的重新掀起、远端面神经的辨认，以及面神经与该神经之间的吻合（可按实际情况采用端侧吻合或端端吻合）。
- 前庭沟区彻底止血，垂直口轮匝肌纤维进行解剖分离，显露沿上唇分布的感觉神经分支（**图52-6B**）。
  - 在3.5倍手术放大镜下，选择一根大的神经分支，将其向远端细致解剖分离至足够的长度，在前庭沟内无张力吻合至跨面神经移植物上（**图52-6C**）。
- 启用手术显微镜，同时准备术野。
  - 将一块湿海绵放入口腔中，将舌推向后方，形成一个可行神经吻合的操作空间。
  - 将显微背景片置于海绵上，以便于对神经进行各种操作。使用“鱼钩”状拉钩将唇部牵拉固定在适当的位置。
- 在跨面神经移植物的外膜上开窗，将眶下神经分支与之仔细对合。
  - 调整开窗大小以匹配眶下神经分支的尺寸。对合好后用2～3针9/0尼龙线缝合固定，然后将眶下神经分支放回到前庭沟切口内的预期位置上（**图52-6D**）。
  - 最后检查神经吻合口，并用Tisseel胶做最终的闭合。
- Tisseel胶凝固后，切口用5/0 Vicryl Rapide（Ethicon）可吸收线行双层严密缝合。基本方法时，向一个方向行连续褥式缝合，打结，然后再返回行连续缝合，完成双层缝合。
- Tisseel胶凝固后，用大量温盐水冲洗术野。
- 再次仔细止血，检查皮瓣下方是否有出血。
- 在耳后放置一根小的负压引流管。
  - 用快速可吸收缝线（如肠线或Vicryl Rapide）环形固定引流管，注意引流管要远离神经吻合部位。
  - 注意选择缝合固定的位置，不要妨碍引流管的拔除。

- 用4–0无色Vicryl线行耳屏上缘、耳屏下缘和耳垂最下缘等关键部位的皮下缝合。这将有助于皮缘的准确对合。
  - 再另外做2 ~ 3针缝合加固。
- 用4–0聚丙烯缝线行间断皮内缝合。之后缝合4 ~ 5针就能闭合整个切口。在术后第10 ~ 14天时可以在诊室较为容易地拆除缝线。
  - 尼龙缝线不像聚丙烯缝线那样容易拆除，因此不用尼龙缝线。
- 在伤口边缘涂抹氯霉素软膏，一般不需再用敷料覆盖伤口。

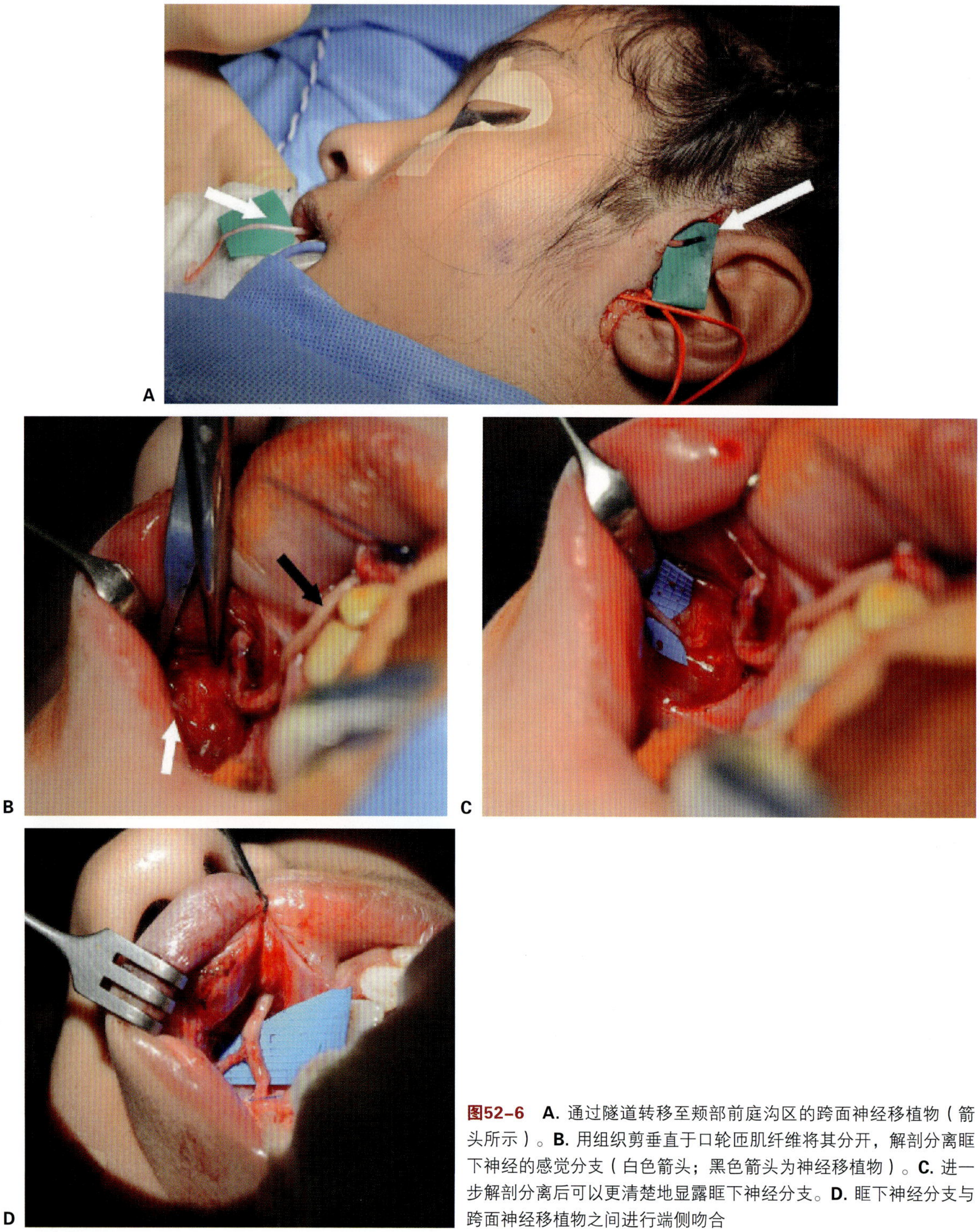

图52–6 **A.** 通过隧道转移至颊部前庭沟区的跨面神经移植物（箭头所示）。**B.** 用组织剪垂直于口轮匝肌纤维将其分开，解剖分离眶下神经的感觉分支（白色箭头；黑色箭头为神经移植物）。**C.** 进一步解剖分离后可以更清楚地显露眶下神经分支。**D.** 眶下神经分支与跨面神经移植物之间进行端侧吻合

要点与难点	
彻底止血	■ 出血会影响手术视野，使辨认结构变得非常困难。保证“无血”解剖将有助于解剖分离的顺利进行。 ■ 咬肌处的血肿可导致牙关紧闭。如果处理不及时，可能影响面部皮瓣的存活。
半面短小症	■ 在这些患者中，咬肌神经直径虽然较小，但是仍然可以提供强大的神经支配功能。
耳屏处切口	■ 沿耳屏边缘做切口，可避免外观臃肿，并且可以避免将耳屏后切口置于耳屏内表面导致的缝合不便。此外还需要注意，在首次掀开皮肤时，助手不能将皮肤拉钩放在耳屏内，因为耳屏处的皮肤非常脆弱，很容易撕裂。所以应在耳屏上方及下方更坚实的皮肤上放置拉钩牵开皮肤。
面肌联动症	■ 定期检查是否存在面肌联动，若发现应尽早处理。

术后注意事项

- 术后治疗要点为患者的保暖、补液和止痛。
  - 使患者缓慢地从麻醉中清醒，以尽可能降低麻醉苏醒时咳嗽和术后血肿的风险。
- 术后不适感大部分是由面部水肿引起的，因此应使患者保持头部抬高，以减轻疼痛。
- 给予患者适当的镇痛、止吐药物治疗。
  - 一般来说，可以应用常规剂量的对乙酰氨基酚（可以口服前均通过静脉用药）和等份的口服吗啡来减轻患者的术后疼痛感。成年患者出院时可开具泰诺林或扑热息痛，但随着出院后水肿的逐渐消退，患者一般很快就会停药。
  - 对于儿童患者，可待因的吸收较难预测，因此，建议出院时开具口服吗啡。
  - 手术后即开始用缓泻药，一直使用到停用阿片类镇痛药，并且肠道活动恢复正常以后。
- 如果手术时间较长、有涉及口腔手术或经口腔制备隧道时，推荐在术后24～48h应用抗生素。
- 术后第2天对患者进行复查，此时面部肿胀通常会更为严重。术前应充分告知患者这一情况。
  - 因为引流量通常较少，术后第2天早上就可拔除引流管。
  - 超过1天或以上持续引流量较多时，应考虑是否存在涎漏，需分析引流液中的唾液淀粉酶含量。
- 术后第2天即开始软质饮食并持续至术后2周，2周后可以逐步过渡至正常饮食。
- 如果患者无明显不适，可在术后第2天在家人的陪同下办理出院。
- 一旦出现面部肌肉运动，就应该在有经验的面部理疗师的指导下，立刻开始面部康复治疗和训练。
  - 逐级咬合训练可使患者通过进行咬合动作，逐渐学会控制面肌运动的强度。
  - 同时也可以使用镜像模仿疗法，理疗师会制订镜像疗法的个体方案，以便患者在家中自行练习。
  - 理疗师会定期复查和指导患者，以便发现并及早处理面肌联动症状。

治疗效果

- 目前有限的研究证实，咬肌神经看护面神经的转移修复术均有较好的术后效果，特别是在口唇部控制、静息张力和微笑动作的改善方面，少数患者术后还可以出现自发性微笑[4,14]。
- 目前尚无感觉神经作为看护神经行端侧吻合修复术的临床效果观察数据，目前相关研究仍在进行中。

并发症

- 可能会出现切口愈合不良或手术瘢痕，影响美观，术前应向患者充分告知。术后感染和血肿的风险较低，但是仍需要详细告知患者，一旦出现感染或血肿，可能需要返回医院行二次手术和静脉应用抗生素。
  - 涎漏和Frey综合征（味觉性出汗）都是较罕见的并发症。还需要向患者告知面部再神经化失败的可能性。
- 面肌联动症较常见。手术设计时要细致评估神经分支的功能，充分考虑到可能出现的肌肉协同运动，有助于减少这种并发症的发生。
  - 对于一些病例，面肌联动症可以通过面部理疗和精确的肉毒毒素注射进行治疗[15]。本章不再就此进行介绍。
- 可能会出现持续性牙关紧闭，对此可以进行热敷、木质压舌板协助张口训练、心理安慰治疗等。

参考文献

[1] Jacobs JM, Laing JH, Harrison DH. Regeneration through a long nerve graft used in the correction of facial palsy: a qualitative and quantitative study. *Brain*. 1996;119(Pt 1 suppl):271–279.

[2] Snyder-Warwick AK, Fattah AY, Zive L, et al. The degree of facial movement following microvascular muscle transfer in pediatric facial reanimation depends on donor motor nerve axonal density. *Plast Reconstr Surg*. 2015;135(2 suppl):370e–381e.

[3] Terzis JK, Tzafetta K. The "babysitter" procedure: minihypoglossal to facial nerve transfer and cross-facial nerve grafting. *Plast Reconstr Surg*. 2009;123(3 suppl):865–876.

[4] Klebuc MJA. Facial reanimation using the masseter-to-facial nerve transfer. *Plast Reconstr Surg*. 2011;127(5 suppl):1909–1915.

[5] Placheta E, Wood MD, Lafontaine C, et al. Enhancement of facial nerve motoneuron regeneration through cross-face nerve grafts by adding end-to-side sensory axons. *Plast Reconstr Surg*. 2015;135(2 suppl):460–471.

[6] Cotrufo S, Hart A, Payne AP, et al. Topographic anatomy of the nerve to masseter: an anatomical and clinical study. *Br J Plast Surg*. 2011;64(11 suppl):1424–1429.

[7] Klebuc M, Shenaq SM. Donor nerve selection in facial reanimation surgery. *Semin Plast Surg*. 2004;18(1 suppl):53–60.

[8] Hwang K, Kim YJ, Chung IH, Song YB. Course of the masseteric nerve in masseter muscle. *J Craniofac Surg*. 2005;16(2 suppl):197–200.

[9] davies JC, Fattah A, Ravichandiran M, et al. Clinically relevant landmarks of the frontotemporal branch of the facial nerve: a three-dimensional study. *Clin Anat*. 2012;25(7 suppl):858–865.

[10] Nelson DW, Gingrass RP. Anatomy of the mandibular branches of the facial nerve. *Plast Reconstr Surg*. 1979;64(4 suppl):479–482.

[11] Fu SY, Gordon T. Contributing factors to poor functional recovery after delayed nerve repair: prolonged denervation. *J Neurosci*. 1995;15(5 Pt 2 suppl):3886–3895.

[12] Gordon T, Eva P, Borschel G. Delayed peripheral nerve repair: methods, including surgical "cross-bridging" to promote nerve regeneration. *Neural Regen Res*. 2015;10(10 suppl):1540.

[13] Fattah A, Borschel GH, Manktelow RT, et al. Facial palsy and reconstruction. *Plast Reconstr Surg*. 2012;129(2 suppl):340e–352e.

[14] Coombs CJ, Ek EW, Wu T, et al. Masseteric-facial nerve coaptation—an alternative technique for facial nerve reinnervation. *Br J Plast Surg*. 2009;62(12 suppl):1580–1588.

[15] Filipo R, Spahiu I, Covelli E, et al. Botulinum toxin in the treatment of facial synkinesis and hyperkinesis. *Laryngoscope*. 2012;122(2 suppl):266–270.

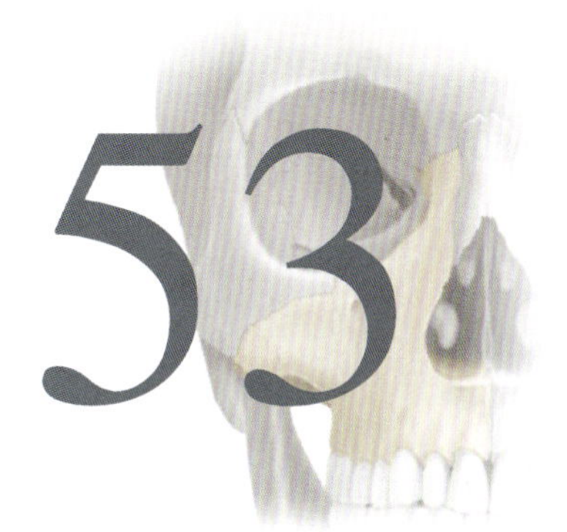

53

面神经麻痹金片置入法上睑闭合不全矫正术

Gold Weight Insertion for Upper Eyelid Reanimation

Larissa Habib and Brian P. Marr

概述

- 对于面神经麻痹引起的睑裂闭合不全，以及由此导致的暴露性角膜病变，可以采用金片置入法增加上睑重量，进而达到治疗的目的。这种情况最常继发于外伤、感染、局部缺血或肿瘤引起的面神经损伤。
- 使用纯金来保证植入物密度，并尽量减少过敏反应。
  - 金片重量为0.8～1.6g。

相关解剖

- 上睑与下睑在内眦和外眦处相交。通常情况下，外眦比内眦高2～4mm（**图53–1**）。
  - 睑裂长为28～30mm，高为9～10mm。
  - 眼睑的解剖结构可以分为前层和后层。
- 眼睑前层由皮肤和眼轮匝肌组成。
  - 眼睑皮肤是人体中最薄的部位（＜1mm）。由于缺乏血管和淋巴管，表皮从深部的结缔组织层接受营养。眶隔前和眼眶前皮下脂肪稀少，而睑板前无皮下脂肪。
  - 眼轮匝肌疏松地附着于皮肤上，分为眶部和睑部两部分。睑部可进一步分为睑板前部和眶隔前部，并起眨眼和自主闭眼的作用。眼轮匝肌眶部的作用是用力闭眼。
- 眼睑后层由睑板和结膜组成。
  - 睑板由致密的纤维组织构成，厚约1mm，为眼睑提供结构支撑。上睑板从泪点延伸至外眦，长度约30mm，高度为7～10mm，最高部位在中央区。下睑板的高度为3.5～5mm。睫毛缘处有睑板腺开口，其提供了泪膜的脂质层。内眦和外眦通过内眦韧带和外眦韧带固定于眶缘。
  - 结膜是一层非角化、复层鳞状上皮，位于眼睑内层，并覆盖巩膜。
- 提上睑肌系统。
  - 提上睑肌起自眶尖部，向前走行40mm，止于眶隔后10mm处的腱膜组织。经过此交界处后，其方向变为纵向走行，然后向下插入睑板的下1/3。另外，部分纤维向前走行，形成重睑皱襞。
  - Müller肌肉起自提上睑肌下方的肌肉腱膜交界处，在提上睑肌和结膜之间走行，止于睑板的上方。其由交感神经系统支配。
- 下睑缩肌是下直肌的筋膜延伸，起于睑囊筋膜，止于睑板下缘。一小部分下睑缩肌在下穹隆处与眼球筋膜囊相连，并向前走行，形成下睑皱襞。
- 眼睑的血供来自颈内和颈外动脉的分支。
  - 在内侧，眼动脉发出2个眼睑分支（上下睑缘动脉），以供应上下睑。这两条动脉弓沿着睑缘水平走行，位于睑板表面（距上睑缘4mm，距下睑缘2mm）。
  - 在外侧，泪腺动脉发出分支到上睑和下睑，水平走行并与睑缘动脉弓相吻合。
  - 颈外动脉通过面动脉、颞浅动脉和眶下动脉的分支供血。

病史与体格检查

- 面瘫可能由多种原因引起，包括肿瘤、手术、感染、创伤、特发性贝尔氏麻痹和脑血管意外等。
- 眼部并发症根据轻重不同，可以从浅层点状角膜病变到角膜溃疡，甚至因眼睑闭合不全继发穿孔。
- 须进行裂隙灯检查，以评估角膜情况。
- 术前评估包括对提上睑肌和眼轮匝肌功能的详细检查。
  - 这对于选择合适的金片重量，使患者在术后仍可

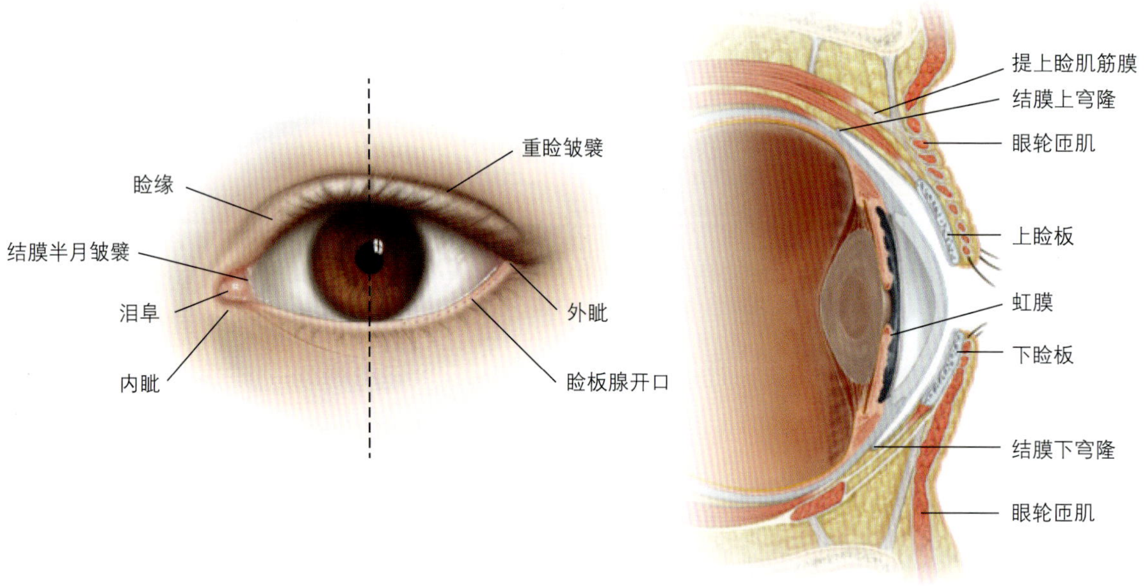

图53-1 眼睑及其周围结构的正面和矢状面解剖

睁开眼睛非常重要。

影像学检查

- 如果是不明原因的面神经麻痹，在进行手术前，应进行影像学检查和完整的神经系统检查以明确诊断。

手术过程

术前设计

- 患者取坐位，将金片粘贴在上睑内中1/3处，以确定合适的重量。
- 金片的重量以允许眼睑完全闭合为宜，同时避免上睑下垂超过2mm为宜。

体位

- 在评估过程中患者取坐位，在手术过程中患者取仰卧位。

操作步骤

睑板前入路

- 术前标记重睑线切口。
  - 对于提上睑肌裂开的老年患者，切口线可以标记在重睑皱襞位置。
- 将含有1：100 000肾上腺素的1%利多卡因液注入上睑皮下组织。
- 用15号刀片根据术前设计的切口线切开皮肤。
- 切开眼轮匝肌，分离至眶隔。
- 用双极电凝彻底止血。
- 沿着眼轮匝肌向下解剖分离直至睑板上缘。在眼轮匝肌睑板前部与睑板之间进行分离，分离方向从睑板上缘向睫毛缘，分离后形成一个腔隙，腔隙远端应距上睑缘至少2mm（**图53-2A**）。
- 将合适重量的金片置于瞳孔中线上方的睑板上，并用6-0丝线将其和睑板固定，注意避免穿透结膜（**图53-2B～D**）。
- 以6-0铬线连续皮内缝合闭合切口，两端留长固定（**图53-2E**）。

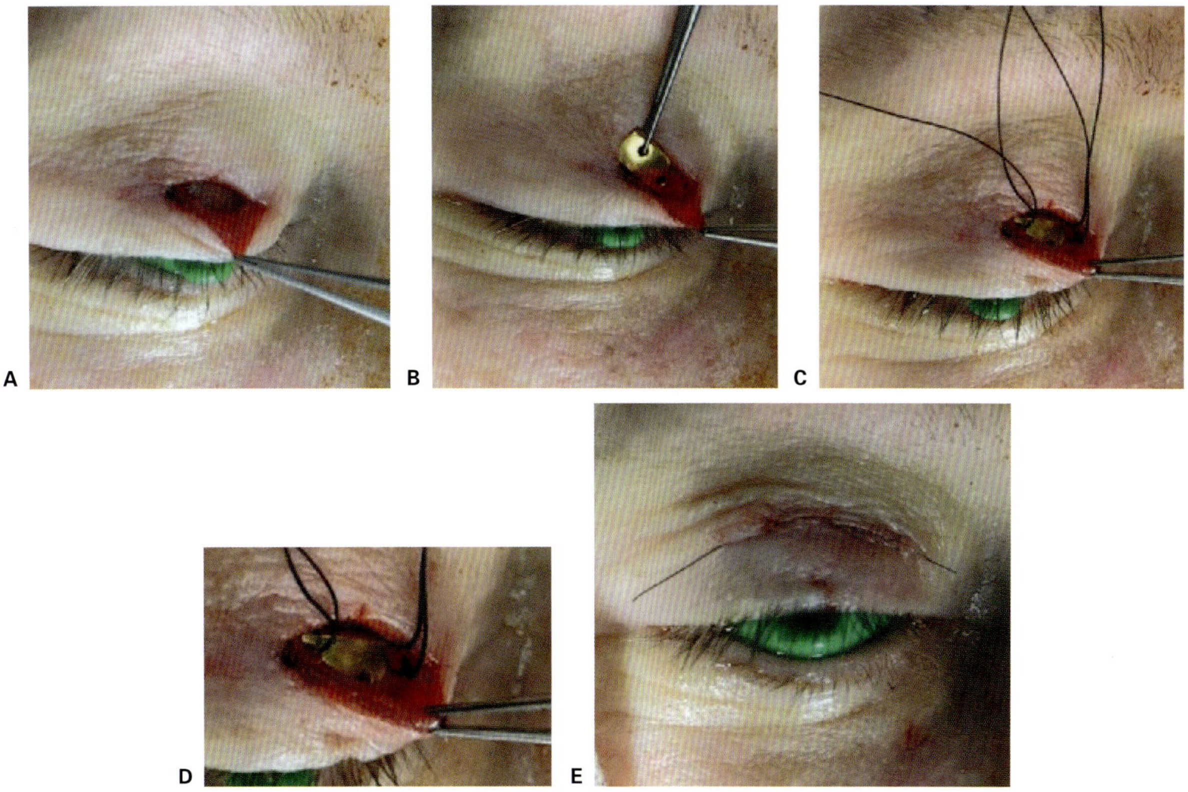

图53-2 **A.** 沿重睑皱襞切开，解剖分离至睑板和提上睑肌。**B.** 将金片放置在睑板上，其下缘位于睑缘上方2mm。**C、D.** 用丝线将金片固定在睑板上。**E.** 皮内缝合

眶隔后入路

- 如前文所述进行切口设计和局部麻醉。
- 在睑板上缘切开眶隔，然后将眶隔脂肪向上牵拉，以显露下方的提上睑肌腱膜。向上方肌纤维方向解剖分离，在角巩膜缘内侧2～3mm处分离形成一个腔隙。
- 放置金片，并临时固定皮肤和肌肉。
- 减轻镇静麻醉，使患者能够坐起并睁开和闭合眼睑，以评估其闭合程度。
- 用6-0丝线在金片上缘缝合一针，将其固定在腱膜或肌肉上。在金片下缘缝两针，将其固定在睑板上缘腱膜上。
- 将眶隔脂肪覆盖在整个金片上，用6-0 Vicryl线间断缝合2～3针闭合眶隔。
- 以6-0铬线连续皮内缝合闭合切口，两端留长固定。

要点与难点

手术技术	■ 眼轮匝肌不需要单独缝合，术后可能会导致重睑皱襞加深。 ■ 在剥离睑板前腔隙时，切勿离睑缘过近，以免破坏睫毛毛囊，进而造成意外的睫毛脱落。 ■ 固定金片后，将眼睑外翻以确保结膜侧没有缝线外露。 ■ 眼睑皮肤特别薄的老年患者更适合行眶隔后入路手术，以免在睑缘出现排异的情况。

术后注意事项

- 使用含抗生素的类固醇软膏和眼贴48h。
- 每天涂抹软膏2次，持续1周。

治疗效果

- 一项纳入107例患者的回顾性研究发现，有14%的患者需要在初次手术后平均11.7个月进行修整手术。手

术原因71%为植入物轮廓明显，67%为眼睑轮廓不佳，29%为持续性红肿[1]。

- Rofagha等[2]发现，排异率为10.6%，Kaplan-Meier分析结果显示，术后12个月的排异率为3%，24个月的排异率为5%，5年的排异率为10%，153个月的排异率为35%。

并发症

- 金片排异。
- 散光（在睑板前入路术后更为常见）[3]。
- 过敏性皮炎。

参考文献

[1] Bladen JC, Norris JH, Malhotra R. Indications and outcomes for revision of gold weight implants in upper eyelid loading. *Br J Ophthalmol*. 2012;96(4):485–489.

[2] Rofagha S, Seiff SR. Long-term results for the use of gold eyelid load weights in the management of facial paralysis. *Plast Reconstr Surg*. 2010;125(1):142–149.

[3] Mavrikakis I, Beckingsale P, Lee E, et al. Changes in corneal topography with upper eyelid gold weight implants. *Ophthal Plast Reconstr Surg*. 2006;22(5):331–334.